# GYNÄKOLOGISCHE OPERATIONEN

VON

KARL FRANZ

DR. MED. O. Ö. PROFESSOR DER GEBURTSHILFE UND GYNÄKOLOGIE
DIREKTOR DER UNIVERSITÄTS-FRAUENKLINIK DER CHARITÉ IN BERLIN
GEHEIMER MEDIZINALRAT

MIT 152 ZUM GROSSEN TEIL
FARBIGEN ABBILDUNGEN

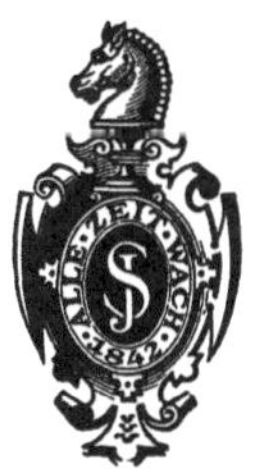

BERLIN
VERLAG VON JULIUS SPRINGER
1925

ISBN-13:978-3-642-89695-8 e-ISBN-13:978-3-642-91552-9
DOI: 10.1007/978-3-642-91552-9


SOFTCOVER REPRINT OF THE HARDCOVER 1ST EDITION 1925

# Vorwort.

In diesem Buche sind nur die gynäkologischen Operationen beschrieben, die sich in jahrelanger Tätigkeit bewährt haben. Ich habe darauf verzichtet, kleine gynäkologische Eingriffe, wie Ausschabungen des Uterus, Discisionen des Cervicalkanals, Plastiken am äußeren Muttermund, Eröffnung von Beckenabscessen zu schildern.

Die Indikationen und die Ergebnisse von 6114 operativen Fällen sind dargestellt. Um die trockenen statistischen Aufzählungen zu beleben und um besonderer technischer Einzelheiten willen habe ich Krankengeschichten angeführt, die mir der Mitteilung wert erschienen.

Die Operationsbeschreibungen werden durch farbige Bilder erläutert, die nach Photographien in natürlichen Farben hergestellt worden sind. Die Photographien sind während der Operationen aufgenommen worden und naturgetreu. Es ist nichts von den Bildern hinweggenommen und nichts hinzugefügt worden, sie sind nicht retuschiert.

Ihre Herstellung ist uns erst nach mancherlei Schwierigkeiten gelungen. Das technische Geschick des Assistenzarztes der Klinik, Herrn Dr. v. SCHUBERT, hat sie überwunden.

Die Aktiengesellschaft für Anilinfabrikationen Berlin (Agfa) hat uns in der freigebigsten Weise ihre Farbenplatten zur Verfügung gestellt und uns in der Art ihrer Behandlung unterwiesen. Was die Agfa-Farbenplatten leisten, zeigen die Bilder.

Die E. BUSCH-A.-G. in Rathenow hat die photographischen Objektive geliefert, für deren Güte unsere Aufnahmen ein Beweis sind.

Von der Osram-Gesellschaft in Berlin haben wir die für die photographischen Aufnahmen nötigen starken elektrischen Lampen erhalten. — Ich bin den drei Firmen zu großem Danke verpflichtet.

Die Assistenzärzte der Klinik, Professor Dr. FREUND, Dr. BOCK, Dr. GEBLER, Dr. HENNICKE, Dr. KOCH, Dr. MEINARDUS, Dr. v. SCHUBERT, Dr. WILLE, haben mir bei Anfertigung des Buches, insbesondere durch statistische Zusammenstellungen unseres Materials geholfen. Ich danke ihnen auch an dieser Stelle für ihre Mitarbeit.

Der Verlag JULIUS SPRINGER hat für das Buch getan, was er nur tun konnte; ihm und vornehmlich Herrn Dr. FERDINAND SPRINGER danke ich herzlich für das freundschaftliche Interesse, das er meiner Arbeit bewiesen hat.

Berlin, im Februar 1925.

**K. Franz.**

# Inhaltsverzeichnis.

# Verzeichnis der Abbildungen.

(Die Abbildungen, deren Bezeichnungen gesperrt gedruckt sind, sind farbig.)

# Einleitung.

Die operative Behandlung der Frauenkrankheiten kann nur heilsam sein, wenn der Gynäkologe operieren kann und er seine operativen Fertigkeiten anzuwenden weiß. Er soll die Technik der Operationen beherrschen, er soll aber auch wissen, daß Operieren längst nicht alles ist und sich hüten, die Operation als Therapie zu überschätzen. Jede Operation, und mag sie vor ihrer Ausführung noch so harmlos erscheinen, bringt Gefahren und Unbequemlichkeiten für die Kranken. Sie ist wie der Einsatz in einem Spiel, in dem viel gewonnen und viel verloren werden kann. Darum ist es die oberste Pflicht des Operateurs, die Indikation einer Operation so sorgfältig und gewissenhaft zu stellen, als es nur immer möglich ist. Handelt es sich um Gesundheit und Leben gefährdende Krankheiten, wie Carcinome oder große, rasch wachsende Tumoren des Unterleibs, dann ist die Indikationsstellung leicht. Dann ist eben die Krankheit gefährlicher als die Operation. Handelt es sich aber um Krankheiten, die nicht lebensgefährlich sind, die nur erhebliche Unbequemlichkeiten mit sich bringen und die Kranken quälen, wie Vorfälle oder chronische Entzündungen zum Beispiel, dann verlangt die Indikation einer operativen Behandlung alle nur denkbaren guten Eigenschaften des Arztes vom Fache. Er soll fähig sein, eine richtige Diagnose zu stellen, er soll die Prognose der Erkrankung kennen, er soll sich über den therapeutischen Wert einer Operation klar sein, er soll also zunächst ein gut ausgebildeter Gynäkologe genannt werden können. Ich lese oft unter den Namen von Ärzten als schmückende Beiwörter „Chirurg und Frauenarzt“ und wundere mich, wie viele es zu geben scheint, die meinen, beide großen Fächer zu beherrschen. Ich habe alle Mühe mit der Gynäkologie allein fertig zu werden. Das mag an mir liegen. Ich zweifle nicht, daß es von der Natur gesegnete Männer gibt, die ebenso gute Chirurgen wie Frauenärzte sein können, ich zweifle aber, daß es viele sind. Es ist gewiß keine Kunst, einen Adnextumor oder ein Myom zu entfernen, eine falsche Lage des Uterus operativ zu verbessern, oder einen geschwollenen Eierstock herauszuschneiden. Damit ist aber noch sehr wenig getan. Hat der Operateur Glück und Operation und Heilung verlaufen störungslos, so mag schon etwas geschehen sein. Aber doch nur etwas; denn die kranken oder als krank angesehenen Organe gehören einem Menschen an, mit einer Seele, mit Empfindung, mit Krankheitsvorstellungen. Und gerade der Gynäkologe soll daran denken, er, der es mit Frauen zu tun hat, in deren Gehirn das Gefühlsmäßige überwiegt. Eine Patientin klagt über Rückenschmerzen, Ausfluß, Kopfschmerzen, Mattigkeit, Verstopfung, Appetitlosigkeit, Depression und wir finden eine Retroflexio uteri oder ein verwachsenes Ovarium. Gleich ist der operativ Eingestellte bereit, den falsch liegenden Uterus in Anteflexio zu fixieren, oder das verwachsene Ovarium herauszuschneiden; dann mag der suggestive Einfluß, ausgehend von der Versicherung des Arztes, die Operation heile alle Leiden, eine Zeitlang anhalten, aber gewiß nur eine Zeitlang und hinterher wird die Krankheit um so schlimmer sein. Wie viele Frauen sind nicht schon durch indikationslose Operationen geschädigt worden! Ich will damit nicht sagen, daß die operationslustigen Gynäkologen aus Leichtsinn, bösem Willen, Unerfahrenheit oder Mangel an Urteil so handeln; sie handeln aber aus einer allzu mechanistischen Auffassung der Natur und der Vorgänge und Äußerungen des Lebens. Wer ärztlich denkt, wer Respekt vor den Erscheinungen des Lebens hat, wer einsieht, wie außerordentlich kompliziert das ist, was man Krankheit nennt, der wird bewahrt sein vor dem Glauben, mit Messern und Scheren und Zangen so leicht und einfach kranke Menschen gesund machen zu können. Es hat nicht viel Zweck, sich über dieses Thema ausführlich auszulassen. Ich will nur ein Wort Goethes anführen:

„Man tut immer besser, daß man sich gerade ausspricht wie man denkt, ohne viel beweisen zu wollen. Denn alle Beweise, die wir vorbringen, sind doch nur Variationen unserer Meinung und die Widriggesinnten hören weder auf das eine noch auf das andere."

Was man aber kann, das ist, das rein Technische der operativen Behandlung darzustellen und zu versuchen, es zu lehren und mitzuteilen, damit die Operation ihrer direkten Gefahr möglichst entkleidet und zu einem guten therapeutischen Mittel wird.

Was macht die Operationen gefährlich? Die Infektion und die mangelhafte Technik.

# Die Verhütung der Infektion.

Es sollen in folgendem unsere Maßnahmen der Infektionsverhütung geschildert werden, wie sie den allgemein verbreiteten und anerkannten Grundsätzen der Infektionsverhütung, den Gesetzen der Asepsis und Antisepsis entsprechen.

Alles, was mit den Operationswunden in Berührung kommt oder kommen könnte, soll keimfrei oder möglichst keimarm gemacht werden. Dies gilt für die Haut, jenes für die Instrumente, das Nahtmaterial, die Wäsche und das Verbandmaterial.

## Die Desinfektion der Haut.

Von allen Forderungen, welche die Asepsis an den Operateur stellt, ist die schwierigsten zu erfüllen, die Haut der Hände und des Operationsfeldes von Keimen frei zu machen oder wenigstens so keimarm, daß Infektionen durch die Haut nicht stattfinden können[1]).

Die Schwierigkeit liegt in der Beschaffenheit der Haut, in der Ausbreitung der Keime auf und in der Haut, in der Schädigung, die die Handhaut bei den Beschäftigungen des täglichen Lebens erleidet, und in ihrer Infektion, die der ärztliche Beruf mit sich bringt.

Die Hautkeime sitzen unter dem Nagelraum, im Nagelfalz, auf der oberflächlichen Epidermisschicht und unter abgelösten Epidermislamellen und sind für gewöhnlich im Hautfett eingeschlossen. Sie dringen, wie Hägler nachgewiesen hat, wenn auch in spärlicher Zahl, in die Haarbälge ein, während sie in Schweißdrüsen für gewöhnlich fehlen. Regelmäßig aber finden sie sich nach Hägler in kleinen Hautverletzungen.

Unter kleinen Hautverletzungen, wie sie Hägler nennt, sind aber nicht nur sichtbare Risse und Schrunden der Haut zu verstehen, sondern auch die kleinen, für das bloße Auge nicht sichtbaren Rißchen, die des Tages Arbeit verursacht. An der Handfläche sind sie deshalb am häufigsten.

Die Aufgabe einer rationellen Hautdesinfektion ist also, all diesen Verhältnissen gerecht zu werden.

---

[1]) Bei der Hautdesinfektion wird vielfach mit einer scheinbaren Einschränkung von Hände-Desinfektion gesprochen. Auch im folgenden ist meistens nur von der Desinfektion der Hand die Rede. Was für die Desinfektion der Hände gilt, gilt auch für die Desinfektion der Haut des Vorderarmes und des Operationsfeldes.

Die verschiedenen Methoden der Händedesinfektion sind Gegenstand zahlreicher bakteriologischer Untersuchungen gewesen.

Ohne auf die Meinungsverschiedenheiten näher einzugehen, die heute noch über den Wert und die Bedeutung der verschiedenen Desinfektionsverfahren der Hände bestehen, sollen im folgenden nur die Tatsachen erörtert werden, die als feststehend gelten können und die sich in der Praxis bewährt haben.

Jede Haut, die keimarm oder steril werden soll, muß, darüber sind sich alle einig, zuerst einer gründlichen mechanischen Reinigung unterzogen werden. Es ist schon erwähnt worden, daß die Hautkeime, im Hautfett eingelagert, zwischen den Falten und Fältchen der Haut unter teilweise abgelösten, verhornten Epidermisschüppchen sitzen und in die Haarbälge eindringen. Die Aufgabe der mechanischen Reinigung muß also diese Tatsache berücksichtigen, wenn sie erfolgreich sein soll.

Hägler hat in seiner ausgezeichneten Arbeit über Händereinigung, die den Verhältnissen in der Praxis besonders Rechnung trägt, die Aufgaben der mechanischen Händereinigung folgendermaßen formuliert:

1. Das Fett der Hautoberfläche muß gelöst und entfernt werden, denn eine Händereinigung mit Wasser oder wäßrigen Lösungen ist so lange behindert, als die Hautoberfläche nicht entfettet ist.

2. Die obersten Epidermisschichten müssen gelockert werden; denn an den Zellen selber oder zwischen den labilen verhornten Elementen liegt das Keimmaterial; diese Lockerung wird hauptsächlich erreicht durch die Aufquellung der Zellen.

3. Diese obersten keimtragenden Epidermisschichten müssen mit rauhen Medien entfernt werden und diese letzteren müssen auch imstande sein, die Fältchen und Mündungsstellen der Hautdrüsen gründlich auszuwischen.

Zur ersten Entfettung der Haut ist die Seife am besten geeignet. Andere Entfettungssubstanzen, wie Äther, Chloroform, Benzin oder auch Alkohol, kommen für die Händeentfettung kaum in Betracht, da sie zwar das Fett lösen, aber, wie Fürbringer schon betont hat, das Fett nur unvollständig entfernen; denn sie verdunsten zu rasch und lassen einen großen Teil des Fettes auf der Haut liegen.

Die Seife wird, um neben der Entfettung eine gründliche Lockerung der Epidermisschicht und Erweichung zu erzielen, mit möglichst warmem Wasser benutzt. Es ist bakteriologisch erwiesen, daß heißes oder möglichst warmes Wasser besser mechanisch reinigt als kaltes.

Wenn mit Seife und Wasser gewaschen wird, dann ist es gut, es unter fließendem Wasser (strömender Brause) zu tun. Es kann nicht zweckmäßig sein, in stehendem Wasser zu waschen; denn die von der Haut entfernten Keime gelangen ins Waschwasser und müssen dann wieder auf die Hände gebracht werden. Wird das Waschwasser öfter gewechselt, so wird dieser Nachteil geringer, aber doch nicht ganz beseitigt. In sterilem Wasser die Hände zu waschen ist überflüssig, da die im Leitungswasser vorhandenen Bakterien unschädlich sind.

Die Seife selbst braucht nicht sterilisiert zu werden, denn nach Reinicke, Hägler u. a. sind nur auf den oberflächlichen Schichten Keime vorhanden, während die Tiefe immer steril ist. Wer sich vor den Seifenkeimen fürchtet, mag die Seifenstücke oberflächlich abkratzen, oder bei der Schmierseife die oberflächliche Schicht entfernen.

Die Reinigung der Hand mit Seife allein ist unvollständig, denn die gelockerten Epidermisschüppchen müssen entfernt und außerdem Falten und Fältchen der Haut mechanisch ausgewischt werden. Dies geschieht am besten mit der Bürste.

Die Bürste hat wie kein anderes Reinigungsinstrument die Fähigkeit, die Falten und Fältchen der Haut auszuwischen und Keime von der Hand aufzunehmen und festzuhalten. Untersucht man Bürsten, die mit keimhaltigem Material energisch in Berührung gekommen sind, so findet man die Bakterien nicht an den Spitzen der Borsten sitzend, sondern am Holze. Die Bakterien wandern also von den Spitzen der Borsten zum Ansatz am Holze hinauf. Auch hat sich bakteriologisch nachweisen lassen, daß stark infizierte Bürsten kein Keimmaterial an die Hand abgeben. Freilich wäre es verfehlt, wollte man sich auf diese Eigenschaft der Bürste verlassen; man wird vielmehr jede Gefahr durch den Bürstengebrauch dadurch ausschließen, daß man sterile Bürsten benutzt. Das ist um so leichter, als die Bürsten ganz sicher steril gemacht werden können, wenn sie 10 Minuten lang in 1 % Sodalösung gekocht werden und keimfrei bleiben, wenn sie in 1 % Sublimatlösung aufgehoben werden (WINTERNITZ).

Die beste Bürste ist die gewöhnliche Wurzelbürste. Sie ist billig, verträgt unzählige Male das Auskochen und hat die besten mechanischen Wirkungen. Wir haben unseren Bürstengebrauch zur Handdesinfektion so eingerichtet: Vor der Operation werden 30—40 Bürsten frisch ausgekocht und in ein Deckelglas mit 1 ‰ Sublimatlösung gelegt. Jede Bürste wird nur von einer Person und nur einmal benutzt und dann wieder ausgekocht. Eine Bürste, die septische Hände oder eine septische Haut bearbeitet hat, wird niemals wieder zu einer aseptischen Operation gebraucht.

Für die Bürste sind viele Ersatzmittel angegeben worden, von denen aber keines der Bürste überlegen ist. Ich nenne den von REINICKE empfohlenen Loofahschwamm, die Holzfaserwolle, den weißen Sand von SÄNGER, den SCHENK und ZAUFAL für wirksamer als die Bürste halten.

Zur mechanischen Händereinigung gehört ferner die Reinigung der Nagelfalze und der Unternagelräume. Man reinigt sie mit einem glatten, spitz zulaufenden, aber an der Spitze gut abgerundeten Nagelreiniger. Alle spitzen Nagelreiniger sind zu vermeiden, da sie die an sich sehr zarte und empfindliche Haut unter dem Nagel und am Nagelfalz zu leicht verletzen. Aus demselben Grunde sind auch Messer und Scheren ganz unzweckmäßig. — Der bei der Nagelreinigung auf dem Nagelreiniger auftretende Schmutz wird unter der Brause abgespült. Es ist zweckmäßig, die Nagelreinigung während der Seifenwaschung mehrmals zu wiederholen.

Sind die Hände mit Bürste und Seife in warmem Wasser gereinigt, dann ist es wichtig, die Hände mit einem rauhen Tuche energisch abzureiben. Es ist ein besonderes Verdienst von HÄGLER, daß er darauf aufmerksam gemacht hat, wie wichtig gerade das Abreiben ist. Man kann sich mit einem einzigen Versuch selbst überzeugen, wie durch das Frottieren der gewaschenen Hände große Mengen von losen Epidermispartikelchen entfernt werden. Daß damit auch große Mengen von Bakterien entfernt werden, ist leicht verständlich und läßt sich überdies durch die Kultur überzeugend nachweisen.

Von allen mechanischen Hände- oder besser Hautreinigungsverfahren ist keines imstande, die Haut keimfrei zu machen. Auch wenn die Haut noch so lange gewaschen wird, gleichviel nach welcher Methode, so bleibt immer die Zahl der Keime auf der Hand sehr groß. Trotzdem ist der Wert der mechanischen Händereinigung sehr hoch zu achten. Er liegt in der Vorbereitung der Hände für die Desinfektionsmittel.

Von den Desinfektionsmitteln sei an erster Stelle der Alkohol genannt.

Der Alkohol ist von FÜRBRINGER in die Händedesinfektion eingeführt worden. Wir wissen, daß seine Bedeutung nicht hauptsächlich in seiner Eigenschaft als Desinfiziens liegt. Die keimtötende Kraft des Alkohols im Reagensglase ist sehr gering. Das ist uns schon seit KOCHS Untersuchungen klar, die bewiesen, daß weder absoluter noch verdünnter Alkohol Milzbrandsporen noch nicht einmal nach 4 Monaten abtöten konnte. EBSTEIN wies nach, daß absoluter Alkohol im Reagensglase überhaupt keine Keime abtötet und daß seine Verdünnungen es nur in sehr mäßigem Grade tun. Im wesentlichen das gleiche behauptet MINERVI. Auch HÄGLER konnte zeigen, daß der absolute Alkohol außerordentlich wenig keimtötend wirkt, daß aber seine Wirksamkeit bis zu einem gewissen Grade mit seiner Verdünnung wächst.

HÄGLER fand den 60- bis 70 $^0/_0$igen Alkohol am wirksamsten. — AHLFELD, VAHLE, FÜRBRINGER, FREYHAN sprechen dagegen dem Alkohol eine größere desinfektorische Kraft zu.

Diese Differenzen in der Bewertung des Alkohols als Desinfiziens mögen in den verschiedenen Versuchsanordnungen der bakteriologischen Experimente begründet sein. Soviel ist aber sicher, daß der verdünnte Alkohol bakterienschädigende Eigenschaften besitzt. Dabei muß aber die Voraussetzung gemacht werden, daß der Alkohol ungehindert zu den Bakterien gelangen kann und daß die Bakterien nur in dünner Schicht vorhanden sind.

Wird die Haut gründlich mit Alkohol bearbeitet, so lassen sich gar keine oder nur sehr wenige Keime entfernen und der Schluß liegt nahe, daß der Alkohol eine vollständige oder fast vollständige Desinfektion bewirkt hat. Nun haben aber die Untersuchungen von KRÖNIG gezeigt, daß dieser Schluß falsch ist. KRÖNIG hat nachgewiesen, daß der Alkohol die Haut zur Schrumpfung bringt und die Ausführungsgänge der Hautdrüsen verschließt. Die Hautoberfläche wird durch den Alkohol so gehärtet, daß die Hautkeime zurückgehalten werden und für die bakteriologische Kontrolle schwer zu entfernen sind. Man müßte demnach annehmen, daß der Alkohol kein genügendes Desinfektionsmittel ist und daß seine Bedeutung für die Händedesinfektion wo anders läge, nämlich in seiner unübertroffenen Eigenschaft, die Haut für andere Desinfektionsmittel, besonders für die Quecksilbersalze vorzubereiten und sie dadurch viel wirksamer zu machen. Der Alkohol löst das Fett und entzieht der Haut Wasser und außerdem macht er nach HÄGLER die Zellen für das Sublimat aufnahmefähig. Sublimatlösungen dringen in die Zellen der Haut, die mit Alkohol vorbehandelt sind, leicht ein. HÄGLER nimmt an, daß der Grund hierfür in der Entwässerung der Zellen zu suchen sei. Demnach müßte für eine vollständige Desinfektion der Haut und Hand außer dem Alkohol noch eine Desinfiziens, am besten das Sublimat oder das Sublamin (Hydragyrum oxycyanatum) benutzt werden.

Ist das nötig? Ich behaupte nein. Mögen bakteriologische Untersuchungen auch den Beweis erbringen, daß die Desinfektion der Hand nicht vollständig sei, wenn nicht noch ein chemisches Desinfiziens nach dem Alkohol benutzt wird, so zeigt doch die Erfahrung, daß der Alkohol als Desinfiziens genügt. Seit über 10 Jahren gebrauchen wir nur die Heißwasser-Alkohol-Desinfektion ohne ein weiteres desinfizierendes Mittel und unsere Operationsresultate sind nicht schlechter geworden. Alle Desinfizientien außer Alkohol greifen mit der Zeit die Haut an und die sorgfältigste Pflege schützt nicht davor. Und gerade die Handpflege ist für den Chirurgen wichtig; denn der Wert einer Desinfektionsmethode hängt nicht allein von den mechanischen und chemischen Desinfektionsmitteln ab. Ist die Haut, die desinfiziert werden soll, rauh und rissig, dann ist nicht daran zu denken, sie überhaupt nur annähernd aseptisch zu machen. Nur glatte, wohlgepflegte Hände können desinfiziert werden. Sind die Hände durch Desinfizientien stark angegriffen und ausgetrocknet, dann müssen sie mit Kaloderma, Wachs, Lanolinsalben oder ähnlichen Mitteln behandelt werden, die kräftig in die Haut einzureiben sind. Sind Hände mit septischem Material in Berührung gekommen, dann stößt ihre Desinfektion auf unüberwindliche Schwierigkeiten. Die Hände müssen also vor Infektionen geschützt werden, und jeder denkende Arzt und jeder moderne Chirurg wird seine Hände mit aller Sorgfalt vor Infektionen bewahren. Der Gynäkologe soll sich aber nicht nur vor der Beschmutzung seiner Hände mit Eiter, Jauche oder Kot hüten, sondern er soll sie auch bei vaginalen Untersuchungen schützen.

Zum Schutze der Hände vor Infektion ist der undurchlässige Gummihandschuh wie nichts sonst geeignet. Aber die ganze Hand muß bedeckt und geschützt sein. Gummifingerlinge, die über einen Finger gezogen werden, sind sinn- und zwecklos. In unserer Klinik wird keine vaginale Untersuchung ohne Handschuh ausgeführt und alles nur im geringsten Infektionsverdächtige wird nur mit Handschuhen berührt. Müssen infektionsverdächtige oder infektiöse Wunden verbunden werden, so kann man die Handschuhe sparen und dazu lange Pinzetten oder lange Kornzangen nehmen, wodurch jede Infektion der Hände ausgeschlossen wird.

Der Handbeschaffenheit muß alle Aufmerksamkeit zuteil werden. Wer an seiner Hand auch nur die kleinste Verletzung hat, oder wer wider Willen mit infektiösen Stoffen in Berührung kam, ist von jeder Operation oder Assistenz ausgeschlossen. Nach gleichen Überlegungen wird weder abdominal noch vaginal operiert, wenn auf der Haut der Patientin in der Nähe der Operationsstelle sich auch nur kleine Acnepusteln, oder wenn sich in der Vagina Decubitusstellen finden. Läßt sich in solchen Fällen die Operation nicht aufschieben, dann werden diese gefährlichen Stellen mit dem Paquelin so tief als nur möglich ausgebrannt. Wir hoffen, daß bei Beobachtung all dieser Kautelen die Wirkung unseres Hände- und Hautdesinfektionsverfahrens größer wird.

Unser Händedesinfektionsverfahren ist lange Zeit dies gewesen:

1. Waschung mit Seife unter fließendem, möglichst warmem Wasser, fünf Minuten lang.

2. Reinigung des Unternagelraumes und der Nagelfalze.

3. Waschen mit Seife und frischer Bürste unter fließendem, möglichst warmem Wasser, wiederum fünf Minuten.

4. Abtrocknen und Abreiben der Hände mit einem rauhen, sterilen Tuch. Wir benutzen dazu ein eigens angefertigtes, etwa 40 : 25 cm großes Tuch aus Gerstenkornleinwand.

5. Gründliches Bürsten der Hände mit $70^0/_0$igem Alkohol, drei Minuten lang.

6. Abbürsten der Hände in $1^0/_0$iger Sublimatlösung, zwei Minuten lang. Diejenigen, die Sublimat nicht vertragen, nehmen $1^0/_{00}$ige Sublaminlösung.

Seit langem schon haben wir die Zeiten der Händedesinfektion auf die Hälfte verkürzt, das Sublimat weggelassen und nicht gefunden, daß die Infektionsgefahr größer geworden wäre. Wir haben auch die umständlichen Desinfektionsmaßnahmen für die Haut der Patientinnen im Operationsgebiet, die der Handdesinfektion ähnlich waren, ohne jeden Schaden vereinfacht. Wir begnügen uns, die Haut des Operationsgebietes mit Jodtinktur zu bestreichen, sowohl die Haut des Bauches, als die der Vulva und ihrer Umgebung. Vor vaginalen Operationen wird die Scheide mit $70^0/_0$igem Alkohol ausgerieben. Die Haut der Patientinnen bringt wenig Infektionsgefahr. Um dies zu beweisen, habe ich ein ganzes Jahr lang die Haut des Operationsgebietes überhaupt nicht desinfiziert und nicht den geringsten Unterschied in den Ergebnissen der Operationen gegen früher gesehen. Immerhin, das Bessere ist der Feind des Guten, und da wir nicht wissen können, ob nicht doch einmal, wenn auch recht selten, Hautkeime die Wunden infizieren, so wollen wir bei der Joddesinfektion bleiben und auch sonst noch alles tun, um die Haut im Bereiche des Operationsfeldes als Infektionsquelle auszuschalten. Wir wollen bei den Operationen alle den Wunden naheliegende Haut sorgfältig abdecken und unsere Hände mit Gummihandschuhen bekleiden.

## Die Operationshandschuhe.

Als Operationshandschuhe dienen Gummi- und Zwirnhandschuhe.

Der Zwirnhandschuh steht in seinem aseptischen Werte dem Gummihandschuhe weit nach. Haben doch DÖDERLEIN, BUMM, HÄGLER gezeigt, daß sich das Gewebe des Zwirnhandschuhes während der Operation mit zahlreichen Keimen belädt und daß der Keimgehalt der Handschuhe nach Operationen größer ist als der der Hand unter ihm.

Die ideale Handbekleidung ist der Gummihandschuh, der dünne, nahtlose Handschuh aus Condomgummi, zuerst von FRIEDRICH angegeben. Er muß der Hand ohne Falten, aber auch ohne Spannung anliegen, sonst sterben die Finger ab. Um ihn bequem anziehen zu können, wird er mit Talcum eingepudert, das auf eiserner Platte durch Glühen sterilisiert worden ist. Der Nachteil des Gummihandschuhes ist seine Glätte und Zerreißlichkeit. Beides wird beseitigt, wenn man über dem Gummihandschuh noch Zwirnshandschuhe trägt, wie wir es seit 18 Jahren tun.

Ich habe früher gemeint, daß es sehr bedenklich sei, wenn der Gummihandschuh während der Operation zerreißt, weil dann die unter dem Handschuh sitzenden Keime frei würden und die Wunden infizieren könnten. Ich glaube, daß diese Gefahr sehr gering ist. Immerhin mag schon aus Sparsamkeit der Handschuh vor Zerreißen geschützt werden. Ihre Glätte kann gemildert und ganz beseitigt werden, wenn man die Handschuhe trocken hält.

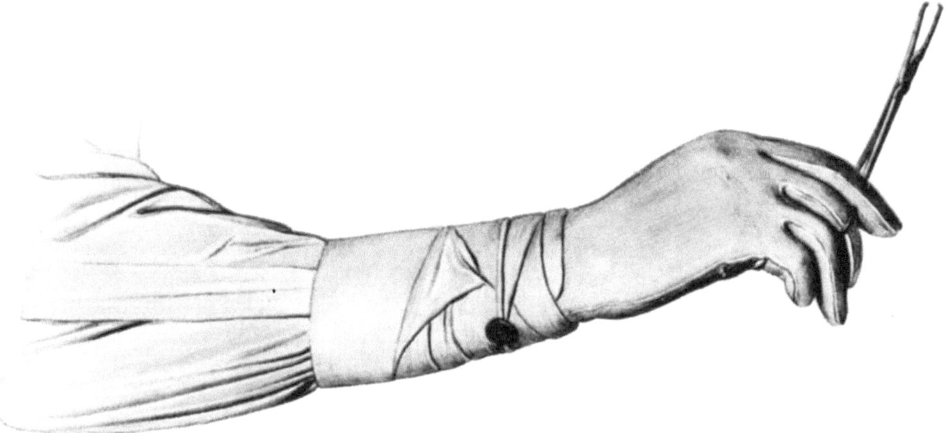

Abb. 1. Operationsbekleidung der Hand ur d des Vorderarms. Gummihandschuh, darüber ein Zwirnhandschuh. Langer Ärmel am Operationsmantel. Zwiscḥen Handschuh und Ärmel abschließende Wickelbinde.

Ich sehe den Hauptvorteil der Zwirnshandschuhe über dem Gummihandschuh ganz wo anders. Wer Zwirnshandschuhe trägt, kann mit der rauhen und dicken Handbekleidung nicht in den Wunden herumfahren, der muß darauf verzichten, im Dunkeln zu tasten, zu lösen, so recht unchirurgisch zu operieren, und das ist mir die Hauptsache. Nicht mehr für mich, denn ich habe das Operieren allmählich gelernt, aber für alle, die es so machen sollen wie ich, die lernen sollen, mit den Instrumenten zu operieren und nicht mit den Händen. Der Zwirnshandschuh ist ein erzieherisches und das Gewonnene erhaltendes Mittel.

Wird der Zwirnshandschuh während der Operation durch Blut, Eiter oder andere Körperflüssigkeiten beschmutzt, so wird er ausgezogen, der Gummihandschuh in $1^0/_{00}$iger Sublimatlösung 1—2 Minuten abgebürstet und neuer Zwirnshandschuh angezogen.

Zwirnshandschuhe werden in strömendem Dampf sterilisiert. Sie lassen sich trocken sehr gut und leicht über den Gummihandschuh ziehen, gleichviel ob der Gummihandschuh feucht oder trocken ist. Wir empfehlen die von MIKULICZ angegebenen Operations-Zwirnshandschuhe, deren Fingerspitzen umgenäht sind, so daß keine Naht über der Fingerspitze verläuft.

Soll jede Infektion durch Hautkeime ausgeschlossen werden, so genügt es nicht, wenn nur die Hand bedeckt ist, sondern auch die Haut der Vorderarme muß es sein. Das geschieht durch lange Ärmel am Operationsmantel, die über dem Handgelenk zugeknöpft werden. Zwischen Handschuh und Ärmel bleibt aber am Handgelenk eine unbedeckte Hautstelle übrig. Sie wird von manchen mit Gummimanschetten bekleidet. Ich ziehe es vor, um das Handgelenk eine 10 cm breite und 1 m lange Binde aus guter Bindengaze mit Abschlußband und Knopf fest herumzuwickeln, wodurch ein trefflicher Abschluß erzielt wird (Abb. 1).

## Die Sterilisation der Gummihandschuhe.

Die Gummihandschuhe werden in strömendem Dampf sterilisiert. Damit sie nicht zusammenkleben, muß zwischen jeden Gummihandschuh eine mehrfache Lage Gaze gelegt werden. Auch das Innere des Handschuhes muß dem Dampf zugänglich sein. Wir stopfen in den Gummihandschuh einen Zwirnshandschuh hinein, der den ganzen Gummihandschuh bis in die Fingerspitzen gut auseinanderhält. In

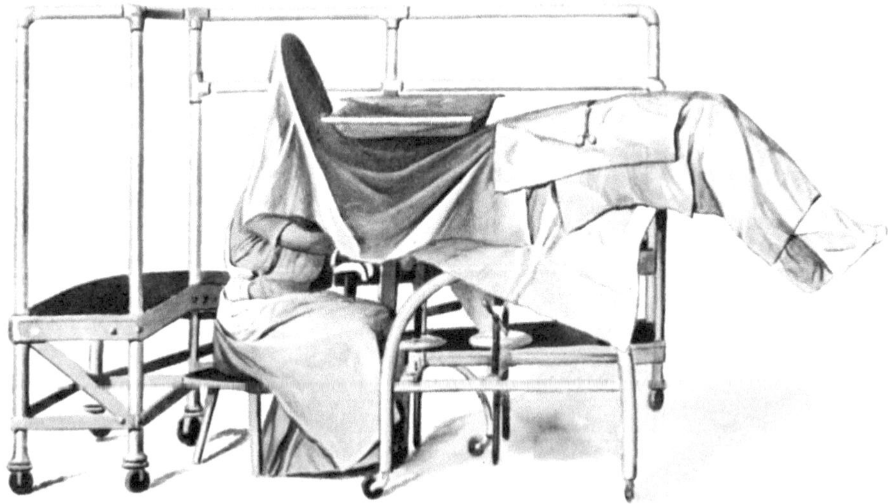

Abb. 2. Die Patientin liegt auf dem Operationstisch zugedeckt mit einem sterilen Tuch, das den ganzen Körper bedeckt und über einen am Kopfende des Tisches angebrachten Bügel gelegt ist. Hinter dem Tuch sitzt die narkotisierende Schwester. Über die Patientin ist ein Instrumententisch geschoben. Die Tribüne ist für die Zuschauer bestimmt.

jeden einzelnen Gummifinger kommt der Finger eines Zwirnshandschuhs, oder man füllt den Handschuh mit Gaze. Stopft man den Handschuh nicht aus, dann kleben die Gummihandschuhe an den Innenseiten aneinander und das Innere der Handschuhe wird nicht steril. Das haben wir durch bakteriologische Untersuchungen nachweisen können. Vor der Sterilisation wird der Handschuh mit Talcum eingepudert. Der Puder muß vorher durch Ausglühen sterilisiert werden, weil der Dampf ihn nicht sicher steril macht. Soll der Gummihandschuh an der Hand sterilisiert werden, dann läßt er sich nach den Untersuchungen von Wandel und Höhne an seiner Oberfläche keimfrei machen, wenn er zwei Minuten lang mit Seife gewaschen wird. Fromme und Gawronsky brauchten zum gleichen Zweck eine Waschung mit Bürste, Seife und Wasser von 4 Minuten und eine Sublimatwaschung in 1‰iger Lösung von 2 Minuten. Diese Art der Desinfektion des Gummihandschuhes ist aber nur dann zulässig, wenn der Handschuh vorher im ganzen sterilisiert worden ist. Sie kommt in Betracht, wenn während der Operation etwas Infektionsverdächtiges an den Gummihandschuh gekommen ist, oder wenn der Handschuh zu einer zweiten oder dritten Operation gebraucht werden soll.

## Die Abdeckung der Haut der Patientinnen.

Die Haut der Patientinnen wird in folgender Weise abgedeckt: Bei Laparotomien wird über den ganzen Körper der Patientinnen ein Tuch aus derber Leinwand gelegt (siehe Abb. 2). Das Tuch geht über einen hohen Bügel hinweg und verhüllt auch den Kopf der Patientin und den des Narkotiseurs, damit aus Mund und Nase der Narkotisierten oder des Narkotiseurs verstäubte Bakterien auf das Operationsfeld nicht niederfallen können. (Siehe den Abschnitt über Luftinfektion.) Über dem Abdomen hat das Tuch einen etwa 15 cm langen Längsschlitz. Ist der Bauchschnitt bis zur Eröffnung des Peritoneums gemacht, so wird ein weiteres aus starker mehrfacher Gaze genähtes Schlitztuch an die Haut dicht an den Hautschnitten mit kleinen Greifzängchen (siehe Abb. 3) angezwickt, wie es auf Abb. 2 zu sehen ist. Auf diese Weise läßt sich auch das kleinste Stückchen Haut des Operationsgebietes vor jeder direkten Berührung ausschließen. Die Art der Abdekkung zeigt die Abbildung 2.

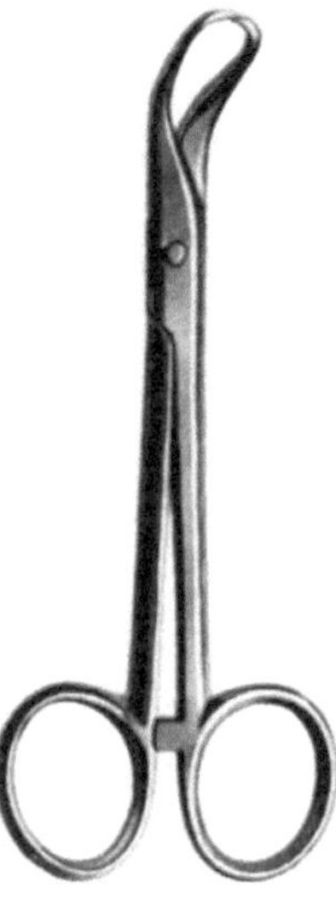
Abb. 3. Greifzängchen zum Befestigen von Schutztüchern an der Haut.

Bei vaginalen Operationen kommt bei uns in gleicher Weise wie bei Laparotomien über die ganze Patientin ein Tuch. Der Schlitz im Tuch läßt dann nur die Vulva frei. Der After wird durch ein Stück Mosetigbattist bedeckt, das an Haut und Schlitztuch angeklemmt wird. Alle diese Vorsichtsmaßregeln sind, wie ich glaube, imstande, mit Sicherheit die Infektion durch Hautkeime auszuschließen.

## Die Verhütung der Luftinfektion.

Zu Listers Zeiten hat man der Luftinfektion eine große Bedeutung beigelegt und ausgiebig den Karbolspray gebraucht, um die gefährlichen Keime der Luft abzutöten. Allmählich hat man aber erkannt, daß die Luftkeime doch nicht die ihnen zugesprochene Bedeutung haben und ist ins andere Extrem verfallen, sie für nichts zu achten. Erst in neuerer Zeit haben die bakteriologischen Untersuchungen von Flügge und die klinischen von Mikulicz der Luftinfektion wieder die Aufmerksamkeit der Operateure gewonnen.

Flügges Untersuchungen haben gezeigt, daß der in geschlossenen Räumen vorkommende trockene Staub der Träger von Infektionserregern sein kann, und daß auch die Wundinfektionserreger, die Staphylokokken und Streptokokken an den Staub angetrocknet sein können. Nach Neissers Untersuchungen kommt für die Luftinfektion besonders der Staphylokokkus in Betracht, der eine Austrocknung verträgt. Der Streptokokkus dagegen geht im Staube durch Austrocknung wahrscheinlich bald zugrunde. Wenn die Bakterien sich an feinstem Staube finden, so können ganz minimale, dem Gefühl nicht wahrnehmbare Luftströmungen den Staub längere Zeit schwebend in der Luft erhalten. Meistens aber sind die Infektionsträger an gröberen Staub gebunden, und dann bedarf es stärkerer Luftströmungen, um sie loszureißen und emporzuwirbeln. Solche Luftströmungen entstehen beim Herumgehen und bei Bewegungen der Personen im Operationssaal. Es ist also nicht zu leugnen, daß durch den Staub die Wunden mit Keimen besät werden können. Glücklicherweise ist aber die Gefahr sehr gering. Einmal, weil doch nur bei gröbster Fahrlässigkeit erhebliche Mengen von Staub und Bakterien aufgewirbelt werden, und weil wir andererseits von Friedrich wissen, daß Bakterien ihre gefährlichen Eigenschaften verlieren, wenn sie austrocknen und daß sie, in die Wunden gelangt, erst nach längerer Zeit (ungefähr 6—8 Stunden) zur Wirkung kommen. Bis dahin aber sind die Schutzkräfte des Körpers längst mit ihnen fertig geworden.

Trotzdem also die Gefahr, daß Infektionserreger mit dem Staube in die Wunden gelangen, klein ist, müssen wir sie doch bei unseren aseptischen Schutzvorrichtungen berücksichtigen. Wir müssen dafür sorgen, daß in den Raum, wo wir operieren, überhaupt keine Infektionserreger hineinkommen, d. h. wir müssen getrennte Räume für aseptische und septische Operationen haben.

Damit in den Operationsraum kein Schmutz hineingetragen wird, bedarf es strenger Vorschriften für den Zutritt. Jeder, der den Operationssaal betritt, sollte über seine Stiefel Gummischuhe anziehen und sich mit einem langen, den Körper einhüllenden Leinenmantel bekleiden.

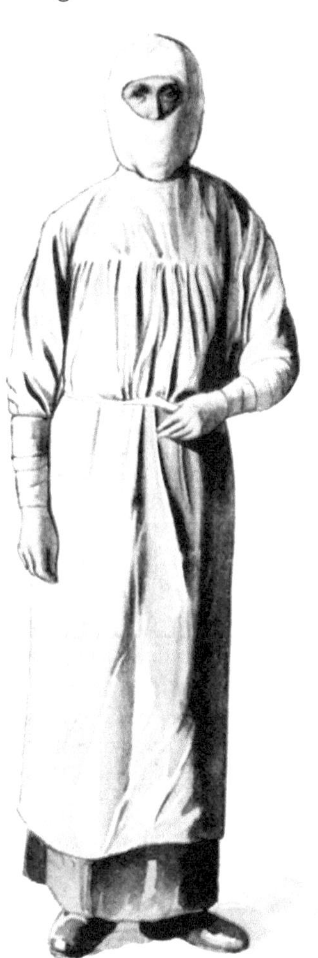

Abb. 4. Bekleidung des Operateurs und seiner Assistenten.

Gefährlicher als die Luftinfektion mit trockenem Staub ist die durch feinste in der Luft suspendierte Flüssigkeitströpfchen. Gerade auf ihre Bedeutung hat FLÜGGE hingewiesen und MIKULICZ hat daraus die ersten praktischen Folgerungen gezogen. Von feuchten Flächen werden Keime nur durch starke Luftströmungen gelöst, die die Flüssigkeitsoberfläche erschüttern. Dann werden feine Tröpfchen gebildet, die Keimmaterial mitschleppen. Solche starke Luftströmungen kommen im Operationssaale wohl nicht vor; dagegen werden feinste Tröpfchen gebildet, wenn Flüssigkeit aus einem in ein anderes Gefäß gegossen wird, wenn Flüssigkeit auf den Boden tropft, oder fließt wenn mit nasser Wäsche hantiert, oder der Fußboden aufgewaschen wird. Ganz besonders leicht aber werden keimhaltige Tröpfchen aus der Mund- und Nasenhöhle des Menschen beim Husten, Niesen und Sprechen versprengt. Solche Tröpfchen werden durch ganz geringe Luftströmungen fortgetragen und können stundenlang in der Luft schwebend bleiben. Die praktischen Forderungen ergeben sich daraus von selbst. Unsere Mundhöhle enthält häufig den Staphylococcus pyogenes aureus und den Streptokokkus, die alle virulent sein können. Mit virulenten Bakterien werden wir besonders bei Krankheiten der Nase und des Mundes zu rechnen haben, bei Schnupfen, Katarrhen.

Die bakterienhaltigen Tröpfchen werden schon beim einfachen Sprechen aus der Mundhöhle geschleudert; in großen Mengen, wenn rasch und laut gesprochen wird, und besonders beim Husten und Niesen. Wenn also sprechende, hustende und niesende Menschen, die noch dazu mit Katarrh und schlechten kariösen Zähnen behaftet sind, in der Nähe des Operationsfeldes sich befinden, oder wenn die Patientinnen in der Narkose würgen und brechen, dann muß ja die Gefahr der Luftinfektion wachsen. — Es ist also unsere Pflicht, diese Gefahr hintanzuhalten. Aber nicht alles scheint getan zu sein, wenn wir uns vornehmen, während der Operationen nicht oder nur das Notwendigste zu sprechen und allen Zuschauern und Helfern den Mund zu verbieten, wir glauben stärkere Schutzmaßregeln anwenden zu müssen. Wir haben nach MIKULICZ Vorschlag Masken getragen, die Mund und Nase verhüllen, von doppelten Lagen von Mullgaze, da einfache Lagen die Keime durchtreten lassen. (Die Abbildung 4 zeigt unsere Kopf- und Gesichtsbedeckung.) Auch der Mund der Patientin muß unschädlich gemacht werden. Das geschieht in der bereits oben geschilderten Weise, daß wir einen Narkosenbügel am Operationstisch befestigen und über ihn das die ganze Patientin bedeckende Tuch hinweglegen, wie eben geschildert worden ist. Die Zuschauer sollen während der Operation kein Wort sprechen, wie überhaupt bei den Operationen alle überflüssigen Reden zu vermeiden sind.

Mit diesen Maßnahmen kann die Tröpfcheninfektion vollständig ausgeschlossen werden. Und doch fragt es sich, ob all das zur Verhütung der Luftinfektion nötig ist. Wir haben im Laufe der letzten Jahre die Mund- und Gesichtsmasken aufgegeben und tragen nur noch Kopfkappen, ebenso wie die assistierende Schwester. Es ist eine Qual, stundenlang im warmen Operationszimmer mit verbundenem Gesichte arbeiten zu müssen. Auch der ruhige und zum Schwitzen nicht geneigte Operateur muß unter den Gesichtsschleiern naß werden. Das ermüdet und erschlafft sehr. Läßt man die Gesichtsmasken weg, vermehrt man gewiß nicht die Infektionsgefahr.

# Der Operationsraum.

Neben guter Beleuchtung und guter Heizbarkeit ist für einen Operationsraum Sauberkeit erste Bedingung. Nirgendwo soll es möglich sein, daß sich Staub in größeren Mengen ansetzt. Dazu gehört, daß der Operationssaal nicht möbliert wird. Er soll nur die Gegenstände enthalten, die zur Operation unbedingt notwendig sind. Die Wände und Decken müssen glatt und leicht abwaschbar sein. Der Boden muß ebenfalls aus glattem Material bestehen. Was man nun als Bodenbelag und Wandbekleidung benutzt, ist schließlich gleichgültig und hängt nur von dem Gelde ab, das zum Bau eines Operationssaales zur Verfügung steht. Ein Anstrich der Wände mit Emailfarbe und ein Terazzoboden ist gerade so gut wie Marmor unten und an den Seiten. Ich halte es auch nicht für wesentlich, daß der Raum, wie es zur Vermeidung von Heizkörpern in luxuriös ausgestatteten Operationssälen geschieht, unter dem Fußboden und hinter den Wänden geheizt wird. Wenn die Heizkörper einer Zentralheizung glatt und vom Boden und der Wand aus mit hinreichenden Zwischenräumen montiert sind, dann kann die peinlichste Forderung der Sauberkeit erfüllt werden. Was sonst die Heizung angeht, so muß sie so eingerichtet sein, daß ohne Schwierigkeit eine Temperatur von mindestens 25° C erzielt werden kann.

Der Fußboden des Operationssaales muß eine Entwässerungsstelle haben, damit Decken, Wände und Fußboden mit großen Wassermengen abgeschwemmt werden können.

Ob die Waschvorrichtungen im Operationssaale sind oder in einem Vorraum, ist nicht von allzu großer Bedeutung. Besser ist es allerdings, wenn sie sich nicht im Operationsraum befinden und man erst in den Operationssaal hineinkommt, wenn man ganz sauber ist. Ist der Instrumentenkocher im Operationsraum, so muß er einen guten Abzug haben, sonst füllt sich der Raum mit Dampf, sowie der Kocher geöffnet wird. Wird er gar mit Gas geheizt, dann wird die Luft durch die Verbrennungsgase, die sich mit Äther- und Chloroformdämpfen mischt, so verdorben, daß der Aufenthalt unerträglich und für Patienten, Ärzte und Personal gefährlich werden kann.

Mit die wichtigste Einrichtung des Operationssaales ist die Beleuchtung. Der Operationssaal kann beleuchtet werden durch ein großes, die ganze Wand einnehmendes Fenster, das nach oben ein Stück in die Decke übergeht, oder durch einen großen Erker aus Glas. Man erhält dadurch Oberlicht und Seitenlicht zugleich. Die Fenster müssen doppelt sein, zwischen den Scheiben mit einer isolierenden Luftschicht, die mit der Außenluft und der Luft des Operationsraumes nicht in direkter Verbindung steht; es geht sonst durch das große Fenster zu viel Wärme verloren. Reines Oberlicht ist unzweckmäßig. Es gibt nicht Licht genug, beschlägt leicht, tropft und im Winter, wenn Schnee darauf fällt, ist es dunkel.

Alle diese zum Teil recht kostspieligen Einrichtungen sind entbehrlich, wenn man eine gute und zweckmäßige künstliche Beleuchtungsvorrichtung besitzt. Dann brauchen die Operationsräume nur die üblichen Fenster zu haben, sie können in den klinischen Gebäuden liegen, wo sie wollen, man braucht keine Rücksicht zu nehmen, daß zur Vermeidung einer erhitzenden Sonnenbestrahlung die Fenster nach Norden gehen und man wird nicht durch das allzu helle Tageslicht der Operationsräume geblendet und in seinen Augen ermüdet.

Von dem Assistenten der Klinik, Dr. v. SCHUBERT, ist ein nach meiner Meinung idealer Beleuchtungsapparat konstruiert worden, welcher konstantes Licht gibt, die Luft nicht verschlechtert, das Operationsfeld schattenfrei beleuchtet, je

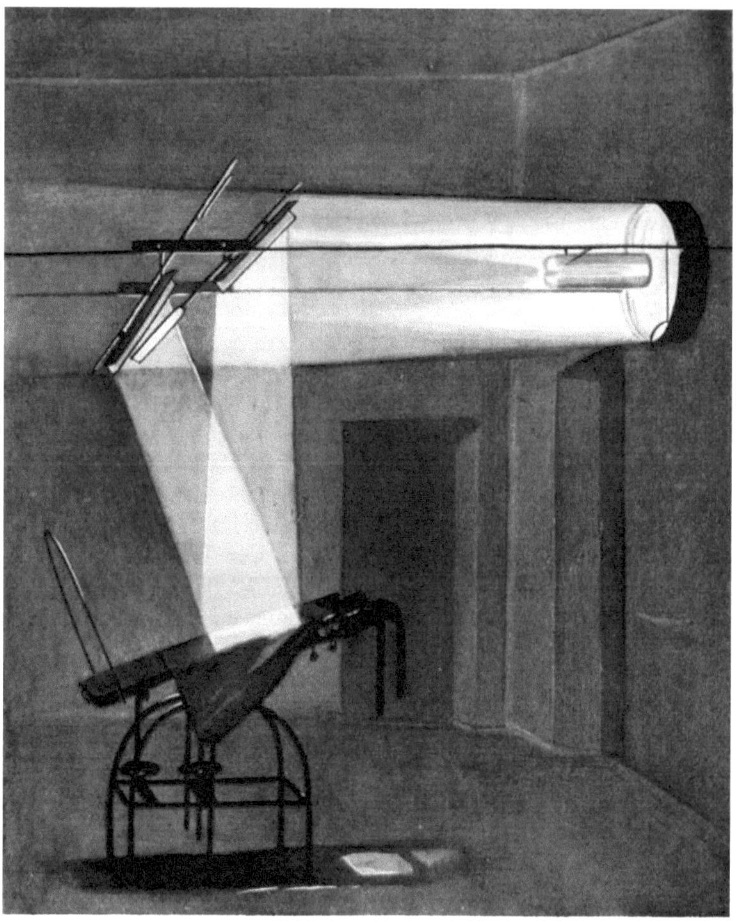

Abb. 5. v. SCHUBERTsche Operationsbeleuchtung. Einstellung des Lichtes für Laparotomie.

nach dem Verlauf und der Art der Operation mit einem ganz einfachen Handgriff verschieden eingestellt werden kann, keine lästige Wärme erzeugt und im Betrieb äußerst billig ist. Das Wesentliche der Anlage ist ein großer parabolischer Hohlspiegel, in dessen Brennpunkt eine Projektionsglühlampe (Osram) von 300 Watt angebracht ist. Diese Glühlampe verlangt keinerlei Wartung, was bei den Beleuchtungssystemen mit Bogenlampen immer sehr störend war. Sie verbraucht in der Stunde 0,3 Kilowattstunden. Die Glühlampe hat eine Lebensdauer von etwa 1000 Stunden. Geeignete Blenden am Spiegelrand und um die Lampe herum sorgen dafür, daß nirgends direktes Licht aus der Lampe austreten kann, sondern nur von dem Hohlspiegel ein mächtiges Bündel paralleler Strahlen nach vorn ausgeht. Auf der Abb. 5, welche den Strahlengang in Rauch nach der Natur zeigt, erkennt man deutlich, wie der übrige Raum vollkommen dunkel bleibt und das Licht nur in der gewollten Bahn sich bewegt. In diesem parallelen Strahlenbündel sind nun zwei Schlitten mit je einem Paar Planspiegel beweglich angeordnet, welche das Licht in einer beliebigen Richtung zum Operationsfeld senden. Diese Schlitten können auf einer Drahtseilbahn montiert sein, welche in der Längsrichtung des Operationstisches von einer Wand zur andern gespannt ist; ebenso gut können sie auf einem Rahmen von Flacheisen laufen, welcher in nicht zu hohen Räumen an der Decke aufgehängt ist oder in anderen Verhältnissen an seinen beiden Enden auf Fußgestellen ruht, so daß die ganze Anlage als geschlossener Apparat ortsbeweglich wird und abwechselnd in verschiedenen Räumen benutzt werden kann. Das erste Planspiegelpaar nutzt die obere Hälfte, das zweite die untere Hälfte des parallelen Lichtbündels aus. Jedes Spiegelpaar ist auf seinem Schlitten für sich fahrbar und um eine horizontale Achse schwenkbar und mit Gegengewichten so ausgeglichen, daß es in jeder erteilten Lage ohne toten Gang stehen bleibt. Durch eine ganz geringe

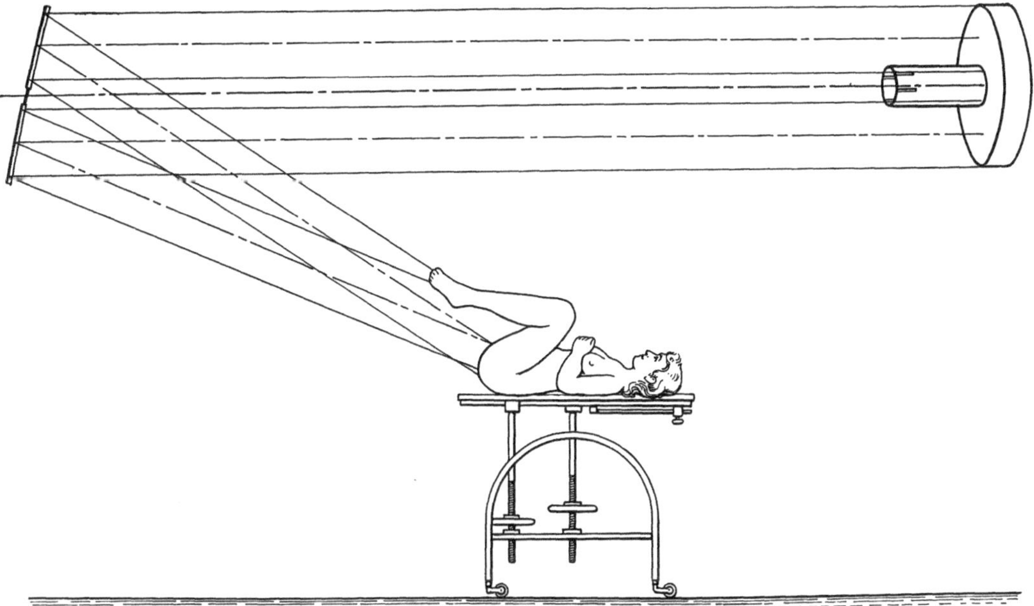

Abb. 6. Einstellung des Lichtes für vaginale Operationen.

Neigung der außerdem um eine gemeinsame Längsachse gegeneinander schwenkbaren Planspiegel jedes Paares wird bewirkt, daß die vier Leuchtfelder durch ihre Überlagerung in der Wunde ihre Helligkeit vervierfachen, und daß das Wundgebiet auch in seinen seitlichen Teilen überall gut erhellt wird, ohne daß der dazwischengehaltene Kopf des Operateurs oder der Assistenten so leicht einen Schatten hervorrufen kann, da das Licht ja aus vier verschiedenen Richtungen in das Operationsgebiet geworfen wird. Dies ist namentlich bei der WERTHEIMschen Operation angenehm, wo man an der seitlichen Beckenwand und in der Tiefe viel Licht braucht. Aus der Abb. 6 erkennt man deutlich, wie durch ein Zurückfahren der Spiegel, denen dann eine andere Neigung erteilt wird, für vaginale Operationen das Licht in jedem gewünschten schrägen Winkel in die Tiefe der Scheide gelenkt werden kann. (Der Apparat ist deutsches Reichspatent Nr. 371141.)

## Die Sterilisation der Instrumente und Verbandstoffe.

Die Instrumente werden in 1%iger Sodalösung mindestens eine Viertelstunde lang gekocht und dadurch sicher keimfrei gemacht. Es werden von den Spezialfabrikanten Instrumentenkocher gefertigt, die mit Spiritus, Gas, Elektrizität, Dampf geheizt werden. Sie werden in so mannigfacher Form fabriziert, daß jeder nach seinem Geschmacke und seinem Gelde sich einen aussuchen kann.

Sind die Instrumente sterilisiert, so werden sie entweder trocken benutzt oder sie kommen in eine desinfizierende Lösung, beispielsweise in 2%ige Carbollösung. Ob die Instrumente so oder so benutzt werden, scheint mir nicht von prinzipieller Bedeutung zu sein; nur soll man sie nicht in physiologische Kochsalzlösung tun und sie daraus verwenden; denn die physiologische Kochsalzlösung bleibt nicht lange steril (Bumm), und kommt einmal aus Versehen ein nicht ganz sauberes, während der Operation infiziertes Instrument hinein, dann werden gleich alle anderen mit beschmutzt und die ganze Instrumentenschale mit ihrem Inhalte muß ausgekocht werden. Da wir die Instrumente nur trocken verwenden, laufen wir diese Gefahr nicht. Kommt während der Operation ein Instrument mit infektionsverdächtigem Material in Berührung, so soll es sofort weggelegt und von neuem ausgekocht werden.

Die Verbandstoffe, Tupfer, Belegtücher und alle bei der Operation notwendige Wäsche für Operateur, assistierendes Personal und Patientinnen werden in strömendem, gespanntem Dampfe von mindestens dem Drucke einer Viertel-Atmosphäre sterilisiert. Man packt das Material in Schimmelbuschsche Trommeln oder in geflochtene Weidenkörbe, die innen mit einem festen Leinenstoff ausgeschlagen sind. Im Sterilisator muß der Dampf eine Temperatur von 110—115° mindestens eine halbe Stunde lang entwickeln, dann sind die Verbandstoffe und Wäschestücke sicher steril. Die sterilisierten Körbe und Trommeln müssen plombiert werden, damit kein Unberufener sie öffnen kann. Es ist unbedingt notwendig, daß in jedem Behälter der Verbandstoffe Testobjekte eingeschlossen werden, die anzeigen, daß die zur Sterilisation notwendige Hitze erzielt worden ist. Am einfachsten ist es, zwischen das Verbandmaterial Stückchen aus Metallegierungen einzulegen, die bei 105° schmelzen (Krönig). Man nimmt dazu etwa 5 cm lange und 1 cm breite, 1 mm dicke Metallstreifchen, die ganz glatt sind. Werden sie herausgenommen, nachdem die Temperatur im Sterilisator einige Zeitlang mit 105° gewirkt hat, so sind sie durch das Anschmelzen rauh geworden.

## Die Sterilisation des Nahtmaterials.

Als Nahtmaterial dienen Seide, Catgut, Silkworm, Zwirn und Draht. Außer dem Catgut kann alles Nahtmaterial durch Auskochen in Wasser oder Sodalösung sterilisiert werden. Beim Kochen der Seide ist darauf zu achten, daß die Seide, wenn sie aufgewickelt ist, nicht auf den Boden des Gefäßes zu liegen kommt, sonst kann sie verkochen und rissig werden. Man kocht die Seide 10 Minuten lang in 1%iger Sodalösung kurz vor der Operation aus und hat sie dann sicher steril. Wir benutzen zur Naht so gut wie ausschließlich Catgut, gelegentlich einmal Seide zu Hautentspannungsnähten, wozu aber noch besser Aluminiumbronzedraht verwandt werden kann.

Seide ist als Nahtmaterial für den Gynäkologen vollständig entbehrlich, ja sie ist versenkt gelegentlich recht gefährlich. Man weiß nie, ob ein versenkter Seidenfaden in Ruhe bleibt. Ich bin auch erst durch Schaden klug geworden. Wir haben früher Seide gebraucht für Darmnähte, für Fascien- und Aponeurosennähte, zur Fixation der runden Mutterbänder bei der Alexander Adamschen Operation, und ich habe, wenn auch selten, gesehen, daß die Fäden nach außen gekommen sind, unter Eiterungen natürlich, die nicht eher aufgehört hatten, bis alle Fäden heraus waren. Das kann auch nach scheinbar vollständig reaktionsloser Heilung geschehen noch nach Wochen und Monaten. Es können auch lange Zeit bestehende Fisteln bleiben. Darüber soll später noch ausführlich geschrieben werden.

Wir gebrauchen also nur Catgut. Wir haben am Catgut nichts auszusetzen. Catgut ist ein ideales Nahtmaterial. Das Catgut wird im Körper resorbiert und macht, wenn es im Körper oder bei seiner Anwendung infiziert wird, kaum jemals eine Eiterung und führt deswegen niemals zu sog. Fadeneiterungen mit nachträglicher Ausstoßung und Fistelbildung. Wir kennen seit vielen Jahren keine Catgutinfektionen mehr, seit die Catgutfabrikation und Sterilisation zuverlässig geworden ist. Ich meine, daß viele Operateure auf das Catgut schieben, was mehr Fehlern ihrer Asepsis oder ihrer mangelhaften Technik zuzuschreiben ist. Unsere guten Erfahrungen hängen gewiß mit der Güte des Materials zusammen, das wir seit Jahren gebrauchen. Wir benutzen das Catgut von B. BRAUN in Melsungen und das Vacuum-Steril-Catgut von Dr. HANS BRAUN in Hamburg. Ich will damit gewiß nichts gegen die Brauchbarkeit und Zuverlässigkeit des Materials anderer Catgut-Fabriken sagen. Ich habe nur keine Erfahrungen damit und ich meine, daß man einem Fabrikat, das sich jahrelang bewährt hat, treu bleiben und es empfehlen soll. Das Catgut wird von B. BRAUN-Melsungen in halbfertigem Zustand auf Glaszylindern aufgewickelt geliefert und von Dr. HANS BRAUN als Vacuum-Steril-Catgut in gebrauchsfertigem sterilem Zustand ebenfalls auf Glascylindern gewickelt.

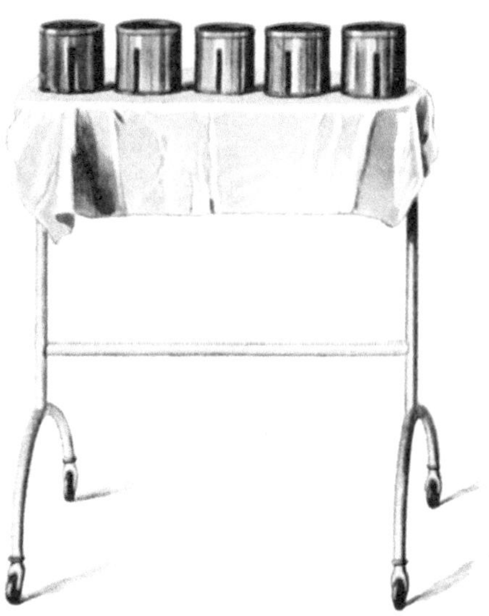

Abb. 7. Gestell für die Glascylinder, in denen sich das Catgut befindet. Auf den Glaszylindern sitzen auskochbare Metallkappen.

Das nicht sterile Catgut wird vor dem Gebrauch einer Vorbehandlung unterworfen. Je nach der Stärke der Fäden, die wir ausschließlich in den Nummern 00, 0, 1, 2 und 3 anwenden, kommen sie für $1-4 \times 24$ Stunden in Glaszylinder mit LUGOLscher Lösung, dann in 80%igen Alkohol für 24 Stunden und schließlich in ein steriles Glasgefäß, wo sie bleiben, bis sie trocken geworden sind. Dann bringt man sie wieder in Glaszylinder, setzt sie auf eine dünne Lage von Mullgase und führt den Faden durch eine zentral liegende Öffnung in einen Glasdeckel nach außen. Der Faden wird in der Öffnung durch einen beweglichen Glaspropfen festgehalten. Zu Operationen kommen die Glaszylinder in ein Gestell und auf die Glaszylinder werden Metallkappen gestülpt, die kurz vor der Operation ausgekocht werden. Dann liegt der herausgezogene Faden auf einem sterilen Gegenstand auf (Abb. 7).

Außer dieser Art des Catguts gebrauchen wir fertiges Sterilcatgut in kleinen Pappschachteln verpackt, die zu je 2—3 Meter auf fünf einzelnen Ringen aufgewickelt sind.

Das auf Glaszylindern aufgewickelte Catgut ist billiger als das Sterilcatgut in den Schachteln und da vorzuziehen, wo viel Nahtmaterial gebraucht wird.

## Die Vorbereitung der Kranken zur Operation.

Die Kranken sollen am Tage vor der Operation Stuhlgang haben, damit die Därme, was insbesonders für die Bauchschnitte gilt, nicht gefüllt sind und so die Operation erschweren. Wir haben früher sehr gründlich abgeführt. Das ist unnötig. Haben die Kranken von selbst Stuhl, so genügt das. Sonst gibt man am Abend vor der Operation noch einen Einlauf. Das starke Abführen mit Ricinus und dergleichen macht die Kranken nur müde und schwach. Wir lassen sie auch nicht mehr fasten wie früher. Sie können am Tage vor der Operation essen wie gewöhnlich, nur die Abendmahlzeit soll spärlich sein, aus einer Suppe oder Tee mit Zwieback bestehen. Die Darmbewegung kommt nach der Operation viel früher und leichter in Gang, wenn man es so macht, als wenn der Darm mit Gewalt entleert wird. Für die Nacht vor der Operation mögen die Patientinnen ein Schlafpulver bekommen, wenn sie unruhig und aufgeregt sind. Sonst ist es unnötig.

Wir haben früher den zur Laparotomie Bestimmten für die der Operation vorangehende Nacht einen Sublimatumschlag um den Leib gemacht. Die für vaginale Operationen Bestimmten haben eine Scheidenspülung mit Sublamin bekommen. All das kann weggelassen werden. Dagegen ist es zu empfehlen, den zu Operierenden ein Vollbad zu geben, sie sich gründlich abseifen zu lassen und die Pubes zu rasieren. Vor der Operation werden die Patientinnen mit frischer Wäsche bekleidet. Wir haben früher sterile Wäsche genommen. Nötig ist das nicht. Mit einer Allgemeinnarkose wird im Vorraum des Operationsraumes oder im Bett

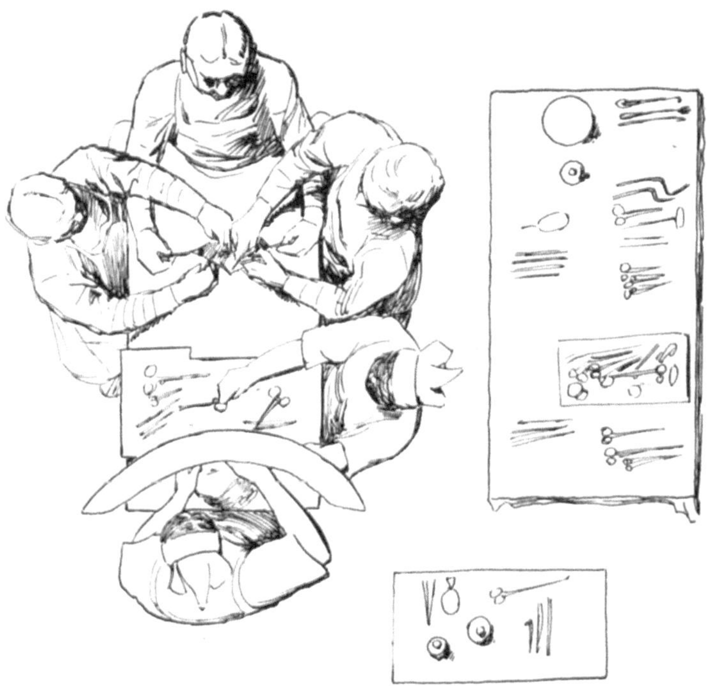

Abb. 8. Lageplan einer Laparotomie.

begonnen. Die Lumbalanästhesie soll nur im Vorraum vorgenommen werden, damit die Patientinnen nichts von den Zurichtungen der Operation bemerken.

Kurz vor den Laparotomien wird der Bauch mit Jodtinktur angepinselt, vor vaginalen Operationen die Vulva und die zunächst benachbarte Haut der Oberschenkel und der Schoßfuge. Außerdem wird die Scheide desinfiziert, indem sie mit Spiegeln entfaltet und mit $70^{0}/_{0}$igem Alkohol gründlich ausgewischt wird. Sobald die Patientinnen auf den Operationsstuhl gelegt worden sind, werden ihnen sterile sackartige Strümpfe, die bis zur Mitte des Oberschenkels reichen, angezogen und sie werden so mit sterilen Tüchern zugedeckt, wie oben (S. 9) beschrieben worden ist. Wir benutzen alle sterilen Tücher trocken. Feuchte Tücher kühlen die Patientinnen zu sehr ab.

Es muß dafür gesorgt werden, daß dieser Zustand aseptischer Schutzvorrichtung während der ganzen Operation bestehen bleibt, daß also die die Patientin bedeckenden Tücher (Belegtücher) sich nicht verschieben, daß die sterilen Gegenstände nicht von unsauberen Händen berührt werden, daß Zuschauer und Wartepersonal mit ihren Kleidern nicht anstoßen und daß Operateur und Assistenten nicht Gefahr laufen, bei irgendeiner unvorsichtigen Bewegung mit einem Gegenstande in Berührung zu kommen, der nicht steril ist.

Das erstere erreicht man, indem man alle Belegtücher mit Tuchklammern festklemmt oder mit Sicherheitsnadeln feststeckt; das andere dadurch, daß vom Operateur und dem aseptischen Hilfspersonal fortgesetzt eine strenge Kontrolle ausgeübt wird, und dadurch, daß man das aseptische Feld nicht zu sehr beschränkt. Auf der rechten Seite der Patientin steht bei Laparotomien der Operateur, ihm gegenüber der erste Assistent. Zwischen den gespreizten Beinen der Patientin steht der zweite, hinter dem Operateur und links von ihm steht je ein Tisch, auf denen die Schwester die Instrumente und das Verbandmaterial liegen hat. Die Abbildung 8 zeigt die Anordnung. Bei vaginalen Operationen ist die Anordnung ähnlich, nur daß der Instrumententisch zur Rechten des Operateurs steht, und die beiden Assistenten die Beine der Patientin auf dem Rücken halten und seitlich stehen.

Werden mehrere Operationen hintereinander gemacht, so müssen alle sterilen Bekleidungsstücke des Operateurs und der Assistenten gewechselt und alle Instrumente neu ausgekocht werden. Nur die Gummihandschuhe behalten wir an, wenn sie nicht zerrissen sind; denn wir haben oben gesehen, daß es möglich ist, sie an der Hand sicher keimfrei zu machen. Wir wechseln sie nur dann, wenn sie mit keimhaltigem Material in Berührung gekommen sind.

Zuschauer bei Laparotomien stehen auf einer fahrbaren Tribüne, die ihnen gute Sicht gibt und sie sicher vom aseptischen Felde abhält (s. Abb. 2). Bei vaginalen Operationen stehen sie hinter dem Operateur und links von ihm.

# Das Handwerkszeug des Gynäkologen.

## Der Operationstisch.

Die Tischmodelle, die jede nur denkbare Lage der Patientin ermöglichen, sind für den Gynäkologen überflüssig. Je komplizierter sie sind, desto leichter kommen sie in Unordnung, und wer soll denn ihren Mechanismus auswendig wissen? Braucht man wirklich einmal eine besondere Stellung, dann weiß kaum jemand Bescheid, außer vielleicht der Operateur oder einer seiner Assistenten, die aber desinfiziert sind und die vielen Schrauben und Hebel nicht anfassen können. Sieht er dann, daß alles falsch gemacht wird, dann wird er ungeduldig, schimpft und vergrößert das Unheil. Also fort mit den komplizierten Tischen! Der Operationstisch für den Gynäkologen kann ganz einfach sein. Wir benutzen seit 20 Jahren den Operationstisch wie er auf der Abbildung 4 zu sehen ist. Seine Platte ist 100 cm lang und 50 cm breit, am Fußende sind zwei Beinhalter angebracht, in denen die Beine im Hüftgelenk gespreizt und im Kniegelenk gebeugt angeschnallt werden. Die Beckenhochlagerung wird mit einem Schraubengetriebe bewerkstelligt. Werden die Beinhalter entfernt, dann ist der Tisch für vaginale Operationen fertig. Macht der Gynäkologe einmal eine Nierenoperation oder eine Mammaamputation, so verlängert er den Tisch durch eine kurze Platte, die in die Beinhalterstützen eingeschoben wird. Die Patientin kann dann in ihrer ganzen Länge seitlich oder auf dem Rücken gerade und ausgestreckt liegen. Am Kopfende des Tisches ist der Narkosenbügel, der schon oben erwähnt ist, verschieblich angebracht, über den das große, die ganze Patientin bedeckende Tuch (Belegtuch) gelegt wird.

Die besondere gynäkologische Operationsweise im kleinen Becken, die Tiefe des Operationsfeldes verlangt, daß der Gynäkologe seine Instrumente diesem besonderen Zwecke entsprechend auswählt, sie vor allem lang genug nimmt. Die Instrumente sollen sein Operationsgebiet gut freilegen und seine Hände ersetzen und ergänzen. Zu jenen gehören die Spekula, zu diesen die Greifzangen, die Klemmen, Pinzetten, Messer und Scheren.

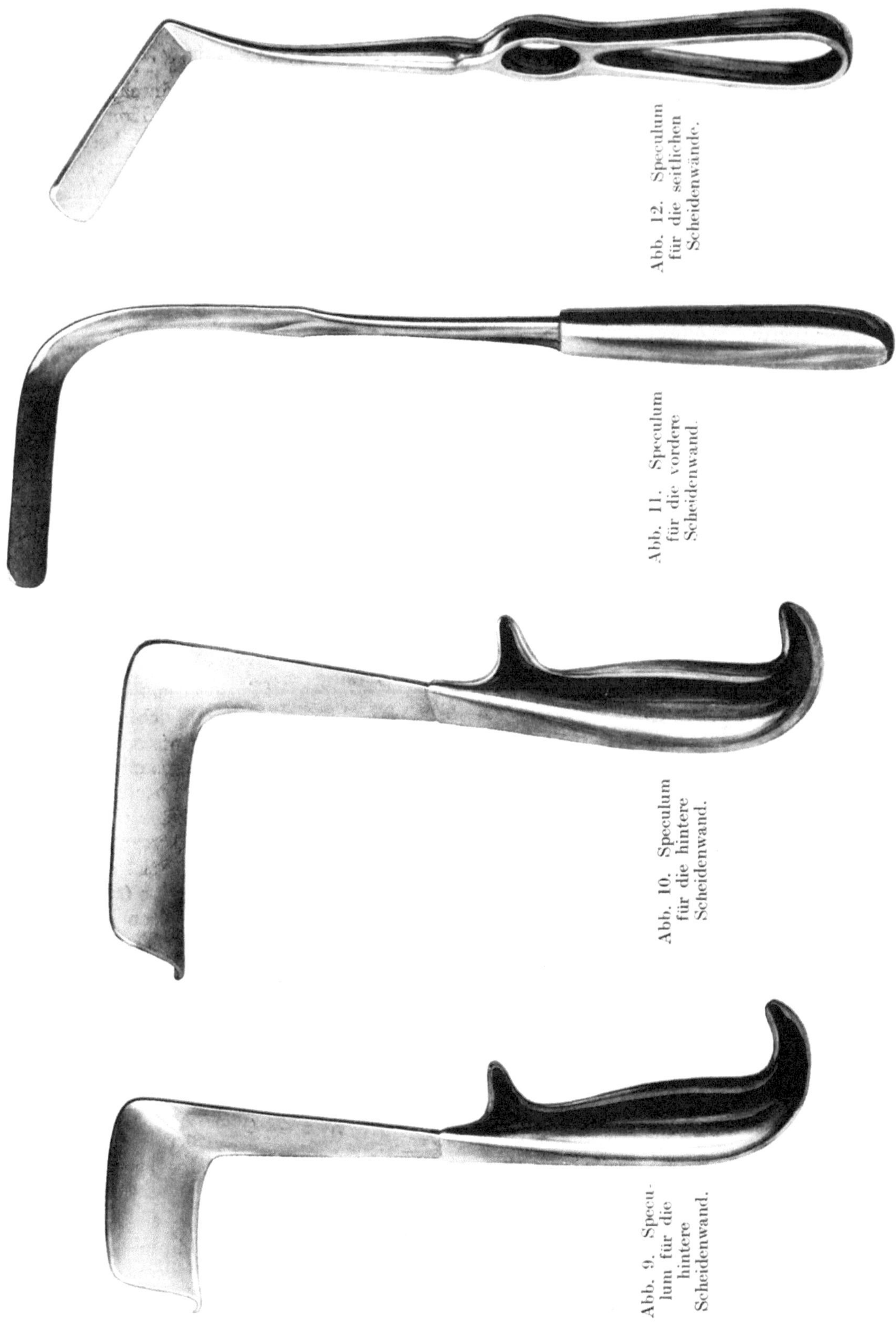

Abb. 12. Speculum für die seitlichen Scheidenwände.

Abb. 11. Speculum für die vordere Scheidenwand.

Abb. 10. Speculum für die hintere Scheidenwand.

Abb. 9. Speculum für die hintere Scheidenwand.

## Die Specula.

Für vaginale Operationen braucht man je nach Weite und Tiefe der Scheide einen Satz von Speculis, die die Scheide auseinanderhalten. Als Beispiele sollen die Abb. 9, 10, 11, 12[1]) dienen. Je mehr zur Verfügung stehen, desto leichter werden die für den einzelnen Fall passenden auszuwählen sein.

Zum Offenhalten der Laparotomieschnitte sind ebenfalls Specula notwendig, die auf den Abb. 14a u. b und in manchen späteren in situ zu sehen sind, aber verschiedene Nachteile haben. Sie verlangen einen eigenen Assistenten oder stellen an den Assistenten ungebührlichen Anspruch und geben nicht viel Raum, wenn sie nicht, was körperlich unmöglich ist, dauernd in starker Spannung auseinandergehalten werden.

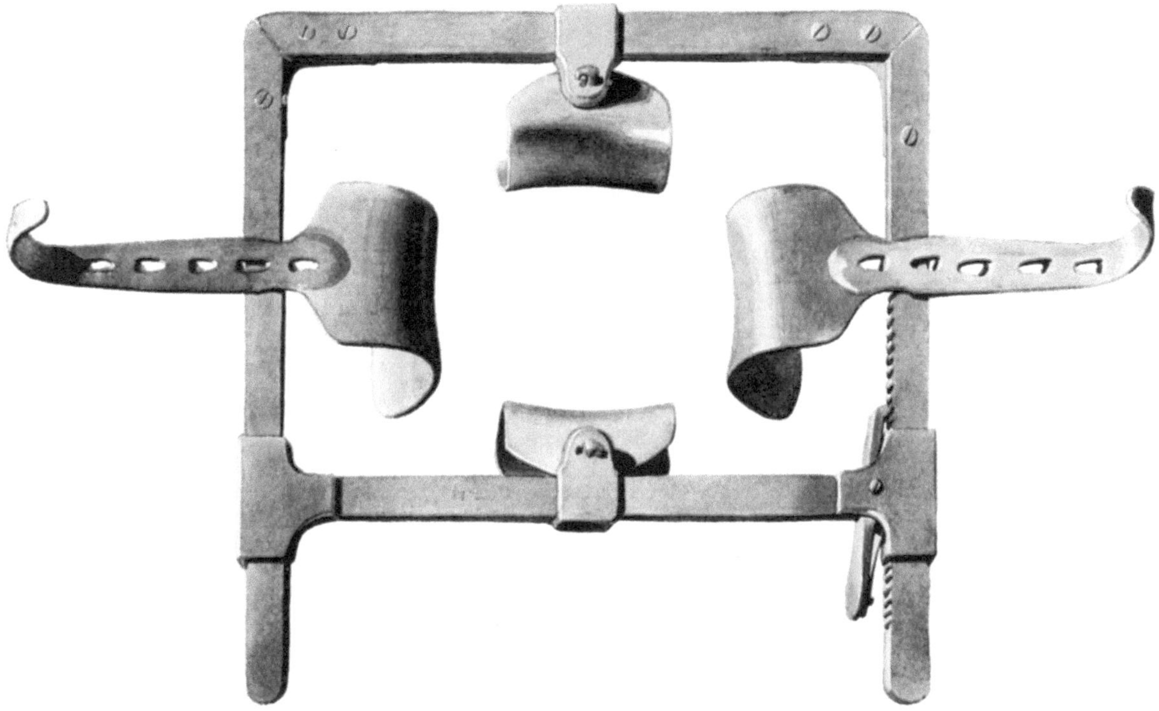

Abb. 13. Rahmenspeculum auseinandergezogen mit seinen 4 Platten. Die schmäleren Platten sind drehbar in Haltern befestigt, die auf den Schienen des Rahmens verschieblich sind; die beiden anderen Platten, die kopf- und fußwärts zu liegen kommen, werden mit Haken in die Rahmenschienen eingehakt. Bei fetten Bauchdecken oder größeren Schnitten werden breitere Platten an dem gleichen Rahmen verwandt.

Alle diese Nachteile werden durch das Rahmenspeculum vermieden, das wir seit 15 Jahren dauernd in Gebrauch haben (Abb. 13). Ein besonderer Vorteil dieses Speculums ist, daß man mit kleineren Bauchschnitten auskommt, als man sie ohne seine Verwendung machen müßte. Sein Gebrauch erfordert eine gewisse Technik. Ist beispielsweise ein Fascienquerschnitt gemacht worden und der Leib offen, dann wird das untere und obere Fascienblatt (Aponeurosenblatt) mit einer Klemme, die in der Medianlinie angelegt ist, stark nach oben und unten angezogen. Das Peritoneum wird beiderseits an der Halbierungsstelle ebenfalls mit einer Klemme gefaßt und etwas vorgezogen. Dann legt man das Speculum ein, indem man es so weit zusammenschiebt, daß die seitlichen Platten aneinander liegen. Nun wird erst die eine und dann die andere Platte durch den Schnitt hindurch so in die Bauchhöhle eingeführt, daß in der Höhlung der Platte das Peritoneum und die seitlichen Bauchmuskeln liegen. Jetzt wird das Speculum.

[1]) Alle Instrumente sind genau in der halben natürlichen Größe abgebildet, so daß ihre natürliche Größe mit dem Zentimetermaß bestimmt werden kann.

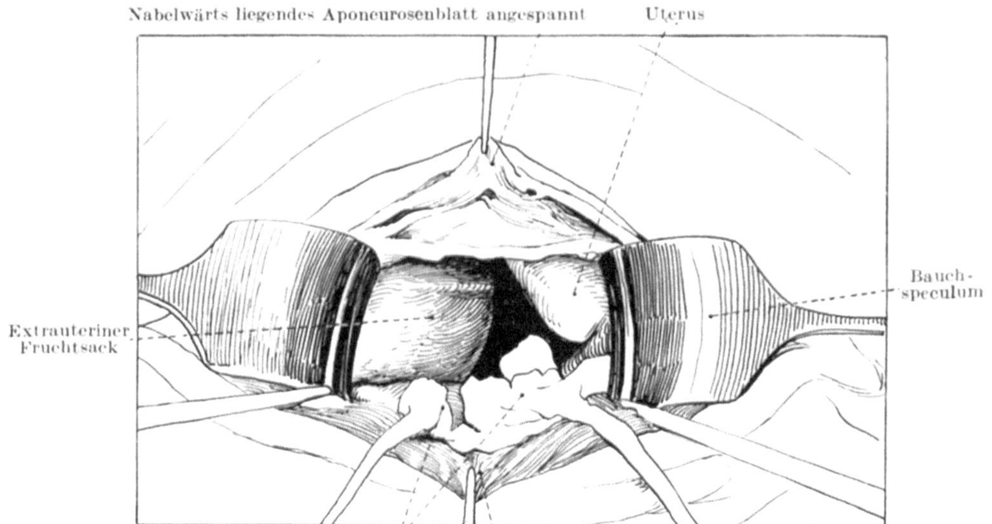


Abb. 14a.

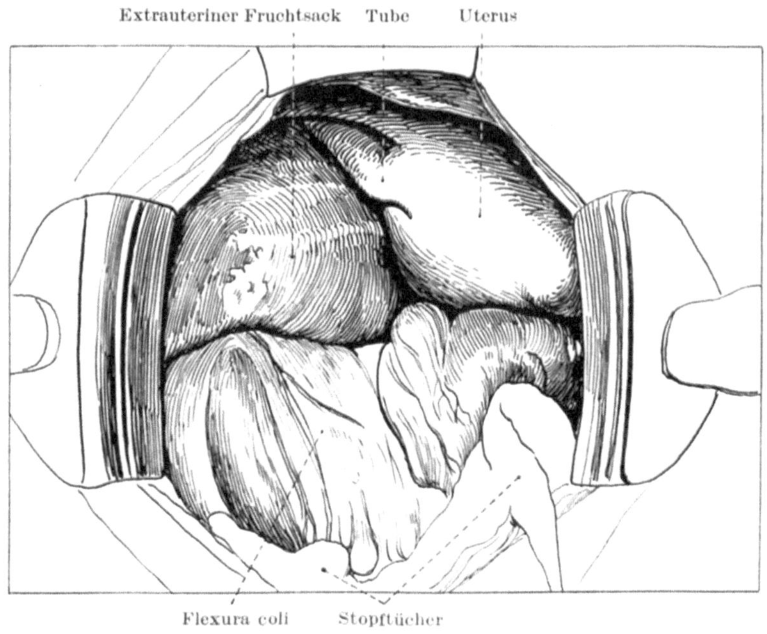


Abb. 15a.

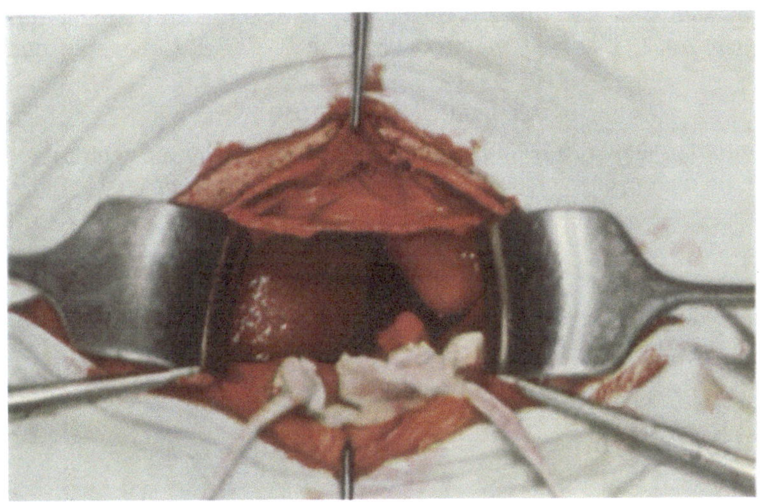

Abb. 14b. Fascienquerschnitt, auseinandergehalten mit einfachen Bauchspeculis.

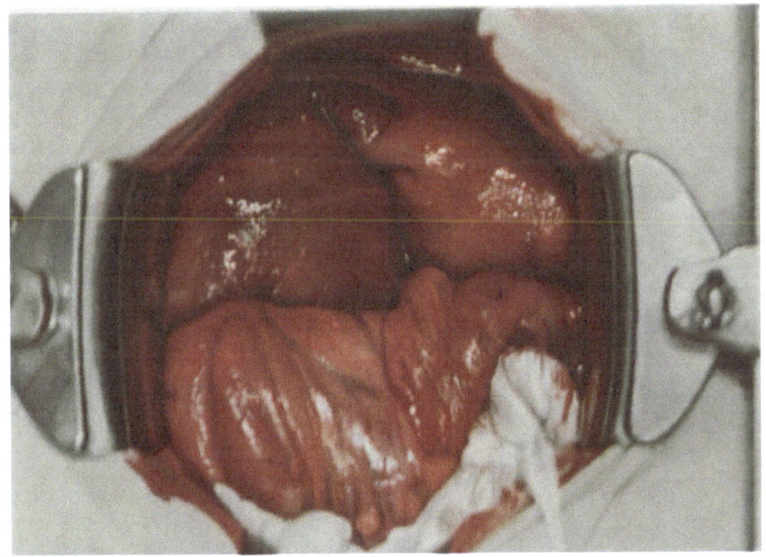

Abb. 15b. Derselbe Bauchschnitt, auseinandergezogen mit dem Rahmenspeculum. Man sieht jetzt, was vorher kaum sichtbar war, den Uterus nach rechts gedrängt durch eine braun-rot gefärbte Geschwulst (Extrauteringravidität). In den Spalten zwischen den Organen schwarzes Blut.

soweit es möglich ist, auseinander gezogen. Dann setzen wir zuerst den symphysenwärts zu liegen kommenden Halter ein und haken ihn unter stärkster Spannung in den Rahmen und schließlich den, der kopfwärts zu liegen kommt. Was das Rahmenspeculum leistet, kann ersehen werden, wenn man Abb. 14a u. b mit Abb. 15a u. b vergleicht. Derselbe Bauchschnitt mit gewöhnlichen Speculis und dem Rahmenspeculum auseinandergehalten! Wie viel mehr Platz schafft das Rahmenspeculum.

## Andere Instrumente.

Zu den das Operationsfeld freilegenden Instrumenten gehören ferner die Ekarteure, von denen einer als Beispiel (Abb. 16) abgebildet ist.

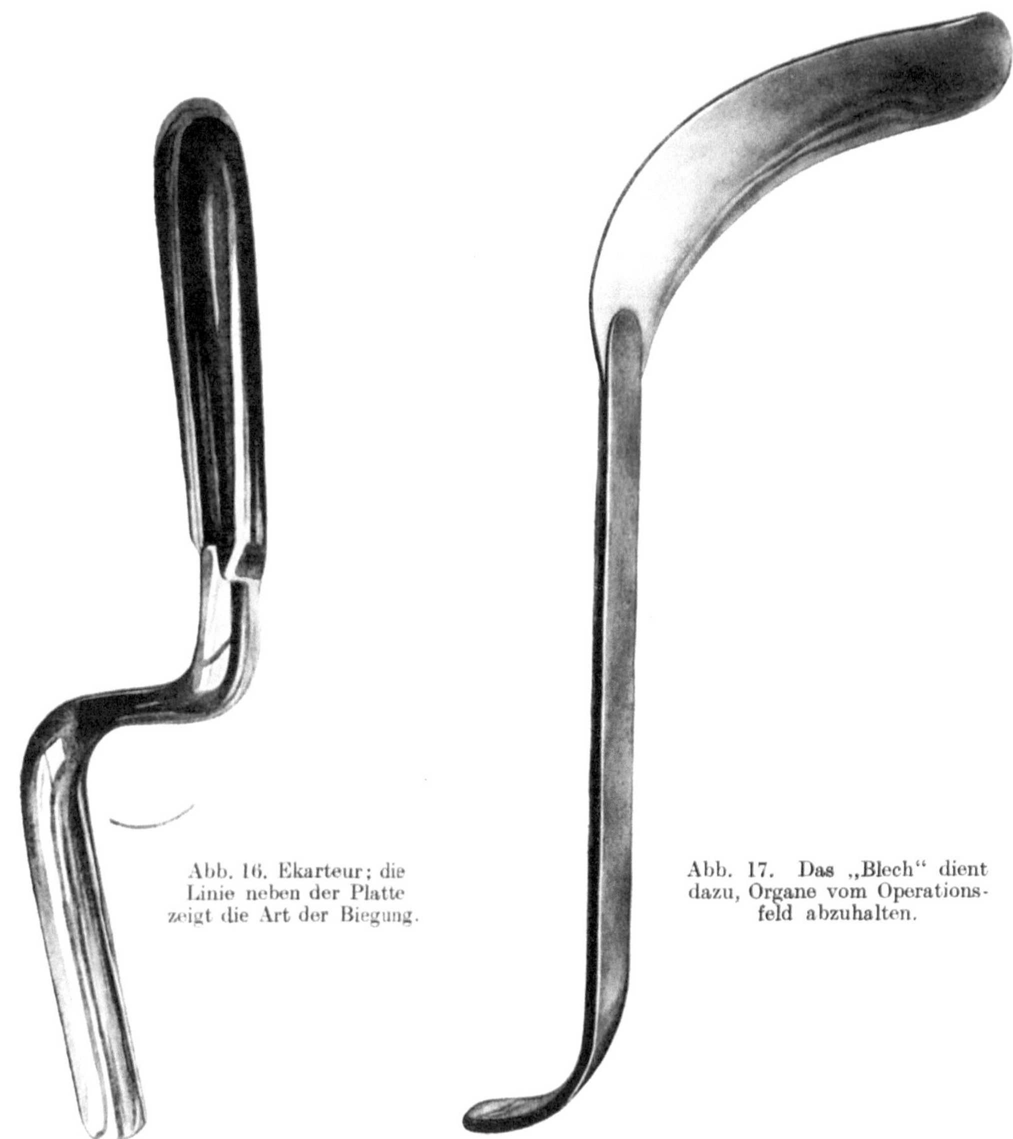

Abb. 16. Ekarteur; die Linie neben der Platte zeigt die Art der Biegung.

Abb. 17. Das „Blech" dient dazu, Organe vom Operationsfeld abzuhalten.

Es werden kürzere und längere gebraucht mit einer gegen den Handgriff konvexen oder konkaven Platte.

Ein sehr brauchbares Instrument, um das Operationsfeld vor allem von Darmschlingen freizuhalten, ist das von uns „das Blech" genannte (Abb. 17).

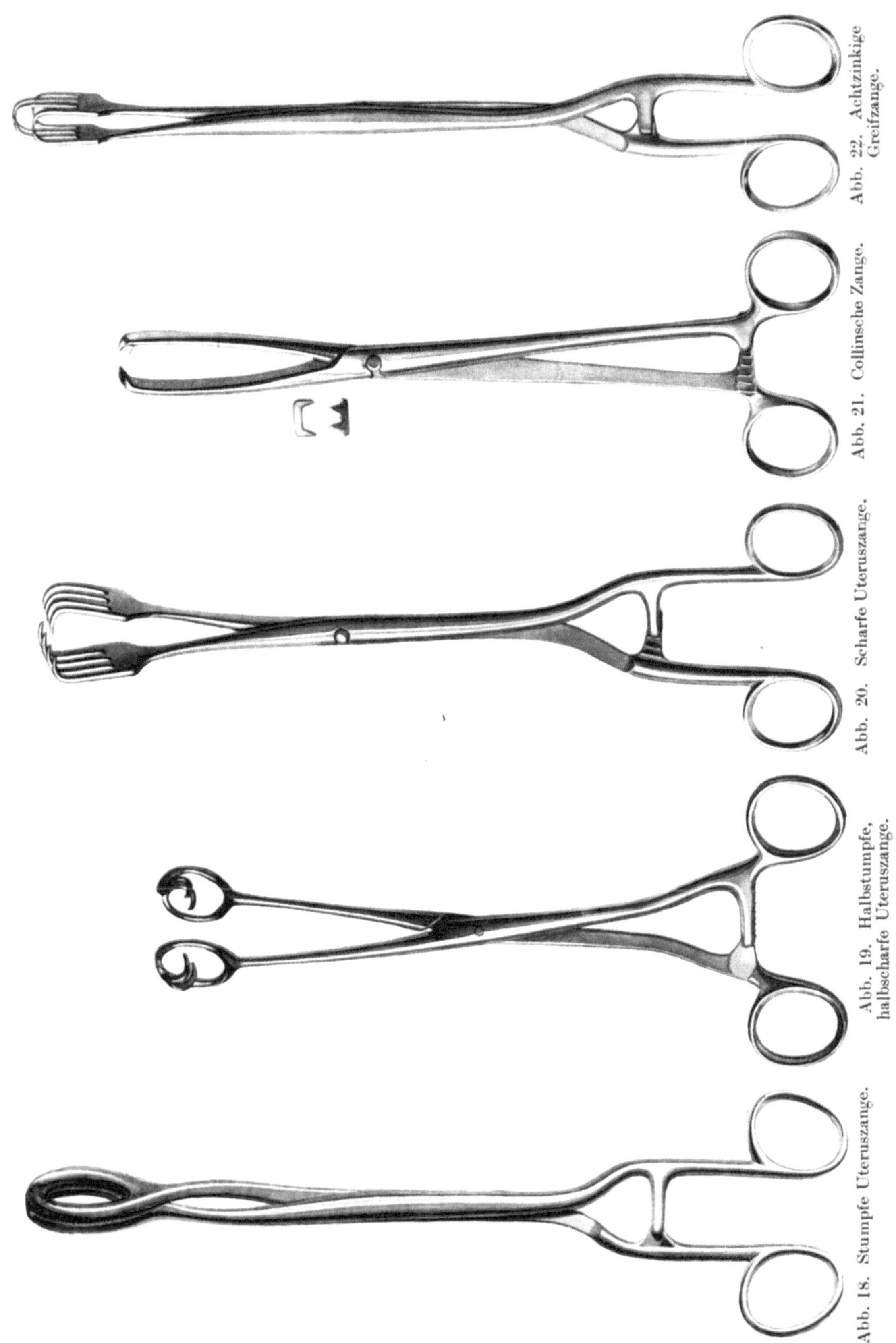

Abb. 18. Stumpfe Uteruszange.

Abb. 19. Halbstumpfe, halbscharfe Uteruszange.

Abb. 20. Scharfe Uteruszange.

Abb. 21. Collinsche Zange.

Abb. 22. Achtzinkige Greifzange.

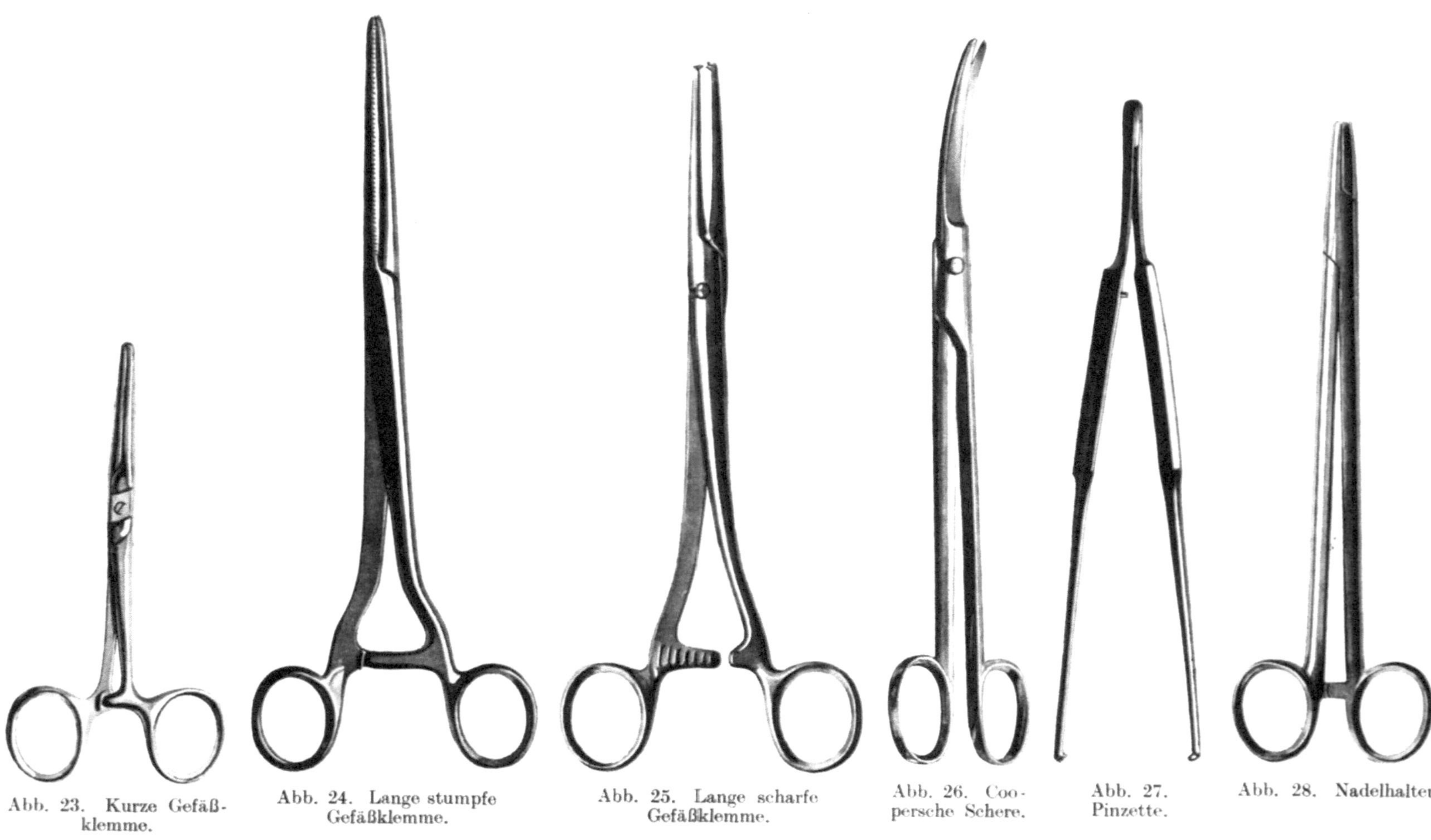

Abb. 23. Kurze Gefäßklemme.

Abb. 24. Lange stumpfe Gefäßklemme.

Abb. 25. Lange scharfe Gefäßklemme.

Abb. 26. Coopersche Schere.

Abb. 27. Pinzette.

Abb. 28. Nadelhalter.

Um den Uterus zu fassen, braucht man stumpfe, halbstumpfe und halbscharfe und scharfe Zangen (Abb. 18–20).

Organgreifzangen sind die Muzeux, die Collins und eine achtzinkige Zange (Abb. 21 u. 22).

Als Gefäßklammern werden von uns nur lange scharfe und lange stumpfe und kurze gebraucht (Abb. 23–25).

Besonders wichtig ist es, daß Scheren und Pinzetten eine genügende Länge haben (Abb. 26 u. 27).

# Allgemeine operative Technik.

Alles, was der Infektionsverhütung dient, alles, was für die Anästhesierung nötig ist, ist leicht erlernbar. Es sind hauptsächlich mechanische Tätigkeiten, die da in Betracht kommen, und jeder, der sich an die Regeln und Gesetze hält, die die Erfahrung aufgestellt hat, wird den rechten Weg gehen, ohne sich geistig allzu sehr anstrengen zu müssen. Etwas anderes ist es mit der Technik der Operationen. Sie ist etwas Persönliches, nicht vollständig Lehr- und Lernbares, etwas Künstlerisches, wenn sie sich über das übliche Maß erheben soll. Der gute Operateur wird geboren, nicht erzogen; aber schließlich braucht ja nicht jeder, der das Operationsmesser in die Hand nimmt, gleich ein operativer Künstler zu sein. Wenn er nur ein guter Handwerker ist, wenn er weiß, worauf es ankommt, wenn er saubere Arbeit leistet. Ist es überhaupt so wichtig, mag einer fragen; ist es nicht gleichgültig, ob eine Operation gut aussieht oder nicht, ob der Operateur ruhig und sicher ist oder aufgeregt und fahrig? Die Hauptsache ist doch, daß die Operation gelingt, und die Patientin mit dem Leben davon kommt. Nein und tausendmal nein. Ich weiß wohl, daß operative Technik von vielen Ärzten, die operieren, unterschätzt wird, aber nur von denen, die nichts können und die ihre Inferiorität damit beweisen. Ich meine, daß die Technik nicht hoch genug bewertet werden kann; denn sie ist für Leben und Gesundheit der Kranken entscheidend. Ihr Wert braucht sich nicht gerade in der Mortalitätsziffer auszudrücken; aber sie drückt sich bestimmt aus in den Folgen, in den Nachkrankheiten der Operation. Sie ist auch für die primäre Wundheilung von größter Wichtigkeit. Werden alle Forderungen der Asepsis vor und während der Operation auf das Gewissenhafteste erfüllt, so ist damit eine vollständig ungestörte Heilung der Wunden noch nicht gesichert. Die Wunden lassen sich nicht vollständig bakterienfrei halten, wie viele Untersuchungen gezeigt haben. Es lassen sich während des Eingriffes und besonders an seinem Ende immer wieder Bakterien nachweisen. Dazu kommt, daß im Körper vor der Operation vorhandene Bakterien in den Operationswunden gedeihen und wirken können. Trotzdem können die Wunden ohne Entzündung heilen. Dies hat seinen Grund darin, daß die Bakterien gar nicht oder nur in geringem Grade virulent, oder daß sie ohne Druck in die Gewebe gekommen sind, hauptsächlich aber darin, daß die Schutzkräfte des Organismus ohne Hinderung wirken können. Es ist eben eine Hauptbedingung für eine gute Wundheilung, daß die Schutzkräfte des Körpers bei der Operation nicht beschädigt werden. Ich bin der Überzeugung, daß es darauf ebenso viel ankommt wie auf die ideale Sauberkeit im bakteriologischen Sinne. Somit erklärt sich auch, warum in der vorantiseptischen Zeit so viele berühmte Operateure sich einer nicht geringen Zahl glatter Wundheilungen zu erfreuen hatten, und wir haben noch von Chirurgen gehört, die den antiseptischen Neuerungen abhold waren — ich nenne nur Lawson Tait — und die ihre Wunden wohl nicht viel weniger glatt heilen sahen, wie nur einer der Modernen. An ihrem Erfolg hat die Technik den wesentlichsten Anteil. Sie kann manchen Fehler der Asepsis ausgleichen und bei vollkommener Asepsis den Erfolg mit größerer Sicherheit herbeiführen. Ihre Aufgabe liegt darin, die örtliche Neigung der Infektion in den Wunden selbst oder in ihrer nächsten Umgebung herabzusetzen oder im besten Falle sie vollständig aufzuheben. Wir wissen durch die Untersuchungen von Reichel, Linser, Dorst, daß glatte Wunden mit Infektionserregern ohne Infektionserscheinungen fertig werden, während Wunden mit geschädigten Geweben, sei es, daß sie zerrissen, gequetscht, verbrannt, verätzt wurden, durch dieselben Mengen von Bakterien zu schweren Infektionserscheinungen führen. Auch Fremdkörper, die von den Gewebssäften durchtränkt werden, Blutergüsse, schlecht ernährtes Gewebe, verhaltenes Wundsekret, können auch geringen Mengen wenig virulenter Bakterien ein günstiger Nährboden werden, also indirekt zu Infektionserscheinungen, Eiterungen oder gar Sepsis Veranlassung geben. Sicher kommen auch allgemeine Schädigungen des Körpers für die Disposition zur Infektion in Betracht. Ich nenne nur schwere Blutverluste, starke Abkühlungen während der Operation, Narkosenwirkungen, die sich besonders bei übermäßig lange dauernden Operationen als Schädigungen erweisen. All dies setzt die Widerstandskraft des Körpers herab und disponiert zur Infektion.

Die direkte Schädigung des Gewebes der Wunde ist zu vermeiden. Das gilt für alle Schnittwunden, also besonders für die Hautwunden. Das Gewebe soll glatt und rasch und doch mit aller Gelassenheit durchtrennt werden. Man soll nicht mehr als notwendig mit Pinzetten, Haken und dergleichen in den Wunden herumarbeiten. Es soll nicht mit rauhen Gazetupfern bei jeder kleinen Blutung in der Wunde hin und her gewischt werden. Es soll nicht mit den Händen operiert werden, als ob es keine Instrumente gäbe. Die Hände des Operateurs und seiner Assistenten haben überhaupt nichts in der Wunde zu tun. Das soll der erste und der oberste Grundsatz sein, das leitende Prinzip jeder Operation.

Der Operateur soll allein operieren und keine Handgriffe seinen Assistenten überlassen.

Das „Weg mit den Händen aus den Wunden“ ist mehr als eine Doktrin, es ist die Bedingung dafür, daß die Operation nicht nur gut aussieht, daß sie auch gesund ist. Aber dieses Prinzip kann nur beachtet werden, kann nur dann führend und bestimmend sein und bleiben, wenn eine Bedingung erfüllt ist, die Kenntnis der Anatomie. Nicht nur eine oberflächliche anatomische Orientierung ist nötig, sondern die stets klare, scharfe und reinliche anatomische Übersicht. Operieren soll Präparieren sein.

Nicht im Sinne des Präpariersaales, daß jedes Gefäß, jeder Nerv, jeder Muskel sauber frei präpariert wird, das wäre Arbeits- und Zeitverschwendung, aber doch so, daß vollständige Klarheit über die Lage der Organe, der einzelnen an sich und zu einander gewonnen wird. Wie kümmerlich und unzulänglich sieht es aus, wenn man beobachten muß, wie der Operateur hin und her tastet, um sich über ein Gefäß, eine Gewebsschicht zu unterrichten, wie er seine Assistenten zweifelnd fragt, ist es das oder das, wie er unsicher herumschneidet, mehr dem Zufall als seiner Kenntnis vertrauend, das Richtige zu tun. Dann kommt er unerwartet in ein Gefäß, es blutet, er verliert die Übersicht, weiß dann gar nicht mehr, was er machen soll und bietet das Bild verzweifelnder Unzulänglichkeit, die der fließende Schweiß an seiner Stirne oder die nervöse Ungeduld und das Poltern mit Assistenten und Schwestern keinem Kundigen verheimlichen kann. Oder er macht Nebenverletzungen, schlägt ein Loch in die Blase, ein Loch in den Darm, durchschneidet den Ureter und bringt es so fertig, einen von Anfang an leichten Operationsfall zu einem komplizierten zu machen. Ich habe oft gedacht, wenn ich Operateuren zugesehen habe, daß das ihre Hauptaufgabe sei.

Die anatomische Klarheit und das zwingende und treibende Bedürfnis danach ist eine Sache des Charakters und der Anlage wie das Bedürfnis nach Ordnung und Sauberkeit des Denkens. Jeder, der überhaupt zum Operieren Neigung hat und sich berufen fühlt, muß so viel Anlage besitzen, daß sie wenigstens zu einer leidlichen Ausbildung gebracht werden kann. Dazu gibt es keine bessere Vorbildung als die Beschäftigung mit der normalen Anatomie. Man sollte verlangen, daß jeder, der ein Operateur werden will, sich mindestens ein Semester lang selbständig auf einem gut geleiteten Präpariersaal betätigt hat. Das ist tausendmal mehr wert als Bakteriologie und pathologische Anatomie.

Zum anatomischen Operieren gehört eine gute Übersicht. Die erreichen wir durch eine gute Beleuchtung und durch ausgiebige Verwendung von Speculis sowohl für abdominale wie für vaginale Operationen, wie wir sie oben beschrieben haben.

Für eine glatte Wundheilung nach erfolgter Operation ist eine exakte Blutstillung von größter Wichtigkeit. Alle Gefäße sollen isoliert unterbunden werden. Massenligaturen macht nur der, der nicht weiß, wo die Gefäße liegen. Um Blut zu sparen, sollen die Gefäße womöglich vor der Durchtrennung abgeklemmt werden. Nie soll eine Operation abgeschlossen werden, ohne daß alles bluttrocken ist. Dann kann man beruhigt nach Hause gehen und braucht vor Nachblutungen keine Angst zu haben. Man sorgt damit aber auch für eine glatte Wundheilung, denn Blutergüsse sind ein guter Nährboden für Bakterien.

Nicht selten haben wir Gynäkologen mit flächenhaften Blutungen zu tun, z. B. wenn wir einen im DOUGLASschen Raum und am hinteren Blatt des Ligamentum latum fixierten Adnextumor gelöst haben. Dann blutet es aus zahllosen kleinsten Gefäßen. Man soll sich Mühe geben, die einzelnen Gefäße zu fassen und sie durch eine Ligatur frei zu unterbinden oder sie zu umstechen. Das ist freilich mühsam, aber doch notwendig. Läßt sich so die Blutung nicht ganz stillen, so kann man sich durch tiefgreifende, die Gewebe flächenhaft zusammenheftende Nähte helfen. Nichts wäre falscher als gerade in solchen Fällen die Blutungen nicht vollständig zu stillen und sich auf sein gutes Glück zu verlassen. Dann entstehen Hämatome, aus denen gar häufig allgemeine Infektionen oder eiterige Exsudate werden können. Die Blutstillung mit dem Thermokauter ist unsicher und im Peritoneum schädlich, weil an gebrannten Stellen sich mit Vorliebe Adhäsionen bilden können. Lassen sich flächenhafte Blutungen in der Bauchhöhle oder sonst wo nicht ganz beseitigen, dann muß man für die ersten Tage einen Gazestreifen auf sie bringen, der entweder durch den Bauchschnitt oder durch ein Loch im hinteren Scheidengewölbe nach außen geführt wird und der Blut und Wundsekret ableitet.

## Peritoneale Wundbehandlung.

Die technische Behandlung der peritonealen Wunden verlangt eine besondere Betrachtung.

Die Wunden, die bei den Operationen der Bauchhöhle gemacht werden, sind Schnittwunden oder Flächenwunden. Die Flächenwunden entstehen durch Ablösung verklebter oder verwachsener Geschwülste und Organe. Zu den Flächenwunden sind auch die, dem Auge nicht sichtbaren Schädigungen der Serosa zu rechnen, die durch physikalische, chemische, thermische Reize hervorgerufen werden. Da bei jeder Cöliotomie einer dieser Reize wirkt, so kann man sagen, daß Schnittwunden des Peritoneums und Flächenwunden stets zusammen vorhanden sind. Wie bei allen Wunden, so kommen auch bei peritonealen Wunden Blutungen und Infektion für die Behandlung in Betracht. Die Blutungen der peritonealen Wunden, der peritonealen Wunden in diesem weiten Sinne, sind allermeist so gering, daß sie als solche selten behandelt zu werden brauchen. Anders die Infektion, die die Wunden des Peritoneums besonders kompliziert und ihre Behandlung erschwert.

Jede peritoneale Wunde ist theoretisch als infiziert zu betrachten. Alle Untersucher, die das Peritoneum nach Operationen bakteriologisch kontrolliert haben, haben Bakterien gefunden. Es ist unmöglich, vollständig keimfrei zu operieren. In den allermeisten Fällen schaden die eingebrachten Keime nichts; sie kommen entweder in einer zu geringen Anzahl auf das Peritoneum, oder sie sind nicht virulent, oder sie werden durch die Schutzkräfte des Peritoneums sofort vernichtet. Wir haben in dem Kapitel über Infektionsverhütung auseinandergesetzt, was zu geschehen hat, um die Infektion der Wunden, also auch der peritonealen Wunden nach Möglichkeit zu verhüten, oder sie doch so zu vermindern, daß sie ungefährlich bleibt.

Eine große Gefahr droht den peritonealen Wunden von Keimen, die im Körper der Patientinnen selber sitzen (Eigenkeimen), in nekrotischen Ovarialtumoren, in zerfallenen Myomen, in eitrigen Adnextumoren, im carcinomatösen Uterus, ferner von Keimen des Darms und der Blase. Insbesondere sind die Keime des Darms gefährlich, die schon bei oberflächlichen Verletzungen der Serosa durch die Darmwand wandern, oder bei Darmlähmungen die Darmwand durchdringen können. Die durch die Eigenkeime der Patientinnen drohenden Gefahren lassen sich nur durch die Operationstechnik beseitigen oder verringern. Es ist unmöglich, durch chemische desinfizierende Mittel diese gefährlichen Bakterien zu zerstören. Am ehesten ist es noch möglich, die Keime der Scheide oder die auf der Oberfläche eines Collumcarcinoms sitzenden Bakterien, wenn auch nicht zu töten oder vollständig zu beseitigen, so doch in ihrer Virulenz herabzusetzen. Dazu eignet sich der 70%ige Alkohol oder die Jodtinktur.

Der Verlauf der peritonealen Infektion hängt ab von der Ausdehnung der Wunden, von der Art, Zahl und Virulenz der eingebrachten Keime, von der Dauer der Einwirkung, von der Widerstandsfähigkeit des Organismus und den bakteriziden Eigenschaften des Bauchfells selbst. Je größer die Wunden, desto größer die Infektionsgefahr. Gefährlich sind die Streptokokken und das Bacterium coli. Kommen auf einmal große Mengen giftiger Bakterien auf das Peritoneum, so wird eine allgemeine tödliche Vergiftung die Folge sein. Gelangen virulente Keime schubweise und langsam nach und nach in die Bauchhöhle, so werden wohl die ersten zerstört, allmählich aber die Schutzeinrichtungen des Körpers geschädigt und auch hier wird dann die tödliche Infektion nicht ausbleiben. Je kräftiger und gesünder das Individuum ist, desto sicherer werden auch schwere Infektionen überwunden. Allgemeine Schwächezustände, insbesondere durch maligne Tumoren bedingte, setzen die Widerstandsfähigkeit des Organismus gegen peritoneale Infektion herab. Typische Beispiele dafür sind die nicht seltenen Peritonitiden nach Carcinomoperationen.

Das **Peritoneum ist sehr widerstandsfähig gegen die Infektion.** Es wird mit Infektionsmaterial fertig, das das Bindegewebe nicht überwinden kann. Ein Beweis für diese Anschauung sind die Bauchdeckenabscesse nach Laparotomien. Die Bakterien, die den Absceß machen, waren ganz gewiß auch auf dem Bauchfell, das sie ohne klinisch bemerkbare Reaktion vernichtet hat. Im Bindegewebe der Bauchdecken haben sie zur Eiterung geführt. Ähnlich ist es mit den Abscessen im subserösen Bindegewebe nach vaginalen Totalexstirpationen.

Die Vorgänge der Selbsthilfe des Peritoneums sind gegeben durch die Resorption und durch die bakteriziden Eigenschaften des peritonealen Exsudats. Durch die Resorption werden die Bakterien in die Lymphbahn und in die Blutbahn aufgenommen und vernichtet. Die Resorption findet in allen Teilen des Peritoneums, besonders aber am Zwerchfell statt, wohin die Keime durch die Peristaltik und die Zwerchfellbewegung gebracht werden. Für die Bakterienvernichtung spielt aber die Resorption wohl eine nicht allzu große Rolle. Sie wird nur mit wenig Bakterien und nicht allzu virulenten fertig. Andererseits liegt in ihr auch eine große Gefahr, da die Aufnahme virulenter Bakterien in den Kreislauf rasch zur Vergiftung des Körpers führen kann.

Die Hauptkämpfe gegen die Infektion spielen sich sicher an Ort und Stelle ab. Von den Bakterien gereizt, liefert das Bauchfell ein Exsudat mit Leukocyten, das die Bakterien vernichtet. Die Reaktionsfähigkeit des Peritoneums ist sehr groß. Sie hängt ab von der Gesundheit des Bauchfells. Wird es durch Reize mechanischer, chemischer, thermischer Art geschädigt oder verwundet, so nimmt seine bakterizide Kraft ab. Blut, Kot, vielleicht auch Cystenflüssigkeit und Fruchtwasser wirken schädlich, wahrscheinlich in der Weise, daß die Bakterien sich in diesen Flüssigkeiten verstecken und der Einwirkung der keimtödenden Substanzen entzogen werden.

Auch das Einbringen größerer Mengen von Kochsalzlösungen in die Bauchhöhle mag schädlich wirken, wohl hauptsächlich durch die Verdünnung der bakteriziden Sekrete.

Aus den angeführten Tatsachen ergeben sich die Grundsätze der technischen Behandlung peritonealer Wunden.

Zur Naht peritonealer Wunden soll resorbierbares Material, d. h. Catgut, verwendet werden. Unresorbierbares Material, insbesondere die Seide, kann sich mit Bakterien beladen und von da aus infizieren.

Die Bauchhöhle soll mit möglichst kleinen Schnitten eröffnet werden. Je kleiner der Schnitt, desto größer die Schonung der Därme. Querschnitte sind besser als Längsschnitte. Der Querschnitt deckt die oberen Bauchabschnitte besser ab. Der Oberbauch muß bei gynäkologischen Operationen mit trockenen Tüchern abgedeckt werden, damit keine Flüssigkeiten nach oben fließen, keine Därme vorgedrängt werden können, und die Därme vom Operationsfeld entfernt bleiben. Trockene Tücher sind den feuchten Tüchern vorzuziehen, weil sie aseptischer sind. Man kann Tücher nicht mit Desinfizientien feucht machen, denn Desinfizientien sind für das Peritoneum schädlich. Man müßte sie also mit physiologischer Kochsalzlösung anfeuchten, und die läßt sich nur schwer dauernd steril halten. Im übrigen haben die trockenen Tücher keinerlei Nachteile. Sie werden ja im Nu feucht, sobald sie in die Bauchhöhle gebracht worden sind, können also nicht, was man ihnen zum Vorwurf gemacht hat, durch ihre Trockenheit das Peritoneum schädigen. Man soll sie nur während der Operation liegen lassen und nicht immer wieder frische hineinstopfen; denn dann muß ja dem Peritoneum viel Feuchtigkeit entzogen und die Serosa trocken werden. Wir benützen als Bauchtücher größere und kleinere viereckige Tücher, die großen zum Zurückhalten der Därme von 25 zu 30 cm Seitenlänge, kleinere von 12 cm im Quadrat, die aus guter Verbandgaze oder Cambric in mehrfacher Lage genäht und am Rande gesäumt sind. An jedem Tuche ist ein 25 cm langer, dicker Faden befestigt oder ein Band, das aus der Bauchwunde heraushängen soll, wenn das Bauchtuch in der Bauchhöhle liegt. Die Tücher müssen zu 5 oder 10 Stück zusammengebunden vor der Operation gezählt werden. Nach der Operation werden die gebrauchten Tücher, die man nach dem Gebrauch an einer bestimmten Stelle einzeln der Reihe nach hinlegen läßt, gezählt und ebenso die nichtgebrauchten. Die Summe beider Zahlen muß die ursprüngliche Anzahl der Tücher ergeben, also durch 5 teilbar sein. Die Tücher stimmen, muß es heißen, bevor die Bauchhöhle geschlossen wird. Die kleinen, zum Abtupfen des Blutes bestimmten Tupfer sollen bei der Operation nie aus der Hand, sondern nur an Tupferstielen festgeklemmt (Abb. 29), benutzt werden, damit ja keines in der Bauchhöhle liegen bleibt. Es darf keinem Operateur passieren, daß er Bauchtücher oder Tupfer in der Bauchhöhle zurückläßt. Mir ist es glücklicherweise noch nie vorgekommen. Ich habe aber schon mehrmals zurückgelassene Bauchtücher entfernen müssen, die sehr unangenehme Komplikationen gemacht hatten. Einmal war ein 1 m langes Bauchtuch in der Bauchhöhle vergessen worden und zur

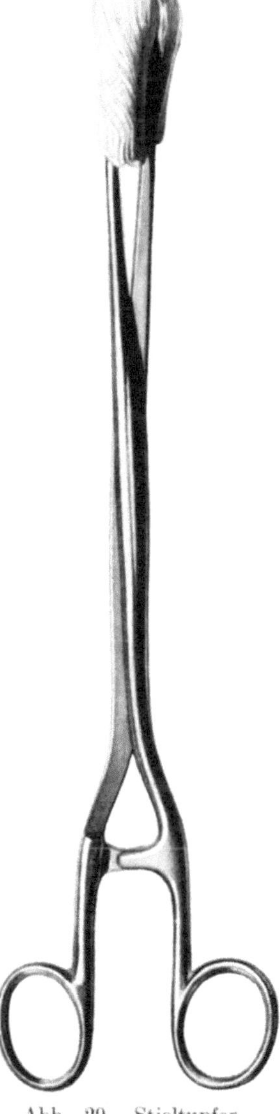

Abb. 29. Stieltupfer.

Hälfte in den Dünndarm eingewachsen. Es mußte 20 cm Dünndarm reseziert werden. Die Frau ist gesund geworden.

Zur Schonung der Därme ist gute Narkose notwendig. Werden die Därme während der Narkose vorgepreßt, so werden sie geschädigt, infektionsempfänglicher und weniger widerstandsfähig gegen die Infektion. Die Lumbalanästhesie eignet sich ganz besonders für gynäkologische Laparotomien, weil sie die Bauchdecken gut erschlafft, kleine Schnitte ermöglicht und die Därme gut zurückbringen läßt. Jede Art von Desinfizientien ist im Bauch zu vermeiden, wegen der Vergiftungsgefahr und der Schädigung der Serosa. Es soll deshalb mit trockenen Händen, trockenen Handschuhen operiert werden, nicht mit Händen, die vom Desinfizienz triefen. Blut, Cystenflüssigkeit, Fruchtwasser, Eiter sollen vom Bauchraum ferngehalten und, hineingeflossen, schonend entfernt werden. Es kommt aber nicht darauf an, auch die geringsten Reste auszutupfen. Das würde die Operation unnötig verlängern und die Serosa mechanisch schädigen. Kochsalzspülungen des Bauchfells zur Entfernung der Reste sind aus den oben angegebenen Gründen nicht empfehlenswert.

Noch ein Umstand kann für Infektionen des Peritoneums günstig sein. Das ist eine Störung der Peristaltik. Schlaffe, träge arbeitende Därme sind den Infektionen günstiger als lebhaft sich bewegende. Deshalb sind auch Opiumgaben nach den Operationen falsch. Man muß vielmehr gewissenhaft dafür sorgen, daß nach Bauchoperationen innerhalb 24—36 Stunden die ersten Flatus abgehen. Das kann man durch Glycerin- oder Kamilleneinläufe erreichen. Zur Unterstützung ist ein Lichtbügel über den Leib gebracht empfehlenswert.

Es muß dafür gesorgt werden, daß peritoneale Wunden nicht in die freie Bauchhöhle sezernieren, d. h. alle von Serosa freie Stellen müssen sorgfältig mit Peritoneum gedeckt werden. Das ist das, was man Peritonisieren nennt. Sind größere Flächenwunden da, für die genügendes Peritoneum fehlt, so wird man versuchen, durch Netz- oder andere brauchbare Organe die Flächen zu bekleiden. Lassen sich größere serosafreie Stellen oder serosageschädigte Stellen nicht vollständig peritonisieren, dann muß man für die ersten Tage nach der Operation das Sekret durch einen Gazestreifen nach außen leiten, wozu man ein Loch im hinteren Scheidengewölbe, das in den DOUGLASschen Raum führt, in vielen Fällen mit Vorteil benutzen kann. Muß durch die Bauchwunde drainiert werden, dann wird der MIKULICZsche Beutel verwendet. Die Verschorfungen sezernierender peritonealer Wunden mit dem Glüheisen oder dem Paquelin ist nicht empfehlenswert. Brandschorfe disponieren zur Infektion und zu Verklebungen.

Tote Räume hinter peritonealen Nähten müssen nach außen Abfluß haben, sonst führen sie durch Stauungen von Sekret zu Absceßbildungen und gelegentlich zu Peritonitis.

Zum Kapitel der peritonealen Wundbehandlung gehört auch die den Gynäkologen interessierende Frage, ob besser vaginal oder abdominal operiert werden soll. Von manchen werden die vaginalen Operationen bevorzugt, wohl in der Meinung, daß die vaginalen Operationen ungefährlicher als die abdominalen seien. Ich bin im Laufe der Jahre immer mehr von den vaginalen Operationen abgekommen, vor allem deswegen, weil man von oben her viel übersichtlicher operieren kann und viel sicherer ist, nicht einmal aus technischen Gründen ein Organ oder einen Organteil entfernen zu müssen, den man hätte erhalten können. Man kann gewiß auch vaginal anatomisch klar und mit guter Übersicht operieren, aber dieser Operationsart ist doch durch die Enge der Öffnung eine unüberschreitbare Grenze gezogen. Ganz sicher ist, daß die vaginalen Operationen nicht ungefährlicher sind als die abdominalen. Man könnte einwenden, daß der Vorzug der vaginalen Operationen der Fortfall der Bauchnarbe sei und damit der Gefahr eines Narbenbruches. Macht man aber keine Längsschnitte, sondern Querschnitte, dann ist die Gefahr des Bauchbruches sehr klein, selbst in den Fällen, wo der Bauchschnitt nicht primär heilen sollte.

Wir beschränken die vaginalen Operationen auf die Vorfalloperationen, auf vaginale Totalexstirpationen des Uterus wegen funktioneller Blutungen oder wegen Myomen, aber nur dann, wenn das Myom mit Uterus nicht größer als höchstens zwei Mannsfäuste ist, und die Portio sich gut nach abwärts ziehen läßt. Gelegentlich einmal wird eine erweiterte vaginale Totalexstirpation wegen Collumcarcinom ausgeführt. Es wird niemals mehr eine vaginale Operation an den Adnexen vorgenommen.

## Drainage der Bauchhöhle.

Die Drainage der peritonealen Wunden soll so selten wie möglich gemacht werden. Man muß sich darüber klar sein, daß die Drainage der freien Bauchhöhle kein wirksames Mittel zur Ableitung von Sekret großer Peritonealflächen oder zur Verhütung einer Infektionsausbreitung ist. Eine Drainage der freien Bauchhöhle ist nur bei Ascites möglich, weil das chronisch kranke Peritoneum fortwährend sezerniert und Verklebungen der Därme verhindert. Wird sonst die freie Bauchhöhle drainiert, kommt es sofort zur Abkapselung des Drains. Es kann also dann von einer Drainage der freien Bauchhöhle keine Rede mehr sein.

Drainiert soll die Bauchhöhle nur werden, wenn größere sezernierende Bauchfellwunden nicht vollständig gedeckt, oder wenn flächenhafte Bauchfellblutungen nicht vollständig bluttrocken gestillt werden können. Das sind die einzigen Indikationen zur Drainage. Man braucht nicht zu drainieren, wenn Eiter in die Bauchhöhle geflossen ist, oder wenn Darm oder Blase hat genäht werden müssen.

Drainiert wird nach der Scheide und, wenn das nicht möglich ist, durch die Bauchdecken. Dazu ist der Mikulicz-Beutel empfehlenswert. Es wird ein Gazesack auf die zu drainierende Stelle gelegt, in den die drainierende Gaze hingestopft wird. Gummi- und Glasdrain sind für die Bauchhöhle unbrauchbar. Die Drainage von der Scheide aus geschieht bei erhaltenem Uterus durch ein Loch im hinteren Scheidengewölbe, oder nach Entfernung des Uterus durch die abdominal gelegene Scheidenöffnung.

## Nachbehandlung der Operierten.

Das Schicksal der Patientinnen entscheidet sich auf dem Operationstisch. Was da falsch und mangelhaft gewesen war, kann keine Nachbehandlung wieder gut machen. Und doch ist die Aufgabe des Arztes nicht mit der Operation erledigt. Nach der einfachsten Operation leiden die Operierten an mancherlei Beschwerden, die sich steigern wenn sie langdauernde und schwierige Operationen hinter sich haben, und auch nach Operationen ohne jede Komplikation und technische Schwierigkeit können sich Nachkrankheiten einstellen, die lästig und gefährlich sind. Sie können dem Chirurgen den Erfolg seiner Operation, den er schon zu greifen wähnt, aus der Hand schlagen.

Nach den Operationen erfordern Durst, Schmerzen, Schlaflosigkeit, Darm und Blase unsere Aufmerksamkeit.

Gleich nach der Operation kommen die Patientinnen in ein gut gewärmtes Bett. Sie sollen nicht aus dem warmen Operationssaal über kalte Korridore in das Krankenzimmer gefahren werden. Sie könnten sich dabei stark abkühlen und Schaden leiden. Bis die Patientin aus der Narkose erwacht, bis sie nach der Lumbalanästhesie wieder ganz munter ist, muß eine Schwester am Bett der Kranken sitzen, Atmung, Puls und Gesichtsfarbe beobachten. Kollapse, Nachblutungen dürfen nicht übersehen werden.

Wer rasch und schonend operiert, wer durch anatomisch klares Operieren vor starken Blutungen bewahrt bleibt, wer also Blut spart, wer mit aller Sorgfalt jede Blutung stillt, wer seine Operationswunden bluttrocken zurückläßt, der braucht keine postoperativen Kollapse und keine Nachblutungen zu fürchten.

Treten Kollapse doch ein, so sind sie meist durch die Narkose bedingt, und dann ist Campher und Coffein zu geben.

Nachblutungen verlangen zu allererst, daß die Blutungsquelle verstopft wird. Das kann nach vaginalen Operationen durch Anlegen von Klemmen, durch Umstechungen und durch Tamponade geschehen. Hat es in die Bauchhöhle nachgeblutet, so muß der Leib sofort eröffnet werden.

Die durch Nachblutung entstandene Anämie wird durch intravenöse und subkutane Kochsalzinfusionen bekämpft. Die zur Zeit vielfach angewandte und von manchen begeistert angepriesene Bluttransfusion wird von mir abgelehnt, weil sie mir gefährlich erscheint und sie nach meinen Erfahrungen überflüssig ist. Bei akuter Lebensgefahr leistet sie bestimmt nicht mehr als die Kochsalzinfusionen.

Die meisten Patientinnen leiden am Tage der Operation an Übelkeit und Durst. Gegen die Übelkeit ist nicht viel zu tun. Sie wird ohnehin von Stunde zu Stunde besser. Doch gibt es auch Patientinnen, die tagelang an Übelkeit leiden, die nur eine Folge der Operation ist. Eisstückchen, ein paar Tropfen Cocain oder Mentholspiritus lindern die Übelkeit.

Es ist vorgeschlagen worden, dem Durst dadurch vorzubeugen, daß sofort nach der Operation ein Einguß von Kochsalzlösung in den Mastdarm gemacht wird oder für Stunden ein Tropfklistier. Manchmal nützt es, manchmal nicht. Der Vorteil dieser Prophylaxe ist gering. Deswegen gebrauchen wir sie nicht. Man kann auf viel einfachere Weise den Durst bekämpfen. Einige Stunden nach der Operation läßt man die Patientinnen kalten Tee, kalten Kaffee schluckweise nehmen, oder nur den Mund spülen.

Haben die Operierten Schmerzen, so soll man nicht mit dem Morphium sparen. Warum auch? Ich habe noch keine Kranke gesehen, die von dem Morphium, das sie wegen Operationsschmerzen bekommen hat, Morphinistin geworden wäre, und auch keine ist Morphinistin geworden, die nach den Operationen wegen Unruhe und Schlaflosigkeit längere Zeit mit Morphium behandelt worden ist. Daß Morphium in kleinen Dosen, die wir gebrauchen (1–2mal in 24 Stunden 0,01 subcutan), die Darmtätigkeit lähmt, ist eine Fabel.

Am Abend des Operationstages, längstens 10 Stunden nach der Operation, sollen die Kranken Wasser lassen. Diese Zeit ist nicht zu lang, da sie vor der Operation katheterisiert worden sind und nachher kaum Flüssigkeit zu sich nehmen.

Es ist eine auffallende Tatsache, daß viele Operierte nicht imstande sind, spontan Wasser zu lassen, auch wenn die Blase gar nicht im nächsten Operationsbereich gelegen hat, z. B. nach einer ALEXANDER-ADAMschen Operation. Da müssen nervöse Einflüsse im Spiele sein oder die Ungewohntheit, im Liegen zu urinieren. Fehlt die spontane Miktion, dann muß katheterisiert werden. Eine volle Blase ist lästig und quält, und übervolle Blasen hindern erst recht die spontane Urinentleerung. Es scheint, als ob manche Ärzte die Katheterisation fürchten und sie solange als möglich hinausschieben. Dazu ist kein Grund. Die Infektionsgefahr des Katheters ist bei der Frau sicher gering, und Cystitiden haben vielfach andere Ursachen als den Katheter. Müssen denn alle Cystitiden bakteriellen Ursprungs sein? Wir sehen doch nach Operationen Blasenkatarrhe bei Frauen, die nie katheterisiert worden sind, auch bei solchen, deren Blase bei der Operation nicht berührt, nicht aus ihrer Lage gebracht worden ist. Ja, wenn man eine Blase aus ihren Verbindungen trennt, wenn man sie von der Cervix ablöst, wenn also ein Teil ihrer Wand wund wird, dann ist das etwas anderes, dann können Bakterien durch die Blasenwand in das Innere der Blase gelangen, und dann kann eine bakterielle Cystitis entstehen, ohne daß katheterisiert worden ist.

## Die postoperative Cystitis.

Eine Cystitis entwickelt sich, wenn die Blase nicht vollständig entleert wird, wenn Residualharn zurückbleibt. Der zersetzt sich und reizt die Blasenschleimhaut. Die Patientinnen klagen über Brennen beim Wasserlassen, Drang zum Urinieren und sie sind unbefriedigt, wenn sie Wasser gelassen haben. Man braucht dann nur nach einer spontanen Miktion nachzukatheterisieren, entfernt den Resturin, und alles ist gut. Hat der Zustand schon länger unerkannt bestanden, hat sich die Blasenschleimhaut verändert, dann müssen Blasenspülungen gemacht werden. Meist genügt schon eine, um alle Symptome zu beseitigen.

Das trifft für alle Blasenreizungen zu, die nicht bakteriellen Ursprungs oder die nur in sehr geringem Grade durch Bakterien bedingt sind. Bakterielle Cystitiden bedürfen einer energischeren Behandlung. Ich schätze als Therapie dieser Erkrankung die Öleinspritzungen in die Blase sehr. Nach Entleerung der Blase werden ohne vorhergehende Spülung 10—20 ccm Xeroformsesamölemulsion eingespritzt. Genügen diese Öleinspritzungen zur Beseitigung der Beschwerden nicht, dann injiziert man in die leere Blase 2—5 ccm Argentumnitricumlösung, angefangen mit $^1/_2{}^0/_0$ und steigend bis zu 5—10$^0/_0$. So starke Lösungen werden nach vorausgegangener Ölbehandlung schmerzlos ertragen.

Unmögliche Miktion, übervolle Blase, Resturin, Cystitis ist nach Carcinomoperationen fast die Regel. Deshalb verhüten wir die Zustände oder mildern sie wenigstens, indem wir nach der Operation eine Woche lang einen Dauerkatheter (SKENEschen Pferdefuß) einlegen. Dann hat sich meistens die Blase erholt, und der Katheter kann weggelassen werden.

In der Beschreibung der Operationsvorbereitungen ist auseinandergesetzt worden, daß wir die Patientinnen vor der Operation nicht mehr so gründlich abführen, wie wir das früher getan haben. Es genügt vollständig, wenn sie am Tage vor der Operation einmal Stuhlgang gehabt haben. Ich habe den Eindruck, daß die allzu ausgiebige Entleerung des Darmes, die nach großen Mengen Ricinus mehrmals erfolgt, es verhindert, daß die

## Darmtätigkeit nach der Operation

rasch in Gang kommt.

An dem der Operation folgenden Tage wird am Vormittag eine Glycerinspritze oder ein Einlauf gemacht. Gehen Blähungen danach ab, so genügt dies für den Tag. Gehen keine Blähungen ab, so wird die Prozedur am Nachmittag wiederholt. Die Einläufe können unterstützt werden durch einen Lichtkasten, der für 1—2 Stunden über den Leib gebracht wird, der den Leib angenehm erwärmt und die Darmtätigkeit unterstützt. Da insbesondere Laparotomierte sich scheuen zu pressen, so wird ein Darmrohr für einige Zeit eingelegt, das die Winde ohne Nachhilfe abgehen läßt. Am gleichen Tage abends geben wir ein leichtes Abführmittel und am folgenden Tage morgens einen Löffel Ricinusöl, Sennainfus oder KURELLAsches Brustpulver. Dann erfolgt in den weitaus meisten Fällen am gleichen Tage der Stuhlgang. Daß die Sorge um den Stuhlgang besonders den Laparotomierten zuzuwenden ist, bedarf wohl keiner besonderen Betonung. Die Hauptsache aber ist die Operation selbst. Je schonender sie war, je weniger die Därme geschädigt worden sind, desto geringer werden die Hemmungen der Peristaltik sein, oder sie sind überhaupt nicht da. Gelegentlich treibt sich der Darm stark auf, dann heißt es aufpassen und nicht nachlassen, bis Blähungen kommen; denn aus einem harmlosen Meteorismus kann sich eine Peritonitis entwickeln. Der

Meteorismus

ist von einer beginnenden Peritonitis nicht schwer zu unterscheiden. Beim Meteorismus ist der Leib weich trotz seiner Auftreibung, nicht schmerzhaft. Der Puls, das sicherste Zeichen einer Gefahr, viel mehr als die Temperatur, ist ruhig und regelmäßig, das Allgemeinbefinden kaum gestört. Der Meteorismus wird bekämpft durch hohe Einläufe. Dazu liegt die Frau in Seitenlage; ein langes Darmrohr, mit kräftiger Wand oder durch ein elastisches Metallrohr versteift, wird so hoch als möglich in den Darm eingeführt, und es werden 15—20 Liter Kamillentee nacheinander ein- und ausgelassen so wie bei einer Magenspülung. Die Darmperistaltik kann angeregt werden durch eine bis zwei subcutane Injektionen von Physostigmin, je ein Zehntel Milligramm für eine Injektion. Hormonal kann üble Kollapse machen und wird von uns nicht mehr gebraucht.

Als seltene Erkrankungen des Magendarmtraktus nach Operationen seien erwähnt die

akute Magenlähmung und der Singultus.

Ich kenne die akute Magenlähmung nur aus der Literatur. Sie soll besonders nach Chloroformnarkosen auftreten, mit dem Erbrechen großer Massen von Flüssigkeiten einhergehen, die aber nicht fäkulent sind. Magenspülungen und Bauchlage sollen helfen. Vielleicht habe ich diesen Zustand nie gesehen, weil wir keine Chloroformnarkosen machen, vielleicht aber auch deswegen nicht, weil die Symptome einer akuten Magenlähmung von uns als Symptome einer Peritonitis gedeutet worden sind. Aufrichtig gesagt, glaube ich nicht an eine akute Magenlähmung als eine Krankheit an sich. Man soll sich nichts vormachen! Auch der Singultus kann eine Erscheinung einer beginnenden Peritonitis sein. Wenn er das nicht ist, dann ist er lästig, aber nicht gefährlich. Reichlich Narkotica subcutan geben! dann hört er auf.

Bis der erste Stuhlgang erfolgt ist, haben die Frauen keinen Appetit. Man soll sie nicht zum Essen zwingen. Mit flüssiger Kost, mit Tee, Kaffee sind sie zufrieden. Alkohol ist ganz unnötig. Haben sie Stuhl gehabt, können sie essen, was sie wollen.

Die gefährlichsten Störungen der Darmtätigkeit werden durch die Peritonitis und den Ileus bedingt.

## Die Peritonitis.

Sollen alle Fälle von Peritonitis operiert werden? Nein, nur die Peritonitiden sui generis, nicht diejenigen, die nur Erscheinungen einer allgemeinen Infektion sind. Bei diesen ist jede Behandlung umsonst. Die Schwierigkeit liegt in der Erkenntnis der Art der Erkrankung.

Bauchfellentzündungen mit hohem, kleinem, weichem Puls, trockener Zunge, Erbrechen, schlechtem Allgemeinbefinden, Unruhe oder Schläfrigkeit sind bedenkliche Zeichen einer allgemeinen Infektion. Mit der Temperatur ist diagnostisch nichts anzufangen, da weder hohe noch niedere, noch normale Temperaturen etwas beweisen; ebensowenig ist das Verhalten der Därme verwertbar. Septische Peritonitiden können vollkommene Stuhl- und Windverhaltung zeigen, und ebenso können Durchfälle da sein und Blähungen abgehen, besonders zu Beginn der peritonealen Erkrankung. Ist bei einer Peritonitis der Puls gut, nicht über 100—110, voll und kräftig, die Zunge feucht und das Allgemeinbefinden befriedigend, dann kann auf eine Peritonitis an sich geschlossen werden. Mit Sicherheit läßt sich aber die Diagnose nie stellen, und darum wird oft eine Peritonitis operiert werden, die nur die Erscheinung einer allgemeinen Infektion gewesen ist und deswegen auf keine Behandlung reagiert. Da aber solche Fälle sowieso verloren sind, so macht es nichts aus, wenn umsonst operiert worden ist. Nur sollen die Operationen so einfach wie möglich sein, damit sie ja nicht schaden; denn man könnte immerhin einmal an einen Fall kommen, der noch zu einer Beschränkung der Infektion auf das Peritoneum geführt hätte und der sicher verloren wäre, wenn eingreifende Operationen, die letzte Widerstandskraft des Körpers aufgebraucht hätten.

Ich habe Fälle erlebt, bei denen der Leib an mehreren Stellen eröffnet, Spülungen und Drainagen gemacht worden waren und die wenige Stunden nach der Operation gestorben sind. Man mußte den Eindruck gewinnen, daß die vielen Manipulationen das Ende beschleunigt haben.

Darum sind wir von allen Eingriffen abgekommen, die die Operation verlängern und das Peritoneum schädigen müssen.

Wir haben früher den Bauch median, beiderseits in den Flanken und durchs hintere Scheidengewölbe eröffnet, wir haben Äther, Öl in die Bauchhöhle gegossen, die Bauchhöhle mit großen Mengen von Kochsalzlösung durchgespült, mit Gaze umwickelte Gummidrains durch die Incisionsöffnung in die Bauchhöhle gesteckt. All das ist unnötig und kann schädlich sein. Man kann mit Äther und Öl die Bauchhöhle nicht desinfizieren. Die Kochsalzspülungen mögen infektiöses Material herausbringen, verdünnen aber auch die bakteriziden Säfte des Peritoneums und schaden so mehr als sie nützen können. Die Drainage der freien Bauchhöhle ist eine Illusion. Die Därme um das Drainrohr verkleben sehr rasch und schließen die benachbarten Bauchräume ab, und schließlich drainiert das Rohr nur den Kanal, in dem es liegt.

Äußerste Einfachheit ist das Prinzip der operativen Behandlung der Peritonitis geworden.

Wir machen kleine, höchstens 6 cm lange Schnitte in der Medianlinie und in beiden Hypochondrien, lassen die Flüssigkeit im Bauche ab, ohne auf die Bauchdecken zu drücken, eventerieren nie und legen in die Hautwunden einen Gazestreifen, der nicht in den Bauchraum geführt wird. Werden Peritonitiden nach Laparotomien operiert, so wird der Laparotomieschnitt aufgemacht und noch seitlich in den Hypochondrien der Leib eröffnet.

Sind die Därme sehr gebläht, dann kann noch ein Anus praeternaturalis angelegt werden mit irgendeiner Darmschlinge, die sich in einem seitlichen Schnitte präsentiert. Nur nicht nach Darmschlingen suchen. Das bringt Schaden. Heilt die Peritonitis aus, ist ein Anus praeternaturalis leicht zu schließen.

Wird die Operation der Peritonitis in so einfacher Weise ausgeführt, so genügen wenige Minuten für sie. Lokalanästhesie, ein Chloräthylrausch, ein Ätherrausch sind als Narkose hinreichend.

Nach der Operation soll nicht länger als 12 Stunden gewartet werden, bis versucht wird, mit hohen Einläufen, Physostigmin, die Darmbewegung in Gang zu bringen.

Vom 1. X. 10—31. XII. 23 sind 49 Fälle von Peritonitis operiert worden. Darunter sind 17 nach Geburten mit 13 Toten und 4 Geheilten = 23,5% Heilung, 14 nach Aborten mit 10 Toten und 4 Geheilten = 28,6% Heilung, 18 nach Operationen mit 14 Toten und 4 Geheilten = 22,2% Heilung.

Insgesamt sind also 12 Fälle = **24,5% geheilt.**

Unsere Erfahrungen mit der Operation haben uns folgendes gelehrt:

Der Zeitpunkt des Eingriffs nach Beginn der Erkrankung scheint nicht von Bedeutung zu sein; denn unter den Geheilten finden sich ebenso früh und spät operierte Fälle wie unter den Ungeheilten. Das ist wichtig! Wer allzu aktiv ist und jede beginnende Peritonitis operiert, wird oft unnötig operieren und schaden.

Die Peritonitiden nach Geburten, Aborten und Operationen verhalten sich in gleicher Weise.

Die Art der Bakterien ist belanglos. Fälle mit Streptokokken sind durchgekommen, Fälle mit Colibacillen gestorben.

Mit Bestimmtheit geht aus dem Verlauf der Fälle hervor, daß die geheilten Bauchfellentzündungen im wesentlichen Erkrankungen des Bauchfells gewesen sind und nicht Begleiterscheinungen einer allgemeinen Infektion.

Die Sektionsberichte der Gestorbenen zeigen immer wieder die schwersten lokalen und allgemeinen Verwüstungen durch die Infektion, an denen eine Operation gar nichts ändern kann. Die Kranken gehen an ihrer Sepsis zugrunde, an den phlegmonösen Erkrankungen der Bauchorgane, den septischen Thrombosen der Venen des Genitalapparates, den Herzklappenentzündungen, den Lungenembolien, den subphrenischen Abscessen, den parenchymatösen Degenerationen der Leber und der Niere; oder aber die Blutinfektion ist so schwer, daß jeder Eingriff am Bauch ohne Erfolg bleiben muß.

## Der Ileus.

Ein Ileus verlangt dringend die Operation, die die einzige Rettung ist. Je früher operiert wird, desto besser. Ein Ileus ist ja leicht zu diagnostizieren. Kolikartige Schmerzen, Übelkeit, Erbrechen, kein Fieber, guter Puls, Darmsteifungen sind typische Zeichen. Ist zu lange gewartet worden und eine Peritonitis dazugekommen, dann kann die Diagnose unmöglich sein. Praktisch hat das nicht mehr viel zu bedeuten; denn die Fälle sind fast alle verloren.

Zur Technik der Operation ist zu bemerken, daß viel darauf ankommt, die Stelle, wo der Darm verlegt ist, bald zu finden. Die genaue Untersuchung vor der Operation gibt manchen Anhalt. Eventerationen des Darms sind zu vermeiden und nur im Notfalle auszuführen, denn sie sind sehr schädlich. Besteht auch nur ein geringes Bedenken, ob der befreite Darm bald zu arbeiten anfängt, so soll ein Anus praeternaturalis angelegt werden.

Besser als allgemeine Erörterungen werden die Krankengeschichten unserer Fälle zeigen, wie die Heilungsaussichten der Operation des Ileus sind.

### Im unmittelbaren Anschluß an Operationen entstandener Ileus.

1. Frau H., 43jährig. Wertheimsche Carcinomoperation am 13. 11. 1912. Der linke Ureter wird reseziert und implantiert. Die fortlaufende Peritonealnaht über der Wundfläche gelingt schlecht wegen Pressens. Nach 18 Tagen Erbrechen, aufgetriebener Leib. Relaparotomie: Flächenhafte Verklebungen des Darms an der Peritonealnaht, die gelöst werden. Einlegen eines Gazestreifens. Heilung.

2. Frau Gr., 26jährig. 31. 10. 1917 operiert wegen Extrauteingravidität. Abtragen der rechten Adnexe. 10 Tage darnach Ileus. Relaparotomie. Ein Netzzipfel stranguliert den Dünndarm, wird abgetragen, alle Verklebungen gelöst. Nach 3 Wochen geheilt entlassen.

3. Frau N., 36jährig. Wertheimsche Carcinomoperation am 18. 11. 1918. Nach 6 Tagen wegen Stuhlverhaltung, Erbrechen, Darmsteifung, Relaparotomie. Eine Dünndarmschlinge ist im Douglas adhärent und abgeknickt. Der darüber liegende Darm enorm gebläht. Resektion der mißfarbenen Knickungsstelle des Dünndarms; der geblähte Darm ist aber in der ganzen Ausdehnung schlecht durchblutet und es besteht eine beginnende Peritonitis. Tod am nächsten Tage. Sektion zeigt, daß die Darmnaht gehalten hat, diffuse Peritonitis.

4. Frau B., 33jährig. Vor 10 Jahren extraperitonealer Kaiserschnitt anderwärts, jetzt tiefer transperitonealer Kaiserschnitt am 4. 3. 1919. Postoperativer Verlauf leicht fieberhaft, jeden Tag Stuhlgang. Am 6. Tage Magenschmerzen, galliges Erbrechen, Blähung des Magens. Am 7. Tage zeichnet sich am Oberbauch eine Darmschlinge deutlich ab, Darmsteifung, Erbrechen, dabei regelmäßig Stuhl. Am 8. Tage Relaparotomie. Eine Dünndarmschlinge zeigt sich abgeknickt und in der Milzgegend adhärent. Knickungsstelle ist 70 cm unterhalb des Pylorus. Lösung. Übernähung eines kleinen Serosadefektes. Heilung.

5. Frau R., 56jährig. Seit $1^1/_2$ Jahren Stärkerwerden des Leibes; am 3. 2. 1920 Operation. Ein großer cystischer Ovarialtumor wird exstirpiert, der Uterus supravaginal amputiert. Von einer Darmerkrankung wird nichts bemerkt. Nach 9 Tagen wegen Auftreibung des Leibes, Darmsteifung, Erbrechen Relaparotomie: Jetzt findet man ein Carcinom des Cöcums. Anlegen einer Anastomose zwischen Ileum und Colon transversum. Am 4. Tage Tod an Herzschwäche.

6. Frau M., 32jährig. Vor 9 Jahren außerhalb wegen Myoms operiert, seitdem Verwachsungsbeschwerden. 8. 2. 1923 Laparotomie, Lösung von Verwachsungen, Exstirpation des linken Ovariums; die Peritonealisierung der Wundflächen ist nur schlecht möglich. 12 Tage danach heftige Leibschmerzen. Absolute Verhaltung von Stuhl und Winden, Darmsteifung. Relaparotomie: Der ganze Dünndarm ist aufs neue unter sich und mit der Bauchwand verklebt und wird mühsam gelöst, ein Anus praeternaturalis mit einer Dünndarmschlinge (Ileum)

angelegt. Nach dreimonatelangem Krankenlager entlassen. Anus praeternaturalis ganz fein, entleert wenig Dünndarminhalt. 8 Monate später wird die Dünndarmfistel (Anus praeternaturalis) geschlossen. Die Dünndarmöffnung schwer zugänglich. Um sie herum Dünndarm in großer Ausdehnung fest adhärent. Schwierige Loslösung. Schluß der Darmöffnung. Tod nach 3 Tagen an Sepsis.

Das sind die einzigen Ileusfälle, die wir im direkten Anschlusse an unsere Tausende von Bauchoperationen gesehen haben. Die folgenden Fälle sollen dazu dienen, das klinische Bild des Ileus zu vervollständigen.

## Im Anschluß an länger zurückliegende Operationen entstandener Ileus.

7. Frau Sch., 49 Jahre. Vor 10 Jahren wegen Geschwulst im Unterleib außerhalb operiert, langes Krankenlager danach, seitdem öfter wegen Leibschmerzen Krankenhausbehandlung. Seit $^1/_2$ Jahr anfallsweise auftretende Koliken, Erbrechen. 9. 3. 1920 Laparotomie. Das Sigmoideum ist durch eine 2 cm breite Adhäsion abgeknickt, Lösung der Verwachsungen, Peritonealisierung, Heilung.

8. Frau R., 23jährig. Vor einem Jahr außerhalb operiert wegen Appendicitis und Verwachsungen, seitdem kolikartige Schmerzen in der rechten Unterbauchseite, vermehrter schmerzhafter Stuhldrang, nach dessen Befriedigung Erleichterung; starke Verstopfung macht die Anwendung der stärksten Abführmittel notwendig; trotz Hungergefühl Ekel vor Nahrungsaufnahme. Bei uns zunächst innere Behandlung. 7. 9. 1922 Laparotomie: Dünndarm und Netz mit der Bauchwand an der Operationsnarbe breitbasig verwachsen, werden scharf abpräpariert. Ebenso werden die Verwachsungen des Darms mit den linken Adnexen gelöst. Peritonealisierung. Heilung.

9. Frau St., 36jährig. Vor 7 Jahren Enteritis membranacea. Im Anschluß daran ist Patientin nicht weniger als 11mal operiert worden (anderwärts). Coecum-Resektion, Anus praeter. rechts, später links, später Lösung von Verwachsungen durch Laparotomie, 1916 neue Darmresektion, später neuer Anus praeter. Später Anlegen einer Fistel vom Darm zur Vagina, später Versuch, diese Fistel zu schließen. 1917 Wiederholung dieses Versuches, 1920 bei uns Versuch, die Dünndarm-Vaginal-Fistel per vaginam zu schließen, gelingt nicht. Jetzt will Patientin den seit 1914 bestehenden Anus praeter. rechts schließen lassen. 29. 11. 1921 Laparotomie. Vereinigung der Darmschenkel (Ende zur Seite). Heilung per primam. Nach 5 Wochen völligen Wohlbefindens (14 Tage außer Bett) plötzlich Ileus. 9. 1. 1922 Laparotomie: Die Dünndarmschlingen zeigen sich abgeknickt durch daumendicken Strang vom Colon descendens zur Bauchwand. Durchtrennung des Stranges. Anlegen eines neuen Anus praeter. am Colon ascendens. Der neue Anus funktioniert zwar, jedoch kommt die Darmtätigkeit nicht in Gang und Patientin stirbt am 4. Tage nach dieser 12. Operation.

## Im Anschluß an Entzündungen entstandene Fälle von Ileus.

10. Frau B., 22jährig. Vor 8 Wochen Abort. Ausschabung. Danach Gelbsucht. Leibschmerzen, Stuhlbeschwerden. Vor 4 Tagen heftige Schmerzen, Stuhlverhaltung, Erbrechen, Laparotomie: 4. 10. 1919 Dünndarmschlingen maximal gebläht; ein Strang vom Jejunum ausgehend hat eine Abknickung des Dünndarms herbeigeführt, frische Adnextumoren. Durchtrennung des Stranges, Peritonealisierung, Heilung.

11. Frau S., 46jährig. Seit 3 Wochen heftige Leibschmerzen in der rechten Unterbauchgegend, vor 8 Tagen heftige Kolik, seit 2 Tagen Brechreiz. Laparotomie: 20. 7. 1922. Ein aus Dünndarmschlingen bestehender Pseudotumor, mit dem Coecum verklebt, wird mühsam stumpf auseinander präpariert, der Appendix exstirpiert. Peritonealisierung. Heilung.

12. Frau R., 20jährig. Aufnahme 19. 4. 1923. Vor 2 Jahren Bauchfellentzündung. Vor 9 Wochen starke Schmerzen im Unterleib. Vor 3 Tagen neue Koliken. Jetzt Magenschmerzen, fäkulentes Erbrechen. Stuhlverhaltung, aufgetriebener Leib. Laparotomie: Duodenum und Jejunum maximal dilatiert, Ileum kolabiert. Die Abknickung ist durch Drehung einer Ileumschlinge um 180° durch eine alte entzündliche Adhäsion veranlaßt. Lösung der Adhäsion. Peritonealisierung. Tod am gleichen Tag. Sektion: Sepsis.

13. Frau G., 50 Jahre, seit 1 Jahr Menopause, immer gesund gewesen, vor 1 Jahr Tumor hinter dem Uterus festgestellt, der nicht für operabel gehalten worden ist. Seit einiger Zeit soll Kot durch die Scheide abgehen. Viel Schmerzen im Leib, Drang auf den Darm, Stuhlverstopfung.

Hinter dem Uterus harter Tumor von Faustgröße, unbeweglich. Im hinteren Scheidengewölbe kleines Loch, Kot in der Scheide. Mastdarmwand in der Höhe des Tumors vorgedrängt, Schleimhaut glatt und gesund, kein Fieber. Die Diagnose schwankt zwischen Ovarialcarcinom, Absceß im Douglasschen Raum oder hochsitzendes Mastdarmcarcinom. Zunächst wird abgewartet. 10 Tage nach der ersten Untersuchung peritonitische Symptome. Vom hinteren

Scheidengewölbe aus wird ein Absceß eröffnet und alles scheint gut. Am nächsten Tage ausgesprochene Peritonitis. Eröffnung des Leibes in der Medianlinie. Im Bauche Kot und Eiter. Loch im Mastdarm über dem Absceß. Anus praeternaturalis über der Flexur. Mikulicztamponade der Bauchhöhle. — Heilung mit Anus.

Es geht 7 Monate gut. Patientin nimmt an Gewicht zu. Stenose des Rectums an der Absceßstelle. Ohne Erfolg dilatiert. — Plötzlich Durchfall und kotiges Erbrechen, das vorübergeht. Ungefähr 4 Wochen danach Symptome einer partiellen Darmstenose. Einläufe, Physostigmin, nutzlos. Laparotomie in der alten Narbe, die zu einer großen Hernie geworden ist. Links unten, wo Patientin angegeben hat, daß das Hindernis säße, ist ein Dünndarmstück durch einen Strang abgeknickt. Durchtrennung, Operation der Bauchhernie, Darm scheint durchgängig. Erbrechen läßt nach und der süße Geschmack im Munde, kein kotiges Erbrechen mehr. Allmählich nimmt das Erbrechen wieder zu, es muß also noch ein Hindernis sein. 6 Tage nachher wieder Laparotomie. Dünndärme kolossal gebläht, werden zum größten Teil vorgelagert. Endlich findet man die Vorlegung des Dünndarms durch eine Verwachsung rechts im kleinen Becken 10 cm von der Einmündungsstelle des Dünndarms in den Dickdarm. Beim Versuch der Lösung reißt die fest verwachsene Schlinge ein, und es entleert sich ein Strom Kot in die Bauchhöhle. Das zerrissene Darmstück wird reseciert. An eine primäre Vereinigung ist wegen der stark geblähten und kranken Darmschlingen nicht zu denken. Deshalb werden beide Dünndarmstücke in die Bauchwunde eingenäht und die Fixationsstelle des Darms im kleinen Becken nach Mikulicz drainiert. — Leidliches Wohlbefinden trotz der beiden Anus praeternaturales 9 Monate lang. Dann wieder Ileus. Laparotomie. Trennung von Verwachsungen an den Austrittsstellen des Dünndarms und Dickdarms in den Bauchdecken. Es geht 14 Tage gut, dann wieder Ileus. Laparotomie. Dünndarm links im kleinen Becken adhärent und abgeknickt. Darüber sehr starke Aufblähung des Dünndarms. Loslösung. Dünndarm reißt ein. Es läuft viel Kot in die Bauchhöhle. Resektion und Naht des Darms. — Tod nach 24 Stunden.

Der Fall zeigt, wie groß die Neigung des Peritoneums zu Verwachsungen gewesen ist. Das ist eine Erfahrung, die man öfter machen kann. Ein Ileus kann sich wiederholen.

14. 26jährige Frau. Absceß im Douglasschen Raum im Wochenbett. Eröffnung. Heilung. 4 Wochen später Ileus. Laparotomie. Dünndarm im kleinen Becken verwachsen und abgeknickt. Ausgedehnte Verwachsungen vieler Dünndarmschlingen zu einem großen Konvolut. Lösung nicht ohne mannigfache Serosaverletzungen möglich. Deshalb Resektion von ca. 70 cm Dünndarm, des ganzen Konvoluts. Vereinigung der Darmenden. Heilung.

15. 24jährige Frau. Abszeß im Douglasschen Raum nach arteficiellem Abort. Eröffnung, Heilung. 6 Wochen später Ileus. Im kleinen Becken Dünndarm verklebt und abgeknickt. Lösung. Heilung.

## Ileus nach früherem Typhus.

16. Frau H., 22jährig. Vor einigen Jahren Typhus abdominalis. Seit einigen Tagen Stuhlverhaltung und Erbrechen. Deutliche Darmsteifung. Laparotomie: 10. 1. 1918. Dünndarm 30 cm oberhalb der Bauhinschen Klappe stranguliert durch einen fadenförmigen Mesenterialstrang, im Abdomen etwa 100 ccm freies Blut aus den geblähten Darmschlingen. Die Abknickungsstelle wird als Anus praeternaturalis in die Bauchwand eingenäht nach Durchschneidung der Adhäsionen. Rekonvaleszenz gestört durch Rachendiphtherie. 4. 3. Schluß des Anus praeternaturalis. 18. 3. geheilt entlassen.

## Ileus bei Bauchfelltuberkulose.

17. Frau Kl., 35jährig. Seit 12 Wochen heftige Leibschmerzen, häufig Erbrechen, wenig Stuhl. Laparotomie: 29. 6. 1915. Tuberkulose des Bauchfells und der Tuben. Exstirpation beider Tuben, des rechten Ovars und der Appendix. Danach stumpfe Lösung des „fast unentwirrbaren“ Knäuels von Dickdarmschlingen, Schluß der Bauchdecken. Nach 3 Wochen geheilt entlassen.

## Ileus bei Mesenterialvenenthrombose.

18. Frau H., 31jährig. Im 3. Monat schwanger, seit 4 Wochen Appetitlosigkeit, Magenschmerzen, vor 10 Tagen Erbrechen, seitdem mehrfach wiederholt. Auf der inneren Klinik keine Diagnose gestellt, wegen beginnenden Aborts zu uns verlegt. Am 29. 5. 1920 Laparotomie: Eine 40 cm lange hochsitzende Dünndarmschlinge ist gangränös und wird im Gesunden exstirpiert, wobei große Thromben in dem Mesenterium auffallen. End-zu-End-Naht. Tod am gleichen Tage. Sektion: Pfortaderthrombose. Naht hat gehalten.

### Ileus durch rein mechanische Hindernisse bedingt.

19. Frau W., 81jährig. Seit 14 Tagen kein Stuhl, Leib stark aufgetrieben. Erbrechen. Laparotomie: 2. 8. 1918. Im Sigmoideum carcinomatöse Stenose. Anlegen eines Anus praeternaturalis, wodurch sich enorme Stuhlmengen entleeren. Am 4. Tage Tod an Herzschwäche.

20. Frau Pr., 30jährig. Die Periode ist am 12. 11. 1920 um 4 Tage zu spät gekommen. 24. 11. 1920 starke Blutung. Seit 8. 12. 1920 starke Spannung im Leib, die Auftreibung hat in den letzten Tagen noch zugenommen. Punktion des Douglas zeigt altes Blut. 14. 12. 1920 Laparotomie: Der ganze Darm stark gebläht und injiziert, namentlich die Flexura sigmoidea. Das Hindernis besteht in einem großen Hämatocelensack, welcher das Rectum stark komprimiert und in Adhäsionen eingebettet hat. Lösung der Stränge, Ausräumung des Hämatocelensackes, Douglasdrainage, Heilung.

21. Frau G., 62jährig. Angeblich seit 4 Wochen kein Stuhlgang, Leib aufgetrieben. Am 17. 8. 1918 Laparotomie: Das ganze Colon und die unteren Dünndarmschlingen stark gebläht durch Einklemmung einer Dünndarmschlinge hinter der Flexura lienalis coli. Nach Ordnung der Darmschlingen läßt sich der gestaute flüssige und gasförmige Inhalt auf natürlichem Wege auspressen; der myomatöse Uterus wird supravaginal amputiert, Bauchhöhle geschlossen, Heilung.

Gesamtübersicht über die operierten Ileusfälle.

| Ileus entstanden | | nach der 1. Operation gestorben | nach wiederholten Operationen gestorben | geheilt |
|---|---|---|---|---|
| unmittelbar nach Operationen | 6 | 2 | 1 | 3 |
| nach früheren Operationen | 3 | 0 | 1 | 2 |
| durch entzündliche Erkrankungen | 6 | 1 | 1 | 4 |
| durch Typhus abdominalis | 1 | 0 | 0 | 1 |
| durch Mesenterialvenenthrombose | 1 | 1 | 0 | 0 |
| durch Tuberkulose | 1 | 0 | 0 | 1 |
| durch rein mechanische Hindernisse | 3 | 1 | 0 | 2 |
| | 21 | 5 | 3 | 13 |

Gesamtmortalität = 39%.

## Die Bronchitis und die Bronchopneumonie.

Seit wir die Lumbalanästhesie fast ausschließlich gebrauchen, sind die Lungenerkrankungen der Operierten sehr selten geworden. Das ist aber nicht die einzige Ursache ihrer Seltenheit. Asepsis, schonendes Operieren und keine übertriebene Beckenhochlagerung tragen auch ihr Teil dazu bei. Ich bin sicher, daß allzu starke Beckenhochlagerungen über 45° zu Lungenerkrankungen disponieren. In der steilen Beckenhochlagerung wird die abdominale Atmung vermindert und die etwas vermehrte thorakale Atmung ersetzt den Ausfall nicht vollständig. Je steiler die Beckenhochlagerung, desto mehr macht sich das geltend. Die Lungen werden also schlechter ventiliert. Daß dies nicht allein die Ursache einer Bronchitis werden kann, weiß ich. Irgendeine Infektion muß noch dazukommen. Dazu ist ja bei jeder Operation reichlich Gelegenheit. Die ins Blut gelangten Bakterien schaden einer gesunden, gut gelüfteten Lunge nichts, aber einer geschädigten. Da aber Lungenerkrankungen auch bei Patientinnen vorkommen, die nicht in Beckenhochlagerung operiert worden sind, so müssen auch noch andere Ursachen da sein. Sie sind in erster Linie wieder die Operationsinfektion und dann die postoperativen Schmerzen, die die Frauen zu oberflächlicher Atmung veranlassen, also eigentlich keine neue, anders geartete Schädigung, wie bei der übertriebenen Beckenhochlagerung, sondern nur eine zeitlich verschiedene.

Auch das Alter kann Veranlassung von Bronchitiden und Bronchopneumonien sein, oder schon vorhandene Lungenstörungen vergrößern sich nach der Operation. Man wird deshalb keine lungenkranke Frau operieren, wenn nicht eine akute Lebensgefahr besteht und mit der Operation warten, bis die Lunge gesund ist. Alte Leute müssen bald nach der Operation, am spätesten am folgenden Tage, im Bett aufsitzen. Vor allem aber müssen sie oft und tief Atem holen. Sie sollen immer und immer wieder darauf aufmerksam gemacht werden und die Pflegeschwester soll dabei den Arzt unermüdlich unterstützen.

## Thrombose und Embolie.

Ich will mich hier nicht auf die Theorien einlassen, die die Thrombose und Embolie erklären sollen. Die einen sehen sie durch mechanische Ursachen entstehen, die anderen durch infektiöse. Mit allen Erklärungen ist nicht viel anzufangen, insofern als klinisch nur selbstverständliche Schlüsse aus ihnen gezogen werden können. Wer meint, daß mechanische Ursachen Thromben und Embolien bedingen, wird dafür sorgen, daß sie nicht zur Wirkung kommen, und wer die Infektion anklagt, kann auch nicht mehr tun, als die allgemeinen Grundsätze der Infektionsverhütung befolgen. Ob man die Operierten bald nach der Operation bewegt, sie massiert oder sie früh aufstehen läßt, was eine Zeitlang große Mode war — man hat sie schon am ersten und zweiten Tage aus dem Bett gebracht und nichts damit getan, als die Ruhebedürftigen zu quälen — ist ganz gleichgültig. Haben die Anhänger der mechanischen Theorie, die danach ihre Prophylaxe einrichten, weniger Thrombosen bei ihren Kranken, als diejenigen, die nichts dergleichen tun? Gegen die Thrombose ist kein Kraut gewachsen, so wenig wie gegen die Embolie. Das ist gewiß betrüblich und ganz besonders betrüblich ist es, daß wir nichts haben, um Embolien zu verhüten. Embolien sind wie ein Blitz, der Genesende ohne mahnendes Zeichen, ohne Drohung heimtückisch niederschlägt. Die Embolie ist wie ein Verhängnis, dem wir schaudernd gegenüberstehen.

Trendelenburg hat eine kühne und geniale Operation vorgeschlagen, um die tödlichen Thromben aus den Gefäßen zu holen. Ich bin in keinem Falle zeitig genug dazu gekommen, um sie ausführen zu können, und meines Wissens ist es nur Kirschner gelungen, mit dieser Operation einen Kranken zu retten. Da ich die Operation nicht ausgeführt habe, kann ich sie nicht beschreiben.

## Die Narkose.

Für gynäkologische Operationen sind besonders zwei Anästhesierungsverfahren geeignet. Die Allgemeinnarkose und die Biersche Lumbalanästhesie.

Die sonst in der Chirurgie vielfach verwendungsfähige, in Technik und Leistung ideale Lokalanästhesie hat in der Gynäkologie nur ein beschränktes Gebiet. Für gynäkologische Laparotomien ist sie nicht zu gebrauchen, allenfalls für einen Kaiserschnitt. Sie bliebe nur für Operationen an den äußeren Genitalien und für die Alexander-Adamsche Operation übrig. Wir haben sie mehrfach versucht, wenden sie aber nur noch ausnahmsweise bei ganz kleinen Eingriffen an der Vulva an, aber nicht bei plastischen Operationen am Damm und an der Scheide. Bei der Alexander-Adamschen Operation genügt sie für den Schnitt durch Haut, Fett und Aponeurose vollständig, aber nicht für das Ziehen an den runden Mutterbändern, das den Frauen sehr unangenehm und schmerzhaft ist. Die plastischen Operationen an Damm und Scheide verlangen eine Lagerung der Patientinnen mit gespreizten und hochgeschlagenen Beinen. Diese Lage ist den Frauen, die nur lokal unempfindlich sind, sehr unerwünscht und lästig.

Es ist vorgeschlagen worden, statt der Lumbalanästhesie die paravertebrale und parasakrale Leitungsanästhesie oder die Sakralanästhesie anzuwenden.

Die Sakralanästhesie hat keinerlei Vorteile vor der Lumbalanästhesie, aber den Nachteil einer viel geringeren Leistung. Die paravertebralen und parasakralen Leitungsanästhesien sind unbrauchbar, weil sie viel zu kompliziert sind.

Meiner Meinung nach ist für den Gynäkologen eine sehr brauchbare Narkose die Äthernarkose, eingeleitet mit einem Chloräthylrausch und fortgeführt mit einer einfachen Gazemaske und der Tropfflasche von einem erfahrenen Narkotiseur, der sich um nichts als um die Narkose zu kümmern hat und ja nicht der Operation noch zuschauen will. Weil von dieser Versuchung Schwestern frei zu sein pflegen, machen sie vielfach sehr gute Narkosen.

Alle komplizierten Narkoseapparate sind unnötig.

Nicht in allen Fällen wird mit Äther allein auszukommen sein. Dann kann etwas Chloroform, aber sehr sparsam dazugegeben werden. Chloroform soll aber die Ausnahme sein und als das gefährliche Gift angesehen werden, das es ist.

Der Äther wird von manchen noch gefürchtet, weil er postoperative Bronchitiden und Bronchopneumonien veranlassen soll. Ich fürchte nach meinen Erfahrungen diese Folgen ganz und gar nicht. Es muß nur richtig narkotisiert werden mit sparsamer Verwendung des Äthers und mit freier Atmungsmöglichkeit der Patientinnen, also nicht mit undurchlässigen Masken, die das ganze Gesicht bedecken.

## Technik der Lumbalanästhesie.

Die Injektion in den Wirbelkanal wird stets in linker Seitenlage ausgeführt bei starker Krümmung der Wirbelsäule nach vorn, indem eine Schwester Knie und Kinn der Patientin nähert und festhält. Die Haut über der Einstichgegend wird mit 10% Jodtinktur desinfiziert. Mit einer 14 cm langen Hohlkanüle, in der ein Mandrin steckt (Abb. 30) wird zwischen dem zweiten und dritten oder dritten und vierten Lendenwirbel eingestochen. Man spürt am schwindenden Gewebswiderstand, wann das Instrument in den Wirbelkanal gelangt ist. Der Mandrin wird aus der Kanüle gezogen, und nun muß klarer Liquor abtropfen. Es werden etwa 3 ccm abgelassen und dann wird auf die Kanüle die die Injektionsflüssigkeit enthaltende Spritze gesetzt. Die Spritze faßt im ganzen 5 ccm und ist höchstens mit 3 ccm der Injektionsflüssigkeit gefüllt. Ganz langsam wird nun in die Spritze Liquor angesogen, bis sie ganz voll ist. So wird also die Injektionsflüssigkeit mit Liquor gemischt, die dann langsam in den Wirbelkanal eingespritzt wird.

Nachdem die entleerte Spritze mit ihrer Kanüle herausgezogen worden ist, kommt auf die Injektionsstelle ein Mullläppchen, das mit Leukoplast festgeklebt wird.

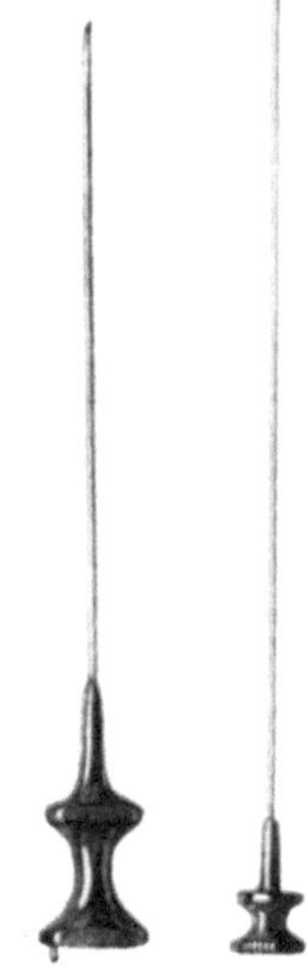

Abb. 30. Punktionskanüle für die Lumbalanästhesie, daneben der herausgezogene Mandrin.

Zur Injektion ist Novocain und Tropacocain benutzt worden, beides in 5%iger Lösung mit Adrenalinzusatz. Für größere Operationen werden 3 ccm, für kleinere 2 ccm der Lösungen genommen. Die Injektionslösung kann aus Tabletten bereitet werden, oder sie ist fertig in Glasampullen enthalten. Zur Selbstbereitung werden in einem sterilen Reagensglase 4 Tabletten Novocainsuprarenin (z. B. Marke C der Höchster Farbwerke, 1 Tablette zu 0,05 Novocain und 0,000083 Suprarenin) in 4 ccm physiologischer Kochsalzlösung aufgelöst und über der Gasflamme wird die Lösung siebenmal aufgekocht. Werden 3 ccm von der Lösung eingespritzt, so erhält also die Patientin 0,15 Novocain.

In den fertigen Ampullen zu 3 ccm sind 0,15 Novocain und 0,000325 Suprarenin enthalten. Tropacocain kommt in Ampullen mit 1,3 ccm Inhalt in den Handel. Die Ampulle enthält 0,065 Tropacocain und 0,0001 Suprarenin.

Früher haben wir den Patientinnen $2^1/_2$, $1^1/_2$ und $^1/_2$ Stunde vor der Lumbalanästhesie je 0,0005 Scopolamin und 0,05 Morphium gegeben, um einen tiefen Schlaf zu erzielen. Das ist 6 Jahre lang geschehen. So große Scopolamingaben sind unnötig und können schädlich sein, indem sie Herz und Atmung stören. Deshalb sind wir mit dem Scopolamin zurückgegangen und haben nur einmal $^1/_4$ Stunde vor der Lumbalanästhesie 0,0004 Scopolamin und 0,04 Pantopon gegeben. Die Lumbalanästhesien haben sich dann in ihrem Verlauf nur insofern geändert, als die Patientinnen zu Beginn der Operation unruhiger sind, öfters pressen und würgen. Das geht meist rasch vorüber. Seit zwei Jahren (Ende 1922) lassen wir das Scopolamin ganz weg, weil mehrmals kurz nach der Lumbalanästhesie Aufregungszustände der Patientinnen aufgetreten sind, die wir auf das Scopolamin zurückgeführt haben. Nachdem kein Scopolamin mehr gegeben worden ist, haben wir auch keine Aufregungszustände mehr gesehen. $^1/_2$ Stunde vor der Anästhesie geben wir jetzt 1 ccm einer Lösung von Morphium mur. 0,3, Atropin sulf. 0,03, Aq. dest. 30,0, ohne daß wir daraufhin einen Unterschied im Verlaufe der Anästhesien bemerkt hätten. Es kommt also gar nicht darauf an, daß große Mengen von Narcoticis oder bestimmte Narcotica eingespritzt werden, sondern nur daß überhaupt eines gegeben wird und das in mäßiger Menge. Sie muß nur hinreichend sein, die Patientin in einen leichten Dämmerzustand zu versetzen.

In jüngster Zeit haben wir prophylaktisch gegen das nicht seltene Erbrechen während der Lumbalanästhesie kurz vor der Anästhesie Coffein subcutan eingespritzt, 2 ccm einer Lösung von 8,8 g Coffein pur. 11,2 g Natr. benzoic. und 80 g Wasser. Es scheint, als ob dadurch das Erbrechen etwas vermindert würde, ganz ist es nicht verschwunden.

Der Verlauf einer Lumbalanästhesie hängt sehr von der Beschaffenheit der Medikamente ab. Wir haben nur Novocain und Tropacocain gebraucht und wir werden später sehen, daß kein wesentlicher Unterschied in der Giftigkeit zwischen beiden besteht. Es macht auch nichts aus, ob die Injektionslösungen mehrere Stunden oder kurz vor dem Gebrauch hergestellt oder fertig in Ampullen verwendet werden. Die Fabriken machen entweder gute oder weniger gute Präparate, und so wie sie sind, müssen sie eben gebraucht werden. Wir haben Zeiten erlebt, wo die Präparate der gleichen Fabrik, mit denen wir jahrelang zufrieden waren, schlechter und ungleichmäßiger wurden. Das waren die letzten Kriegsjahre und die Jahre nach dem Krieg, in denen die Störungen und üblen Nachwirkungen der Lumbalanästhesie sich häuften. Wir haben deshalb ein halbes Jahr lang überhaupt keine Lumbalanästhesie mehr gemacht und ganz allmählich und sehr vorsichtig wieder mit ihr begonnen, bis wir uns überzeugen konnten, daß die Präparate besser und gleichmäßiger geworden waren. Für die Lumbalanästhesie gibt die Güte und Zuverlässigkeit des Novocains und Tropacocains, die Fabrikation der Präparate, den Ausschlag, viel mehr wie bei der Allgemeinnarkose die Beschaffenheit des Äthers oder des Chloroforms.

So ist es ganz gleichgültig, ob man das Anästheticum mit mehr oder weniger Liquor mischt, ob man in Beckenhochlagerung operiert oder nicht. Das hat mich die Erfahrung vieler Jahre gelehrt.

## Ergebnisse der Lumbalanästhesie.

Im folgenden soll über 6015 Lumbalanästhesien berichtet werden, von denen 1232 aus Jena stammen und 4783 aus Berlin. Die Jenenser Lumbalanästhesien sind ausschließlich mit Novocain ausgeführt worden, von den Berlinern 2766 mit Novocain und 2017 mit Tropacocain. In Jena ist in 2% der Fälle die Lumbalanästhesie mißlungen, weil der Wirbelkanal mit der Nadel nicht gefunden werden konnte, in Berlin nur in 0,25% (zwölfmal); siebenmal war der Wirbelkanal nicht zu erreichen und fünf mal war der Liquor blutig, und bei blutigem Liquor soll keine Injektion gemacht werden. Die hohe Zahl der mißlungenen Lumbalpunktionen in Jena trifft vornehmlich die ersten Fälle, an die mit ungenügender Erfahrung und mangelhafter Technik herangegangen worden war.

Die Störungen der Lumbalanästhesie können verschiedener Art sein, ungenügende Anästhesie, Unruhe, Erbrechen, Würgen während der Operation, Kleinerwerden und Beschleunigung des Pulses und Atmungsstörungen.

Ungenügende Anästhesien, also Versager, die eine Inhalationsnarkose verlangten, sind in Jena in 10%, in Berlin bei den Novocainanästhesien in 8%, bei den Tropacocainanästhesien in 6% beobachtet worden, also in ziemlich gleicher Zahl. Sie haben ihre Ursache in psychischer Unruhe und Erregung der Patientinnen oder darin, daß die Menge des Anästheticums nicht hinreichend gewesen ist.

Rechnen wir die Störungen der Lumbalanästhesie, die bedingt waren durch Unruhe der Patientinnen zu Beginn der Operation oder durch eine oder mehrere Brechbewegungen, die die Operation nur kurze Zeit aufgehalten haben, zusammen, so haben wir das bei Novocain in 39%, bei Tropacocain in 31% gehabt. Die Unruhe der Patientinnen ist psychisch bedingt. Sie fühlen zwar keinen Schmerz, sehen aber die Vorbereitung der Operation, hören das Klappern der Instrumente, fühlen die Berührung ihres Körpers. Ängstliche Patientinnen sind deshalb für die Lumbalanästhesie nicht geeignet. Man soll deshalb solche Patientinnen allgemein anästhesieren und ganz besonders diejenigen, die von der Lumbalanästhesie schon etwas gehört haben, die sie fürchten und ablehnen.

Man bekämpft die Unruhe durch geringe Mengen von Chloroform oder Äther. Wir haben das in einem Viertel der leichtgestörten Anästhesien mit Erfolg getan.

Viel Erbrechen ist eine Vergiftungserscheinung, ganz gewiß nicht dadurch bedingt, daß das Anästheticum, wie man eine Zeitlang angenommen hat, bei der Beckenhochlagerung nach oben gegen das Gehirn zu läuft, denn Erbrechen tritt auch bei horizontaler Lage der Patientinnen auf. Dies Erbrechen ist viel häufiger bei Novocain wie bei Tropacocain. Bei Novocain haben wir es in 13%, bei Tropacocain nur in 3,5% der Fälle gesehen. Das Erbrechen verlangt keine Zusatznarkose oder doch nur dann, wenn es mit ungenügender Anästhesie verbunden ist. Erbrechen die Frauen in der Lumbalanästhesie, so muß man eben Geduld haben, die Operation unterbrechen und abwarten, bis das Erbrechen verschwindet.

Von ernsteren Störungen der Lumbalanästhesie sind zu nennen Kollapszustände, d. h. Pulsverschlechterung, kleiner rascher Puls, Atemstörungen, Asphyxien. Wir haben sie in Jena in 2,7%, in Berlin bei der Novocainanästhesie in 0,6%, bei Tropacocain in 0,4% der Fälle erlebt. Ich bin geneigt, die größere Zahl dieser Störungen in Jena auf das Scopolamin zurückzuführen, von dem zweimal so viel als hier gegeben worden war. Wie schon bemerkt, geben wir seit zwei Jahren gar kein Scopolamin mehr.

Die bedenklichste Seite der Lumbalanästhesie sind die Todesfälle. Ich führe die Krankengeschichte aller Gestorbenen im Auszug an, um jedem Leser ein eigenes Urteil zu ermöglichen. Ich werde das meinige nicht zurückhalten.

1. Der erste Todesfall ereignete sich in Jena als letzter von den 1232 Lumbalanästhesien. — Bei einer 76jährigen Frau war die abdominale Carcinomoperation nach Wertheim gemacht worden. Bei der Bauchnaht trat, nachdem die Operation 1 Stunde 25 Minuten gedauert hatte, Atemstillstand und der Tod ein. Die Sektion ergab schwere Arteriosklerose. — Die Patientin hatte 0,15 Novocain, 0,0015 Scopolamin und 0,15 Morphium erhalten.

Die gleichen Medikamente in der gleichen Dosis sind den folgenden Fällen 2, 3, 4, 6 und 7 gegeben worden, im Falle 6 nur die Hälfte Scopolamin, in den Fällen 8 und 9 Tropacocain.

2. 75jährig, Januar 1911 beginnendes Collumcarcinom, ungestörte Lumbalanästhesie, abdominale Carcinomoperation nach Wertheim, leicht und mit geringem Blutverlust. Nach der Operation noch auf dem Operationstisch plötzlich Atemstillstand, kleiner Puls, Exitus. Sektion braunatrophisches Herz, leichte Arteriosklerose.

3. 55jährig. 28. 4. 1911 abdominale Carcinomoperation nach Wertheim wegen Collumcarcinom. Unvollkommene Anästhesie. 60 g Äther. 1/2 Stunde nach Operationsbeginn Atem- und Herzlähmung. Exitus trotz künstlicher Atmung und Herzmassage. Sektion: hypertrophisches und dilatiertes Fettherz, geringe Coronarsklerose, Sklerose der Aorta, Lungenemphysem, Fettleber.

4. 51jährig. Collumcarcinom. Schlechter Allgemeinzustand. Ödem. Es soll die abdominale Carcinomoperation gemacht werden (11. 5. 1911). Beim Bauchschnitt starkes Pressen.

Äther. Nach Eröffnung des Leibes plötzlicher Tod. — Sektion: Metastasen in den regionären Lymphdrüsen und den Lymphdrüsen an der Aorta, Schrumpfniere, Hypertrophie und Dilatation beider Ventrikel, Milzschwellung, Sklerose und Intimaverfettung der Aorta, Hydrops, Anasarca.

5. 51jährig. Myoma uteri. Starke Anämie, mäßiges Ödem des ganzen Körpers (18. 6. 1912). Abdominale Totalexstirpation des Uterus per laparotomiam. Sehr wässeriges Blut, sehr geringer Blutverlust. Am Ende der Operation, die 30 Minuten gedauert hat, plötzlicher Tod. Sektion: Allgemeine hochgradige Anämie, Gehirnanämie, Ödeme, Hypertrophie beider Ventrikel, rechter Ventrikel mit Fett durchwachsen.

6. 64jährig. Portiocarcinom, sehr unregelmäßiger Puls, Herzhypertrophie. Abdominale Carcinomoperation (5. 8. 1913). Anästhesie unvollständig, deshalb Chloroformäther. 20 Minuten nach Beginn der Operation Atemlähmung, Tod. Sektion: Allgemeine Adipositas, besonders des Herzens, das bis ins Endocard stark mit Fett durchwachsen ist.

7. 54jährig. Carcinoma cervicis. Sehr fette Frau. — Abdominale Carcinomoperation (15. 11. 1914). Sehr fette Bauchdecken, fette Intestina. Nach Eröffnen des Leibes Pressen, ungenügende Anästhesie, Äthernarkose (400 g für die ganze Operation), sehr schwierige Operation wegen Unbeweglichkeit des Uterus und Unübersichtlichkeit des Operationsfeldes, bedingt durch die Fettmassen im Bauche. Puls von Anfang an klein, $1^3/_4$ Stunden nach Operationsbeginn Atemstillstand, Puls nicht zu fühlen. 1 Stunde 10 Minuten lang künstliche Atmung, dann spontane Atmung, Puls wieder fühlbar, Operationsbeendigung. Dauer der Operation 3 Stunden. Nach der Operation bessert sich Puls und Atmung. Gegen Abend Konvulsionen anfangs Gesichtsmuskulatur, später Rumpf; Zunahme an Dauer, Häufigkeit und Stärke. Lumbalpunktion 10 Stunden nach Operationsbeendigung, 4 ccm klare Flüssigkeit abgelassen. $1^3/_4$ Stunde später Exitus. — Sektion: Allgemeine Adipositas, schlaffes Fettherz mit leichter Verfettung der Muskulatur, schwere Degeneration der Nieren, starker Äthergeruch sämtlicher Organe.

8. 69jährig. Ovarialcyste (9. 5. 1921). Lumbalanästhesie mit 1,25 ccm Tropacocain einer $5^0/_0$igen Lösung, Ovariotomie per laparotomiam in 15 Minuten. Nach 24 Stunden Exitus nachdem die Patientin diese Zeit etwas schläfrig gewesen war. Sektion: Schwere Kyphoskoliose der Brust und Lendenwirbelsäule, kleines, braunes, atrophisches, nach links verdrängtes Herz. Arteriosklerose der Aorta mit Geschwüren, der Carotiden und der Coronararterien. An der Stelle des Einstichs zur Lumbalanästhesie ein kleines subcutanes Hämatom. Gehirn und Rückenmark ohne Besonderheiten.

9. 50jährig. Sehr fette Frau. Collumcarcinom (22. 3. 1922). Tropacocain 1,25 ccm einer $5^0/_0$igen Lösung. Vor der Operation 0,0004 Scopolamin, 0,02 Pantopon. Ausreichende Anästhesie; abdominale Carcinomoperation ohne Schwierigkeiten. Nach der Operation starkes Erbrechen. Puls klein und frequent (Kampfer). Bis zum nächsten Morgen, an dem der Exitus eintritt, Somnolenz. Arme und Beine werden bewegt, keine Sprache, kein Lidschlag. Sektion: Starke Stauungshyperämie der Lungen mit Emphysem und Ödem, starke allgemeine Adipositas, Stauungshyperämie des Gehirns. Gehirnarteriosklerose.

Von diesen 9 Fällen sind 7 während oder kurz nach der Operation gestorben, 2 innerhalb eines Tages nach der Operation, 7 davon sind oder sollten wegen Collumcarcinom operiert werden. Bei einem Falle (5) handelte es sich um eine schwere Anämie infolge von Myomblutungen und in einem Falle um eine einfache Ovariotomie.

Zwei der Fälle waren im Alter von 75 und 76 Jahren. Diese und alle andern waren schwer kranke Menschen, wie die Sektionsprotokolle ergeben haben, mit Herz- und Gefäßerkrankungen, krankhafter Adipositas, Nierenerkrankungen (Fall 4 und 7).

Nehmen wir in all diesen Fällen die Lumbalanästhesie als einzige und letzte Todesursache an, ausgenommen Fall 7, bei dem sicher noch die Äthervergiftung hinzukommt, so müssen wir daraus schließen, daß die Lumbalanästhesie bei sehr alten, herz-, gefäß- oder nierenkranken Frauen nicht indiziert und daß sie keinesfalls als ungefährlicher einer Allgemeinnarkose vorzuziehen ist.

Wir haben von September des Jahres 1914 an in ähnlichen Fällen keine Lumbalanästhesie mehr gemacht und bis zum Mai 1921, also $6^1/_2$ Jahre lang auch keine Todesfälle mehr erlebt. Dann sind wieder zwei Fälle gestorben, die an schweren Organerkrankungen litten und besser nicht in Lumbalanästhesie operiert worden wären. Diese Todesfälle haben sich in einer Zeit ereignet, in der wir gehäufte Störungen der Lumbalanästhesie beobachtet haben, wie wir noch sehen werden.

Mit den bisher geschilderten Nachteilen der Lumbalanästhesie sind aber noch nicht alle aufgezählt. Sie können sich auch erst in der Zeit der Rekonvaleszenz bemerkbar machen in Form von Kopfschmerzen, Nackenschmerzen und Doppeltsehen infolge von Abducenslähmungen.

Wir haben Kopfschmerzen gehabt in Jena in 6% der Fälle, in Berlin nach Lumbalanästhesie mit Novocain in 9,4%, mit Tropacocain in 9%, Nackenschmerzen nach Novocainanästhesie in 0,7%, nach Tropacocainanästhesie in 0,4%.

Die Kopfschmerzen und Nackenschmerzen dauern in der Hälfte der Fälle 1–2 und 3 Tage, in 0,4% haben sie 1–2 Wochen angehalten. Man bekämpft sie am besten mit Pyramidon 0,5 bis 3mal täglich. Wir haben auch Lumbalpunktionen gemacht, in einzelnen Fällen die Kopfschmerzen rasch verschwinden gesehen, in andern nicht. In keinem einzigen Falle sind die Kopfschmerzen bei der Entlassung der Patientin nicht verschwunden gewesen, ohne daß der klinische Aufenthalt der Kopfschmerzen wegen hätte verlängert werden müssen.

Abducenslähmungen sind in Jena in 0,3%, in Berlin nach Anästhesien mit Novocain in 0,25%, mit Tropacocain in 0,8% aufgetreten. Alle sind längstens nach 1–2 Wochen verschwunden. Die Qual des Doppeltsehens wird beseitigt, indem man ein Auge verbindet oder eine Brille mit einem schwarzen Glase tragen läßt.

Das Erbrechen nach den Lumbalanästhesien ist nicht so genau festzustellen wie die anderen Störungen, da die Aufzeichnungen dieser Störung in den einzelnen Jahren nicht gleichmäßig genau sind. Die Zahl, die ich für Berlin gebe, ist also nur eine ungefähre. Die für Jena ist ganz genau. Wir haben in Jena Erbrechen nach der Operation in 6,5% der Fälle gehabt. Von den 6,5% ist die Hälfte nach wenigen Tagen von Erbrechen frei gewesen. Nur in einem Sechszehntel der Fälle ist es sehr quälend gewesen und hat bis 1 Woche, in einem Falle bis 2 Wochen angehalten. In Berlin haben 5% der Lumbalanästhesien Erbrechen nach der Operation gehabt, in gleicher Zahl nach Novocain und Tropacocaingebrauch. Wir dürfen also annehmen, daß sich an dieser Nachwirkung der Lumbalanästhesien in Berlin gegenüber Jena nichts geändert hat.

Alle die genannten Störungen sind auf cerebrale Reizungen toxischen Ursprungs zurückzuführen.

Die Vergiftung kann sich aber auch in deutlichen meningitischen Erscheinungen bemerkbar machen, wie die folgenden Fälle beweisen.

1. Fräulein R., 20 Jahre alt, von gesunden Eltern, Lues negiert (7. 9. 1916). Exstirpation eines großen Ovarialkystoms. Anästhesie vollkommen. — 10. 9. 1916. Nach bisherigem Wohlbefinden abends zweimal Erbrechen, Darmfunktion ungestört, Leib weich. — 16. 9. 1916. Die Kranke schläft auffallend viel und äußert sich wenig. Ruft man sie an, so ist sie im Augenblick munter und gibt völlig klare Antworten. Sie klagt über heftige Kopfschmerzen, die vom Nacken zur Stirn ausstrahlen: „wie wenn eine eiserne Maske den Kopf drückt". Sie bemerkt, daß sie weniger gut hört: „wie wenn die Stimmen aus der Ferne kämen". — Eine auffallende Differenz zwischen der Temperatur von 40° und dem im allgemeinen niederen Puls gibt in Gemeinschaft mit den genannten Symptomen und in Ermangelung einer sicheren Diagnose Anlaß zur Anstellung der VIDALschen Reaktion; sie ist negativ. — Diazoreaktion: negativ. — Das in Agar und Bouillon verimpfte Venenblut bleibt steril. — Bauchdecken geheilt. Der Genitaltastbefund ergibt nichts Auffälliges. — 19. 9. 1916. Die Patientin ist bedeutend munterer. Der Kopf liegt nicht mehr fest ins Kissen gedrückt. Die Kopfschmerzen lassen nach. Die Kranke fühlt sich nicht mehr so „steif". — Die Lumbalpunktion ergibt eine leicht milchig getrübte Flüssigkeit. Das Punktat wird in Bouillon, Serumbouillon, Blutagar und Tiefenagar geimpft. Es bleibt völlig steril. Auch in den nach 5 Tagen noch gut färbbaren Leukocyten in der Bouillon sind keine Keime vorhanden. — 27. 9. 1916. Patientin ist außer Bett, bei völligem Wohlbefinden. — 2. 10. 1916 (26 Tage nach der Operation gesund entlassen. Vom zweiten bis zum fünfzehnten Tage nach der Operation remittierendes Fieber, 40,1° Höchsttemperatur.

2. Frau Ol., 25 Jahre, Januar 1917. Schlechter Ernährungs- und Kräftezustand, Herz etwas nach links erweitert. Operation: Lumbalanästhesie ohne Störung. Laparotomie: Exstirpation der rechten Adnexe, vom linken Ovarium wird ein Stück reseziert, gestieltes Myom exstirpiert. Alexander Adams. Bis zum 4. Tage post op. Verlauf sehr gut. An diesem Tage Temperaturanstieg auf 40,2°, Puls bis 120, Verstimmung, Unruhe, Kopfschmerzen. Am 6. und 7. Tag Besserung des Befindens, Temperatur 37–38°. Am 8. Tag verstärkter Rückfall, Schläfrigkeit, auf Fragen unwillige, oft verkehrte Antworten, Nackenschmerzen. Am 9. Tag Lumbalpunktion;

nicht unbeträchtlich milchig getrübte Flüssigkeit und deutlich erhöhter Liquordruck, mikroskopisch: reichlich Leukocyten, keine Mikroorganismen weder im Zentrifugat noch in Kulturen. Am 10. Tag Schwerhörigkeit, sieht nicht gut. Am 13. Tag phantasiert, läßt unter sich. Puls ist dauernd gut während der ganzen Krankheitsdauer, meist um 100, einmal bis 120, während die Temperaturkurve vom 9.—13. Tag um 40° liegt. Am 15. Tag einmal Erbrechen nach Brom. 17. Tag: Temperaturen von jetzt an 36—36,5, Kopfschmerzen besser, phantasiert aber noch, nachts noch große Unruhe. Vom 22. Tag an läßt Patientin nicht mehr unter sich, was sie seit einer Woche getan hat, keine Unruhe mehr. Am 23. Tag fast wie mit einem Schlage ist Patientin wieder klar und vergnügt. Lumbalpunktion: bedeutend geringere, doch recht deutliche Trübung. Am 26. Tag steht sie auf. Am 30. Tag erklärt Patientin glaubwürdig, während der Krankheit doppelt gesehen zu haben. Am 30. Tag geheilt entlassen.

3. Frau N., 33 Jahre. 12. 3. 1917. Prolapsoperation: Vordere und hintere Colporraphie und Alexander Adams. — Die Anästhesie genügte nur für die Kolporrhaphie und machte trotz der Kürze der Operation (20 Minuten) eine Zugabe von Äther notwendig. — 16. 3. Temperaturanstieg. Patientin klagt über Schmerzen im Kopf, vom Nacken bis zur Stirn. Sie hält den Kopf auffallend ruhig und weist eine leichte Nackensteifigkeit auf. — 19. 3. Die Kranke hört etwas schwer. Das Lumbalpunktat ist deutlich gleichmäßig milchig getrübt. Dem kräftigen Strahl nach zu urteilen steht der Liquor unter hohem Druck. Das Zentrifugat von 7 ccm Flüssigkeit ergibt ein reichliches, mehrere Millimeter hohes Sediment im Zentrifugenglas. Dieses besteht vorwiegend aus Leukocyten, dazwischen mittelgroße Lymphocyten, die in der Mehrzahl gelapptkernig sind. Wenige kleine rundkernige Lymphocyten. In zahlreichen aëroben und anaëroben Kulturen erweist sich der Liquor als steril. — Unbefragt äußert die Patientin Besserung der Kopfschmerzen nach der Punktion. — 21. 3. Es fällt der Kranken auf, daß sie den Ring am Finger häufig doppelt sieht. Sie schläft fast ununterbrochen. Spricht man sie jedoch an, so gibt sie alsbald klare Antwort. — In der Nacht hat sie den Stuhlgang unter sich gelassen. — 23. 3. Die Kranke läßt auch am Tage unter sich. Ihre Sprache ist häufig schlecht verständlich: deutliches Silbenstolpern. Das Mienenspiel ist auffallend leblos. Die Hörfähigkeit ist stark herabgesetzt. Die rechte Pupille ist weiter als die linke, reagiert auf Lichteinfall träger. Der Appetit ist dabei so gut wie ungestört. Ganz besonders fällt der Puls von 80 bis höchstens 100 auf, bei einer Temperatur zwischen 39 und 40°. — 24. 3. Die Sprache ist wieder gut verständlich geworden. Die Kopfschmerzen lassen nach. — 27. 3. Patientin sieht wieder normal, hört gut. — 2. 4. Frau N. steht bei völligem Wohlbefinden auf, ist klar, der Kopf ist völlig frei. — Eine in der Nervenpoliklinik vorgenommene Prüfung der Augenmuskeln, der Hautsensibilität sowie der Reflexe ergibt einen völlig normalen Befund. Die Patientin wird wenige Tage später gesund entlassen. (Vom 5. bis 15. Tag Fieber, teils remittierend, teils kontinuierlich, bis 39,8° Temperatur.)

4. Frau Gr., 34 Jahre. April 1917. Extrauteringravidität rechts. Laparotomie: Rechte Adnexe exstirpiert, linkes Ovarium z. T. reseziert, 50 Minuten Dauer-Temperaturkurve mit plötzlichem Anstieg vom 4. bis 12. Tag zwischen 39 und 40°, nur ist die Pulskurve etwas höher als bei dem vorhergehenden Fall, meist 100, am 3. und 6. Tag bis 120. Gleich nach Operation Unruhe. Am 3. Tag Nackenschmerzen, Nacken wird steif gehalten. Am 4. und 5. Tag läßt sie Urin unter sich, Unruhe. Am 11. Tag Schwerhörigkeit. Am 12. Tag Lumbalpunktion. Punktat deutlich milchig getrübt, im Sediment Lymphocyten verschiedenster Größe, zum Teil sehr groß, und eine nicht ganz so reiche Anzahl Leukocyten. Temperatur fällt vom 12. bis 18. Tag auf 36 Grad. Am 25. Tag geheilt entlassen.

5. Frau R., 33 Jahre. Juli 1917. Laparotomie. Amputatio supravaginalis uteri myomatosi et gravidi (m. III) per laparotomiam. Appendectomie. (20 Minuten nach Operationsbeginn Unruhe, etwas Chloroform und Äther), 74 Minuten Operationsdauer. Vom 2. bis 4. Tag Temperaturen zwischen 37° und 38,5° mit einer Pulssteigerung bis 102. Am Nachmittag des vierten und Vormittag des fünften Tages steiler Temperaturanstieg, ohne daß die Pulskurve sich über 90 erhebt. Vom 6. bis 9. Tag Temperaturen um 38°. Vom 10. bis 13. Tag Temperaturen zwischen 39° und 39,8°, Puls zwischen 90 und 100. Vom 14. Tage an rascher Abfall der Temperatur. Vom 2. bis 5. Tag Kopfschmerzen und Schlaflosigkeit. Am 9. Tag gibt Patientin außer Kopfschmerzen an, schlecht sehen und die Worte nicht finden zu können; Patientin ist recht aufgeregt in ihren Äußerungen. Um den Kopf spanne sich ein eiserner Ring; vor allem sei die Haut des Kopfes sehr empfindlich und vertrage keine Berührung. 14. Tag: schläft viel. Am 15. Tag Lumbalpunktion. Liquor steht unter hohem Druck, ist getrübt, enthält eine nicht unbeträchtliche Zahl Leukocyten, gut 2‰ Albumen. Blutdruck R.R. 75—80 mm Hg. Am 16. Tag hat sie in der Nacht Urin unter sich gelassen. Doppelsehen (anscheinend nur an diesem Tage). Patientin gibt an, es falle ihr schwer, sich richtig auszudrücken und sie bringe oft falsche Worte zur Anwendung. Am 21. Tag Schmerzen in der linken Wade, Schwellung des linken Unterschenkels, in der Hüftbeuge kaum Schmerzhaftigkeit. Vom 28. bis 31. Tage Temperaturen zwischen 37° und 38°. Alle Symptome schwinden allmählich vollständig. Am 42. Tag geheilt entlassen.

Auffallend ist, daß sich alle diese Fälle im Jahre 1916 und 1917 ereignet haben. Alle sind mit 2 oder 3 ccm einer 5%igen Novocainlösung, in der oben angegebenen Zusammensetzung mit Tabletten zubereitet, anästhesiert worden. Die Präparate müssen in dieser Zeit nicht gleichmäßig und zuverlässig gewesen sein.

Die Fälle ergeben weiterhin, daß nach Lumbalanästhesien sich Symptome einer spinalen und cerebralen Meningitis zeigen können. Es bestehen heftige Kopfschmerzen, besonders im Hinterkopf, bald mehr, bald weniger Nackensteifigkeit, bisweilen Rückenschmerzen, Steifigkeit in Rumpf und Extremitäten. Zitternde Bewegungen und unsichere Sprache fallen häufig auf. Selten fehlt das Erbrechen. Es wechseln Zustände von Somnolenz ab mit lebhaften Delirien. Vorübergehende Inkontinenz von Blase und Mastdarm mögen auf die Bewußtseinsstörung zurückzuführen sein. Die Sehnenreflexe sind anfangs gesteigert, auf der Höhe des Krankheitsbildes abgeschwächt oder sie bleiben gesteigert. Die cerebralen Nerven, Acusticus und Abducens können geschädigt sein. Die Körpertemperatur läßt keine Unterscheidung zwischen toxischer und infektiöser Meningitis zu. Fiebertemperaturen fehlen gelegentlich bei der infektiösen und sind bei der toxischen vorhanden, ausnahmslos bei unseren Fällen. Die hohen anhaltenden Temperatursteigerungen könnten Zweifel erwecken, ob unsere Deutung der Fälle als toxischer Meningitiden richtig sei. Da nach OPPENHEIM bei jedweder Erkrankung der Brücke und des verlängerten Markes Fieber auftreten kann, so ist eine Fiebersteigerung an sich noch kein Beweis für den infektiösen Charakter einer Meningitis. Entscheidend ist der Verlauf. Die infektiöse Meningitis führt wohl ausnahmslos zum Tode. Unsere Fälle sind insgesamt nach höchstens 2 Wochen auffallend plötzlich symptomlos geworden und vollständig geheilt.

Ich führe nun eine Reihe von Fällen infektiöser Meningitiden an, die als metastatische aufzufassen sind, entstanden auf dem Boden toxischer Entzündungen der Meningen.

1. Frau V., 49 Jahre alt, ist früher an Basedowscher Krankheit behandelt worden, hat drei Anfälle von Gelenkrheumatismus durchgemacht, den letzten vor 15 Jahren. — 21. 6. 1917. Laparotomie: Kystoma ovarii, Descensus: Exstirpation der Adnexe beiderseits, hintere Kolporrhaphie. — Lumbalanästhesie mit 1,5 ccm 5%iger Tropacocainlösung vollkommen. — 25. 6. Bis gestern Abend nichts Auffälliges im postoperativen Verlauf. Heute schläft Patientin viel, in Seitenlage zusammengekauert, sie klagt über den Kopf. Vom 5. bis 15. Tag (Exitus) fieberhafter Verlauf — 40,2° Abendtemperatur. — 26. 6. Lumbalpunktion: der Liquor it nicht getrübt. Im spärlichen Sediment wenige gelapptkernige Leukocyten, kleine bis mittelgroße Lymphocyten. — 29. 6. Patientin war nachts sehr unruhig und nur mit Mühe im Bett zu halten. 0,0008 g Scopolamin. Jetzt klagt sie über heftige Kopfschmerzen, liegt in somnolentem Zustande da. Geringe, aber unverkennbare Nackensteifigkeit. Die ihr gereichten Mahlzeiten nimmt die Kranke zu sich. Am Vormittag plötzlicher, heftiger Anfall von Beklemmung. Livide Verfärbung der Schleimhäute, Hustenreiz. Abends Blut im spärlichen Sputum. Der bis dahin außerordentlich kräftige, langsame Puls ist in der Frequenz rapid gestiegen und vorübergehend klein; erholt sich aber in der Qualität, während die Frequenz erhöht bleibt. — 30. 6. Die Atmung ist deutlich beschleunigt und angestrengt. Eine Digitaliskur wird eingeleitet, Kampfer und Coffein gegeben. — 3. 7. Erneuter Anfall von Atemnot, quälender, trockener Hustenreiz, jede Nahrungsaufnahme wird verweigert. Während in den letzten Tagen cerebrale Symptome völlig im Hintergrund standen, greift jetzt wieder eine zunehmende Somnolenz Platz. — 5. 7. Sub finem vitae Lumbalpunktion. Der Liquor ist beträchtlich getrübt. Im Eßbachröhrchen scheiden sich 6,5‰ (!) Albumen ab. Das mikroskopische Gesichtsfeld ist jetzt erfüllt von großen, gelapptkernigen Lymphocyten, daneben Gitterzellen, Makrophagen, kleine und große rundkernige Lymphocyten. Leukocyten in untergeordneter Zahl. — Reichliche Erythrocyten in völlig wohlerhaltenem Zustande stammen mit Wahrscheinlichkeit aus einem bei der Punktion verletzten Gefäß. — Die Punktion in Agone mag eine gewisse Anreicherung der Zellen mit sich gebracht haben. — Kulturell erweist sich der Liquor als steril in Bouillon, Agar und in der Tiefenkultur. Ebenso ist im Zentrifugat weder innerhalb noch außerhalb der Zellen ein Mikroorganismus zu entdecken. Unter zunehmender Dyspnoe, stertoröser Atmung, tiefer Cyanose und rapider Verschlechterung des Pulses: Exitus. — Sektionsbefund: Chronische Leptomeningitis cerebrospinalis mit Kalkplättchen am Rückenmark. Vereinzelte Duraknoten. Eitrige Leptomeningitis im Bereich der Pacchionischen Granulationen und am Lumbalmark, mit starkem Piaödem. — Fettdurchwachsenes Herz. Thromben in den Beckenvenen, besonders den paravaginalen, sowie in der linken Vena spermatica interna. — Doppelseitige Lungenembolie, besonders rechts, mit sehr

starker Hyperämie und starkem Ödem des zugehörigen Lappens. Im Gehirneiter sind Pneumokokken nachgewiesen worden. — Von den pathologischen Anatomen wird der Tod auf die Embolie zurückgeführt. — Mikroskopischer Befund an der Pia mater cerebri (Konvexität): Das lockere, der Gehirnoberfläche zugekehrte Maschenwerk der Pia mater ist angefüllt mit Lymphocyten. Die runden, zum Teil auch gelappten Kerne haben ein nicht besonders chromatinreiches Kerngerüst; der homogene, gut färbbare Protoplasmaleib bildet einen breiten Saum um den Kern. Einige der Zellen sind geschwänzt. Vereinzelte Makrophagen. Dazwischen Leukocyten, an Zahl gegenüber den Lymphocyten zurücktretend. Dem fibrillären Stratum der Pia liegt an der Innenseite ein breiter Fibrinstreifen auf.

2. Frau L., 61 Jahre. Ovarialcyste. 3. 4. 1921 Ovariotomie in ungestörter Lumbalanästhesie mit $1^1/_2$ ccm Tropacocain in $5^0/_0$iger Lösung. In der ersten Woche viel Kopfschmerzen. Verlauf fieberfrei bis zum 7. und 8. Tage. Dann Eröffnung eines kleinen Bauchdeckenabscesses. Weiter fieberfreier Verlauf bis zum 21. und 22. Tage. Steigerung bis 38,3 und 38,9°. Am 22. Tage Exitus. Sektion: Eitrige Cerebrospinalmeningitis, am schwersten an der Konvexität. Braune Atrophie des Herzens. Katarrhalisch eitrige Bronchitis.

3. Frau K., 60 Jahre. Collumcarcinom. 5. 4. 1922. Lumbalanästhesie mit 3 ccm einer $5^0/_0$igen Novocainlösung, ungestört. Abdominale Carcinomoperation (WERTHEIM). Vom 4. Tage post operationem an hohes Fieber bis 39,8°, abends mit zunehmender Benommenheit. Keine Nackensteifigkeit. Langsamer (zwischen 80 und 90) harter Puls, der erst gegen das Ende des Lebens frequenter wird. 12. Tag: Diffuse Bronchitis nachzuweisen. Vom 10. Tage an völlige Bewußtlosigkeit, läßt Urin und Stuhl unter sich. Zunge mit brauner trockener Borke, röchelnde Atmung. Am 17. Tage post operationem Exitus. Sektion: Eitrige Leptomeningitis spinalis und Pyocephalus. Umschriebene eitrige Leptomeningitis spinalis in der Gegend der Cauda equina. Geringe ascendierende Leptomeningitis spinalis. Jauchige ulceröse Colpitis. Zahlreiche bronchopneumonische Herde in beiden Unterlappen, eitrige Bronchitis beiderseits, Thrombenbildung in den linken parametranen Venen. Arteriosklerose. Coronarsklerose.

4. Frl. Sch., 50 Jahre. Doppelseitiger Ovarialtumor (Carcinom). 20. 4. 1922. Abdominale Totalexstirpation des Uterus mit beiden Adnexen. Lumbalanästhesie. Einstich in Seitenlage, Liquor klar im Strahl. Tropacocain 1,25 in $5^0/_0$iger Lösung. 60 Minuten nach Operationsbeginn läßt die Anästhesie nach. Einige Tropfen Chloroform und 60 g Äther bis zur Vollendung der Operation, die noch 30 Minuten dauert. Die Operationswunde heilt per primam. Vom 7. Tage an starke Kopfschmerzen und Temperaturen. An diesem und dem folgenden Tage von 40,0 bis 40,4° bei einem Puls von 78 bis 84. Bis zum 13. Tage schwankt die Temperatur zwischen 38,5° und 39,5° bei einer Pulsfrequenz von 75 bis 90. Am 20. Tage post operationem Exitus. Bis dahin am 15. Tage und 16. Tage Temperatur von 37,8 und 37,9° mit steigendem Puls und schließlich steigender Temperatur auf 40°. Am 14. Tage post operationem Lumbalpunktion, klare Flüssigkeit, 6 ccm abgelassen, in der sich Pneumokokken finden, Injektion von 4 ccm Kaninchenserum mit 2 ccm Optochin 1 : 300. Sektion: Katarrhalische eitrige Bronchitis, Bronchopneumonie, Atelektasen, eitrige, umschriebene Leptomeningitis spinalis in der Höhe des 3. und 4. Lendenwirbels.

5. Frl. H., 47 Jahre. Collumcarcinom an der Grenze der Operabilität Schlechter Allgemeinzustand. 28. 4. 1922. Lumbalanästhesie mit 2,75 ccm einer $5^0/_0$igen Novocainlösung. Ungestörte Anästhesie. Abdominale Carcinomoperation. Dauer 55 Minuten. Fieberhafter Verlauf vom 4. Tage post operationem an. Temperatur bis 39 und 40°. Kopfschmerzen. Vom 11. Tage an Unruhe, 14. Tag Benommenheit. Nackensteife. Tremor der Hände. 16. Tag Exitus. Klinische Todesursache: Sepsis mit schwerer Cystitis. Sektion: Braune Atrophie und Verfettung des Herzens. Thromben in den Beckenvenen. Embolien in den Lungenarterien links unten. Nekrotisierende Cystitis. Rechts nekrotisierende Ureteritis und Erweiterung des Ureters auf Zeigefingerdicke. Rechts eitrige Pyelonephritis. Nekrotisierende Vaginitis und verjauchende Entzündung des paravaginalen Gewebes im Bereich des Operationsgebietes. Eitrige Entzündung im Gebiete der Plexus chorioidei beider Ventrikel. Rückenmark ohne Veränderungen. Starkes Ödem und Hyperämie der weichen Hirnhaut. Der Tod ist also sicher durch eine septische Infektion erfolgt.

6. Fr. Sk., 43 Jahre. Geplatztes Pseudomucinkystom rechts mit Pseudomyxoma peritonei und mandarinengroßem Myom (20. 5. 1922). Supravaginale Amputation mit Entfernung beider Adnexe. — Lumbalanästhesie mit 1,6 ccm einer $5^0/_0$igen Tropacocainlösung. Ungestörte Anästhesie. Vom 3. Tage der Operation an fieberhafter Verlauf. Starkes Erbrechen während der ersten Tage ohne peritonitische Symptome. Starke Kopfschmerzen. Grünsehen. Am 7. Tage platzt die Bauchwunde (Fascienquerschnitt) auf. Naht. Vom 12. Tage an zunehmende Hypoglossus- und Schlingmuskellähmung, Nackenstarre, schläft viel, aber bei Bewußtsein. Unter zunehmender Somnolenz am 20. Tage Exitus. Klinische Diagnose: Encephalitis. Sektion: Sehr reichliche gallertige Massen in der Bauchhöhle, Bauchdeckenphlegmone, Blutungen unter dem Ependym beider Seitenventrikel, starke Hirnhyperämie. Von dem pathologischen Anatomen wird der Tod auf die Lumbalanästhesie zurückgeführt.

7. Frau H., 50 Jahre. In schlechtem Ernährungszustand. Collumcarcinom. 15. 5. 1922. Abdominale Carcinomoperation (WERTHEIM) in Lumbalanästhesie mit 2,1 ccm Tropacocain. Dauer der Operation 90 Minuten. 60 Minuten nach Operationsbeginn einige Tropfen Chloroform und 20 g Äther. Vom 2. bis 8. Tage Fieber zwischen 38 und 39,5$^0$ abends. Puls 100 bis 120. Am 7. Tage Auftreten einer schweren Psychose mit Aufregungszuständen, Verfolgungswahn, Desorientiertheit. Zur Nervenklinik verlegt. Exitus am 10. Tage post operationem. Sektion: Arteriosklerose. Bronchitis. Lungenödem, einzelne Bronchopneumonische Herde, ausgedehnte Bauchdeckenphlegmone, fibrinöseitrige Pelviperitonitis. Starke Hyperämie der weichen Gehirnsubstanz im Bereich der Stammganglien. Trübseröses Exsudat in beiden Seitenventrikeln. Eitrige Entzündung der Plexus chorioidei.

Von diesen 7 Fällen sind 5 mit Tropacocain und 2 mit Novocain anästhesiert worden; mit Ausnahme des Falles 6 sind eitrige Entzündungen des Gehirns nachgewiesen worden, im dritten Falle auch im Rückenmark. Alle Fälle sind Laparotomien, 5 wegen Ovarialtumoren, 2 wegen Collumcarcinom; alle Fälle sind als infiziert von den Operationswunden aus anzusehen. Ein Fall (1) fällt auf das Jahr 1917, in dem wir, wie oben angeführt, viele toxische Meningitiden gesehen haben, ein Fall auf den September 1921 und die übrigen 5 Fälle haben sich im April und Mai 1922 ereignet innerhalb einer Zeit von 46 Tagen. Ich fasse die Entzündungen des Gehirns als metastatisch auf. Auf dem Wege der Blutbahn sind die Bakterien zu den toxisch geschädigten Meningen gelangt und haben dort die eitrigen Entzündungen hervorgerufen. Nur bei Fall 6 könnten Zweifel bestehen. Die Lumbalanästhesie kann also nur indirekt an den schweren Erkrankungen des Gehirns und Rückenmarks schuld sein. Das scheinen mir besonders zwei Fälle (1 und 4) zu beweisen. In beiden Fällen sind Pneumokokken im Gehirneiter gefunden worden, beide Fälle haben Lungenerkrankungen gehabt. Man kann doch nicht annehmen, daß bei der Lumbalpunktion und -injektion gerade diese Bakterien eingebracht worden wären. In der Literatur sind ähnliche Fälle beschrieben worden. So fanden SONNENBURG nach einem jauchenden Aneurysma, MOHRMANN nach einer Osteomyelitis, BOSSE nach einem Urethralabsceß, STERNBERG nach Peritonitis in dem meningitischen Eiter die Erreger der operativ behandelten Infektionsherde.

Die Reizungen der Meningen können nicht durch eine bakterielle Infektion bei der Lumbalinjektion bedingt sein. Da müßten ja die gröbsten Verstöße gegen die Asepsis angenommen werden und dazu ist kein Anlaß.

Die Injektionsflüssigkeiten sind nachgewiesenermaßen sicher steril gewesen. Nur die Beschaffenheit der Präparate kann also schuld sein. Dafür spricht auch die Häufung der Schädigung in einem beschränkten Zeitabschnitt, in dem eine gleiche Serie bestimmter Präparate verwendet worden ist. Wir haben nicht verfehlt, uns an die Fabriken zu wenden, aber keine befriedigende Auskunft erhalten können.

Liest und hört man von all den Störungen der Lumbalanästhesie, so möchte man an ihrer Verwendbarkeit zweifelhaft werden. Abgesehen von den direkten Todesfällen, die mit großer Wahrscheinlichkeit, aber nicht mit Sicherheit auf die Lumbalanästhesie zurückgeführt werden müssen, und die bei richtiger Indikationsstellung der Lumbalanästhesie zu vermeiden sind, und abgesehen von den indirekten Todesfällen, die ihre Ursache nicht in der Lumbalanästhesie als solcher, sondern in der Infektion der Operationswunde haben, sind doch alle Störungen nur vorübergehend. Wie alle Anästhesierungsverfahren hat auch die Lumbalanästhesie ihre Gefahren, gewiß aber nicht größere als eine Inhalationsnarkose. Den Gefahren stehen aber gerade für die gynäkologischen Operationen sehr große Vorteile gegenüber. Die gynäkologischen Operationen erfordern eine gute Übersichtlichkeit des kleinen Beckens. Die Därme müssen von diesem Gebiet fern sein. Bei keiner Anästhesie erschlaffen die Bauchdecken so gut und bei keiner Anästhesie fallen die Därme in der Beckenhochlagerung so leicht nach oben zurück. Durch dieses Fernsein der Därme werden die Operationen sehr erleichtert, die Schädigungen der Därme werden vermieden, und daran liegt es, daß wir nach Lumbalanästhesien und Laparotomien so selten Störungen der Darmtätigkeit haben. Und das ist der Hauptgrund, warum wir bei den Lumbalanästhesien bleiben wollen.

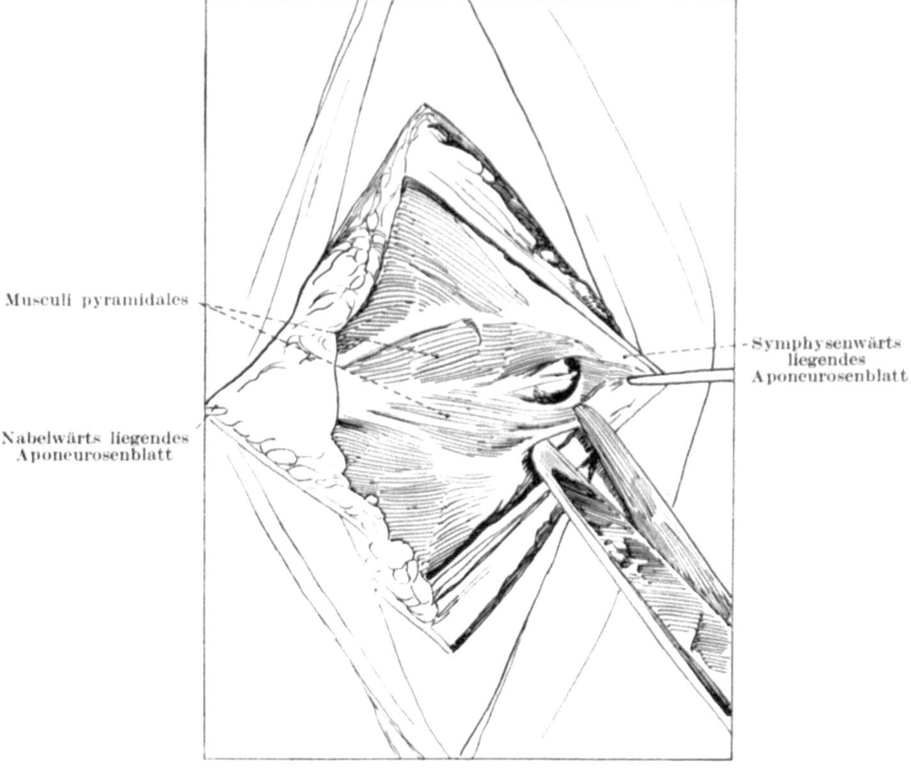


Abb. 31a.

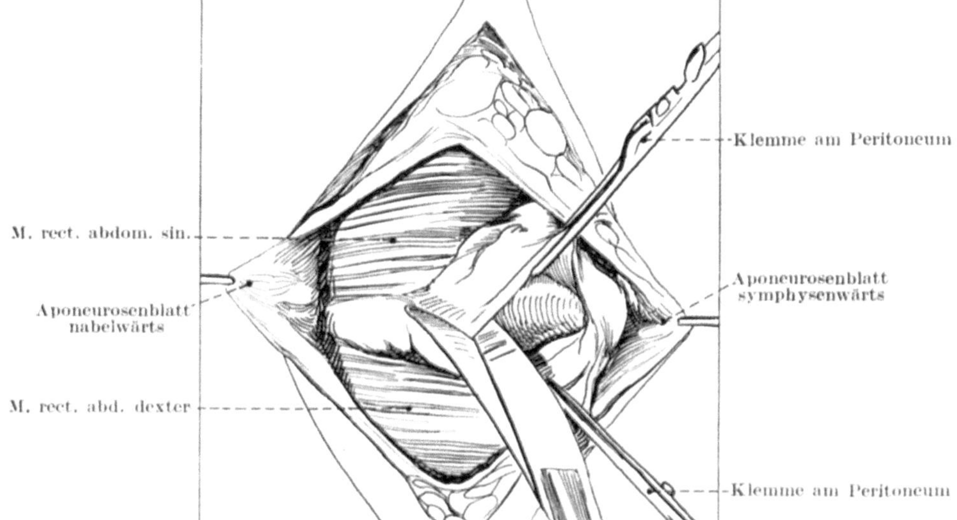


Abb. 32a.

Anmerkung: Alle Bilder vom Fascienquerschnitt sind so gestellt, wie sie der auf der rechten Seite der Patientin stehende Operateur sieht.

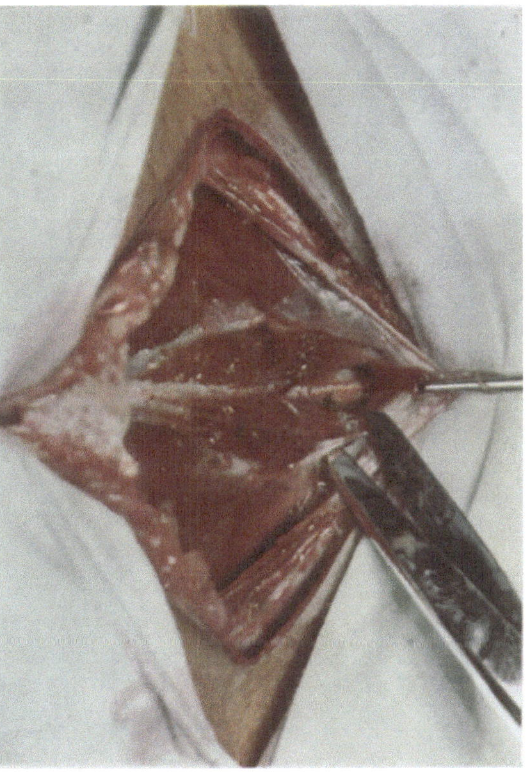

Abb. 31b. Fascienquerschnitt. Die Aponeurose wird mit Klemmen symphysen- und nabelwärts angespannt. Nabelwärts sind die Muskeln von der Aponeurose abgetrennt, symphysenwärts wird eben der rechte Pyramidalis mit der Schere von der Aponeurose gelöst.

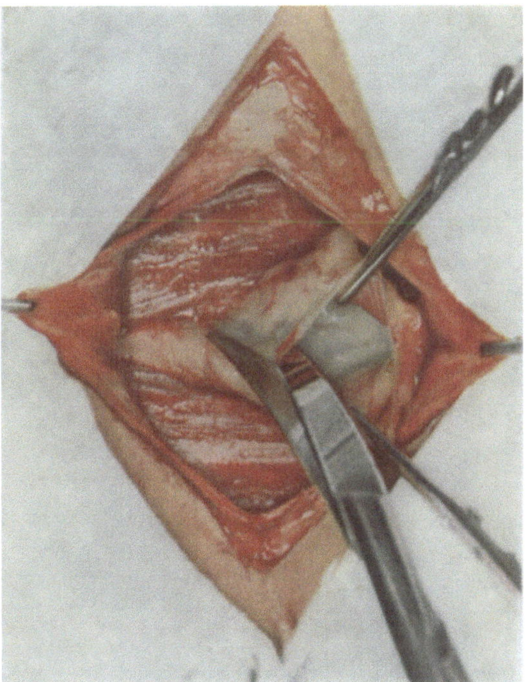

Abb. 32b. Fascienquerschnitt. Das Peritoneum wird mit der Schere median durchschnitten.

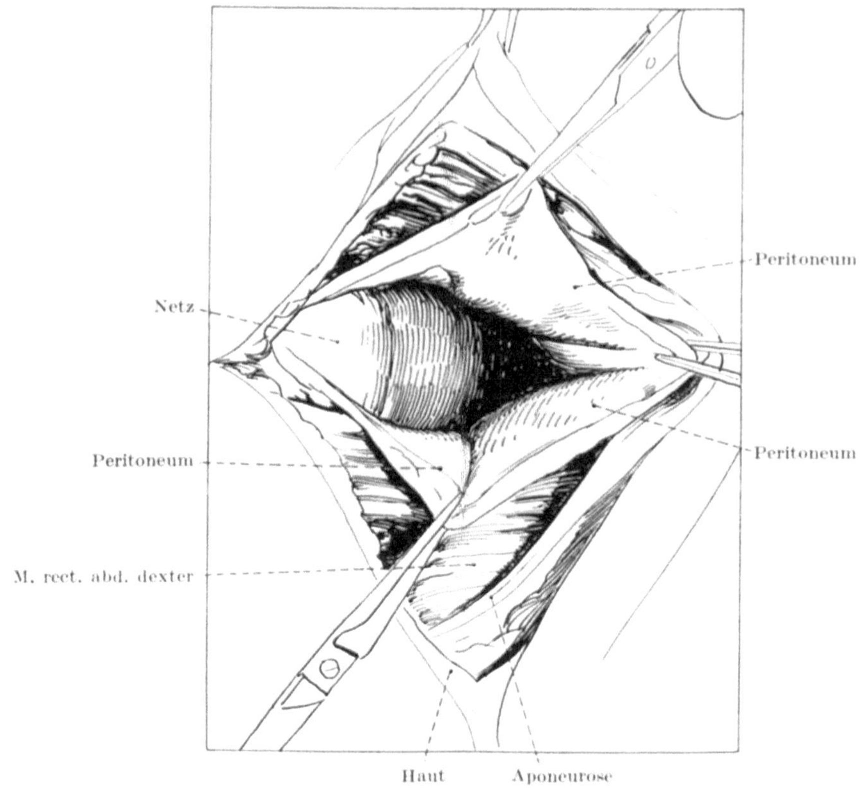


Abb. 33a.

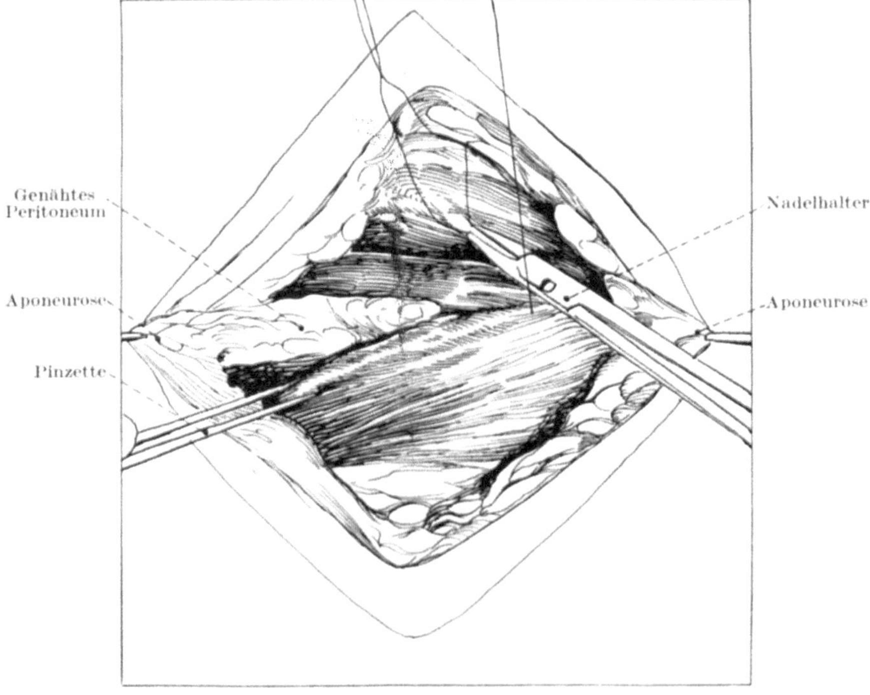


Abb. 34a.

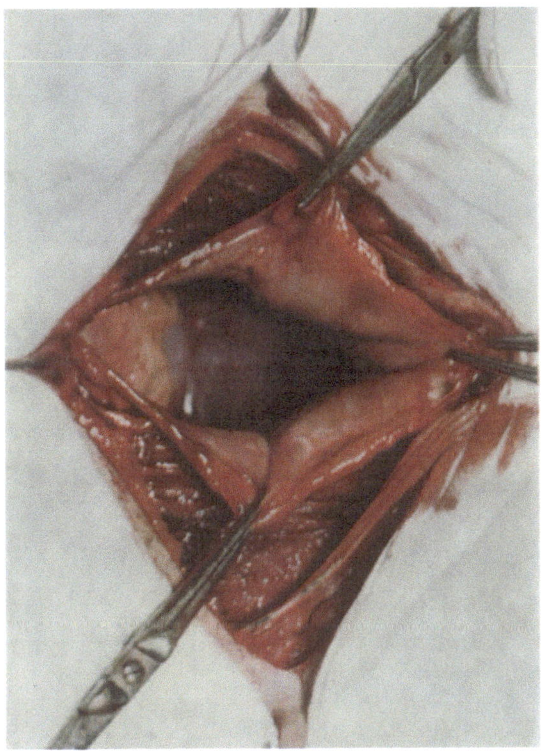

Abb. 33b. Vorbereitung des Peritoneums zur Naht nach Fascienquerschnitt. Die Aponeurose wird kranial und kaudal angespannt. Das Peritoneum wird zu beiden Seiten und symphysenwärts mit Klemmen angezogen und kann jetzt bequem genäht werden.

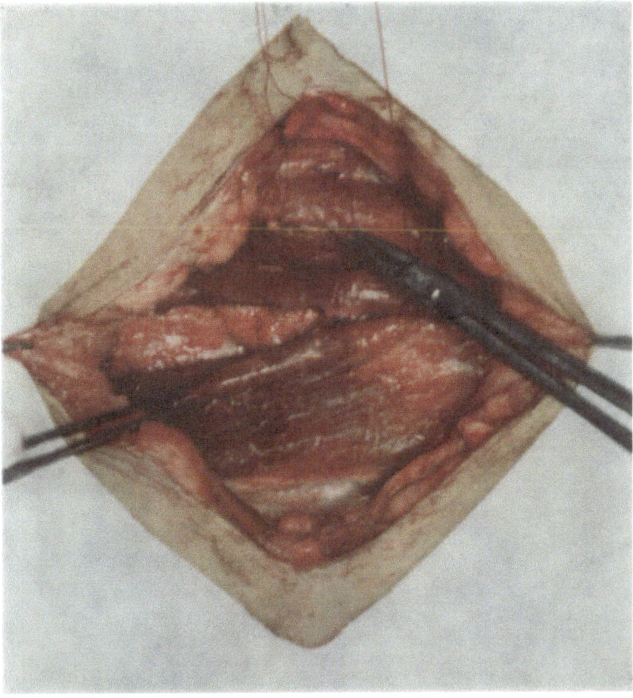

Abb. 34b. Fascienquerschnitt. Das Peritoneum ist genäht. Naht der Muskeln mit dem gleichen fortlaufenden Faden, der das Peritoneum vereinigt hat.

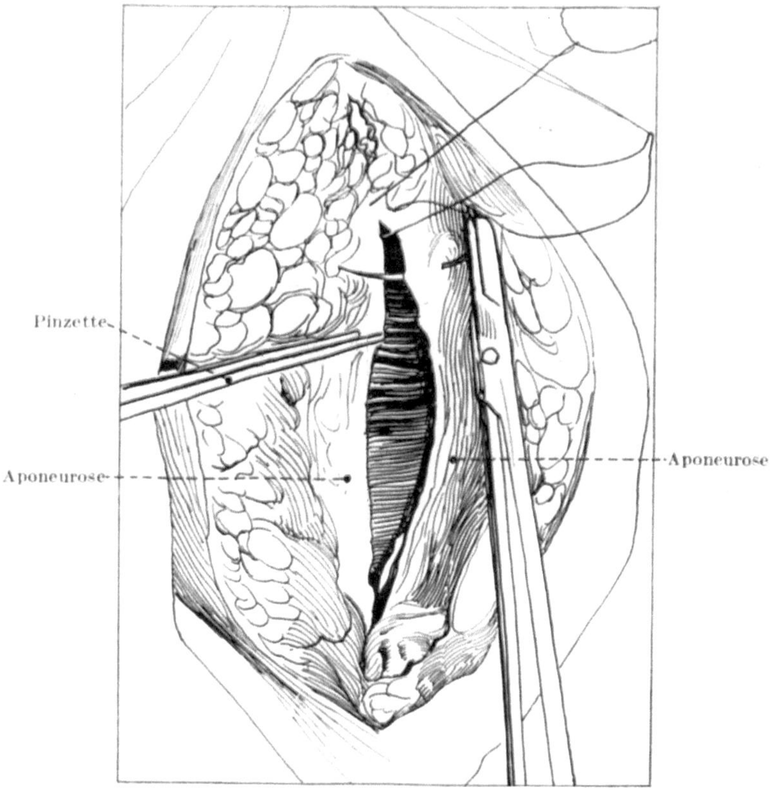


Abb. 35a.

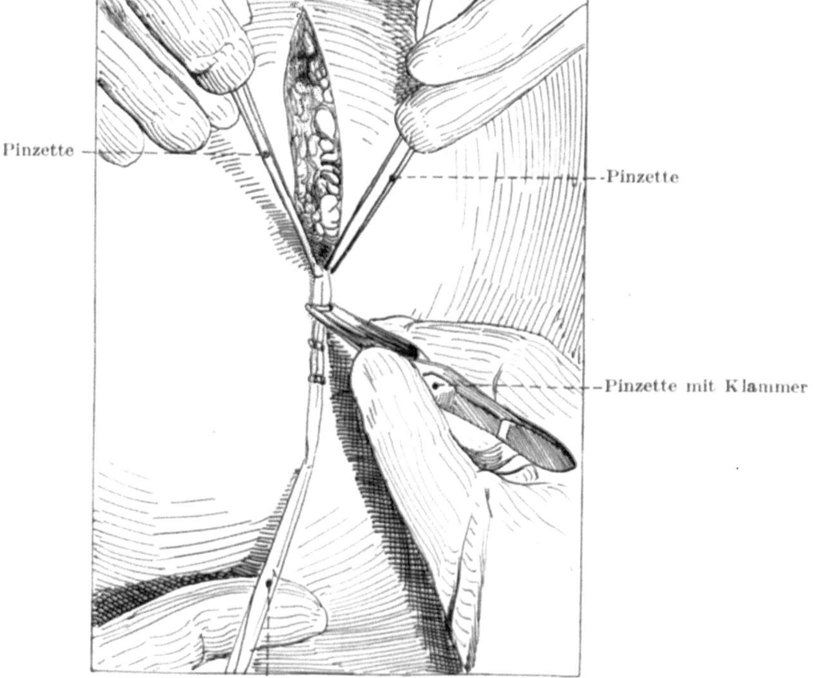


Abb. 36a.

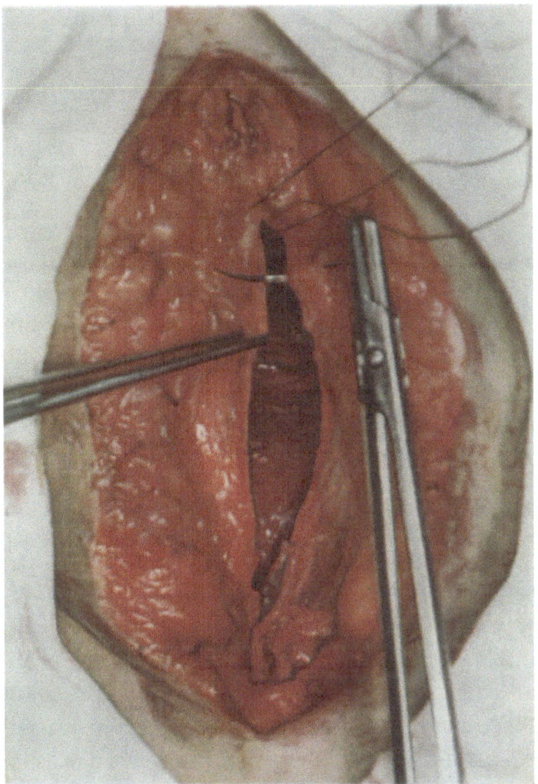

Abb. 35b. Fascienquerschnitt. Naht der Aponeurose mit fortlaufendem Faden.

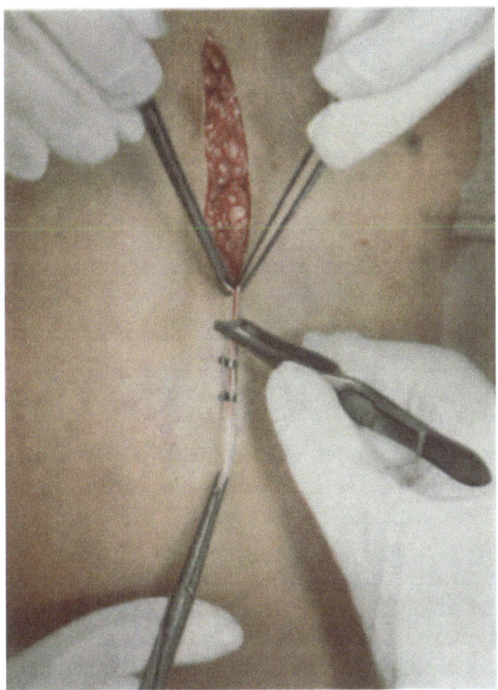

Abb. 36b. Fascienquerschnitt. Der Hautschnitt wird mit MICHELschen Klammern geschlossen.

# Die Bauchschnitte.

Für eine gynäkologische Operation kann der Leib mit verschiedenen Schnitten eröffnet werden.

Lange Zeit war in der Gynäkologie der Längsschnitt in der Medianlinie der allgemein gebräuchliche. Er ist einfach, Blutungen aus Hautgefäßen brauchen kaum gestillt zu werden, und man kann ihn beliebig verlängern, wenn er zu kurz angelegt worden ist. Seine Nachteile sind, daß er oft breite und häßliche Narben im Gefolge hat, vor allem aber, daß er Bauchbrüche veranlaßt, wenn er eitert, wenn er also nicht primär heilt.

Der Herniengefahr hat man zu begegnen gesucht, indem man den Lennanderschen paramedianen Schnitt ausgeführt hat. Es wird Haut und Aponeurose neben der Medianlinie über einem Musculus rectus abdominis durchschnitten, die Aponeurose vom Rectus bis zur Medianlinie abpräpariert und das Peritoneum in der Medianlinie eröffnet. Wird die Bauchhöhle geschlossen und die Aponeurose vernäht, so liegt unter ihr das schützende Polster des Rectusmuskels, das eine Hernie verhüten mag. Ich habe eine Zeitlang zur Längseröffnung des Leibes einen Schnitt gemacht, den ich Längsbogenschnitt genannt habe. Ich habe auf jeder Seite einen paramedianen Schnitt angelegt, so daß das Ende des einen mit dem Anfang des anderen in eine Höhe kam und beide Schnitte in dieser Höhe mit einem Querschnitt bogenförmig verbunden. Der Schnitt bietet keine besonderen Vorteile und ist von mir verlassen worden.

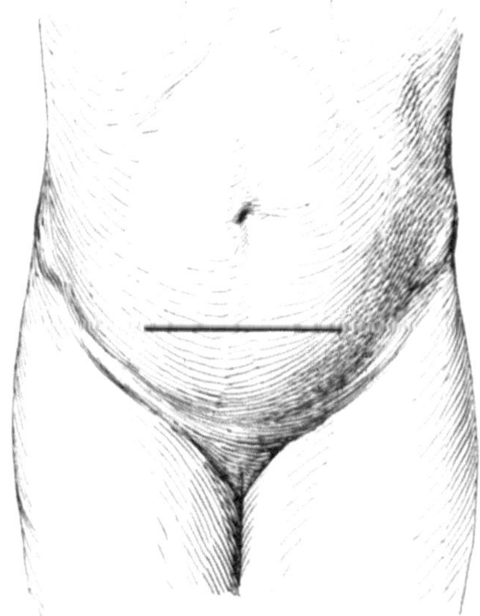

Abb. 37. Lage eines Fascienquerschnittes.

Wir gebrauchen seit 19 Jahren fast ausschließlich den Fascienquerschnitt nach Pfannenstiel (Abb. 37). Fascienquerschnitt ist ein falscher Name; denn das Gebilde, dessen Querschnitt das Wichtige ist, ist gar nicht die Fascie, sondern die Sehne der schrägen Bauchmuskeln, die Aponeurose. Der Schnitt müßte also richtiger Aponeurosenquerschnitt heißen. Da sich aber der falsche Name einmal eingebürgert hat, so wollen wir ihn auch gebrauchen.

Es wird also Haut, Unterhautfettgewebe und Aponeurose quer durchschnitten, die Aponeurose da, wo sie über der Linea alba fester als über den Muskeln aufliegt mit je einer Klemme gefaßt, angezogen und von den Muskeln nabel- und symphysenwärts abpräpariert (Abb. 31). Dann wird das Peritoneum in der Medianlinie eröffnet (Abb. 32). Soll der Schnitt vernäht werden, dann wird zuerst das Peritoneum mit einem fortlaufenden Catgutfaden geschlossen, der, in entgegengesetzter Richtung zurückgeführt, die seitlichen Muskelbäuche des Rectums vereinigt. Die Fascie wird ebenfalls mit einem Catgutfaden fortlaufend genäht, dann das Unterhautfettgewebe und schließlich wird die Haut mit Michelschen Klammern vereinigt (s. Abb. 33, 34, 35, 36).

Es ist wichtig, daß vor der Naht des Querschnittes jedes blutende Gefäß unterbunden wird, daß also die Wundflächen in den Bauchdecken bluttrocken sind. Wird dies versäumt, so können Hämatome entstehen, die die Heilung sehr verzögern und den Krankenhausaufenthalt verlängern.

Der Fascienquerschnitt gibt viel oder wenig Raum, je nach seiner queren Länge und nach seiner Lage. Wird er dicht über der Symphyse angelegt, dann gibt er wenig Platz, weil der untere Aponeurosenlappen nicht weit abpräpariert werden und so der Schnitt durchs Peritoneum nur kurz sein kann. Je weiter der Schnitt nach dem Nabel zu verlegt wird, etwa bis zur Höhe der Spinae anterior sup. ilei, desto weiter können die unteren Aponeurosenlappen abpräpariert und der Peritonealschnitt verlängert werden.

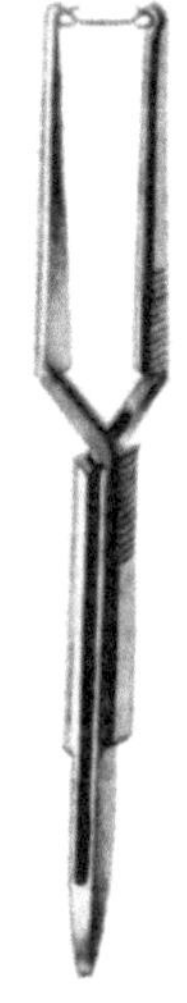

Abb. 38. Pinzette für MICHELsche Klammer.

Kommt ausnahmsweise einmal ein Fall vor, wo der Fascienquerschnitt nicht ausreicht, dann wird auf den Querschnitt ein Längsschnitt gesetzt, so daß ein Schnitt entsteht, ähnlich einem umgekehrten ⊥.

Die Vorteile des Fascienquerschnittes sind sehr groß. Die Narben werden linear und werden niemals so breit wie sie bei Längsschnitten werden können.

Der Hauptvorteil aber ist, daß nach dem Fascienquerschnitt Bauchhernien so gut wie ausgeschlossen sind, auch dann, wenn der Schnitt vereitert. Vereitert ein Längsschnitt, so ist eine Bauchhernie die Folge.

# Die Operation der Bauchnarbenbrüche und der Nabelhernien.

Ein Bauchnarbenbruch heilt nur dann fest zu, wenn alle Schichten der Bauchdecken anatomisch klar auseinanderpräpariert worden sind, wenn also Peritoneum, Muskeln, Aponeurose, Fett und Haut einzeln frei liegen und jede Schicht für sich vernäht wird. Die exakte Naht der Aponeurose ist die Hauptsache. Nabelhernien werden in gleicher Weise operiert.

# Die Retroflexio uteri.

Wann und wie soll ein retroflektierter Uterus operiert werden? Das wie ist leichter zu beantworten als das wann.

Es hat Zeiten gegeben, wo jeder retroflektierte Uterus als eine Krankheit angesehen und behandelt worden ist, zuerst mit Pessaren und dann mit Operationen, als die Pessare unmodern geworden waren. Dann sind Zeiten gekommen mit Gynäkologen, die behauptet haben, ein retroflektierter Uterus sei eine höchst gleichgültige Angelegenheit, und die danach gehandelt haben, indem sie jede Art von Therapie der Retroflexio uteri ablehnten. Jene sind im Unrecht, und diese sind es auch, aber jene mehr.

Es kann keinem Zweifel unterliegen, daß die Mehrzahl der retroflektierten Uteri keiner Behandlung bedarf, weil die Rückwärtsbeugung nicht die Ursache irgendwelcher Beschwerden ist; aber es gibt Fälle, die pathologisch sind. Aufgabe des Arztes ist es, diese zu erkennen. Krankheitserscheinungen, die man dem retroflektierten Uterus zuschreibt, sind entweder örtlicher Natur, Kreuzschmerzen, Druck nach unten, Druck auf Darm und Blase, Gefühl von Schwere und Fülle im Leib, Ausfluß, Blutungen als Menorrhagien oder Metrorrhagien, Dysmenorrhoe oder sie zeigen sich an entfernteren Organen als ziehende Schmerzen in den Beinen, Kopfschmerzen, Magenschmerzen, Verstopfung, oder sie sind allgemeiner Art wie Müdigkeit, Mattigkeit, Unlust, Depression, Erregtheit, also das, was man mit Nervosität bezeichnet.

Es gibt demnach kaum ein Krankheitssymptom in der Gynäkologie, das nicht auf einen retroflektierten Uterus bezogen werden könnte, und mir scheint, als ob eine nicht geringe Zahl von Gynäkologen dazu Neigung hätte. Diese sind der naiven Meinung, sie könnten das mannigfaltige Weh und Ach der Frauen von diesem einen Punkt, dem Uterus, aus kurieren.

Vor jeder Therapie erfüllen sie erst einmal ihre Hauptaufgabe, die Frauen zu beunruhigen, denen mit Wichtigtuerei die schwer zu erringende Diagnose mitgeteilt wird, daß sie eine „Knickung" hätten. Nun ist die Krankheit da, und die Behandlung kann losgehen. Die armen unschuldigen Gebärmütter werden mit der Hand oder der Sonde aufgerichtet, mit und ohne Narkose, sie werden massiert, auf daß sie in Anteflexio liegen bleiben, sie werden mit Pessaren gestützt und schließlich mit ihren Körpern an die Bauchdecken, die Blase, die Scheide genäht, oder es werden ihre runden Bänder durch die Leistenkanäle, durch die geraden Bauchmuskeln durchgezogen, gekreuzt, gefaltet, gekürzt, oder die runden Bänder werden vorn oder hinten auf den Uterus aufgeheftet in vielfacher technischer Variation. Weitaus die meisten dieser Operationen sind unnötig.

Die Indikation einer Retroflexionsoperation kann nur nach lokalen Symptomen gestellt werden. Die asthenischen, ptotischen, spasmophilen, hypoplastischen, hysterischen Frauen, und wie ähnliche Typen alle heißen mögen, sind, wenn sie bei ihren allgemeinen körperlichen Defekten noch eine Retroflexio haben, von jeder Retroflexionsbehandlung entweder auszuschließen oder vor jeder Retroflexionsbehandlung zur Beseitigung lokaler Beschwerden gründlich und lange zu beobachten, ob wirklich die geklagten Beschwerden auf die Lageanomalie zurückgeführt werden können; denn das soll nicht abgestritten werden, daß konstitutionell Minderwertige, daß nervöse Frauen durch lokale Beschwerden kränker werden können, oder daß ihre Heilung und Besserung erschwert oder verhindert wird, wenn mit ihrer Retroflexio nichts geschieht. Nur muß man wissen, daß die Behandlung eines örtlichen Leidens, wie es die Retroflexio ist, in solchen Fällen nur ein Hilfsmittel der Behandlung darstellt.

Da die oben genannten lokalen Krankheitssymptome in gleicher Art und gleicher Stärke auch bei anderen gynäkologischen Leiden als bei der Retroflexio uteri vorkommen können, so müssen sie für die Indikationsstellung ebenfalls sehr vorsichtig gewertet werden. Auch wenn sie vorhanden sind, soll man nicht gleich nach der ersten Untersuchung sagen, daß behandelt, daß operiert werden muß, sondern abwarten, die Patientinnen studieren, sich überzeugen, was an den Klagen ist. Empfehlenswert mag es sein, probeweise einen retroflektierten beweglichen Uterus in Anteflexio zu bringen und ein Pessar einzulegen. Verschwinden die Beschwerden mit der Geradlage des Uterus, dann ist eine Operation gerechtfertigt. Ich sage eine Operation, weil ich die Operation für den richtigsten therapeutischen Weg halte. Die Pessartherapie ist veraltet, sie heilt nicht, sie verhüllt nur das Leiden und läßt die Patientin nicht vom Arzte loskommen.

Lange Zeit bin ich der Meinung gewesen, ein retroflektierter und fixierter Uterus sei als Anomalie höher zu bewerten als ein retroflektierter und beweglicher Uterus. Ich bin von dieser Meinung abgekommen und sehe den beweglichen und den fixierten retroflektierten Uterus klinisch als gleichbedeutend an, es sei denn, daß der retroflektierte und fixierte Uterus mit Adnexerkrankungen verbunden ist. Das kommt gerade bei ihm häufig vor, denn er wird durch eine chronische Pelviperitonitis fixiert, an der die Adnexe selten unbeteiligt bleiben.

Einer besonderen Operationsindikation soll noch Erwähnung getan werden, das ist die Sterilität. Merkwürdigerweise tritt in manchen Fällen (siehe Zusammenstellung der Operationsresultate im Kapitel „Einiges über operative Sterilitätsbehandlung" S. 65) eine lange vergeblich erwartete Schwangerschaft ein, sobald ein retroflektierter Uterus in die normale Lage gebracht worden ist. Wie das zu erklären ist, weiß ich nicht.

Der retroflektierte schwangere Uterus braucht sehr selten operativ in die richtige Lage gebracht zu werden. In den meisten Fällen richtet sich der retroflektierte Uterus, der schwanger geworden ist, von selbst auf. Tut er das nicht, und machen sich Einklemmungserscheinungen bemerkbar, dann kann man ihn gut aufrichten, indem man nach W. A. FREUND einen Kolpeurynter in die Scheide legt und ihn mit Quecksilber füllt.

Ein einziges Mal in 14 Jahren ist es nicht gelungen, einen retroflektierten, eingeklemmten, im IV. Monat schwangeren Uterus in der üblichen Art aufzurichten. Es ist laparotomiert, breite Verwachsungen des Uterus sind gelöst und der Uterus durch ALEXANDER-ADAMSsche Operation fixiert worden. Die Schwangerschaft wurde ausgetragen.

Wie selten wir die Indikation zur operativen Behandlung des retroflektierten Uterus stellen, mag folgende Zusammenstellung beweisen.

Ich nehme 2 Jahre der gynäkologischen Poliklinik, das Jahr 1914 und das Jahr 1922. In diesen 2 Jahren sind 14535 Patientinnen aufgenommen worden. Von ihnen hatten einen retroflektierten Uterus, der beweglich war 773, der fixiert war 337, dessen Beweglichkeit zweifelhaft war 278.

Außerdem sind noch 44 Fälle von Retroflexio uteri gravidi festgestellt worden, von denen 7 klinische Behandlung wegen heftiger Einklemmungserscheinungen nötig hatten.

Von den 773 Fällen mit beweglichem Uterus wurden 96 = 12,3 %,
„ „ 337 „ „ fixiertem „ „ 47 = 13,95%,
„ „ 278 „ „ zweifelhaft beweglichem Uterus wurden 33 = 11,9 %
den Stationen überwiesen.

Es ist also in allen 3 Gruppen so ziemlich die gleiche Zahl von Fällen vorhanden gewesen, deren Krankheitssymptome auf ihre nach rückwärts liegende Gebärmutter bezogen worden sind. Unter den insgesamt 176 nach Ansicht der leitenden Ärzte der gynäkologischen Poliklinik der klinischen Behandlung bedürftigen Retroflexionsfälle sind 37, das sind 21%, die weniger der Retroflexio und mehr der komplizierenden Erkrankungen wegen den stationären Abteilungen der Klinik überwiesen worden sind, wegen Erkrankungen wie Myomen, Ovarialtumoren, Adnextumoren, Prolapsen, Aborten, Plazentarpolypen, Extrauteringraviditäten, Hernien, chronischen Appendicititiden. Aber lange nicht alle der den Stationen Überwiesenen sind operiert worden.

In $12^1/_2$ Jahren (1. X. 10—31. III. 1923) haben wir 379 Fälle von Retroflexio operiert. Nach der obigen Zusammenstellung von 176 innerhalb zweier Jahre den Stationen überwiesenen Fällen kämen auf das Jahr 88, das wären in $12^1/_2$ Jahren 1100 Fälle. In Wirklichkeit sind es aber nur ein Drittel. Nehmen wir nach unseren Erfahrungen mit Patientinnen anderer Art an, daß von den aus der Poliklinik auf die Stationen geschickten Patientinnen sich etwa ein Drittel der Behandlung entzieht, so würde also für ein weiteres Drittel von Retroflexionsfällen nach klinischer Beobachtung die Operation nicht für angezeigt gehalten worden sein.

Von allen Retroflektionsoperationen halte ich die ALEXANDER-ADAMSsche Operation für die beste.

In meinem 27jährigen gynäkologischen Leben habe ich Erfahrungen mit allen Operationen zur Lagekorrektur des Uterus gemacht, mit Vaginofixationen, Vesikofixationen, Ventrofixationen, mit allen Modifikationen der Verwendung der runden Mutterbänder, und weiß nun, daß die ALEXANDER-ADAMSsche Operation in jeder Beziehung das beste Operationsverfahren und keine andere Operation ihr überlegen ist. Deshalb wird von uns auch keine andere Operation mehr gemacht. Sie ist sicher als Operation, sie ist sicher für die Dauer. Der Uterus kommt in eine normale Lage; kein Darm, keine Blase, keine Gravidität stört ihn oder wird von ihm gestört.

Sie ist einfach und ebenso für bewegliche wie fixierte retroflektierte Uteri zu gebrauchen.

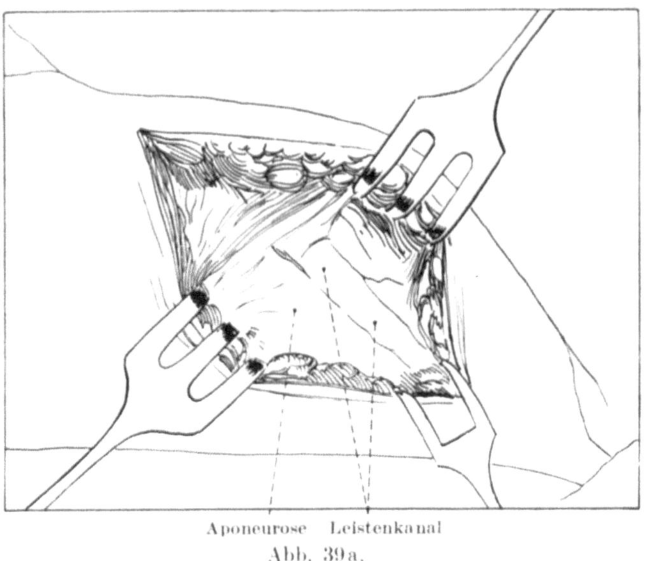


Abb. 39a.

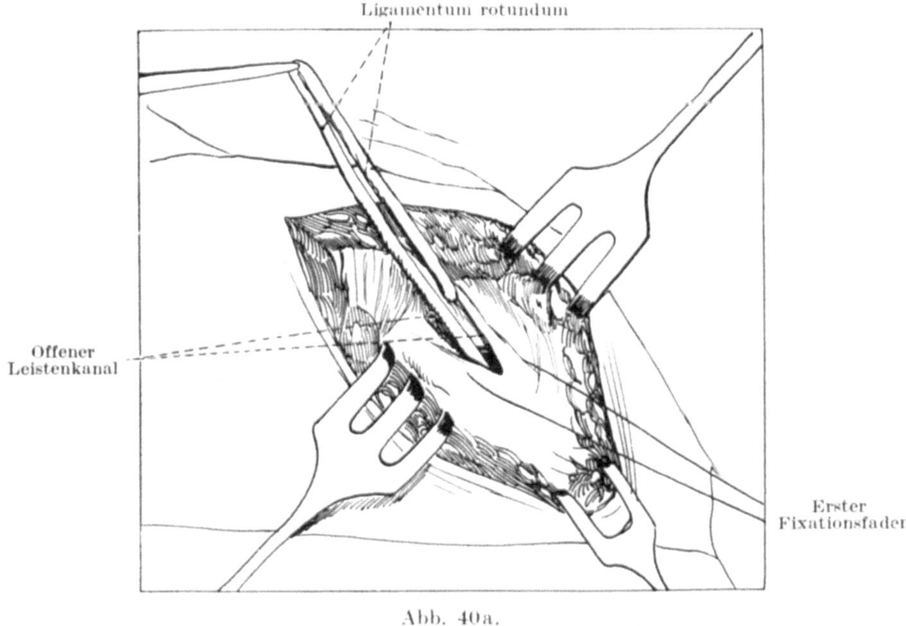


Abb. 40a.

## Die Alexander-Adamssche Operation.

Vor jeder Retroflexionsoperation ist die Beweglichkeit des Uterus festzustellen, und das muß kurz vor der Operation in Narkose geschehen, damit eine nur der Untersuchung dienende Narkose vermieden wird. Ist der Uterus leicht aufrichtbar, bleibt er in Anteflexio liegen, federt er nicht zurück, dann kann die eigentliche Alexander-Adamsche Operation gemacht werden. Besteht der geringste Zweifel an der freien Beweglichkeit des Uterus, federt er nach Aufrichtung zurück, läßt er sich gar nicht aufrichten, sind Veränderungen an den Adnexen zu tasten, dann muß der Leib eröffnet werden, um Verwachsungen unter Leitung des Auges zu lösen, um den Zustand der Adnexe festzustellen und ihn, sofern er pathologisch ist,

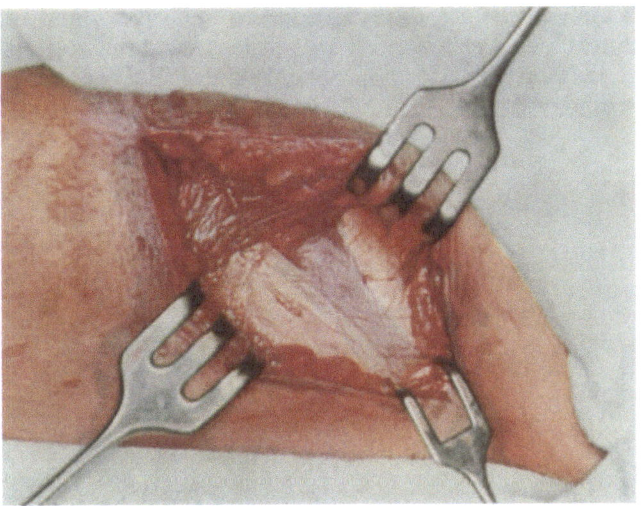

Abb. 39b. ALEXANDER-ADAMsche Operation. Schrägschnitt über dem rechten Tuberculum pubicum. Die Aponeurose und die Aponeurosenschenkel des Leistenkanals sind sichtbar, über ihnen die Lamina cribrosa.

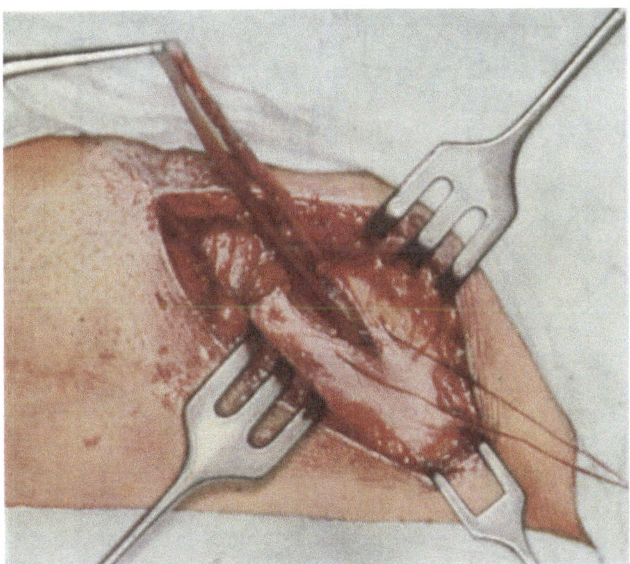

Abb. 40b. ALEXANDER-ADAMsche Operation. Der Leistenkanal ist fast bis zum Winkel der Aponeurosenschenkel gespalten, das Band vorgezogen und die erste Fixationsnaht durch Aponeurose, Band und wieder Aponeurose gelegt.

zu beseitigen. Wir haben uns gewöhnt, diese Operation Laparotomie-Alexander zu nennen, keine sehr schöne, aber eine prägnante Bezeichnung.

Die eigentliche ALEXANDER-ADAMssche Operation.

Man macht auf beiden Seiten über dem Tuberculum pubicum parallel zum POUPARTschen Band einen Schnitt bis auf die Obliquusaponeurose, von der das auf ihr liegende Gewebe sauber abgeschoben wird, so daß die Schenkel des Leistenkanals ganz klar sichtbar sind, wie es die Abbildung 39 zeigt. Das ist der ganze Witz der Operation. Achtet man nicht darauf, schneidet man nicht tief genug durch Haut und Unterhautfettgewebe, dann sieht man keinen Leistenkanal, schneidet man zu tief durch die Fascie, dann zerstört man den Leistenkanal und sieht ihn auch nicht. Und sieht man ihn nicht, dann kann man auch das Band nicht finden. Hat einer Schwierigkeiten, den Leistenkanal zu entdecken, dann soll er das Tuberculum pubicum tasten, an dem der laterale Schenkel des Leistenkanals angeheftet ist. Über den divergierenden Fascienschenkeln des Leistenkanals liegt ein dünnes Gewebe,

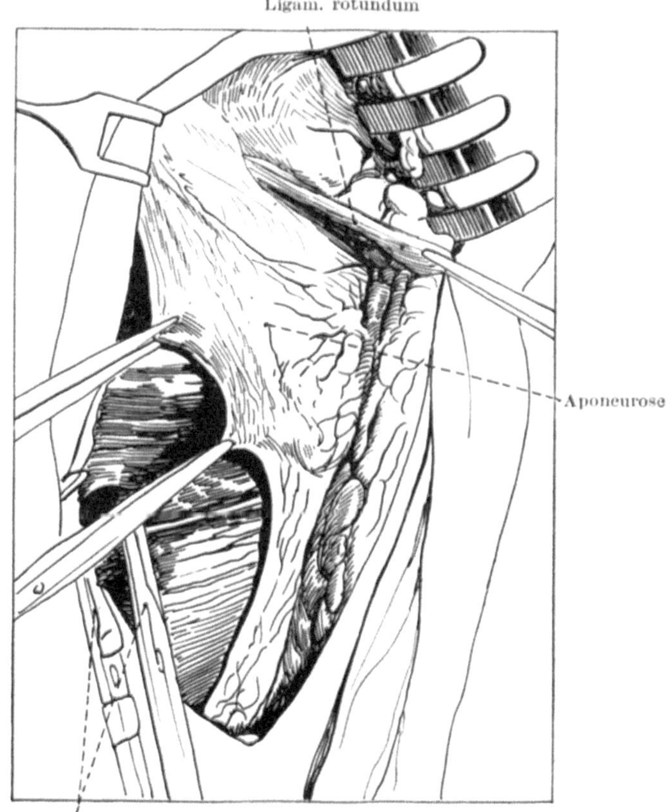


Abb. 41 a.

die Lamina cribrosa, die man mit einem Scherenschlag spaltet. Nun wird das Band mit einer Klemme gefaßt. Es liegt direkt unter dem lateralen Fascienschenkel. Man soll es mehr gegen den Winkel des Fascienschenkels zu fassen und nicht gegen die Öffnung des Kanals am Tuberculum pubicum zu. Hier kann es aufgefasert sein und beim Zug einreißen.

Wird das gefaßte Band angezogen, so wird gelegentlich der Nervus pudendus, ein Ast des Nervus ileoinguinalis mit vorgezogen. Man schiebt ihn auf die Seite oder schneidet ihn weg, damit er nicht mit der Naht gefaßt wird; denn das könnte später zu Schmerzen und Beschwerden führen. Das Band wird soweit vorgezogen bis der Peritonealkegel erscheint, der nicht eröffnet zu werden braucht und nur eröffnet und zurückgeschoben wird, wenn er sehr weit am Bande entlang reicht.

Fixation des vorgezogenen Bandes.

Am Winkel des Aponeurosenschenkels wird begonnen. Man sticht durch einen Schenkel, dann durchs Band und schließlich durch den anderen Schenkel und knüpft (s. Abb. 40). Dann kommt eine zweite Knopfnaht und schließlich die dritte. Mehr sind nicht nötig. Ist die dritte geknüpft, wird das Band nach oben seitlich geschlagen und mit dem gleichen Faden nochmals geschnürt, so daß es doppelt gebunden ist. Dann wird es abgeschnitten. (Ich benutze nur noch Catgut, seitdem ich vor vielen Jahren gesehen habe, daß Seidenfäden ausgeeitert sind. Einmal sind sie unter Absceßbildung an den großen Labien herausgekommen.)

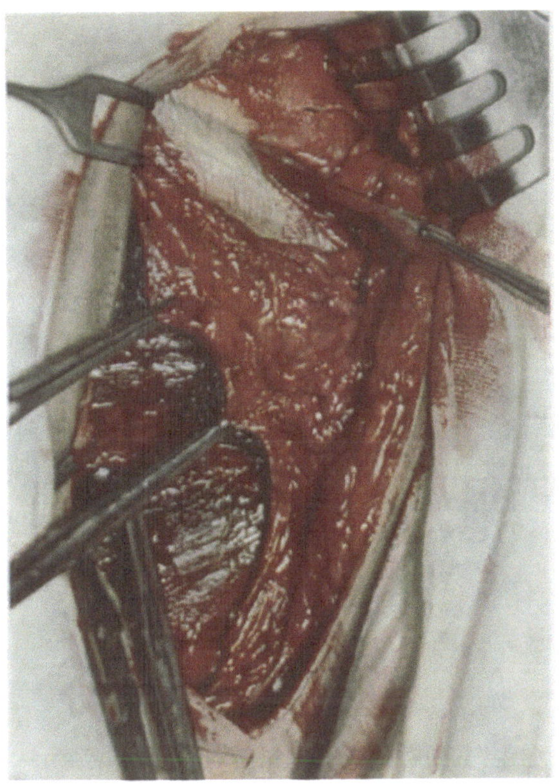

Abb. 41b. Laparotomie ALEXANDER, vom rechts neben der Patientin stehenden Operateur aus gesehen, zwei Klemmen schließen die Bauchhöhle, zwei Klemmen ziehen die Aponeurose an. Der linke Leistenkanal ist freigelegt und das runde Mutterband vorgezogen.

Versenkte Fettnaht, Klammerung der Haut. Das gleiche geschieht auf der anderen Seite.

## Laparotomie ALEXANDER.

Ist der Uterus retroflektiert und nicht aufrichtbar, also fixiert, oder ist es nicht sicher, ob er frei beweglich ist, dann muß der Leib eröffnet werden.

Es wird ein Fascienquerschnitt gemacht und der Schnitt nahe an die Symphyse gelegt, damit man leicht zu den Leistenkanälen kommen kann, wenn zuletzt die runden Mutterbänder durch den Leistenkanal gezogen werden sollen. Nach Eröffnung des Leibes werden die Verwachsungen mit Pinzette und Schere gelöst, und die allenfalls notwendigen Operationen an den Adnexen vorgenommen. Dann wird das

Peritoneum zusammengeklemmt und so die Bauchhöhle provisorisch geschlossen, das Aponeurosenblatt symphysenwärts mit einer oder zwei Klemmen gefaßt und nabelwärts angezogen, der untere Wundrand mit einem Wundhaken seitlich und nach abwärts gezogen, mit einigen Scherenschlägen, die durchs Fett geführt werden, der Leistenkanal einer Seite freigelegt und das Band in üblicher Weise vorgezogen und fixiert (s. Abb. 41). Das gleiche geschieht auf der anderen Seite. Sind beide Bänder befestigt, so werden die Peritonealklemmen geöffnet, und man kann sich von der richtigen Lage des Uterus überzeugen. Abb. 42 zeigt die Lage des Uterus nach der Fixation. Bemerkenswert ist die vor dem Uterus liegende Peritonealfalte. Sie hat keine Bedeutung; denn sie verschwindet später, wie wir uns überzeugt haben. Zuletzt wird der Leibschnitt in der gebräuchlichen Weise geschlossen.

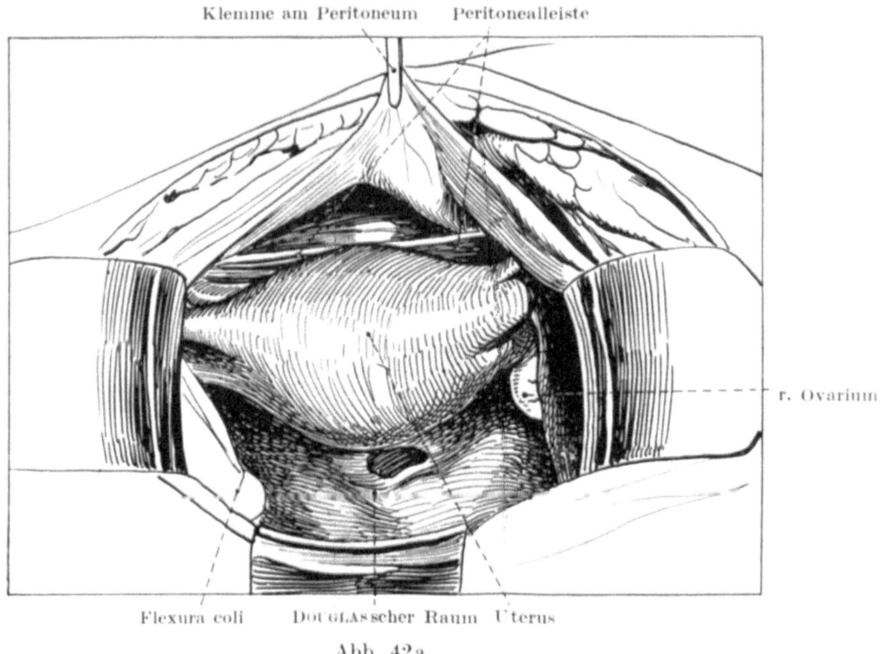


Abb. 42a.

## Die Ergebnisse der Operationen.

Vom 1. X. 10—31. III. 23 sind insgesamt 382 Retroflexionsoperationen gemacht worden, eine Vaginofixation, 2 Ventrofixationen und 379 Operationen nach ALEXANDER-ADAMS, und zwar

167 A.-A. bei mobiler Retroflexio und

212 A.-A. nach Laparotomie (Laparotomie ALEXANDER).

Bei beiden Gruppen erfolgte die primäre Wundheilung in 98%. Wir haben einen Exitus erlebt bei einer 28jährigen Frau. Wegen fixiertem und retroflektiertem Uterus wurde laparotomiert, die fest verwachsenen linken Adnexe gelöst und der Uterus nach ALEXANDER-ADAMS fixiert. Es war eine einfache Operation, bei der kein Organ entfernt wurde. Tod am 3. Tage post operationem an diffuser Peritonitis. Die Mortalität der Operation beträgt also **0,3%**.

Die Herniengefahr nach der ALEXANDER-ADAMschen Operation ist sehr gering. Wir haben in einem einzigen Falle 2 Jahre nach der ALEXANDER-ADAMschen Operation wegen mobiler Retroflexio und Sterilität eine Inguinalhernie auf einer Seite beobachtet, die operativ geheilt worden ist.

Bei den mit Laparotomie ALEXANDER operierten Fällen sind 83 mal ergänzende Bauchoperationen vorgenommen worden, Entfernung einer Tube, Eröffnung verschlossener Tuben, Resektion von Ovarialteilen, 21 mal Entfernung der Appendix.

147 Fälle, die mit ALEXANDER-ADAMscher Operation behandelt worden sind, konnten innerhalb von 3 Monaten bis $1^1/_2$ Jahren nach der Operation nachuntersucht werden, und zwar 46 nach Laparotomie ALEXANDER und 101 nach ALEXANDER-ADAMS ohne Eröffnung der Bauchhöhle.

Von der ersten Gruppe lagen in Anteflexionsstellung 40 = 87%, in Mittelstellung 2 = 4,3%, in Retroflexionsstellung 4 = 8,7%.

Von der zweiten Gruppe lagen in Anteflexionsstellung 92 = 91%, in Mittelstellung 4 = 4%, in Retroflexionsstellung 5 = 5%.

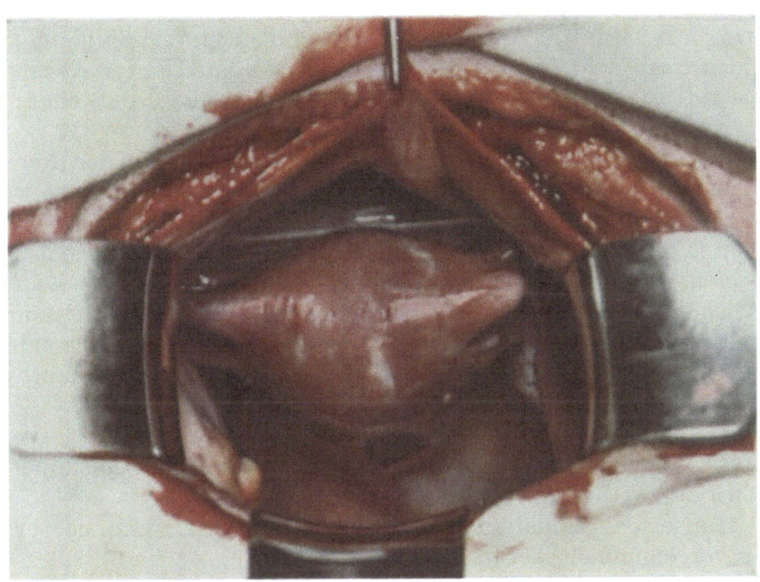

Abb. 42b. Das Bild zeigt die Lage des Uterus nach ALEXANDER-ADAMSscher Operation. Der Uterus liegt gehoben und anteflektiert. Die beiden Ligamenta rotunda sind angespannt. Durch ihre Spannung ist vor dem Uterus eine quer verlaufende Peritonealleiste entstanden.

Die Rezidive nach Laparotomie ALEXANDER können nur so erklärt werden, daß sich neue Adhäsionen gebildet und den Uterus wieder nach hinten gezogen haben.

Die nach einfachem ALEXANDER-ADAMS verlangen eine andere Erklärung, und sie kann nur die sein, daß vor den Operationen Adhäsionen nicht erkannt worden sind, daß also nicht bei beweglichem, sondern bei fixiertem retroflektiertem Uterus operiert worden ist. Darum soll nochmals die Forderung erhoben werden, vor jeder ALEXANDER-ADAMschen Operation mit aller Sorgfalt in der Narkose die Beweglichkeit des Uterus festzustellen und in jedem zweifelhaften Falle den Leib zu eröffnen.

An den Rezidiven ist mangelhafte Technik sicher nicht schuld. Es ist niemals vorgekommen, daß die Bänder nicht gefunden worden wären, und nur 7 mal ist ein Band abgerissen, aber immer nur auf einer Seite, so daß also der Uterus wenigstens mit einem Bande hat festgenäht werden können.

## Einiges über operative Sterilitätsbehandlung.

Das Problem der Sterilitätsbehandlung soll hier nicht eingehend erörtert werden. Ich will nur kurz meine persönlichen Anschauungen und Erfahrungen mitteilen.

Vor jeder Operation, die zur Beseitigung vermeintlicher Ursachen der Unfruchtbarkeit ausgeführt werden soll, muß die Zeugungsfähigkeit des Mannes festgestellt werden. Man kann da mancherlei Überraschungen erleben. Nur wenn es sicher ist, daß der Mann keine Schuld an der Kinderlosigkeit seiner Frau hat, darf operiert werden.

Die Sterilität der Frau kann bedingt sein durch Erkrankungen ihrer Genitalorgane, die eine Befruchtung unmöglich machen, Mißbildungen, Verschluß der Scheide und des Uterus, entzündliche Veränderungen der Adnexe, insbesondere der Tuben, dann durch Anomalien der Genitalorgane, die vielleicht eine Befruchtung hindern, das sind Stenosen des Cervikalkanales und Lageveränderungen des Uterus, die Retroflexio und die spitzwinkelige Anteflexio und schließlich gibt es Fälle genug, die nicht erklärbar sind.

Bestehen absolute, organisch bedingte Hindernisse einer Befruchtung, so ist im allgemeinen mit Operationen sehr wenig zu machen. Mißbildete Uteri, mißbildete Scheiden sind nicht umzuändern. Aus doppeltem Uterus ist einer gemacht worden. Was soll das für einen Sinn haben? Wir wissen ja, daß einer von beiden schwanger werden kann.

Chronisch entzündliche Tuben, die durch Verklebung mit der Nachbarschaft, durch Verschluß ihrer abdominellen Öffnungen für die Eileitung ungeeignet geworden sind, lassen sich durch keine operative Maßnahme mit einiger Sicherheit ausbessern. Es wird behauptet, daß verschlossene Tuben am abdominellen Ende aufgemacht worden und danach Schwangerschaften aufgetreten seien. Ich habe kein Glück mit dieser Operation gehabt, die nur gelegentlich ausgeführt worden ist und niemals eine Schwangerschaft auftreten sehen. Ich habe dazu die Tube am abdominellen verschlossenen Ende quer durchschnitten und die Tubenschleimhaut mit feinen Catgutknopfnähten ans Peritoneum der Tube angenäht.

Was verbleibt also noch operativ zu tun? Sehr wenig mehr. Die Fälle, wo ein derbes, breites Hymen oder eine Scheidenatresie die Imissio penis hindert, können mit Erfolg operiert werden.

Selten ist also die Indikation zur Operation gegeben, wenn sie zur Behebung der Sterilität vorgenommen werden soll.

Aber auch bei den Anomalien der Genitalorgane, die möglicherweise die Sterilität bedingen, soll die Operationsindikation mit aller Vorsicht gestellt werden. Man muß wissen, daß es sich nur um Versuche handeln, daß in keinem Falle ein Erfolg versprochen werden kann. Daraus ergibt sich der zwingende Schluß, daß niemals gefährliche Operationen vorgenommen werden dürfen. Es kommen nur zwei Operationen in Betracht, die Discisionen des Cervikalkanals und die Alexander-Adamsche Operation, die wohl zu den technisch einfachen und fast ungefährlichen Operationen gerechnet werden dürfen. Ferner soll man es mit diesen Operationen nicht eilig haben und eine ungeduldige Ehefrau, die in den ersten Ehejahren nicht schwanger geworden ist, gleich operieren wollen.

Ist man zur Meinung gekommen, eine Sterilisationsoperation verantworten zu können, so mag die Discision des Cervikalkanales in den Fällen gemacht werden, wo eine feine Sonde die Verengerung des Cervikalkanals erweist.

Der Cervikalkanal wird mit einem feinen geknöpften Skalpell radiär seiner ganzen Länge nach so weit incidiert, daß ein Hegarscher Dilatator von 8—9 mm durch den Kanal ohne Schwierigkeit geführt werden kann. Dann wird Uterus und Cervikalkanal mit Gaze für zwei Tage ausgestopft. Erhöht sich die Temperatur, muß die Gaze entfernt werden. Diese Discision des Cervikalkanals kann mit der Alexander-Adamschen Operation verbunden werden, wenn der Uterus nach hinten liegt oder es wird bei Retroflexio uteri nur die Alexander-Adamsche Operation gemacht. Wir haben eine Zeitlang die Alexander-Adamsche Operation auch bei spitzwinkeliger Anteflexio des Uterus ausgeführt, danach aber gar keine Erfolge gesehen und sie deshalb wieder verlassen. Überhaupt geben die Sterilisationsoperationen wenig befriedigende Resultate.

Von 45 Frauen, die mit Dilatation und Discision behandelt worden waren, konnten Nachrichten über den Erfolg der Operation, die 2–6 Jahre zurücklag, erhalten werden. 10 = 22% hatten konzipiert, 6 haben 1 oder 2 Kinder ausgetragen, 3 haben 1 oder 2 Fehlgeburten durchgemacht, und eine war zur Zeit der Nachforschung im dritten Monat gravide, die übrigen sind steril geblieben.

Von 35 Frauen, die nach ALEXANDER-ADAMS operiert worden waren, haben 7 = 20% konzipiert, davon haben 4 ausgetragen, 2 haben abortiert und eine hat eine Extrauteringravidität gehabt, bei den anderen war die Operation ohne Erfolg.

# Die Senkungen und Vorfälle der weiblichen Genitalien.

Die Genitalien der Frau werden durch einen Halteapparat und einen Stützapparat in ihrer Lage gehalten. Der Halteapparat besteht aus den Ligamenten und aus dem die Organe überziehenden Peritoneum, der Stützapparat aus dem Diaphragma pelvis, das sich aus den Muskeln und Fascien des Beckenbodens zusammensetzt. Die Anatomie dieser Gebilde muß vorausgesetzt werden.

Es ist viel über die Ursache der Senkungen und Vorfälle geforscht und geschrieben worden. Die Arbeiten von TANDLER und HALBAN, E. MARTIN, WERTHEIM sind bekannt. Es sind das anatomische Untersuchungen, die Zustandsbilder von den Verhältnissen des Halte- und Stützapparates geben, die bei Vorfällen gefunden werden. Aus diesen Zuständen werden Schlüsse auf die Ursachen der Vorfälle gezogen. Diese Schlüsse sind Ideen, aber keine Tatsachen. Die Ursachen lassen sich überhaupt durch anatomische Untersuchungen nicht aufdecken. Die Entstehung einer Senkung oder eines Vorfalles ist ein lebendiger Vorgang, eine Funktionsstörung, und was wir anatomisch finden, ist nur das, *was* geworden ist, aber nicht das, *wie* es geworden ist. Damit will ich nicht ausdrücken, daß anatomische Untersuchungen wertlos seien, sondern nur, wie ich ihren ätiologischen Wert einschätze. Klinische Beobachtungen werden immer noch das wichtigste sein und die größte Bedeutung haben.

Senkungen und Vorfälle beruhen auf einer angeborenen Gewebsschwäche, also auf einer somatischen Disposition, die zur Geltung kommt, wenn das schwache Gewebe den auf ihn wirkenden Druck nicht aushält, und wenn es nicht elastisch genug ist. Während des ganzen Lebens wirkt der intraabdominelle Druck. Gesundes und kräftiges Gewebe gibt nach, kehrt aber immer wieder zu seiner Ruhestellung zurück, das schwache Gewebe nicht, es bleibt gedehnt, wenn es auch anfänglich nur ganz wenig ist. Es gibt Zeiten im Leben der Frau, wo der abdominelle Druck vermehrt ist, und wo das Gewebe an Widerstandsfähigkeit verloren hat, Zeiten, wo das Stütz- und Haltegewebe stark gedehnt wird, vornehmlich bei Geburten, und wo es an Widerstandsfähigkeit einbüßt, wo also der Druck besonders schädlich ist. Es gibt Zeiten, die eine Schwächung des Gewebes mit sich bringen. Das ist das Alter. Wie im Alter die Kiefer schrumpfen und die Zähne ausfallen, die Körperhaut welk und runzlig wird, so wird auch das Beckengewebe welk und schwach. So sehen wir Senkungen und Vorfälle nach Geburten und Wochenbetten entstehen und im vorgeschrittenen Lebensalter, nach dem 40. Lebensjahre und besonders in der Menopause und dem Klimakterium. Es wird also in diesen Zeiten eine Disposition wirksam. Wir wissen aber auch, daß junge Frauen und solche, die nie geboren haben, Senkungen und Vorfälle bekommen können. Bei diesen ist also die Gewebsschwäche primär besonders stark, und es brauchen keine besonderen Schädigungen hinzuzukommen, um sie in Lageveränderungen sichtbar zu machen. Zu Lageveränderungen in diesem Sinne rechne ich nicht die Lageveränderungen des Uterus, der in normaler Höhe im Becken steht, also die Retroflexionen, Retroversionen und Lateropositionen.

Die so verstandenen Lageveränderungen können Senkungen und Vorfälle sein. Alle Organe, die tiefer getreten, aber nicht über den Vulvaeingang beim Pressen oder Stehen der Frau heraustreten, sind gesenkt, die Organe, die heraustreten, sind vorgefallen.

Senkungen und Vorfälle sind mannigfaltiger Art, und von ihrer Art hängt die Therapie ab, die ebenso mannigfaltig ist.

Die rationelle Behandlung der Senkung und Vorfälle kann nur die operative sein, denn nur sie bringt die Heilung.

Senkungen und Vorfälle können auch mit Pessaren behandelt werden. Pessare heilen aber nicht, sie vermögen allenfalls Symptome zu bessern. Rationell ist also die Pessartherapie nicht. Sie ist nur ein Notbehelf.

Nicht jede Senkung aber muß operiert werden und nicht jeder Vorfall kann operiert werden.

Bei geringen Senkungen der Scheide oder des Uterus, der Scheide und des Uterus hängt die Anzeige einer operativen Behandlung lediglich von den Beschwerden ab. Es brauchen keine Beschwerden da zu sein; dann braucht auch nicht operiert zu werden. In solchen Fällen durch eine Operation einer Verschlimmerung vorbeugen zu wollen, halte ich nicht für gerechtfertigt. Denn wir können nicht wissen, ob eine Verschlimmerung eintritt, und wir wissen nicht, ob wir durch eine Operation vorbeugen können. Sind die Beschwerden eindeutig, dauernder Druck nach unten, beim Stehen und Gehen das Gefühl, als ob etwas verloren würde, etwas herausfallen wollte, rechtfertigt den Vorschlag einer operativen Behandlung. Sind die Beschwerden weniger bestimmt und nicht sicher auf die Senkung zurückzuführen, wie gelegentlicher Druck nach unten, Kreuzschmerzen, Blasenschwäche, dann mag versuchsweise ein Pessar eingelegt werden. Beseitigt das Pessar die Beschwerden, kommt die Operation in Frage.

Daß man Vorfälle operiert, erscheint mir notwendig. Nur bei alten, schwächlichen, elenden Frauen oder bei Frauen mit ernsten Organerkrankungen, Herz-, Nierenkrankheiten, Diabetes, ist eine Operation zu gefährlich. Dann muß man sich mit Stützapparaten, mit Pessaren behelfen.

Die Operationen der Senkungen und der Vorfälle sind orthopädische Operationen. Sie sollten lebenssicher sein. Denn man will ja keine lebensgefährlichen Leiden beseitigen. Daraus ergibt sich die Folgerung, die Indikation sehr streng zu stellen und die Operation so einfach wie möglich zu gestalten. Sie soll aber auch einen dauernden Erfolg geben, möglichst vor Rezidiven schützen. Das sind Aufgaben, die nicht leicht zu erfüllen sind.

Unsere Operationsmethoden sind im Laufe der Jahre vielfach geändert und gewechselt worden, nicht für die Fälle von Descensus und die Vorfälle geringeren Grades, aber für die großen Vorfälle.

Die Senkung und der Vorfall der vorderen Scheidenwand verlangt eine vordere Kolporrhaphie. Von jeher haben wir dabei die Blase von der Cervix abgelöst und sie nach oben geschoben. Die hintere Kolporrhaphie, Kolpoperineorrhaphie wird bei Senkungen und Vorfällen der hinteren Scheidenwand gemacht. Vordere und hintere Kolporrhaphie beseitigen überdehntes, also überschüssiges Gewebe. Erst in den letzten 10 Jahren haben wir grundsätzlich die Kolpoperineorrhaphie mit der Levatornaht verbunden, die Kolpoperineorrhaphien ausgenommen, die wegen geringem Descensus der hinteren Wand mehr zur Beseitigung eines alten inkompletten Dammrisses ausgeführt wurden.

Von manchen Seiten wird der Levatornaht eine besondere Wichtigkeit beigemessen. Ich zweifle sehr, ob das richtig ist, und ob die Levatornaht mehr vor Rezidiven schützt als die einfache Kolpoperineorrhaphie. Würde die Levatornaht die Operation komplizieren, würde ich sie nicht anwenden. Da sie aber das nicht tut, ja die Naht der Kolporrhaphiewunde sogar vereinfacht, so mache ich sie und habe die angenehme Empfindung, daß sie in dem einen oder anderen Falle doch etwas nützt.

Mir scheint sie zur Beseitigung von Senkungen und Vorfällen von untergeordneter Bedeutung zu sein gegenüber der richtigen Lagerung des Uterus. Der normal anteflektierte und auch der stark retroflektierte Uterus wird nicht so leicht nach unten und außen geschoben, sein Körper wird in seiner Breite und Massigkeit auf den Beckenboden aufgedrängt und so vor dem Tiefertreten bewahrt. Liegt aber der Uterus in gerader Stellung, wenig retrovertiert, dann verläuft seine Achse in der Richtung des Beckenausganges, also in der Richtung des Scheidenrohres, und dann kann er leicht nach unten und außen geschoben werden; dann wird er wie ein Spund durchs Spundloch getrieben. Darum haben wir von jeher den größten Wert darauf gelegt, für eine Anteflexiostellung des Uterus zu sorgen, und wir haben das mit der ALEXANDER-ADAMSschen Operation getan, deren Wert wir weniger in der Hebung des Uterus als in der Fixation in Anteflexionsstellung sehen.

Die operative Behandlung der Senkungen und mäßigen Vorfälle ohne Komplikationen macht nicht viel Kopfzerbrechen. Das fängt erst an, wenn die großen Vorfälle, die Totalprolapse, die mit Hypertrophie der Portio, mit Elongation des Collums zu operieren sind. Da haben wir viel probiert.

Vor 20 Jahren habe ich nach BUMMS Vorgang die Totalexstirpation versucht. Ich bin nach meinen Erfahrungen zu der Meinung gekommen, daß die Totalexstirpation des Uterus eine schlechte Vorfalloperation ist. Sie ist ein großer Eingriff, schützt ganz und gar nicht vor Rezidiven, und treten Rezidive auf, dann ist der schlaffe Scheidensack nicht mehr zu reparieren, höchstens so, daß man durch eine LE FORTsche Operation ihn teilweise zur Verödung bringt. Ich mache also keine Totalexstirpationen mehr. Wir haben die SCHAUTA-WERTHEIMsche Interposition gemacht, unglücklicherweise vor 18 Jahren bei den ersten Operationen einen Todesfall und sehr unangenehme Blasenstörungen gehabt und sie deswegen verlassen.

Ich habe mir dann eine Operation ausgedacht, die darin bestand, daß ich nach Excision eines großen ovalen Lappens, wie zu einer vorderen Kolporrhaphie, die Blase hochgeschoben, die vordere Excavatio eröffnet und die Ligamenta rotunda unter starker Spannung auf die vordere Uteruswand in der Höhe des inneren Muttermundes, also gerade über dem Collum, fixiert habe. Dadurch ist der Uterus stark in die Höhe gezogen worden. Gelegentlich ist diese Operation nach hoher Portioamputation gemacht worden. Wir haben sie Profixur genannt. Ich bin mit dieser Operation nicht zufrieden gewesen. Sie ist nicht einfach und hat vor vorderer und hinterer Kolporrhaphie mit ALEXANDER-ADAMS keine Vorteile, deshalb ist sie aufgegeben worden.

Dann sind wir wieder zur Interposition zurückgekehrt. Mit der Interposition sind Portioamputationen bei Hypertrophie der Portio und Elongation des Collums verbunden worden.

In einzelnen Fällen haben wir den Uterus mit seinem Hals an der vorderen Bauchwand gegen die Symphyse zu, ähnlich der Collifixur nach BUMM fixiert, danach aber so verzerrte, steil nach vorne und oben verlaufende Scheiden mit Kohabitations- und Blasenstörungen erlebt, daß wir es bei wenigen Fällen bewenden ließen. Dagegen scheint uns die Promontorifixur für manche Fälle empfehlenswert, da, wo wegen eines Myoms der Uterus supravaginal amputiert werden muß, oder wo wegen Adnextumoren oder Ovarialcysten eine Laparatomie notwendig ist.

In jüngster Zeit wenden wir für mittlere und große Prolapse die KIELLANDsche Operation an, die mir ein großer technischer Fortschritt zu sein scheint.

Wir haben vom 1. Oktober 1910 bis 31. März 1922 899 Operationen von Senkungen und Vorfällen ausgeführt. Ich führe nicht zahlenmäßig die vielfachen Kombinationen an wie vordere oder hintere Kolporrhaphie allein, beide zusammen, mit oder ohne Portioamputation, mit ALEXANDER-ADAMS, ohne ALEXANDER-ADAMS, sondern erwähne nur, daß in 566 Fällen die ALEXANDER-ADAMSsche Operation als unterstützende Operation gemacht worden ist, 52 mal die vaginale Totalexstirpation (in den letzten 10 Jahren nicht mehr), 65 mal meine Profixur (in den letzten 5 Jahren nicht mehr), 15mal die Interposition nach SCHAUTA-WERTHEIM, 10mal die Promontorifixur und 10mal die Fixation des Collums an der Symphyse, 5mal die Kolpokleisis nach LE FORT. Die übrigen Fälle sind Scheidenplastiken oder nur ausnahmsweise ausgeführte Operationen wie Ventrofixation (3), Fixation des Portiostumpfes an den Bauchdecken (1) oder Fixation des Scheidenstumpfes an der Symphyse als Recidiv operation nach vaginaler Totalexstirpation.

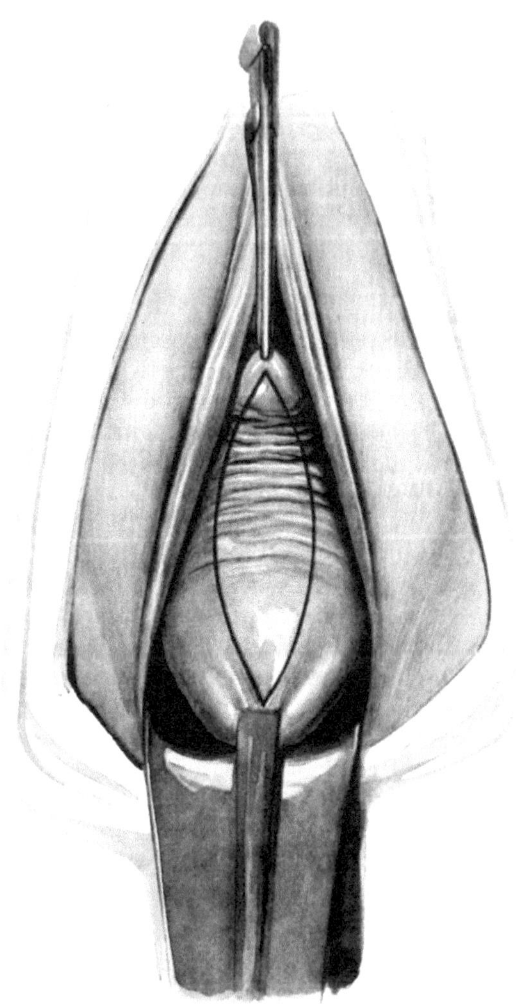

Abb. 43. Scheidenschnitt zur vorderen Kolporrhaphie.

Von den 899 Fällen sind 4 an den Folgen der Operation gestorben, eine an Infektion (Peritonitis) nach Profixur, eine an Infektion und Lungenembolie nach vaginaler Totalexstirpation, eine an Lungenembolie ohne nachweisbare Infektion nach vorderer und hinterer Kolporrhaphie. Der 4. Todesfall ist etwas Besonderes.

Frau B., 48 Jahre. Jahrgang 1918. Totalprolaps. Elephantiasis vulvae, Rectum- und Blasenscheidenfistel, Bauchnarbenhernie (1 Jahr vorher Operation in einem anderen Krankenhaus, was für eine unbekannt). Durchtrennung einer Hautbrücke der hinteren Urethralwand. Raffung des Blasensphinkters. Naht der Urethralschleimhaut, Schluß der Rectumscheidenfistel, Resektion der elephantiastischen hinteren Scheidenwand, hintere Kolporrhaphie, Abtragung der elephantiastischen Klitoris. Laparotomie, supravaginale Amputation des dicken Uterus, Fixation des Cervixstumpfes an der Symphyse, Operation der Bauchnarbenhernie. Tod am 4. Tage post operationem. Lobäre Pneumonie des linken Unterlappens und eines großen Teils des rechten

Ober- und Unterlappens, handgroßes, schwarzpigmentiertes Geschwür des Rectums, bis zum Anus ausreichend. Also Infektionstod.

Wir haben demnach eine Operationsmortalität von

$$4 : 899 = 0{,}4\,\%.$$

Leider kann ich über die Dauerresultate keine genauen Angaben machen, da es uns nicht möglich gewesen ist, die große Zahl der Patientinnen sämtlich nachzuuntersuchen. Ich gehe aber kaum fehl, wenn ich nach den vorhandenen Ergebnissen der Nachuntersuchungen für die Operationen der Senkungen und Vorfälle mäßigen Grades 2—5% Rezidive, für die großen Vorfälle 5—10% Rezidive annehme.

Stoeckel gibt an 5,5% Rezidive nach der Operation von geringem Descensus (vordere und hintere Kolporrhaphie), 10,4% Recidive nach der Operation von starkem Descensus und Prolaps junger Frauen, nach vaginaler Plastik mit Profixation des Uterus, gewöhnlich Alexander Adams, 3,7%, nach Schauta-Wertheimscher Interposition, 2,3% Rezidive nach Totalexstirpation von Uterus und Scheide.

Sicher hängen die Rezidive von der Art der Operation ab, sicher aber auch von der Restitutionsfähigkeit des Gewebes. Ich habe die feste Überzeugung, daß es unheilbare Vorfälle gibt, die man operieren kann, wie man will, und die immer wieder rezidivieren, weil das Gewebe wieder und wieder erschlafft.

## Die einzelnen Methoden der Senkungs- und Vorfalloperation.

Ich schildere nur die zur Zeit gebräuchlichen Verfahren.

Die Alexander-Adamsche Operation ist S. 60 u. ff. dargestellt.

### Die vordere Kolporrhaphie.

Die Scheidenwand wird hinter der Urethra mit einer Klemme gefaßt und angezogen, und ebenso die vordere Portiolippe mit einer Faßzange. Ist die vordere Scheidenwand gespannt, dann wird die Scheidenwand ovulär durchschnitten wie Abbildung 43 zeigt und der Scheidenlappen abpräpariert, über der Portio die Blase von der Cervix getrennt und nach oben geschoben (Abb. 44). Manchmal ist ein starker Harnröhrenwulst vorhanden. Es ist empfehlenswert, den wegzunehmen, denn er kann später, zurückgeblieben, nach befriedigender Senkungsoperation das Gefühl des Druckes nach unten hervorrufen oder, von den Patientinnen in der verengten Scheidenöffnung gesehen oder gefühlt, sie mit der Sorge erfüllen, das alte Leiden sei wieder da. Die Kolporrhaphiewunde wird mit fortlaufendem Catgutfaden genäht. Vorher kann unter der hochgeschobenen Blase eine versenkte Catgutknopfnaht angelegt werden, um die Blase oben zu halten.

### Die Kolpoperineorrhaphie.

Die hintere Scheidenwand wird in der Medianlinie mit einer Klemme gefaßt und angezogen, die jedesmal so weit hinten angelegt wird, als die Scheide sich gut nach vorn und oben spannen läßt. Die von dieser Klemme ausgehenden divergierenden Scheidenschnitte müssen bequem zu führen sein. Faßt die Klemme zu weit hinten in der Scheide, dann läßt sich die Scheide nicht genügend anziehen, sie liegt in Falten und die Schnitte sind erschwert und werden unübersichtlich. Faßt die Klemme zu weit vorne, dann wird der Lappen für die Plastik zu klein.

Zwei seitliche Klemmen fassen den Vulvarrand so hoch, als die Verengung des Scheideneingangs gewünscht wird. Dann kann noch eine Klemme an den Damm gelegt werden. Sämtliche Klemmen werden von den Assistenten angezogen, das ganze Operationsgebiet ist gut übersehbar, und die Scheide kann so durchschnitten werden, wie die Abbildung 46 angibt. Der Scheidenlappen wird abpräpariert, entweder von

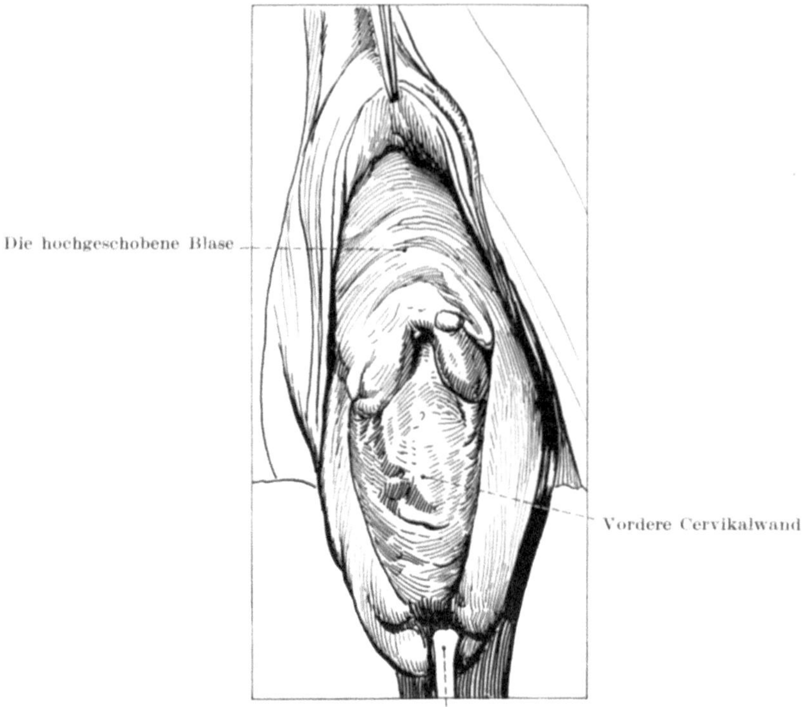

Die hochgeschobene Blase
Vordere Cervikalwand
Zange, die die Portio anzieht
Abb. 44a.

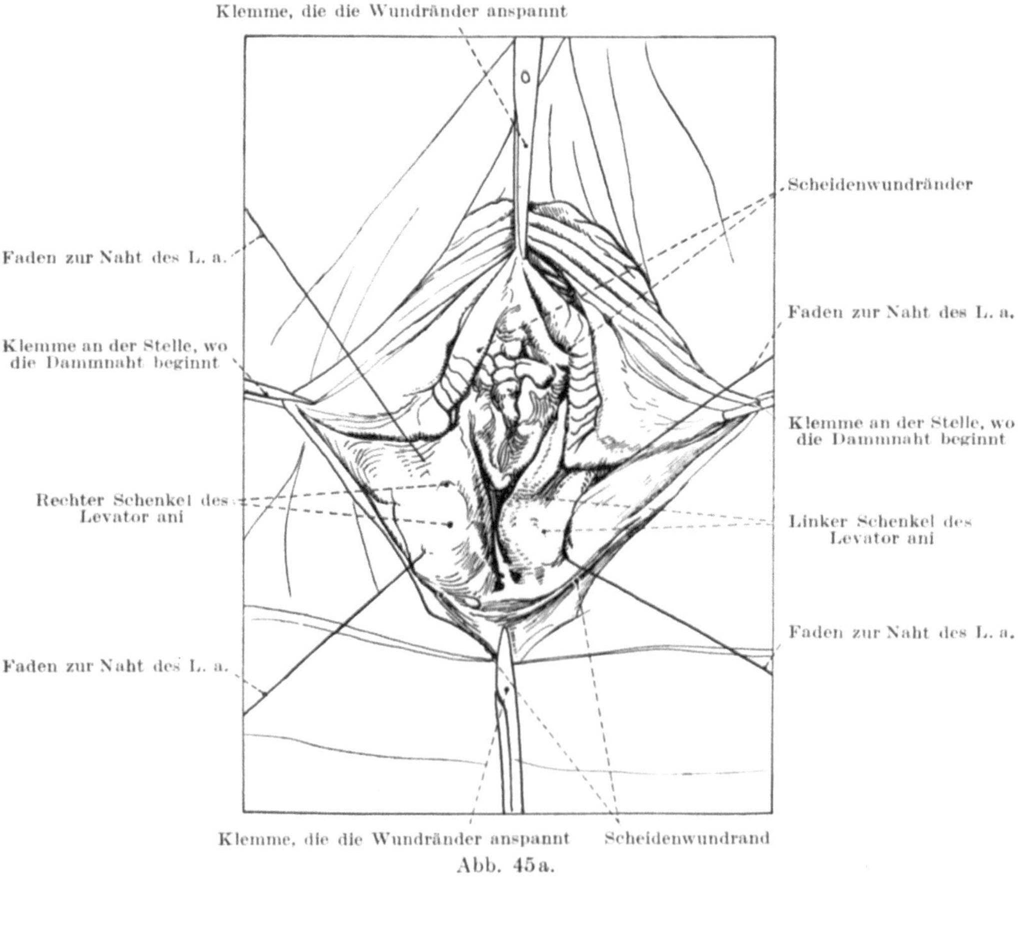

Klemme, die die Wundränder anspannt
Scheidenwundränder
Faden zur Naht des L. a.
Faden zur Naht des L. a.
Klemme an der Stelle, wo die Dammnaht beginnt
Klemme an der Stelle, wo die Dammnaht beginnt
Rechter Schenkel des Levator ani
Linker Schenkel des Levator ani
Faden zur Naht des L. a.
Faden zur Naht des L. a.
Klemme, die die Wundränder anspannt
Scheidenwundrand
Abb. 45a.

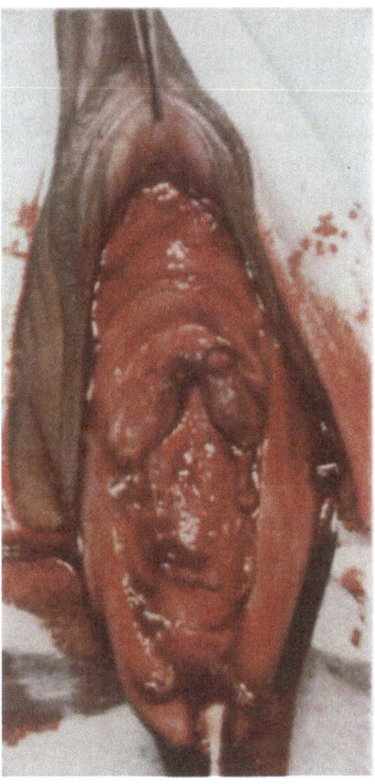

Abb. 44b. Kolporrhaphia anterior. Der Scheidenlappen ist abpräpariert, die Blase von der vorderen Cervixwand gelöst und hochgeschoben.

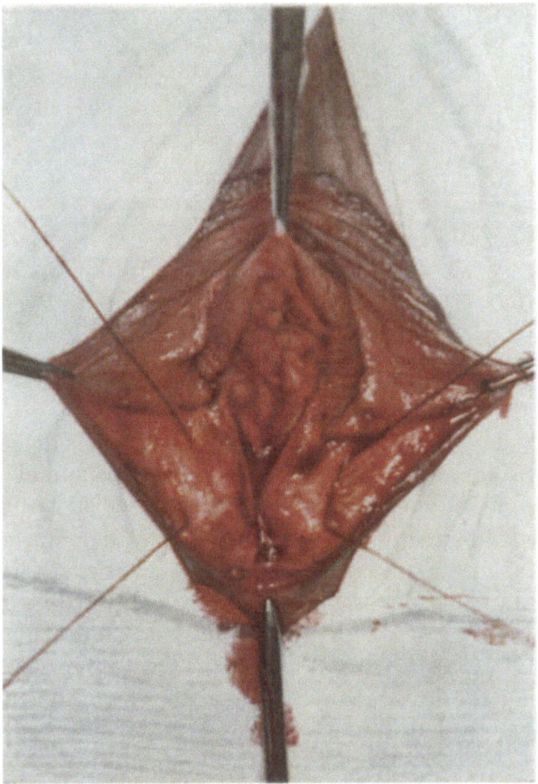

Abb. 45b. Kolpoperineorrhaphie mit Levatornaht. Der Scheidenlappen ist abpräpariert. Zwei Fäden, die noch nicht geknüpft sind, fassen die Levatorschenkel.

der Klemme in der Dreieckspitze beginnend oder von den Dammschnitten aus. Das Messer muß immer gegen den Scheidenlappen zu geführt werden, sonst kann es vorkommen, daß das Rectum angeschnitten wird. Das ist unter den Hunderten von hinteren Kolporrhaphien 4 mal passiert, mir selbst in 18 Jahren ein einziges Mal. Diese Verletzung ist genäht zur Heilung gekommen.

Soll eine Levatornaht gemacht werden, so legt man rechts und links vom Mastdarm das Messer senkrecht auf die Wunde auf und schneidet parallel zum Mastdarm in die Tiefe. Dadurch werden die Levatorränder frei. Es ist unnötig, die Levatorränder

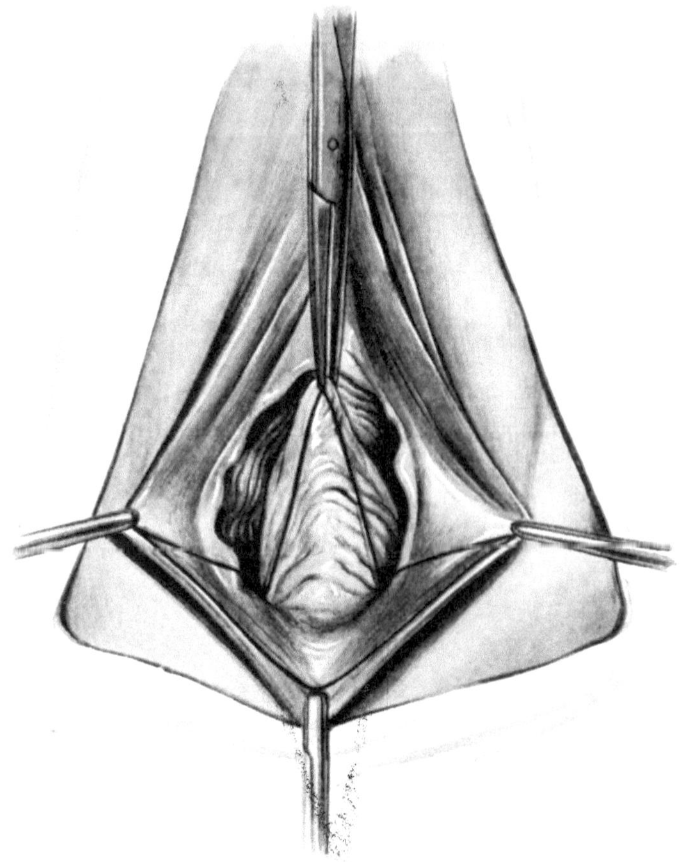

Abb. 46. Schnittführung für die Kolpoperineorrhaphie.

sauber herauszupräparieren. Mit Catgutknopfnähten, die jederseits einen kleinfingerdicken Teil des Levators fassen, werden die Levatorschenkel über dem Mastdarm aneinandergebracht. 2 Catgutknopfnähte genügen meist (Abb. 45).

Die Wunde der Kolporrhaphia posterior wird, an der hinteren Spitze beginnend, mit fortlaufenden Catgutknopfnähten genäht bis zu der Stelle, wo die seitlichen Klemmen am Vulvarrand liegen. Der Damm wird mit Catgutknopfnähten vereinigt. Wenn die Levatorschenkel mit Catgutknopfnähten aneinander gebracht worden sind, brauchen keine weiteren Nähte in der Tiefe der Wunde versenkt zu werden.

Wir haben früher die Dammwunden mit Silberdraht, Bronze-, Aluminiumdraht oder Silkworm genäht. Keines dieser Nahtmaterialien hat vor Catgut einen Vorteil, aber jedes den Nachteil, daß die Fäden nach der Heilung herausgenommen, die Patientinnen also belästigt werden müssen.

### Die Blutstillung bei den Kolporrhaphien.

Alle größeren spritzenden Gefäße sollen abgeklemmt und unterbunden werden, aber nicht die kleinen Gefäßchen, deren Blutungen durch die Naht zum Stillstand kommt. Bei den hinteren Kolporrhaphien hat man öfter mit venösen Blutungen zu tun, auch diese pflegen meist durch die Wundnaht zu stehen. Nur nicht zu viel Unterbindungsmaterial in die Tiefe versenken und durch unnötige Unterbindungen und Umstechungen die Operation verlängern!

## Die Portioamputation.

Bei hypertrophischer Portio oder bei Verlängerung des Collums (Elongatio colli) oder bei beiden kann es nützlich sein, eine Portioamputation zu machen. Man faßt die vordere und die hintere Muttermundslippe mit einer Krallenzange und schneidet rechts und links vom Cervikalkanal aus die Portio durch, so tief, als man von der Portio wegnehmen will. Dann amputiert man durch keilförmige Schnitte zuerst die hintere Portiolippe. Bevor die vordere Portiolippe abgetragen wird, muß die Amputationswunde der hinteren Lippe im Bereich der Portiomuskulatur durch Catgutknopfnähte versorgt sein, sonst überschwemmt das Blut der Amputationswunde der vorderen Muttermundslippe das Operationsfeld und macht es unübersichtlich. Außerdem wird Blut gespart. Mit kräftigen Nadeln näht man, tief das Gewebe durchstechend, die Cervixschleimhaut an die Scheidenwundränder. Ist das an dem vorderen und hinteren Portiolippenstumpf geschehen, so bleiben beiderseits Bindegewebswunden übrig, die mit tiefgreifenden Catgutknopfnähten von vorn nach hinten vereinigt werden. So wird die genähte Portio nach der Abtragung nicht konisch, sondern breiter von Seite zu Seite und schmal von vorn nach hinten. Diese querovale Form gleicht sich später zu einer rundlichen Form aus.

Bei der Portioamputation kann es recht stark bluten, besonders aus Muskelgefäßen und aus den seitlichen Gefäßen neben der Portio. Die Blutung aus den Muskelgefäßen kann meist nur durch tiefe Umstechungen gestillt werden, da die einzelnen Gefäße in der derben Muskulatur nicht gefaßt werden können. Die seitlichen im lockeren Bindegewebe liegenden Gefäße müssen sorgfältig gefaßt und einzeln ligiert werden. Nicht zu dünnes Catgut nehmen! Es darf vor 8 Tagen nicht resorbiert sein, also Nr. 3. Wir haben manchmal erlebt, daß durch frühzeitige Resorption des Catguts, oder dadurch, daß Nähte das Gewebe durchschnitten haben, recht erhebliche Nachblutungen aus der Portiowunde aufgetreten sind, die nur mühsam durch neue Umstechungen und feste Tamponade zu stillen waren. Nachblutungen nach gynäkologischen Operationen gehören im allgemeinen zu den größten Seltenheiten, Nachblutungen nach Portioamputationen aber nicht.

## Die Fixation des Uterus-Collums am Promontorium. Promontorifixur.

Eine Zeitlang haben wir bei einzelnen Fällen das Collum an der Symphyse fixiert (im ganzen 12 mal) und danach gesehen, daß die Scheide unnatürlich nach vorne und oben verzerrt blieb. Deshalb sind wir dazu übergegangen, das Collum an dem Promontorium zu fixieren, wobei die Scheide ihren natürlichen Verlauf behält. Diese Operation wird nur unter bestimmten Voraussetzungen ausgeführt, wenn der Leib wegen Tumoren aufgemacht werden muß (Myomen, Ovarialtumoren, Adnextumoren) oder wenn starke Adhäsionen der inneren Genitalien beseitigt werden müssen. Die Operation wird stets mit Dammplastiken verbunden. Man fixiert die Hinterwand der Cervix in der Höhe des inneren Muttermundes am Promontorium, oder man macht eine supravaginale Amputation und fixiert den Cervixstumpf am Promontorium. Die Abb. 47 und 48 zeigen den Vorgang.

Über dem Promontorium wird das Peritoneum gespalten und die Zwischenwirbelscheibe zwischen fünftem Lenden- und erstem Kreuzbeinwirbel freigelegt. Dann wird mit Catgutknopfnähten, die den Cervixstumpf oder die Cervixwand fassen und

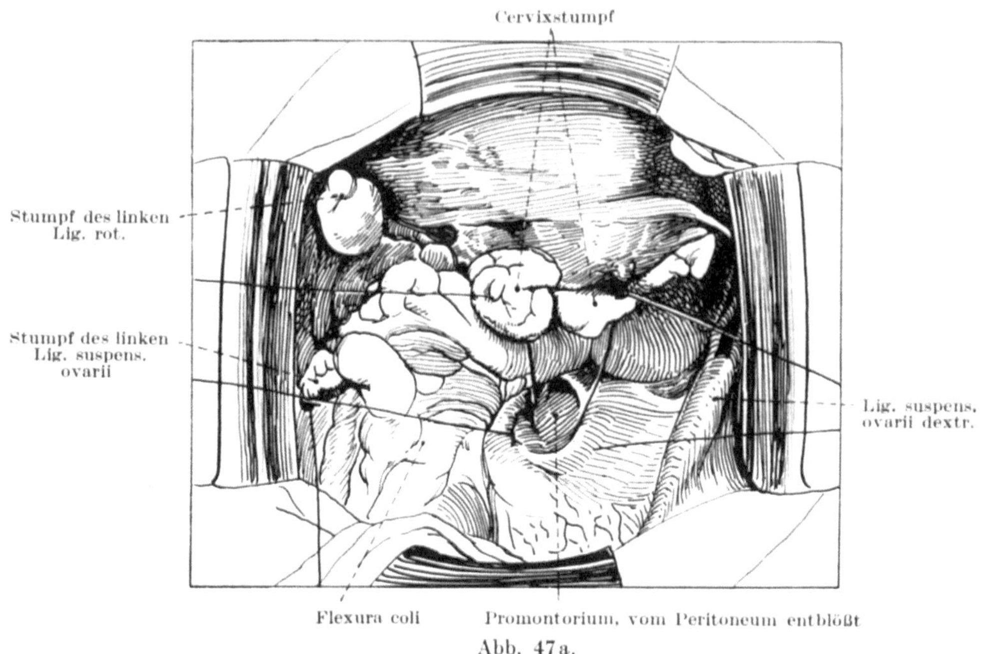


Abb. 47a.

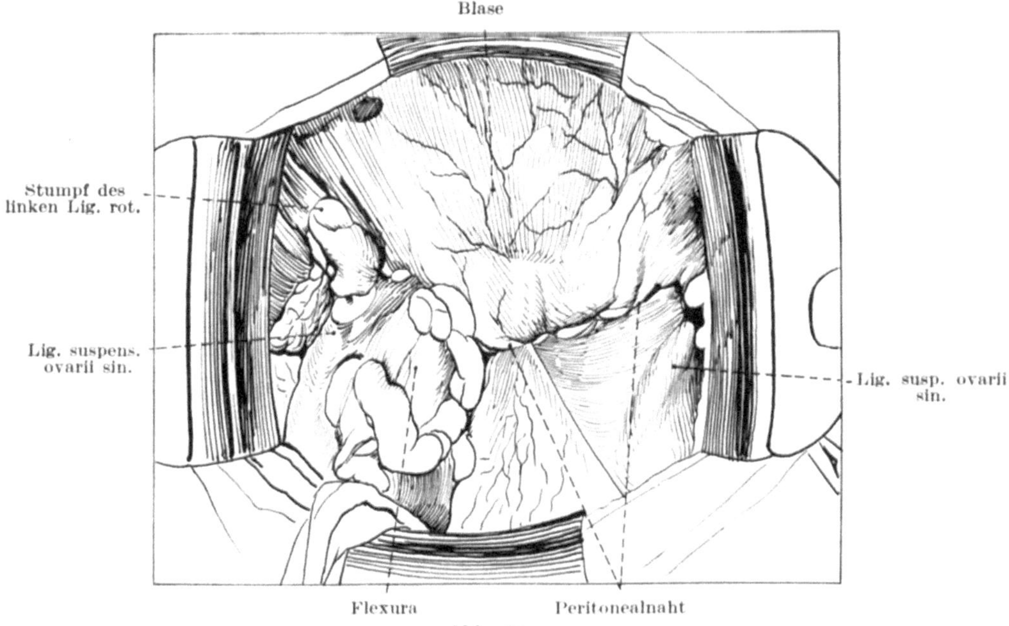


Abb. 48a.

durch den Knorpel der Zwischenwirbelscheibe hindurchgehen, Cervixstumpf oder Cervixwand am Promontorium fixiert. Vernähung der kleinen Peritonealwunde nach der Fixation des Collum oder vollständige Deckung mit Peritoneum nach Fixation des Collumstumpfes, der nach supravaginaler Amputation des Uterus übrig bleibt.

Von 10 Fixationen am Promontorium haben wir 3mal eine supravaginale Amputation vorgenommen.

Auch bei dieser Operation sollen Scheidenplastiken nicht vergessen werden,

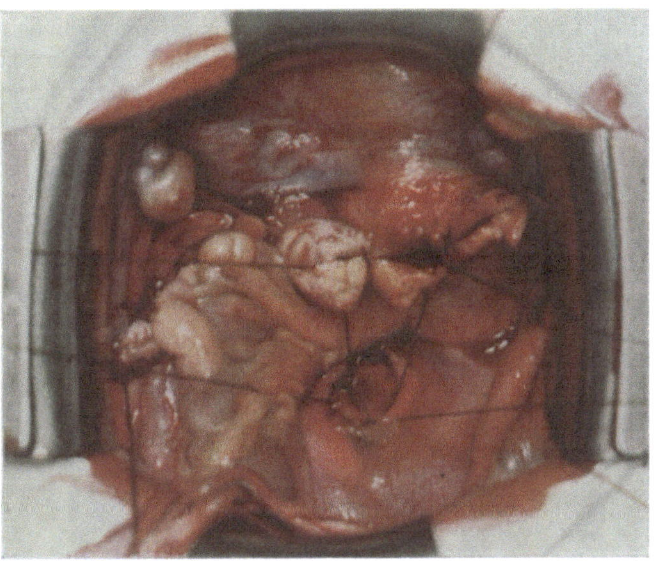

Abb. 47b. Promontorifixur des Collum uteri. Der Uterus ist supravaginal amputiert, der Cervixstumpf mit Catgutknopfnähten vernäht. Der mittlere Faden hat die Cervixwand etwas eingeschnitten. Das Peritoneum über dem Promontorium ist längs durchgeschnitten. Auf jeder Seite liegt ein Fixationsfaden, der durch den Cervixstumpf und durch den Knorpel der Zwischenwirbelscheibe über dem Kreuzbein hindurchgeht.

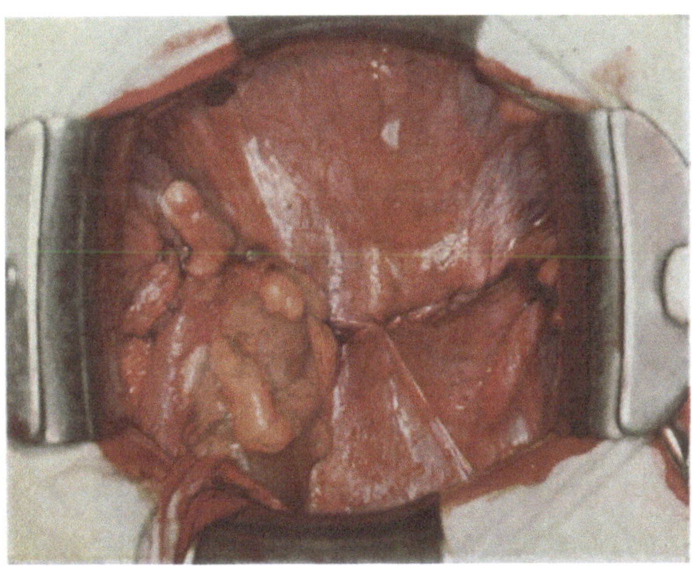

Abb. 48b. Zustand nach Promontorifixur des Collum uteri. Der fixierte Cervixstumpf ist mit Peritoneum vollständig überdeckt.

die je nach der Lage des Falles vordere Scheidenwand und hintere Scheidenwand mit dem Damm oder nur die hintere Scheidenwand mit dem Damm betreffen. Die Scheidenplastiken müssen vor der Collumfixation gemacht werden. Würden sie nachher gemacht, könnte das Collum beim Anziehen der Scheidenwände abgezerrt werden.

## Die Le Fortsche Operation.

Bei alten Frauen, besonders bei Rezidiven nach Prolapsoperationen, bei welken und schlaffen Scheidenwänden, bei ganz kleinem atrophischem Uterus kann diese Operation mit Nutzen gemacht werden. Bei der Indikation zu dieser Operation muß bedacht werden, daß danach keine Kohabitation mehr möglich ist. Wir haben die Indikation selten gestellt, die Operation nur 5 mal ausgeführt. Man schneidet aus der vorderen Scheidenwand einen rechteckigen Lappen, dessen Längsseiten rechts und links, dessen Schmalseiten vorne und hinten liegen, und einen gleich großen Lappen

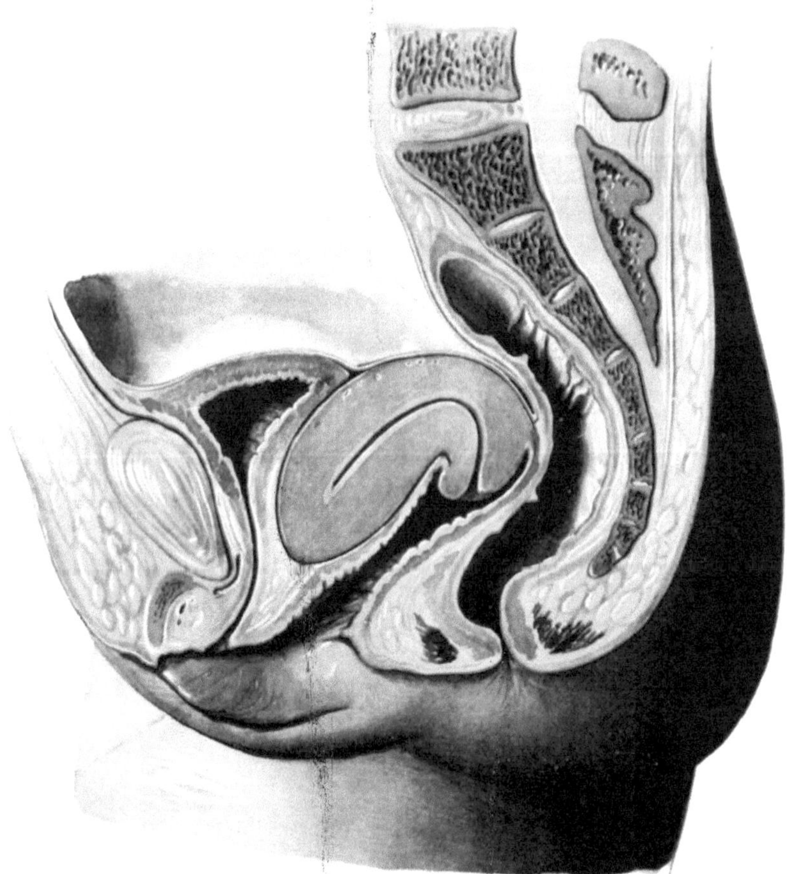

Abb. 49. Lage des Uterus nach der Schauta-Wertheimschen Interposition. Der Uteruskörper ist gegen das Collum stark abgeknickt; das Collum steht in der Richtung des Scheidenrohres.

aus der hinteren Scheidenwand, dem vorderen gerade gegenüber. Dann näht man die Wundflächen, von hinten angefangen, mit Catgutknopfnähten aufeinander. Auf diese Weise entstehen im Bereiche der aufeinandergenähten Scheidenwände zwei parallele enge Scheidenrohre.

## Die Kiellandsche Prolapsoperation.

Ein wesentlicher Teil dieser Operation ist die Interposition des Uterus nach Schauta-Wertheim, also die Verlagerung des Uterus zwischen Blase und vordere Scheidenwand, die als die denkbar stärkste Fixation des Uterus in Anteflexionsstellung anzusehen ist.

Die Interposition schützt nicht vor Rezidiven, und zwar werden sie dadurch ermöglicht, daß das Uteruscollum in der Richtung des Scheidenrohrs stehen bleibt, so wie es die Abbildung 49 darstellt. Durch den abdominellen Druck kann das Collum allmählich nach unten und außen geschoben und so das Rezidiv veranlaßt werden. Das Collum muß also aus dieser Richtung heraus und in eine Stellung gebracht werden, die es zu einer geraden Fortsetzung des Uteruskörpers macht. Abbildung 50 zeigt die Lage des Collums nach der KIELLANDschen Operation und deutlich den Unterschied gegenüber der Lage und Haltung des Uterus nach der bisher üblichen Interposition. WERTHEIM hat richtig erkannt, wie wichtig diese Stellung des Collum uteri ist, wenn die Resultate der Prolapsoperation gesichert sein sollen. Er hat versucht, das Collum in diese Stellung dadurch zu bringen, daß er die Ligamenta sacro-uterina auf eine

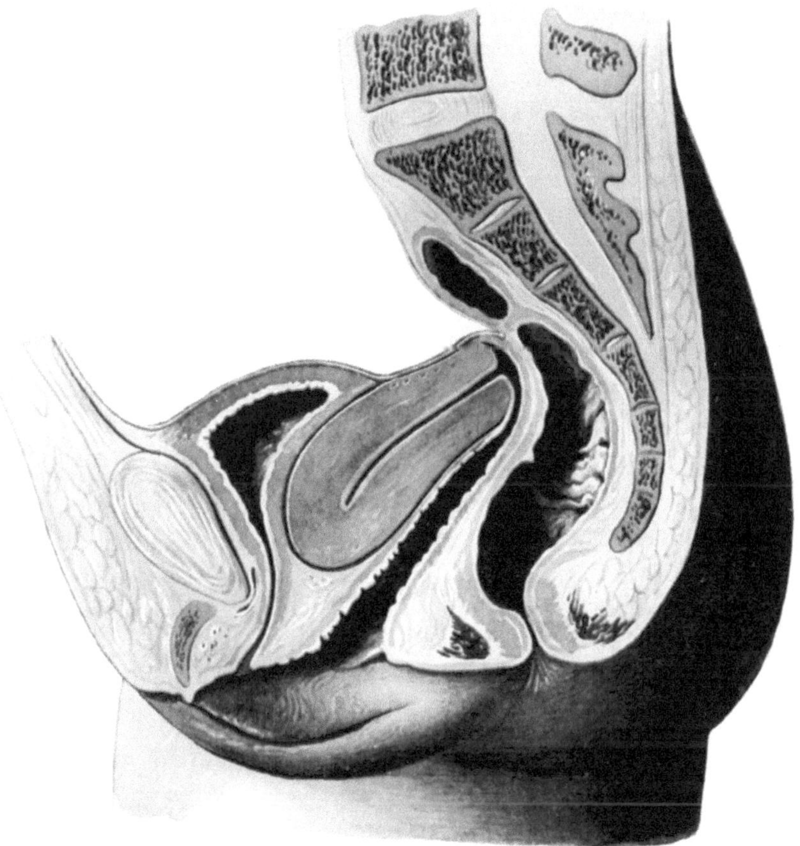

Abb. 50. Lage des Uterus nach der KIELLANDschen Operation. Das Collum ist gerade gestreckt; kein Knick mehr zwischen Collum und Uteruskörper.

etwas komplizierte Weise der vorderen Cervixwand aufgenäht hat. Meist hat er dann der Suspension die Interposition angeschlossen.

Mit diesem Verfahren hat WERTHEIM 262 Fälle operiert und 16 davon verloren, also 6,1 % Mortalität gehabt. Das ist für eine Prolapsoperation zu viel.

Was WERTHEIM erstrebt hat, was aber mit seiner Methode ihrer Kompliziertheit und Gefährlichkeit halber nicht ausführbar ist, erreicht KIELLAND auf eine geniale Weise durch Aushülsung des Collums, wodurch es in die gewünschte gerade Lage mühelos gebracht werden kann.

Die Operation verläuft folgendermaßen:

Die Portio wird mit einer Krallenzange gefaßt und nach oben gezogen (Abb. 51 und 52). Dann wird aus der hinteren Lippe ein Keil herausgeschnitten (Abb. 53) und von hieraus die Scheide mit divergierenden Schnitten nach hinten zu durchtrennt.

Portioamputationen sind nicht nötig. Ist die Portio hypertrophisch, so wird sie durch die größere Keilschnitte als gewöhnlich verkleinert. Der Scheidenlappen wird abpräpariert, aber nicht weggeschnitten. Wird beim Abpräparieren der DOUGLAS-sche Raum eröffnet, so schadet das gar nichts. Man schließt ihn mit ein paar Knopfnähten wieder zu. Nun wird das Collum ausgehülst, indem die Scheidenwand vom Collum abpräpariert wird. Das muß gründlich geschehen; denn davon hängt es ab, daß später die richtige gerade Stellung des Collums erzielt wird. Die Scheidenwand muß beiderseits vom Collum und auf mindestens 3 Querfinger Breite abgelöst werden und so weit gegen die vordere Collumwand zu, daß die abpräparierenden Scherenspitzen die Scheidenhaut vorne seitlich fast bis zur Medianlinie aufheben können (Abb. 55). Nach Vollendung der Aushülsung, die mit sehr geringer Blutung gemacht werden kann, werden die Scheidenwundränder mit fortlaufenden Catgutfäden,

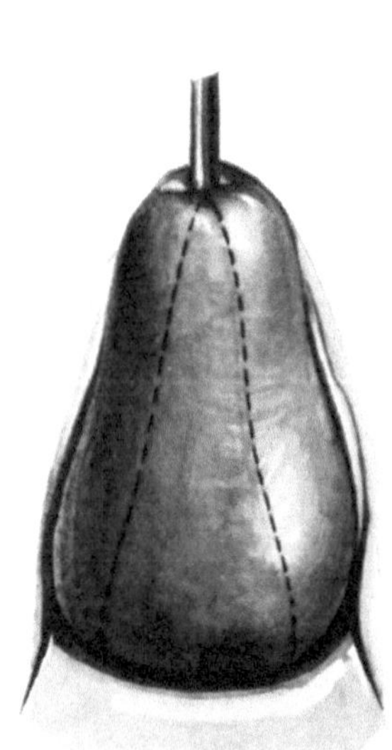

Abb. 51. Schnittführung über die Portio und durch die hintere Scheidenwand.

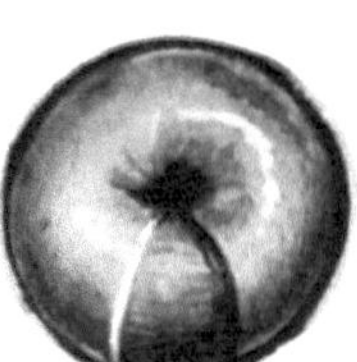

Abb. 53. Keilexzision aus einer Muttermundlippe.

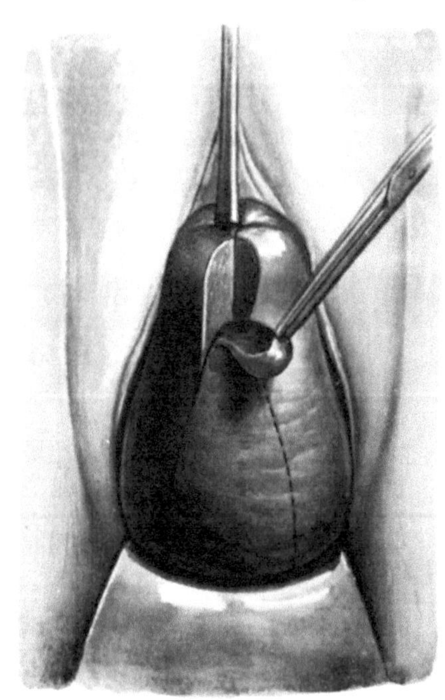

Abb. 52. Aus der hinteren Portiolippe wird ein Keil herausgeschnitten und dann die hintere Scheidenwand abpräpariert.

angefangen am Keilschnitt der Portio, vernäht, aber so, daß die Collumwände nicht mitgefaßt werden. Nach Vollendung der Naht muß man mühelos mit einem Finger oder einem Instrument unter der Nahtlinie bis vorne zur Portiospitze gelangen.

Ovalärer Schnitt durch die vordere Scheidenwand wie bei einer vorderen Kolporrhaphie, der an der Portio in einen Keilschnitt der vorderen Muttermundslippe übergeht; seitlich Abpräparieren der Scheide von der Blase (Abb. 54 u. 56), Trennung der Blase von der vorderen Cervixwand. Hochschieben der Blase und Eröffnung der vorderen Peritonealtasche. Der Uterus wird nun vorgezogen und das Peritoneum auf der hinteren Uteruswand mit einigen Catgutknopfnähten aufgenäht (Abb. 57).

Beim Vorziehen des Uterus durch die offene Peritonealtasche ist der Uterusfundus mit einer Faßzange (Kugelzange oder Muzeux) gefaßt worden. Er wird nun damit zurückgedrängt, so weit, daß sein Fundus etwa in einer Ebene mit den Scheidenwänden liegt. Dann werden 2 oder 3 Catgutfäden durch den linken Scheidenwundrand, durch die vordere Uteruswand wenig unter dem Fundus und durch den rechten Scheidenwundrand hindurchgeführt und geknüpft (Abb. 58). Der Uterus ist so an der Scheide fixiert. Naht der übrigen Scheidenwunde mit Catgutknopffäden.

## Kolpoperineorrhaphie.

Anklemmen der Vulvaränder mit je einer Klemme, soweit der Scheideneingang verengert werden soll. Der von der hinteren Collum- und Scheidenwand zu Anfang der Operation abpräparierte Lappen hängt noch an seiner Basis. Von den seitlichen Winkeln der Basis werden die Scheidenschnitte wie bei einer hinteren Kolporrhaphie zu den Klemmen an den Vulvarändern geführt, der Dammschnitt gemacht und der Kolpoperineorrhaphielappen von der Scheide abpräpariert. Naht der Kolpoperineorrhaphiewunde mit fortlaufendem Catgutfaden. Nach Beginn dieser Naht schiebt man die Portio nach hinten, die soweit verschwinden muß, daß sie nicht mehr als Zapfen

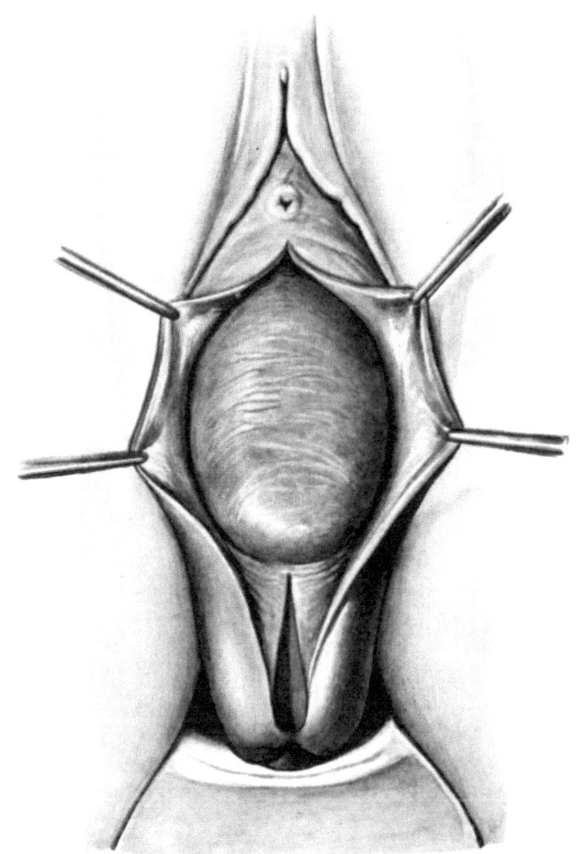

Abb. 54. KIELLAND sche Prolapsoperation. Die Scheidenwände sind seitlich von der Blase abpräpariert, aus der vorderen Muttermundslippe ist ein Keil geschnitten.

fühlbar ist. Eine Levatornaht ist nicht nötig. Der Damm wird mit Catgutknopfnähten vernäht. Die Scheide muß für einige Tage mit Gaze drainiert werden, damit die Scheidenwände an den Nahtstellen nicht zusammenwachsen.

Wir haben bisher 31 solcher Operationen ausgeführt, und ich habe den Eindruck einer anatomisch und funktionell wohlbegründeten Operation. Diese 31 Operationen sind in der obigen Statistik von 899 Operationen nicht mitgezählt. Gestorben ist keine Patientin; doch haben wir nachher einige unerwünschte Komplikationen erlebt, einmal eine starke Nachblutung, die die Totalexstirpation des Uterus notwendig gemacht hat, da die Blutung aus der Tiefe der Wunden nicht anders zu stillen war; 2mal hatten wir leichtere Nachblutungen, die durch Tamponade haben gestillt werden können, einmal eine Thrombophlebitis, einmal ein faustgroßes Exsudat in der linken Adnexgegend und einmal eine Bronchitis.

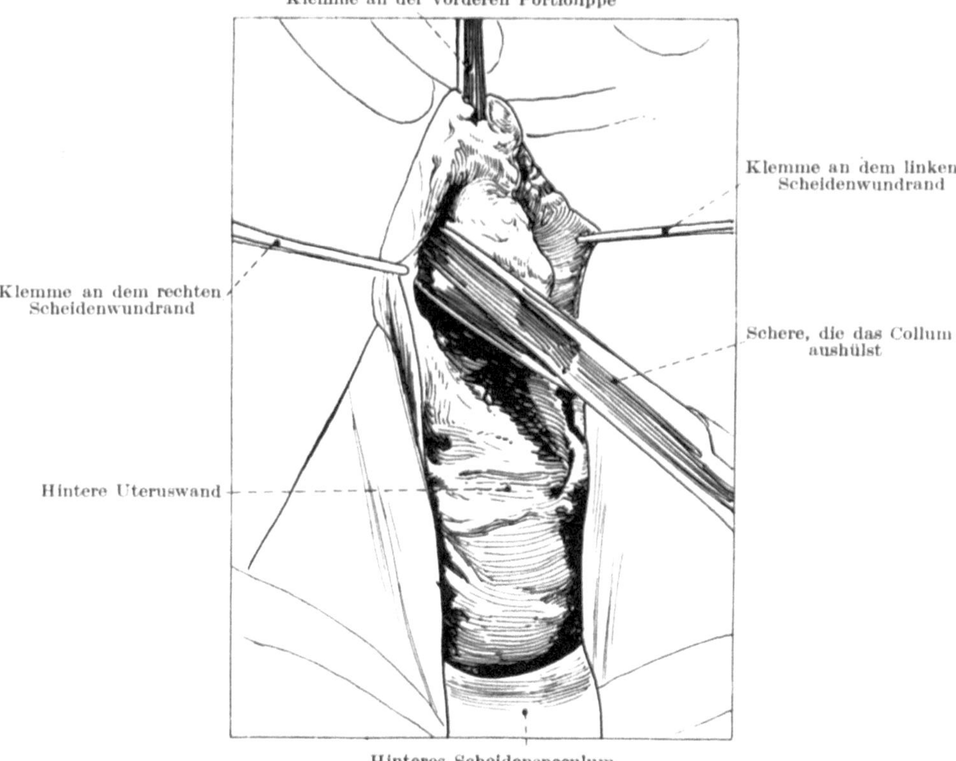


Abb. 55a.

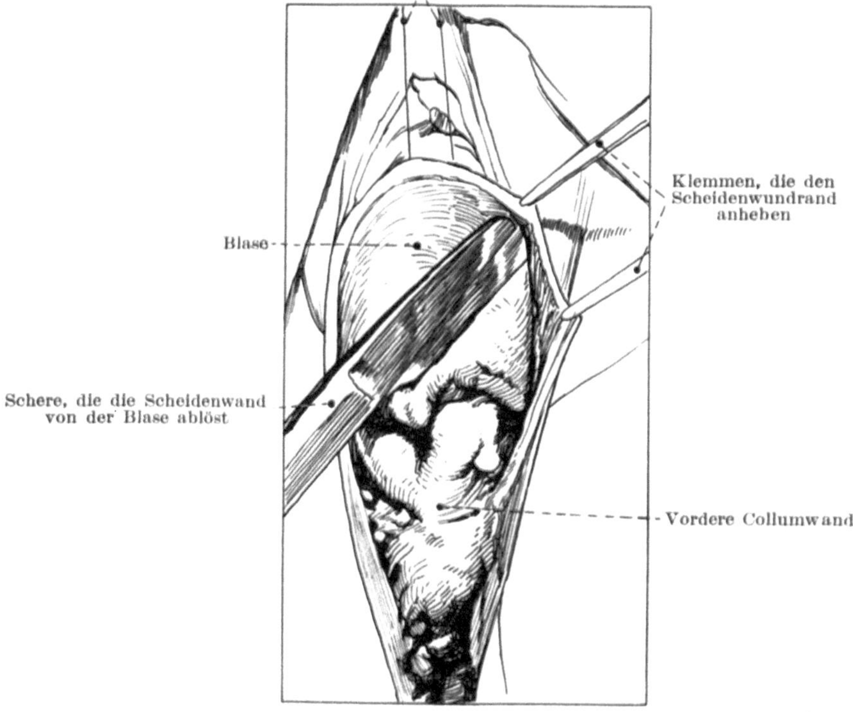


Abb. 56a.

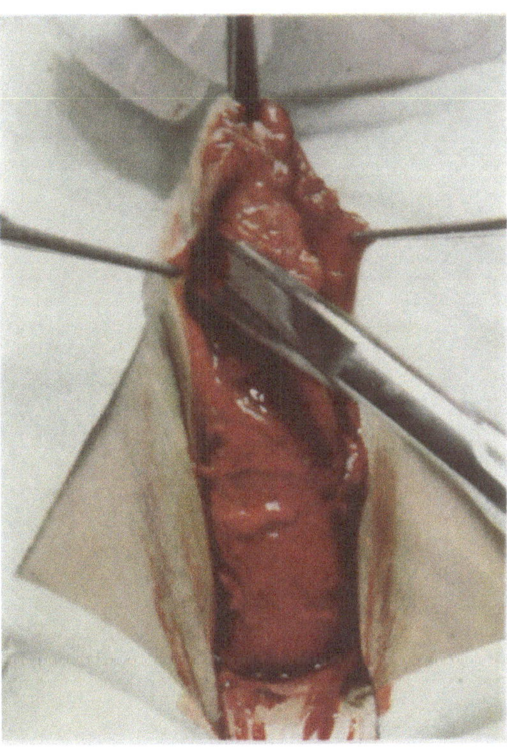

Abb. 55b. KIELLANDsche Prolapsoperation. Die Portio ist stark nach oben gegen die Symphyse gezogen, aus der hinteren Portiolippe ist ein Keil geschnitten und ein Scheidenlappen abpräpariert. Die beiden Klemmen halten die Scheidenwundränder auseinander. Die Schere hülst die Portio aus, d. h. sie präpariert die Scheide von dem Collum ab.

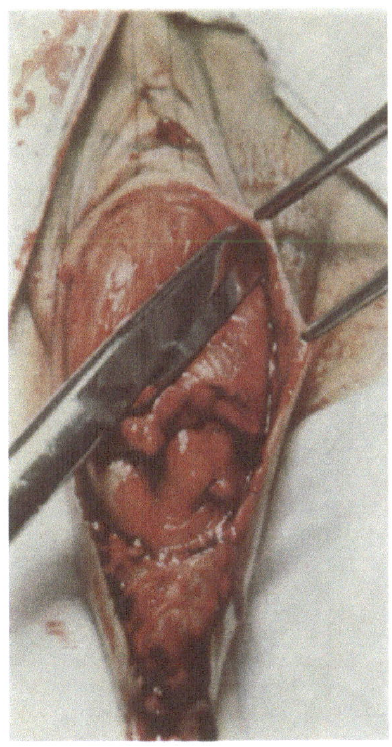

Abb. 56b. KIELLANDsche Prolapsoperation. Aus der vorderen Scheidenwand ist ein ovalärer Lappen geschnitten. Die Blase ist von der vorderen Cervikalwand getrennt und in die Höhe geschoben. Die Schere unterminiert die Scheide im Bereich der Blase, die sich vorwulstet.

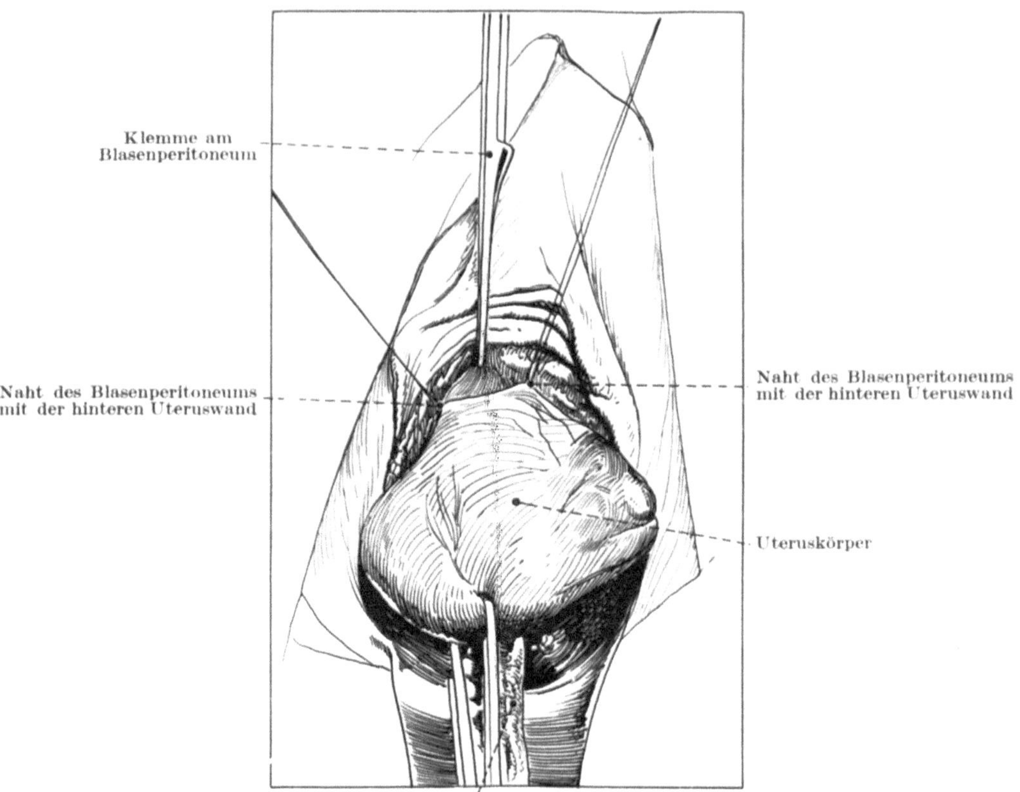


Abb. 57a.

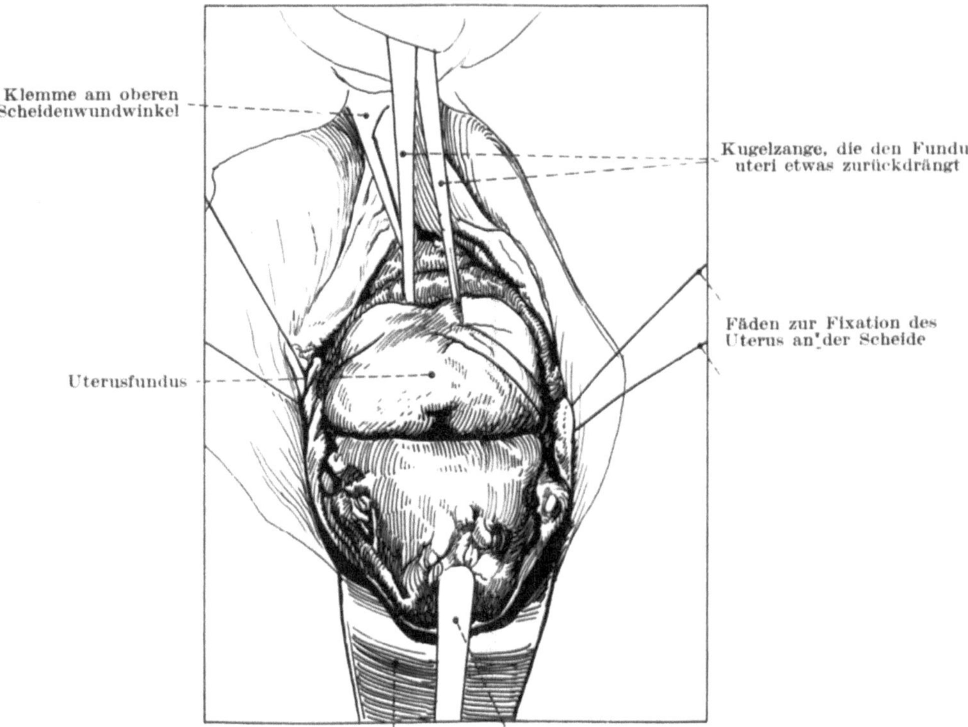


Abb. 58a.

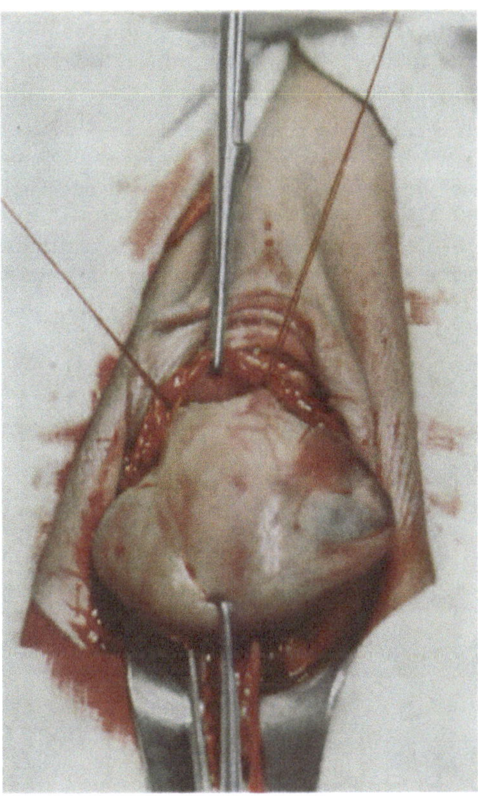

Abb. 57 b. KIELLANDsche Prolapsoperation. Der Uteruskörper ist durch die geöffnete Excavatio vesicouterina vorgezogen. Das Peritoneum der Blase, das median mit einer Klemme gefaßt und gespannt ist, ist seitlich mit je einem Catgutfaden an der hinteren Uteruswand angenäht.

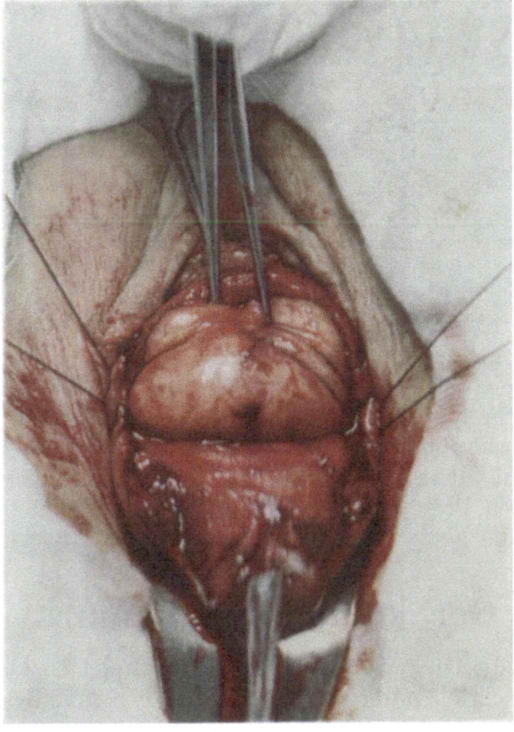

Abb. 58 b. KIELLANDsche Prolapsoperation. Der vorgestürzte Uterus wird mit einer Kugelzange etwas zurückgedrängt und mit 2 Catgutknopfnähten an der Scheide fixiert. Die beiden Fäden sind angelegt, aber nicht geknüpft, sie gehen durch den linken Scheidenwundrand, durch den Fundus uteri und den

Bei den Nachuntersuchungen innerhalb eines Jahres hatten wir 3mal ein Rezidiv und 2mal lag der Uterus nicht in der gewünschten starken Anteflexion, sondern in Mittelstellung. Diese Rezidive und schlechten Uterusstellungen sind aber nicht der Methode zur Last zu legen, sondern technischen Fehlern, die wir gemacht haben. Sie betreffen nur Fälle, wo wir den Uterus nicht an der Scheidenwand fixiert haben, sondern wo nur das Blasenperitoneum auf die hintere Uteruswand aufgenäht worden ist. Der Uterus muß an der vorderen Scheidenwand fixiert werden.

Nach der KIELLANDschen Operation sollen die Frauen nicht mehr schwanger werden; denn die abnorme Lagerung des Uterus mit seiner Fixation an der Scheide müßte Störungen der Geburt und Schwangerschaft veranlassen. Wir machen des-

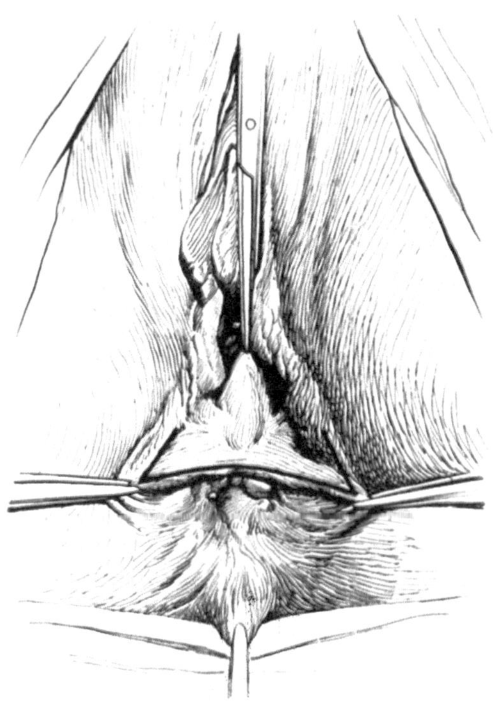

Abb. 59a. Da, wo der dicke schwarze Strich verläuft, verlaufen die Narben, die hier durchschnitten werden. Von da aus wird die Scheidenwand vom Mastdarm abpräpariert bis zur Spitze der median liegenden Klemme.

halb die Operation nur bei Frauen, die alt genug geworden sind, um auf Schwangerschaft verzichten zu können oder zu müssen. 29 Fälle betreffen Frauen zwischen 40 und 65 Jahren, je ein Fall einer Frau von 30 und 31 Jahren. Bei diesen hat es sich um abnorm große Vorfälle gehandelt, die eine hatte 2, die andere 5 Kinder. In solchen Fällen ist eine Sterilisierung angezeigt. Die Operation soll aber bei jungen Frauen die Ausnahme bleiben; denn ich meine, die Möglichkeit eines Rezidivs nach einer weniger rezidivsicheren Prolapsoperation, als es die KIELLANDsche Operation ist, ist noch besser als die absichtlich geschaffene Unfruchtbarkeit.

# Der komplette Dammriß.

Hier soll nicht die Operation der frischen kompletten Dammrisse, die bei der Geburt entstehen, beschrieben werden, sondern die operative Beseitigung der Zustände mangelhafter Heilung und falscher Narbenbildung, wie sie auftreten, wenn ein frischer

Dammriß, genäht, nicht zusammenheilt oder ohne Naht heilt. Wir haben dann das Bild, wie es Abb. 59b zeigt. Der Damm fehlt, der Mastdarm öffnet sich nach der Scheide zu. Die Patientinnen können wegen des fehlenden Sphinkterschlusses Winde und Stuhl nicht halten. Oder der Fall liegt so, daß ein frischer kompletter Dammriß genäht worden ist, daß aber nur die Dammhautnaht gehalten hat, nicht aber die Naht des Mastdarms, und daß dann vom Mastdarm aus hinter dem Damm eine Fistelöffnung nach der Scheide führt, die wie ein kompletter Dammriß Incontinentia alvi bedingt. Wir haben also dann eine Mastdarmscheidenfistel. Gelegentlich kommen auch Mastdarmdammfisteln vor. Dann öffnet sich die Fistel nicht nach der Scheide, sondern nach dem Damme, dessen Naht unvollständig geheilt ist. Alle

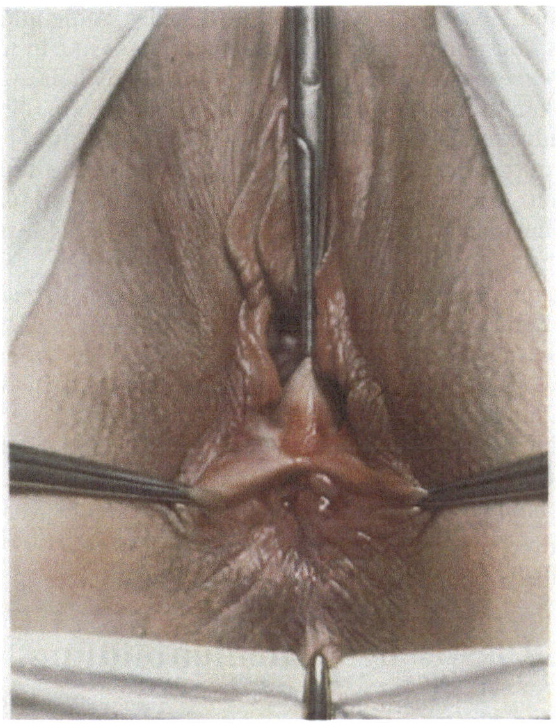

Abb. 59b. Kompletter Dammriß. Um ihn deutlicher zu machen ist je eine Klemme an die Stelle gelegt, wo die Narbe des Mastdarms in die Narbe des Dammes übergeht. Die mittlere Klemme spannt die hintere Scheidenwand.

diese Anomalien können nur durch operative Maßnahmen beseitigt werden. Mastdarmrohr und Damm müssen plastisch wieder hergestellt werden. Dazu werden die Narben am Damm und die Mastdarm und Scheide verbindenden Narben durchschnitten (Abb. 59a) und die Scheide vom Mastdarm abpräpariert. Die seitlichen Schnitte durch die Dammnarben werden genau so lang gemacht, als der Damm hoch werden soll. Man erleichtert sich dies, wenn man 2—3 cm hinter der Spitze des Mastdarmrisses außerhalb des Narbenbereiches genau median die hintere Scheidenwand mit einer Klemme faßt und anzieht. Dann kann die gespannte Scheide bequem vom Mastdarm abpräpariert werden. Das ist aber unmöglich, wenn die Scheide nicht vom narbigen Damme freigemacht wird. Man fängt also mit der Präparation an dem Winkel zwischen Dammnarbe und Mastdarmscheidennarbe an. Ist die Präparation vollendet, so liegen beiderseits dreieckige Scheidenlappen, deren Basis durch eine Linie gegeben ist von einem in der Medianlinie liegenden Punkte der hinteren Scheidenwand zum obersten Ende der Dammschnitte. Es ist besonders darauf zu achten, daß das Mastdarmrohr nach der Präparation beweglich ist, daß die Wundränder bequem, ohne jede Spannung aneinander gebracht werden können. Man soll ja nichts vom Gewebe opfern, also nichts wegschneiden außer den Narben, die als schmale Gewebsstreifen zu entfernen sind.

### Die Naht.

Zuerst muß der Mastdarm genäht werden. Wir haben früher die Fäden durch die ganze Mastdarmwand hindurchgeführt und sie im Lumen des Darms geknüpft. Wir tun das nicht mehr. Die nach dem Mastdarm führenden Fäden werden leicht infiziert, und die Heilung wird unsicher.

Wir nähen jetzt so, daß mit der Nadel ein nicht zu knappes Stück des Mastdarmrohres der linken Seite gefaßt, die Nadel über der Schleimhaut des Mastdarmes ausgestochen und auf der anderen Seite in gleicher Weise nur in umgekehrter Reihenfolge durch das Gewebe der Mastdarmwand geführt wird. Man legt so viele Catgutknopfnähte, von oben (hinten) angefangen, nach unten zu, bis das Mastdarmrohr bis zum After geschlossen ist. Auf diese Weise wird also die Mastdarmschleimhaut bei der Naht nicht mitgefaßt. Sie kann sich also nicht in die Wunde einstülpen und deren Heilung stören. Schließlich wird die Scheide mit fortlaufenden Catgutfäden vernäht und schließlich der Damm mit Catgutknopfnähten. Wir nehmen kein anderes Nahtmaterial mehr als Catgut.

Sollen Mastdarmscheidenfisteln operiert werden, so soll man sich nicht damit abplagen, die Fisteln für sich schließen zu wollen, etwa durch Umschneidung der Fisteln und isolierte Naht, weil die isolierte Fistelnaht unsicher ist, sondern man soll von der Fistel aus den ganzen Damm durchspalten, also einen kompletten Dammriß machen, der dann in der beschriebenen Weise genäht wird. Wir haben 15 Mastdarmscheidenfisteln so operiert, 13 vollständig zur Heilung gebracht. Bei zweien sind fadenfeine Fisteln geblieben.

Von 53 alten kompletten Dammrissen sind, nach der geschilderten Methode operiert, 47 primär geheilt, 6 mit Fisteln entlassen worden, also nicht vollständig zur Heilung gekommen.

## Plastische Scheidenbildung.

Zur Bildung eines Scheidenrohres sind Dünndarmschlingen (MORI-HAEBERLIN und BALDWIN) und der Mastdarm (SCHUBERT) verwandt worden. Die Dünndarmmethode hat als Mortalität 21 % ergeben. 57 Fälle von Scheidenbildung mit dem Mastdarm sind veröffentlicht worden ohne einen Todesfall. Nachträglich wurden 3 oder 4 Todesfälle bekannt, und wahrscheinlich sind noch manch andere gestorben, aber man hat sie nicht mitgeteilt. Also lebensgefährlich ist diese Methode auch, wenn vielleicht auch nicht so lebensgefährlich wie die mit dem Dünndarm. Nach Verwendung des Mastdarms wurden Fistelbildungen, Inkontinenz, Stuhlbeschwerden, also nicht unerhebliche Gesundheitsschädigungen beobachtet. Ich selbst habe bei dem einzigen Falle, zu dessen Operation ich mich habe verleiten lassen, eine Mastdarmsakralfistel erlebt, die seit 2 Jahren besteht und jeder Behandlung, auch einer plastischen Nachoperation, getrotzt hat, und einen ganz ähnlichen Fall habe ich in der Konsultationspraxis gesehen. Beide Fälle haben eine kohabitationsfähige Scheide, sie haben aber auch eine sehr lästige Fistel.

Ich lehne die operative Scheidenbildung für alle die Fälle ab, die nicht nur einen Defekt der Scheide, sondern auch des Uterus, also einen vollkommenen Mangel der inneren Genitalien haben. Für diese Fälle kann es sich operativ nur darum handeln, einen vaginaähnlichen Schlauch zu bilden, in den ein Membrum eingeführt werden kann. Ist das wirklich erstrebenswert, und ist das berechtigt? Ich bezweifle es sehr.

Ist nicht anzunehmen, daß die Frauen mit ihren organischen Defekten auch psychisch sexuell defekt sind, können sie nicht asexuell sein, haben sie denn überhaupt einen starken Trieb nach geschlechtlicher Vereinigung? Ist nicht im Herzen einer Frau die Sehnsucht nach einem Kinde das Große und Bedeutende, der Wunsch nach einer Kohabitation so gut wie nichts? Sie wünscht ja dringend eine Scheide, wird man mir entgegnen. Warum sollte ihr dieser Wunsch nicht erfüllt werden? Gibt man sich in jedem Falle genau Rechenschaft, wie dieser Wunsch entsteht? Kann er den Frauen nicht suggeriert worden sein? Wissen sie denn genau, um was es sich handelt? Und kann denn wirklich einer im Ernst glauben, daß durch eine Scheidenbildung den Frauen, die keine Scheide gehabt haben, auch nur ein bischen Lebensglück mehr verschafft wird? Und um eines Gutes willen, dessen Wert recht zweifelhaft ist, soll Leben und Gesundheit aufs Spiel gesetzt werden? Diese Art von Operationen sind in ihrer Mehrzahl ein Beweis für die mechanistische Denkweise der Gynäkologen, die nur die Organe und nicht die Seele des Weibes sehen.

Ich kann die künstliche Scheidenbildung nur dann als berechtigt und erlaubt ansehen, wenn sie Schwangerschaft und Geburt ermöglicht, so wie es in einem Falle Wagners gelungen ist. Hier war die Scheide zum größten Teil narbig verschlossen, aber ein normaler Uterus vorhanden. Wagner hat nach der Schubertschen Methode aus dem Mastdarm eine Scheide gebildet. Die Frau ist schwanger geworden und hat am Ende der Gravidität ein Kind durch die künstliche Scheide hindurch geboren.

In solchen Fällen ist also die Indikation der Operation gegeben, und dann soll sie nach Schuberts Vorschlag ausgeführt werden. Zunächst wird die Scheide, soweit sie narbig ist, exstirpiert. Dann wird nach Resektion des Steißbeins von hinten her das Rectalrohr freigemacht, so wie bei einer sakralen Rectumresektion. Das Rectum wird über dem Sphincter ani durchgeschnitten, von dem Scheideneingang her gefaßt, an den Scheideneingang herangezogen und dort vernäht. Dann wird das Rectalrohr, so lang als es zur Bildung einer Scheide nötig ist, vom oberen Darmabschnitt abgeschnitten und mit dem Uterus oder dem erhaltenen oberen Scheidenteil vernäht. Das obere Darmende wird durch den stehengebliebenen Darmteil am Sphincter hindurchgezogen und an der Analhaut befestigt.

# Die Ovarialtumoren.

Kein klinischer Tumor gynäkologischer Art gibt eine absolute Indikation zur Operation, ausgenommen sind allein die Ovarialtumoren.

Ein entzündlicher Adnextumor wird entweder operiert oder mit resorbierenden Mitteln behandelt. Ein Myom braucht gar keine Behandlung, oder es wird bestrahlt oder operiert. Die Carcinome können operiert oder bestrahlt werden. Wir haben also bei allen diesen Tumoren die Wahl zwischen verschiedenen Mitteln der Behandlung. Diese Wahl haben wir bei den Ovarialtumoren nicht. Ovarialtumoren müssen operiert werden; es gibt keinen anderen Weg der Behandlung. Daß sie operiert werden müssen, wenn sie Beschwerden machen, versteht sich von selbst; sie müssen aber auch operiert werden, wenn sie keine subjektiven Erscheinungen bedingen, also keine Krankheit im klinischen Sinne sind. Warum denn diese exklusive Indikation? Weil die meisten Ovarialtumoren epitheliale Geschwülste sind, weil die epithelialen Geschwülste ungehemmt weiter wachsen, weil sie die Neigung zur bösartigen Degeneration in sich haben, weil man denen, die im pathologisch-anatomischen Sinne harmlos sind, wie Follikelcysten, Corpusluteumcysten und Ovarialfibromen, ihre Harmlosigkeit nicht anfühlen kann, und weil alle Ovarialtumoren sich um ihren Stil drehen und dadurch zu bedenklichen peritonealen Reizzuständen führen können.

Nicht eilig ist die Operation bei den Ovarialtumoren, die klein sind, die nicht über Mandarinengröße hinausgehen. Bei diesen könnte es sich um Cysten des Corpus luteum oder des Follikels handeln. Diese wachsen nur bis zur Größe einer Mandarine höchstenfalls. Sie bringen keine Gefahr außer der Stieldrehung. Man könnte also warten und beobachten, ob sie wachsen und danach entscheiden, ob man sie operiert oder in Ruhe läßt.

Ist ein Ovarialtumor nur im geringsten verdächtig, er möchte maligne sein, dann muß er operiert werden, und auch dann soll eine Operation begonnen werden, wenn er klinisch inoperabel erscheint. Es soll eine Probelaparotomie gemacht werden, eine Laparotomie, um zu erproben, ob es nicht doch möglich ist, den malignen Tumor zu entfernen. Gar oft ist es dann noch möglich.

Die Bestrahlung maligner Ovarialtumoren mit Röntgen- oder Radiumstrahlen ist ohne jeden Nutzen, sie bedeutet nur Verlust an Mühe und Zeit. Wir haben sie versucht, besonders bei inoperablen Fällen, und nicht den geringsten Erfolg gehabt. Bestrahlt man maligne Ovarialtumoren, so soll man wissen, daß es geschieht, den Patientinnen zum Troste, aber nicht zur Hilfe.

## Die Operation der Ovarialtumoren.

Die Technik der Operation hängt ab von der Beweglichkeit der Tumoren. Ihre Beweglichkeit ist entweder durch Verwachsungen mit der Nachbarschaft, mit parietaler Serosa, mit Därmen, mit der Blase oder durch intraligamentären Sitz behindert. So einfach die Entfernung eines beweglichen Ovarialtumors ist, so schwierig und kompliziert kann die Entfernung eines unbeweglichen Tumors sein. Der gegebene Weg für die Entfernung von Ovarialtumoren ist der durch die Bauchdecken, die Laparotomie.

Was soll auch die vaginale Entfernung von Ovarialtumoren für einen Vorteil haben? Sie ist weder einfacher noch sicherer als die Laparotomie, und werden zur Eröffnung des Leibes Fascienquerschnitte gemacht, so fällt die Gefahr der Narbenhernie weg, die für eine vaginale Operation sprechen könnte. Die Laparotomie gibt die bessere Übersicht. Sie läßt jede nicht erwartete Komplikation wie Adhäsionen, Fehldiagnosen sofort erkennen und leicht beseitigen, sie erlaubt, die Nachbarorgane, besonders den Wurmfortsatz, zu besichtigen (bei 795 Laparotomien wegen Ovarialtumoren hat 42 mal der Wurmfortsatz entfernt werden müssen, weil er krank war), sie schützt vor jeder ungewollten Ausdehnung der Operation. Ist es nicht schon vorgekommen, — bei uns freilich nicht —, daß ein Ovarialtumor vaginal entfernt werden sollte und nichts als der Ovarialtumor, aber schließlich Uterus und die anderen Adnexe mit entfernt werden mußten, weil Blutungen, schwierige Wundversorgung, also technische Notwendigkeiten, es forderten? Ich halte die vaginalen Operationen von Ovarialtumoren für einen technischen Irrweg.

Unter 801 Operationen von Ovarialtumoren sind 6 vaginale Operationen gewesen, und diese sind nur ausgeführt worden, weil der Uterus mitentfernt werden mußte, wegen Myomblutungen oder klimakterischen Blutungen, bei denen also die Ovarialtumoren nur Nebenbefunde gewesen sind.

## Die Ovariotomie.

Fast immer genügt der Fascienquerschnitt, auch für große Tumoren.

Der Schnitt kann kurz sein; denn die Tumoren werden ja ihres Inhaltes entleert, bevor sie vorgezogen werden.

Der sich in dem Bauchschnitt einstellende Tumor wird mit einem dicken Troikar (s. Abb. 60) punktiert. Der am Troikar befestigte Schlauch leitet den Tumorinhalt in ein Gefäß ab, um nicht Patientin, Operateur, Assistenten und den Fußboden mit Cysteninhalt zu überschwemmen. Fallen nach teilweiser Entleerung des Cystensackes seine Wände zusammen, so können sie mit Klemmen gefaßt und der Tumor allmählich vorgezogen werden. Kleinere Tumoren werden unpunktiert aus der Bauchhöhle gebracht. Fließt bei der Punktion Cysteninhalt in die Bauchhöhle hinein, so schadet das gar nichts, man soll ihn nur vor Schluß der Bauchwunde mit Bauchtüchern entfernen, die man vollsaugen läßt, ausdrückt und in gleicher Weise wieder verwendet. Auch Dermoidcysten und maligne Tumoren können punktiert werden. Ich glaube nicht, daß der flüssige Inhalt maligner Tumoren den Krebs auf dem Peritoneum aussät, wenn er in die Bauchhöhle läuft. Die Punktion der Dermoidcysten mit einem Troikar gelingt oft nicht, weil der Dermoidbrei außerhalb der Cyste sich abkühlt und zäh wird. Dann schneidet man die Cyste an und läßt ohne Troikar die Flüssigkeit auslaufen. Faßt man nach dem Einschnitt sofort die Schnittwunde mit Klemmen und zieht den Schnitt in die Bauchöffnung herein, kann man die Bauchhöhle von Dermoidbrei und Haaren freihalten.

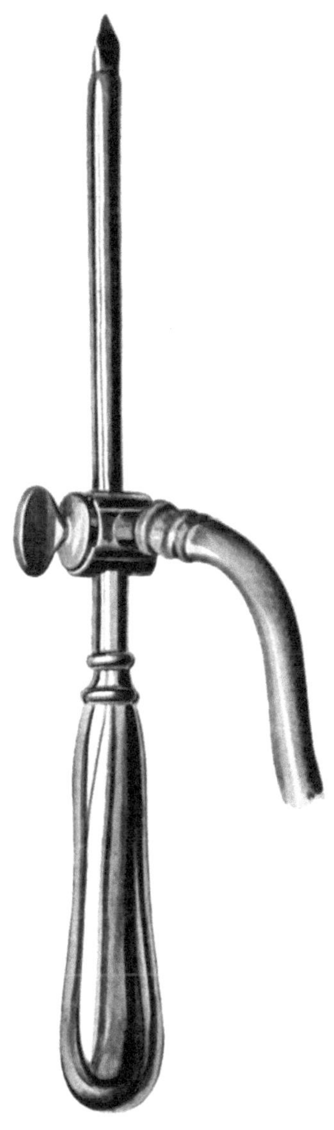

Abb. 60. Troikar zur Punktion von Ovarialcysten.

Sobald die Ovarialcyste vor den Bauchdecken liegt, wird der Stiel abgeklemmt. Ist der Stiel gedreht, so dreht man ihn auf, bevor man ihn abklemmt. Man legt vom Uterus her über den Tubenabgang und von dem Ligamentum suspensorium ovarii her über die Spermatikalgefäße je eine Klemme, so daß sich ihre Spitzen berühren, und schneidet über den Klemmen den Stiel durch. Ist eine Parovarialcyste zu entfernen (Abb. 61a u. b), so wird nur diese abgeklemmt und das Ovarium zurückgelassen, es sei denn, daß das Ovarium nach der Abklemmung der Parovarialcyste nicht genügend ernährt erscheint. Dann muß es mitentfernt werden. Die Klemmen werden durch Catgutligaturen ersetzt. Abb. 61 u. 62 zeigt eine Stielversorgung. Meist genügen 2 Ligaturen, für jede Klemme eine. Will man recht vorsichtig sein, so geht man mit einem Faden, nachdem er nach einer Seite geknüpft ist, nochmals um den ganzen Stumpf herum. Ist sorgfältig geschnürt worden, so besteht keine Gefahr, daß die Ligatur abgeleitet und es nachblutet. Vor 19 Jahren ist es mir einmal vorgekommen, daß die Ligatur an der Spermatica nach Entfernung einer bösartigen Ovarialcyste abgeglitten ist, daß eine Nachblutung auftrat, die eine halbe Stunde nach der Operation bemerkt worden ist. Die Relaparotomie und die wiederholte Unterbindung hat die Gefahr beseitigt. Außer diesem Falle ist in 20 Jahren nur noch einer beobachtet worden, der unter den Todesfällen S. 99 erwähnt ist. Wir haben früher nach Unterbindung des Stiels die Schnittflächen peritonealisiert, indem wir das Peritoneum mit feinem Catgut übernäht haben. Das ist nicht nötig und kostet nur Zeit.

Die Operationen beweglicher Ovarialtumoren sind einfach. Die Schwierigkeiten beginnen bei Verwachsungen oder wenn der Tumor intraligamentär sitzt.

Für die Lösung von Verwachsungen soll der Grundsatz Geltung haben, daß sie mit Schere und Pinzette geschieht, nicht stumpf mit der Hand. Was kann alles zerrissen werden, wenn durch den Bauchschnitt die Hand in die Bauchhöhle geführt und der Tumor stumpf, nur dem Gefühle nach, aus seinen Verwachsungen gelöst wird. Sieht man, was gelöst werden muß, kann nichts passieren. Dazu ist es nicht nötig, den Bauchschnitt groß zu machen. Die punktierte und verkleinerte Cyste kann auch durch einen kleinen Bauchschnitt vorgezogen werden; dabei werden alle Adhäsionen mit vorgebracht und dem Auge zugänglich, und schließlich können die

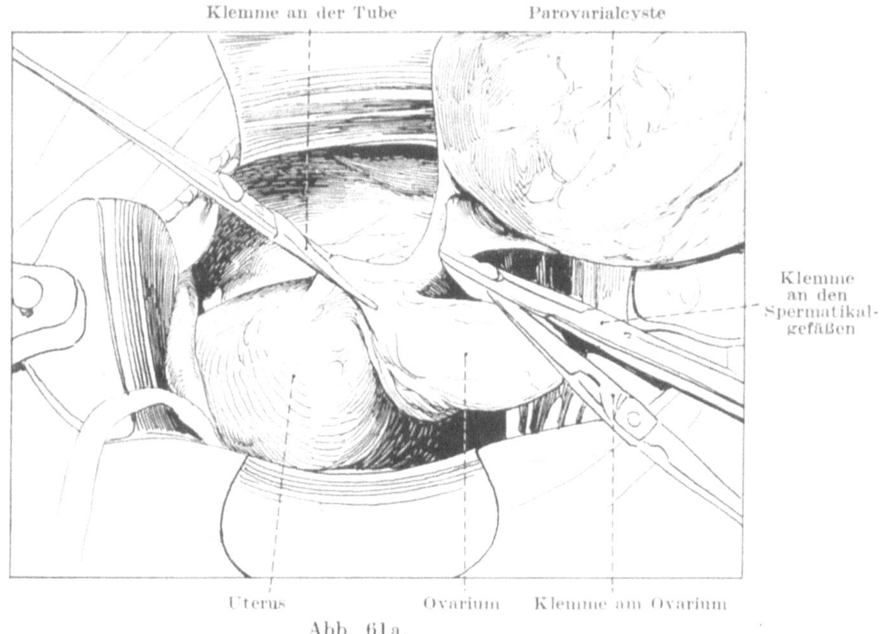


Abb. 61a.

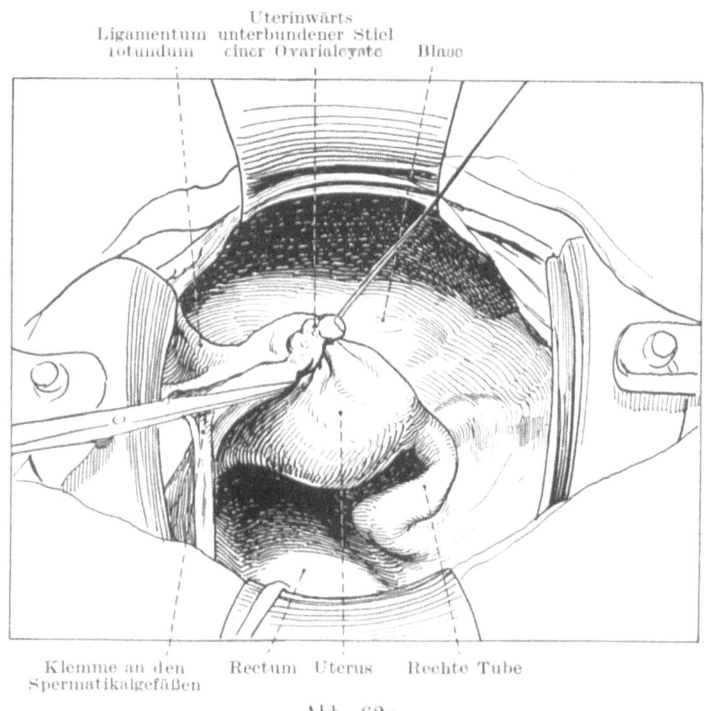


Abb. 62a.

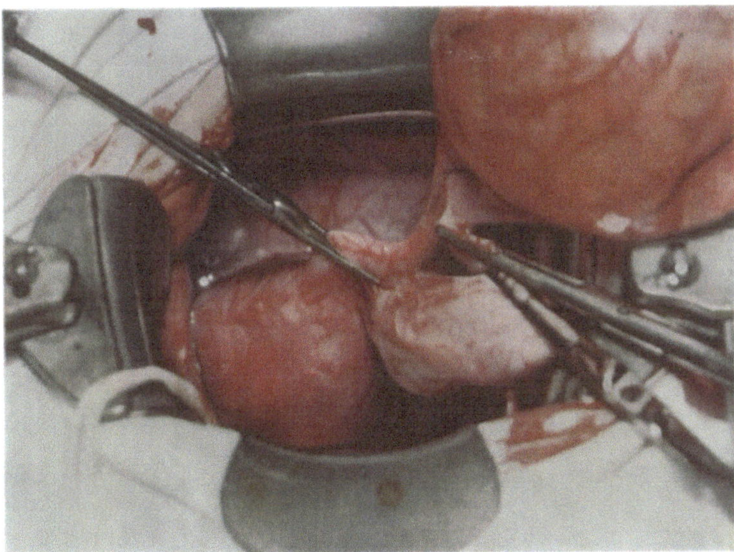

Abb. 61 b. Entfernung einer Parovarialcyste. Der Uterus liegt nach links; links ist die Tube abgeklemmt, rechts das Ovarium, die Spermatikalgefäße und die Mesosalpinx, die bis auf ein kleines Stückchen durchschnitten ist. Es muß nun noch die Tube durchschnitten werden, dann kann die Cyste entfernt werden.

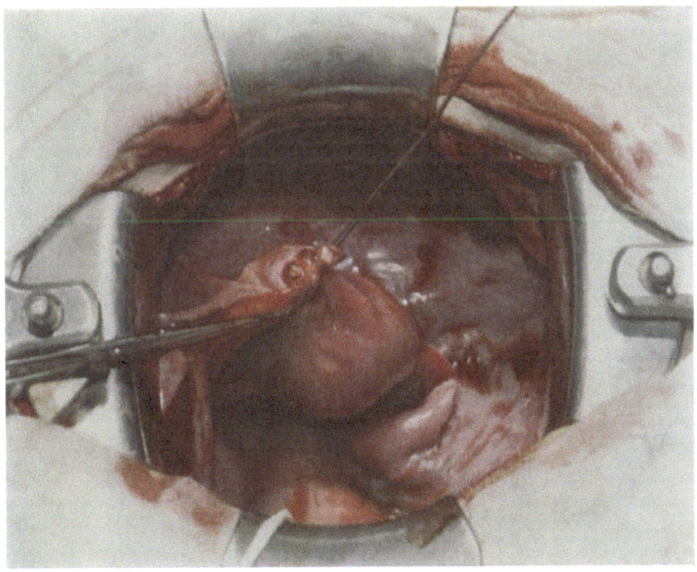

Abb. 62 b. Zustand nach Entfernung einer Ovarialcyste der linken Seite. Der Cystenstiel ist uterinwärts unterbunden. Es muß nur noch die an den Spermatikalgefäßen liegende Klemme durch eine Ligatur ersetzt werden, und die Stielversorgung ist fertig.

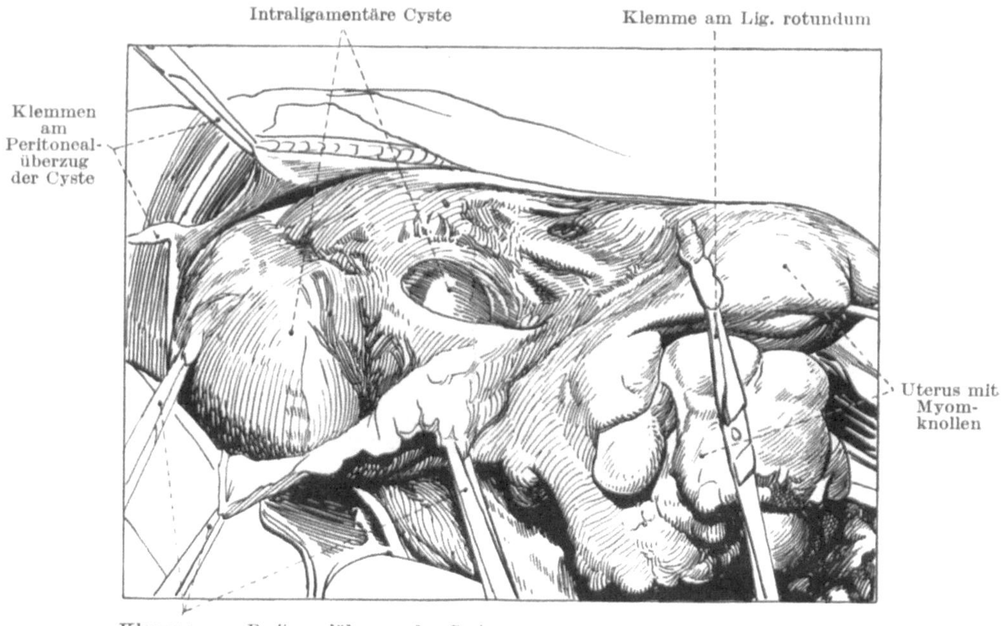


Abb. 63a.

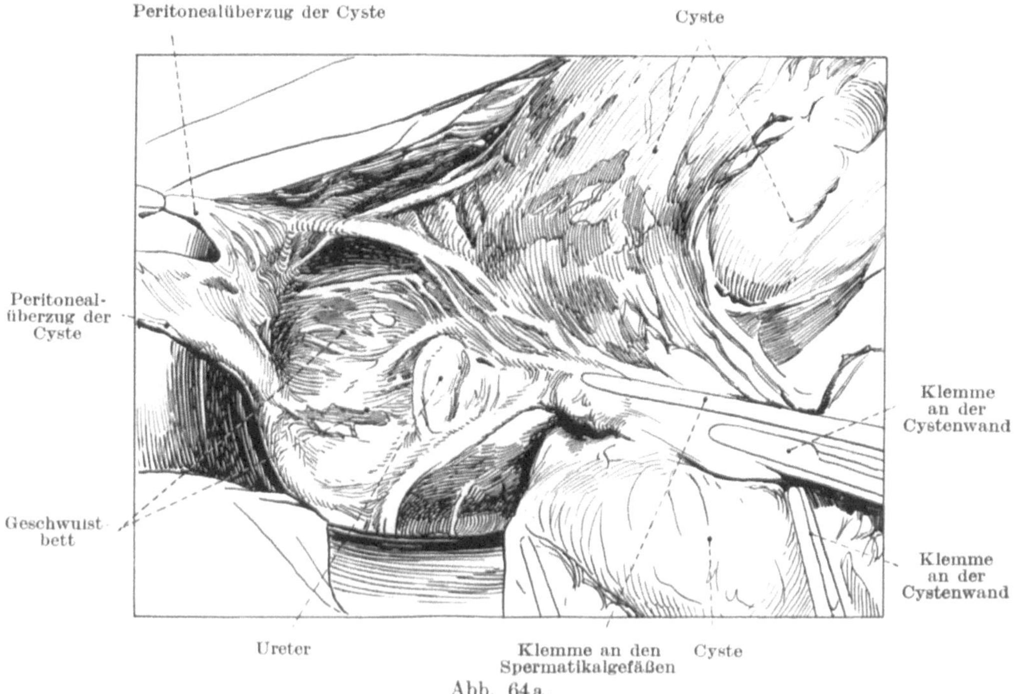


Abb. 64a.

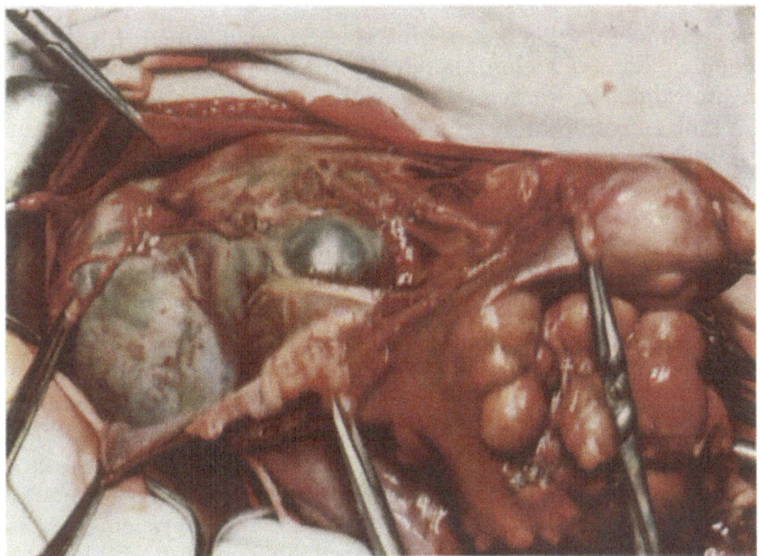

Abb. 63b. Entfernung einer linksseitigen intraligamentären Ovarialcyste. Der Uterus, an dem noch einige Myomknoten hängen, ist stark nach rechts gezogen. Das Peritoneum über der Cyste ist gespalten und wird mit Klemmen auseinandergehalten. Im Peritonealspalt ist die Cyste sichtbar.

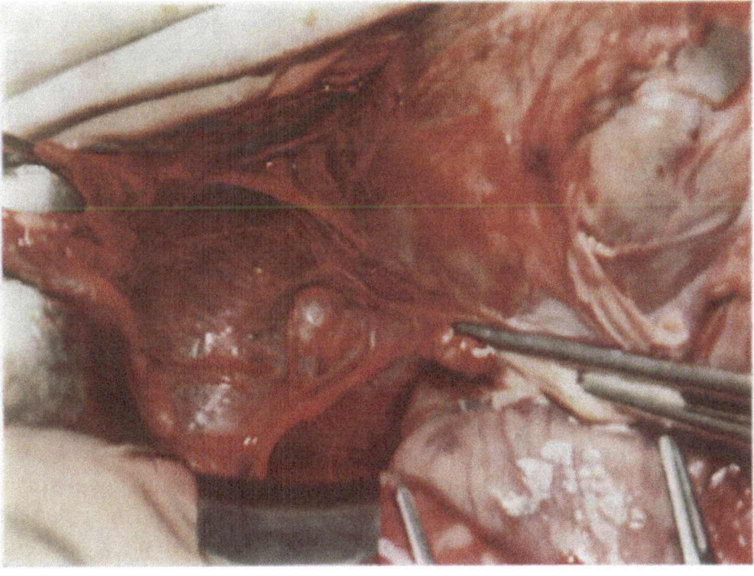

Abb. 64b. Entfernung einer linksseitigen, intraligamentären Cyste, die aus ihrem Bette herausgehoben ist. Im Geschwulstbette scheinen durch das faserige Gewebe die großen Gefäße und die Uterina. Der Ureter ist sichtbar, und es wird deutlich, wie leicht er bei der Exstirpation der Cyste verletzt werden kann, denn er liegt hart am Tumor.

Adhäsionen im DOUGLASschen Raume, an der Hinterfläche des Uterus, an den breiten Mutterbändern gesehen und durchtrennt werden. Diesen Grundsätzen allein ist die geringe Zahl von Nebenverletzungen zuzuschreiben, die wir bei unseren Operationen erlebt haben.

Stark verwachsene Tumoren hinterlassen nach dieser Loslösung oft Wunden des Peritoneums, die aus vielen kleinen Gefäßen bluten. Diese können nicht einzeln gefaßt und unterbunden werden. Eine exakte Blutstillung ist aber nötig, nicht etwa weil eine Verblutungsgefahr bestünde, sondern weil aussickerndes und verhaltenes Blut eine Disposition zur Infektion gibt. Man legt auf die blutenden Stellen einen Gazestreifen, der durch die Scheide nach außen geleitet wird, entweder durch eine Öffnung im hinteren Scheidengewölbe bei erhaltenem Uterus oder durch die obere Scheidenöffnung nach Entfernung des Uterus. Zur Blutstillung kann auch Coagulen Fonio verwendet werden.

Die Entfernung intraligamentärer Cysten soll auch nur unter Leitung des Auges vorgenommen werden. Gerade diese verlangen es, daß jede Phase der Operation in freier Übersicht gemacht wird, sonst werden Verletzungen des Ureters, der großen Gefäße im Becken, der hypogastrischen und uterinen, nur vermieden, wenn der Operateur Glück hat. Aber aufs Glück soll man sich nicht verlassen.

Für die Operation intraligamentärer Cysten ist die Kenntnis einiger technischer Besonderheiten vorteilhaft. Ist der Bauch eröffnet und die Cystenwand sichtbar, so erkennt man den intraligamentären Sitz an den Gefäßen, die über die Wand hinwegziehen, und daran, daß eine etwas verschiebliche Haut, das Peritoneum nämlich, über der Cyste liegt. Es soll nicht gleich punktiert werden. Man schneidet erst das Peritoneum auf etwa 10 cm ein, am besten in schräger Richtung von kopfwärts seitlich zu fußwärts median und löst von hier aus das Peritoneum von der Cystenwand ab, soweit der mit Speculis gespreizte Bauchschnitt bequem Raum gibt. Bei prall gespannter Cyste ist das leicht, bei erschlaffter Cyste nach der Punktion schwieriger.

Darum wird jetzt erst punktiert; denn nun darf die Cyste zusammenfallen. Man hat ja durch Ablösung des Peritoneums von der Cyste den richtigen Weg, der nicht mehr verfehlt werden kann. Sich stets an der Cystenwand haltend, schält man sie aus dem Parametrium aus. Achtung auf den Ureter, der seitlich gegen die Beckenwand liegen muß, aber oft nach oben oder an unerwartete Stellen verzerrt ist, auch breit gedrückt an der Cystenwand liegen kann. Keine Stränge abklemmen, bevor nicht ihre Art genau festgestellt ist! Das gilt besonders für Stränge, die seitlich von oben (kopfwärts) zum Tumor verlaufen und für die Spermatikalgefäße gehalten werden können. Darin kann der Ureter sein. Oft gehen intraligamentäre Cysten im Bindegewebe tief ins Becken hinunter bis zum Beckenboden, bis auf den Levator ani.

Die Cysten müssen vollständig entfernt werden, es dürfen keine Cystenwandteile zurückbleiben, auch wenn sie schwierig mit Pinzette und Schere abzulösen sind. Innerhalb der Ligamente zurückbleibende Cystenteile können neue Cystenbildung veranlassen.

Nur übersichtliches, anatomisches Präparieren wird die Frau vor gefährlichen Blutungen und den Operateur vor aufregenden Situationen bewahren. Die zwei Abbildungen 63 und 64 zeigen die Lage und das Aussehen einer intraligamentären Cyste und die Beschaffenheit des Cystenbettes, in dessen Tiefe der Ureter sichtbar ist.

Während der Lösung der Cyste aus dem Beckenbindegewebe müssen die Vasa spermatica und das Ligamentum rotundum abgeklemmt werden, gelegentlich auch die Uteringefäße. Die ganz gelöste Cyste hängt schließlich nur noch an dem Tubenwinkel durch die Tube und das Ligamentum ovarii proprium mit dem Uterus zusammen. Dieser Stiel wird abgeklemmt und durchschnitten, und noch liegende Klemmen durch Catgutligaturen ersetzt. Sorgfältige Blutstillung ist notwendig. Es darf auch nicht ein Gefäßchen mehr bluten, bevor die Wunde mit Peritoneum zugedeckt wird. Blutet es irgendwo, so können Blutergüsse in dem lockeren Bindegewebe die Folge sein, die die Heilung erheblich stören müssen. Wenn die Auslösung der Cyste richtig gemacht worden ist, so wie ich es geschildert habe, dann ist genügend Peritoneum da, um die ganze, wenn auch große Wundfläche mit Peritoneum zu verschließen. Das geschieht mit einem fortlaufenden Catgutfaden oder durch Catgutknopfnähte.

Der Kuriosität halber und wegen glücklich überwundener technischer Schwierigkeiten sei hier folgender Fall erwähnt:

50jährige Frau (s. Abb. 65 u. 66) mit einer Riesengeschwulst im Leibe, die vor 9 Jahren erkannt worden war und operiert werden sollte, kann sich nur mühsam mit einem Stock bewegen. Sie sitzt zu Hause Tag und Nacht in einem Stuhl; denn liegen kann sie nicht, weil sie im Liegen nicht atmen kann. Sie wiegt 135 Kilogramm. Operation: Längsschnitt von der Symphyse bis zum Nabel. Der Tumor ist mit seiner ganzen Oberfläche an der parietalen Serosa und den Därmen verwachsen. Punktion. Der

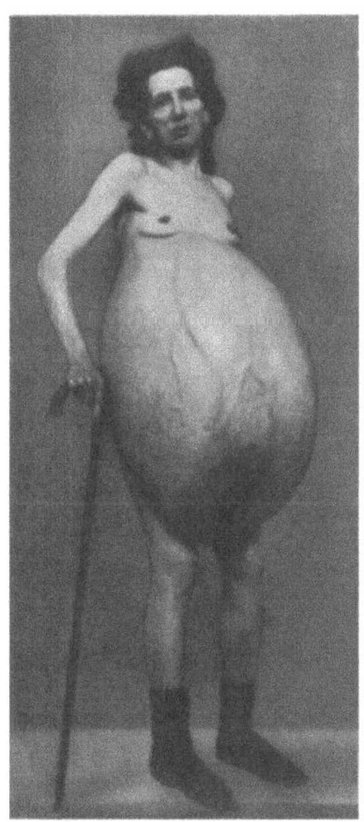

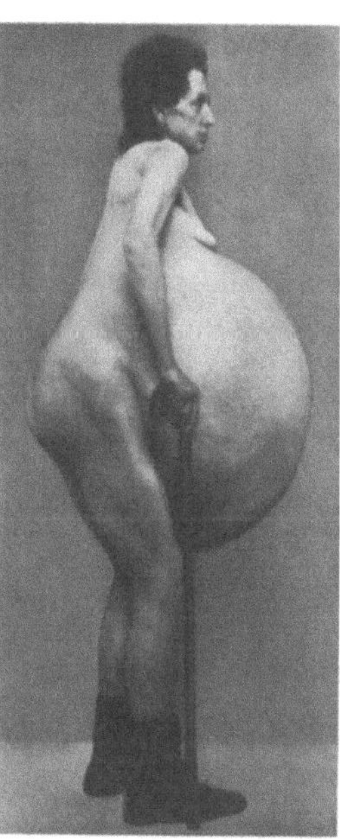

Abb. 65 und 66. Frau mit riesengroßer Ovarialcyste.

Tumor entleert pseudomucinösen Inhalt. Er wird von allen seinen Verwachsungen befreit und abgetragen. Heilung. Gewicht des Tumors (Pseudomucinkystom) mit Inhalt ungefähr 95 kg, eher mehr, weil nicht alle Flüssigkeit, die auf den Fußboden und in die Wäsche geflossen war, gewogen werden konnte. Die Geschwulst war also schwerer als die Frau. Trotz der Größe der Geschwulst und der vielen Verwachsungen ist die Operation in einer Stunde und ohne jede Nebenverletzung beendet worden, und das nur, weil anatomisch und übersichtlich operiert worden ist.

## Die Ergebnisse der Operationen der Ovarialtumoren.

Vom 1. Oktober 1910 bis 31. März 1923 sind 801 Operationen von Ovarialtumoren gemacht worden. Darunter sind alle Formen der Ovarialgeschwülste, 68 papilläre Ovarialcysten, 133 Carcinome (31 Probelaparotomien), 9 Sarkome (1 Probelaparotomie), 27 Fibrome, 27 Parovarialcysten, 89 Dermoidcysten, 25 Corpusluteum-Cysten. Die übrigen sind zum größten Teil Pseudomucinkystome, zum kleinsten Teile Follikelcysten. Leider kann ich die Zahl der Pseudomucinkystome nicht genau angeben, da die Journale oft nur Kystome verzeichnen. Ich schätze ihre Zahl auf rund 400.

795 sind mit Bauchschnitt und fast ausschließlich mit dem Fascienquerschnitt operiert worden. 6mal wurde vaginal operiert. Verwachsene, auf ihr benachbartes Peritoneum übergegangene maligne Ovarialtumoren lassen sich nicht immer vollständig entfernen. Manchmal müssen Teile zurückgelassen werden. Bei beweglichen nicht verwachsenen Ovarialtumoren, auch wenn sie bösartig sind, darf das nicht sein. Nur in einem einzigen Falle hat die ganze Cyste zurückgelassen werden müssen. Eine 68jährige Frau mit einem Pseudomucinkystom hatte während einer Inhalationsnarkose schwere Asphyxien. Die Operation hat deshalb nicht vollendet werden können. Die Cyste ist eröffnet und in die Bauchwunde eingenäht worden. Entlassung mit Bauchdeckenfistel.

Nur bei den komplizierten Operationen sind Nebenverletzungen vorgekommen.

Einmal wurde die Blase verletzt, als wegen doppelseitiger, papillärer Ovarialtumoren und Myom des Uterus die abdominale Totalexstirpation mit beiden Adnexen vorgenommen wurde. Die Blase wurde genäht, heilte nicht, und die Patientin ist mit einer Blasenscheidenfistel entlassen worden.

Bei einer gleichen Operation (abdominale Totalexstirpation mit beiden Adnexen) wegen papillärer Ovarialcyste wurde die Rectalwand verletzt und genäht. Es blieb eine feine Rectumscheidenfistel zurück.

Bei einem Falle ist wahrscheinlich der Ureter verletzt und die Verletzung nicht bemerkt worden. Dieser Fall hat folgende Geschichte.

Fr. K., 31jährig. Oktober 1918 Operation. Fascienquerschnitt, rechts faustgroße, intraligamentäre Ovarialcyste, links mit Coecum und Beckenwand verwachsen. Entfernung der Cyste. Im Laufe der Rekonvaleszenz bildet sich rechts ohne Fieber wieder eine Cyste, die zwei Querfinger über den Nabel reicht. — 29. 10. Wiedereröffnung des Leibes. Mit der Cyste allseitig Dünndarmschlingen verwachsen; dünne Wand, die platzt. Es entleert sich reichlich gelbliche, seröse, etwas flockige Flüssigkeit. Die Cyste wird für eine Peritonealcyste gehalten. Der Inhalt des kleinen Beckens kommt bei der Operation nicht zu Gesicht. Der Bauchschnitt wird bis auf eine kleine Stelle geschlossen, durch die ein Gazedrain, der den Cystenboden drainiert, hindurchgeführt wird. Nach Entfernung des Drains schließt sich die Öffnung nicht. Sie entleert dauernd reichlich wässerige, urinös riechende Flüssigkeit. Kein Fieber, außer den ersten 4 Tagen nach der Operation. Cystoskopie ergibt 2 cm oberhalb der rechten Uretermündung unüberwindliches Hindernis. Also Ureterbauchdeckenfistel. 5 Wochen nach der zweiten Operation Nierenexstirpation rechts. — Heilung. Wahrscheinlich ist hier bei der ersten Operation der Ureter unbemerkt verletzt worden oder später nekrotisch geworden und hat zur Bildung der Cyste geführt, dessen Inhalt wohl Urin gewesen sein muß.

Eine zweite Ureterverletzung ist bei dem folgenden Falle vorgekommen.

36jährige Frau mit doppelseitigen, papillären, stark verwachsenen Ovarialtumoren. Abdominale Totalexstirpation des Uterus mit beiden Tumoren. Bei der Abklemmung der linken Spermatica wird der gegen die Gefäße verzerrte Ureter mitgefaßt und durchschnitten. — Der Ureter wird in die Blase eingenäht und heilt gut ein. Die Frau wird gesund entlassen.

Bei einer abdominellen Totalexstirpation mit den Adnexen wegen doppelseitiger Ovarialkystome mußte das Carcinom von der Blase abpräpariert werden. Während der Heilung trat durch Nekrose eine Blasenscheidenfistel auf.

Werden Ovarialtumoren operiert, so sollen die gesunden Teile der Genitalien möglichst erhalten werden, es sei denn, daß technische Notwendigkeiten oder die Beschaffenheit der Geschwülste es anders verlangen, oder daß das höhere Alter der Patientinnen ihre Erhaltung gleichgültig macht.

Parovarialcysten können entfernt werden, ohne daß mehr als eine Tube geopfert wird. Gutartige Ovarialtumoren kosten den Eierstock, aus dem sie sich entwickelt haben, und meist die zugehörige Tube (373 Fälle), die nur erhalten werden kann, wenn kleine Ovarialtumoren entfernt werden müssen (5 Fälle).

Handelt es sich um doppelseitige gutartige Ovarialtumoren und um junge Frauen, so soll man versuchen, Reste des Ovariums zurückzulassen. Ich erinnere mich eines Falles einer 31jährigen Frau mit großen Pseudomucinkystomen beider

Seiten. Nur ganz kleine Reste der Ovarien konnten bleiben und die Tube einer Seite. Ein Jahr später Schwangerschaft und zur rechten Zeit Geburt eines gesunden Kindes.

Wenn auch nicht gerade die Schwangerschaft zu erstreben ist, so sind doch die Ausfallserscheinungen zu vermeiden, die nach Entfernung beider Ovarien auftreten und die auch mit kleinsten Ovarialresten verhütet werden können. Es genügt schon, wenn solche Ovarialreste nur auf einer Seite bleiben (77 Fälle).

Auf Erhaltung von Eierstocksresten darf aber keine Rücksicht genommen werden, wenn bösartige Geschwülste zu entfernen sind, oder wenn durch Trennung stark verwachsener Geschwülste große Wundflächen im Becken und an den anderen Adnexen entstehen, die nur dann einfach und sicher versorgt werden können, wenn auch die Adnexe der anderen Seite entfernt werden (74 Fälle, darunter 20 bösartige Tumoren).

Bei älteren Frauen kann der makroskopisch gesunde Eierstock weggenommen werden, wenn der Ovarialtumor der einen Seite bösartig ist oder doch auf Bösartigkeit verdächtig. Das trifft besonders für die papillären Ovarialkystome zu. Doch haben wir in 21 Fällen (18 Carcinome, 2 papilläre Ovarialcarcinome und 1 Sarkom) das gesundaussehende Ovarium der anderen Seite gelassen, weil es sich um jugendliche Personen unter 40 Jahren gehandelt hat. Ich halte dies für berechtigt, denn es ist durchaus nicht gesagt, daß der gesunde Eierstock später bösartig werden muß.

Bei bösartigen Tumoren der Eierstöcke mit Beteiligung des Uterus, bei bösartigen Tumoren ohne Beteiligung des Uterus und auch bei gutartigen stark verwachsenen Tumoren, in diesen Fällen aus technischen Gründen, um einfache Wundverhältnisse zu schaffen, kann es nötig sein, mit den Tumoren den Uterus wegzunehmen (65 Fälle, darunter 52 bösartige Tumoren. In 12 Fällen gutartiger Geschwülste konnte ein Ovarium erhalten werden). Sind neben den Ovarialtumoren Myome vorhanden oder verlangen technische Überlegungen eine radikalere Operation als nur die Entfernung der Ovarialtumoren, dann kann eine supravaginale Amputation des Uterus vorgenommen werden (89 Fälle mit Entfernung beider Ovarien, darunter 27 bösartige Tumoren; 32 Fälle mit Erhaltung eines Eierstocks, darunter 3 bösartige Tumoren).

Wir haben also von 801 Operationen wegen Ovarialtumoren in 565 Fällen wenigstens Teile eines Ovariums erhalten können. Von den übrigen 236 sind 75mal beide Ovarien ohne Uterus, 72mal beide Ovarien mit dem Uterus und 89mal beide Ovarien mit dem Uteruskörper ohne Collum (supravaginale Amputation) entfernt worden.

Wir haben auf 801 Operationen 17 Todesfälle = 2,1%. Die Todesfälle sind:

30jährige Frau. Salpingorrhektomie duplex wegen doppelseitigem papillärem Ovarialkystom. Tod am 2. Tage post operationem. Peritonitis.

54jährige Frau. Abdominale Totalexstirpation mit beiden Adnexen wegen beiderseitigem Ovarialcarcinom. Tod am 40. Tage post operationem. Subphrenischer Absceß. Pleuraempyem.

34jährige Frau, rechts Pseudomucinkystom. Ovariotomie. Entfernung der linken Tube wegen Hydrosalpinx. Am Abend der Operation Blässe, Verdacht auf Nachblutung. Relaparotomie, 200 ccm Blut in Bauchhöhle. Ligatur am Ligamentum ovar. propr. und der Tube durchgeschnitten. Erneute Unterbindung, Tod am 6. Tage post operationem an Sepsis und Peritonitis.

52jährige Frau. Verjauchtes Pseudomucinkystom. Entfernung. Am 13. Tage post operationem Tod an Peritonitis.

45jährige Frau. Doppelseitiges papilläres Ovarialkystom. Fieber. Abdominale Totalexstirpation des Uterus mit den Adnexen. Tod am 3. Tage an Peritonitis.

37jährige Frau. Pseudomucinkystom. Entfernung. Am 4. Tage post operationem Tod an Peritonitis.

Zu diesen Fällen kommen noch 5 Todesfälle, bei denen die Lumbalanästhesie am üblen Ausgange mit beteiligt sein kann, die aber zu den Infektionstodesfällen gerechnet werden müssen. Die Fälle sind unter Narkose (S. 47 u. 48) genau beschrieben.

Infektionsmortalität also 11:801 = 1,4%.

Ein Todesfall an Apoplexie:

56jährige Frau. Papilläre Ovarialkystome beiderseits. Entfernung. Tod am 2. Tage post operationem an Apoplexie.

3 Embolietodesfälle:

43jährige Frau. Stielgedrehte Ovarialcyste. Entfernung; am 10. Tage post operationem Embolie.

54jährige Frau. Kystoma pseudomucinosum. Entfernung; am 10. Tag post operationem Tod an Embolie.

47jährige Frau. Ovarialsarkom. Ascites. Entfernung des Tumors; 66. Tage post operationem Tod an Embolie. Ausgedehntes Recidiv im kleinen Becken.

2 Todesfälle an Carcinom:

32jährige Frau. Carcinoma ovarii beiderseits. Carcinoma ventriculi, Phtisis pulmonum. Tod am 6. Tage post operationem. Carcinose.

62jährige Frau. Ovarialcarcinom, abdominale Totalexstirpation des Uterus mit Adnexen. Tod am 34. Tage post operationem. Carcinose (Leber, Milz, Rectum).

# Die entzündlichen Adnextumoren.

Die entzündlichen Adnextumoren verlangen eine strenge und sorgfältige Indikationsstellung; denn die Operation ist nur ein Teil, und zwar ein kleiner Teil der Therapie der entzündlichen Erkrankungen der Gebärmutteranhänge.

Wann sollen entzündliche Adnextumoren operiert werden? Die Antwort auf diese Frage soll nicht für die tuberkulösen Adnextumoren gelten, die in einem besonderen Abschnitt werden erörtert werden.

Akut entzündliche Adnextumoren sollen nicht operiert werden, auch wenn sie Fieber und Schmerzen machen; denn sie haben eine starke Neigung sich zurückzubilden und schließlich ganz zu verschwinden, wenigstens für das Tastgefühl.

Die Entzündung der Adnexe ist eine Erkrankung mit ausgesprochener Tendenz zur Lokalisation, die durch Operation nur gestört werden kann. Die Operation kann bei akuten Prozessen eine allgemeine Infektion veranlassen, also lebensgefährlich sein. Also ja nicht operieren bei frischen entzündlichen Adnextumoren mit den klinischen Zeichen der Infektion, z. B. bei akuten puerperalen Adnextumoren oder bei gonorrhoischen Adnextumoren im Wochenbett oder nach der Menstruation! Sind akut entzündliche Adnextumoren Begleiterscheinungen einer allgemeinen Infektion, dann soll man erst recht nicht operieren, weil die Operation dann keinen Erfolg haben kann.

Manchmal liegen akut entzündliche Adnextumoren als dicke Massen im DOUGLASschen Raum und laden zur Incision vom hinteren Scheidengewölbe ein. Nicht incidieren! Man kann wohl Eiter ablassen, der in der Tube oder um sie und das Ovarium herumsitzt, und doch nicht den Prozeß zur Ausheilung bringen; denn die kranke Tubenschleimhaut sondert weiter Eiter ab, und die Folge solcher Incisionen ist eine eiternde Tubenscheidenfistel, die solange nicht heilt, bis die Tube weggenommen worden ist. Es ist ein großer Unterschied für die Heilung, ob ich einen freien Absceß im DOUGLASschen Raum vom hinteren Scheidengewölbe aus incidiere oder einen Adnextumor. Die Incision eines freien Abscesses führt rasch zur Heilung. Also vor der Incision genaue Diagnose stellen, die nach Anamnese und Befund nicht schwierig ist!

Ebensowenig wie von der Scheide aus sollen große, dicht unter den Bauchdecken liegende Adnextumoren von hier aus incidiert werden aus den gleichen Gründen.

Für die Operation kommen nur die chronischen Adnextumoren in Betracht. Sie sollen operiert werden, wenn sie Beschwerden machen, und wenn alle resorbierenden Mittel vergeblich angewandt worden sind. Man wird also keinen Adnextumor operieren, der nicht schon konservativ behandelt worden ist. Aber nicht ungeduldig sein mit den Adnextumoren und sich Zeit lassen, nicht gleich das Messer in die Hand, wenn die akuten Erscheinungen einer entzündlichen Adnexerkrankung gerade vorübergegangen sind. Manche entzündlichen Adnextumoren bilden sich langsam zurück erst in Monaten, und tun sie es nicht vollständig, sind sie lange nach ihrer Entstehung noch zu fühlen, so können sie doch symptomlos werden und sind dann keine Krankheit mehr, die vertrieben werden muß.

Um zu zeigen, wie selten die Indikation zur Operation entzündlicher Adnexerkrankungen und Adnextumoren gestellt zu werden braucht, soll eine Statistik des Materials der gynäkologischen Poliklinik angeführt werden. Im Jahre 1923 haben 9303 Patientinnen zum ersten Male die Poliklinik aufgesucht. Bei 847 ist die Diagnose „entzündliche Adnexerkrankung" oder „Adnextumoren" gestellt worden. Von diesen sind in der Klinik 45 operiert worden. Etwa die gleiche Zahl hat den Vorschlag der Operation nicht angenommen und sich der Behandlung entzogen. Es ist also nur in ungefähr 10% der Fälle die Operation für angezeigt gehalten worden.

## Die Technik der Operation der Adnextumoren.

Grundsätzlich soll laparotomiert werden. Die vaginale Operation ist verfehlt; sie hat keinerlei Vorteile vor der abdominalen. Es ist ein Irrtum zu glauben, daß sie ungefährlicher sei. Adnextumoren, chronisch entzündliche Tuben und Ovarien sind mit ihren Nachbarorganen verwachsen. Sie lassen sich ohne gefährliche Nebenverletzungen nur loslösen, wenn der Operateur sieht, wo er löst und trennt. Das kann er bei vaginalen Operationen nicht, dazu sind die Öffnungen des Abdomens, die von der Vagina her zu machen sind, zu eng. Er muß also im Dunkeln mit den Fingern loslösen, wo er nichts sieht, so wie er eine adhärente Placenta loszulösen gewohnt ist. Schrecklich, so was zu tun, und schrecklich, so was ansehen zu müssen. Niemals geben die vaginalen Operationen die Sicherheit dafür, daß nur kranke Organe entfernt werden und gesunde erhalten bleiben. Um Raum zu gewinnen, muß der gesunde Uterus entfernt werden, oder er muß entfernt werden, weil die Blutstillung, die Wundversorgung es verlangt. Aus technischen Gründen dieser Art müssen Ovarien geopfert werden, die bleiben könnten.

Vor Jahren habe ich gelegentlich einmal Adnextumoren vaginal operiert, sehr selten (unter 631 Adnexoperationen nur 10mal), wenn mir die Entfernung des Uterus wegen starker Blutungen älterer Frauen angezeigt erschien (9mal Uterus mit beiden Adnexen und einmal Uterus mit Erhaltung eines Ovariums und 2mal bei falscher Diagnose — die Adnextumoren waren für Myome gehalten worden — und gerade bei diesen beiden Fällen sind üble Nebenverletzungen entstanden (s. Fall a. S. 111 u. Fall 7 S. 112).

Ich werde niemals mehr Adnextumoren vaginal operieren, und sollte ich mich mit falscher Diagnose je wieder einmal zu einer vaginalen Operation verleiten lassen, dann werde ich bestimmt die vaginale Operation sofort abbrechen und den Leib von oben aufmachen, sobald ich meinen Irrtum erkannt habe, was ich in den beiden Fällen, auf die ich eben hingewiesen habe, hätte tun sollen.

Ist der Leibschnitt die erste grundsätzliche Bedingung für die Operation von Adnextumoren, so ist die zweite die konsequente Durchführung einer anatomisch klaren Präparation. Nur so sind Nebenverletzungen, nur so die Gefahr durch Infektion zu vermeiden, nur so eine glatte Heilung ohne Exsudatbildung zu ermöglichen. Bei einem Fall (Fall 6 S. 111) ist nicht sorgfältig genug präpariert worden. Folge: Durchtrennung des Ureters.

Ich habe vor 20 Jahren die Adnextumoren so zu operieren angefangen, wie es wohl noch heute die Regel zu sein scheint. Ich bin nach Eröffnung des Leibes und Feststellung der Lage der Adnextumoren mit der Hand um die Tumoren herumgegangen und habe sie aus ihrem Bett ausgeschält, sie gestielt, abgeklemmt und abgetragen. Ganz allmählich ist diese Art der Loslösung eingeschränkt und mehr und mehr mit Schere und Pinzette präpariert worden. Ich habe gelernt, auf diese Weise

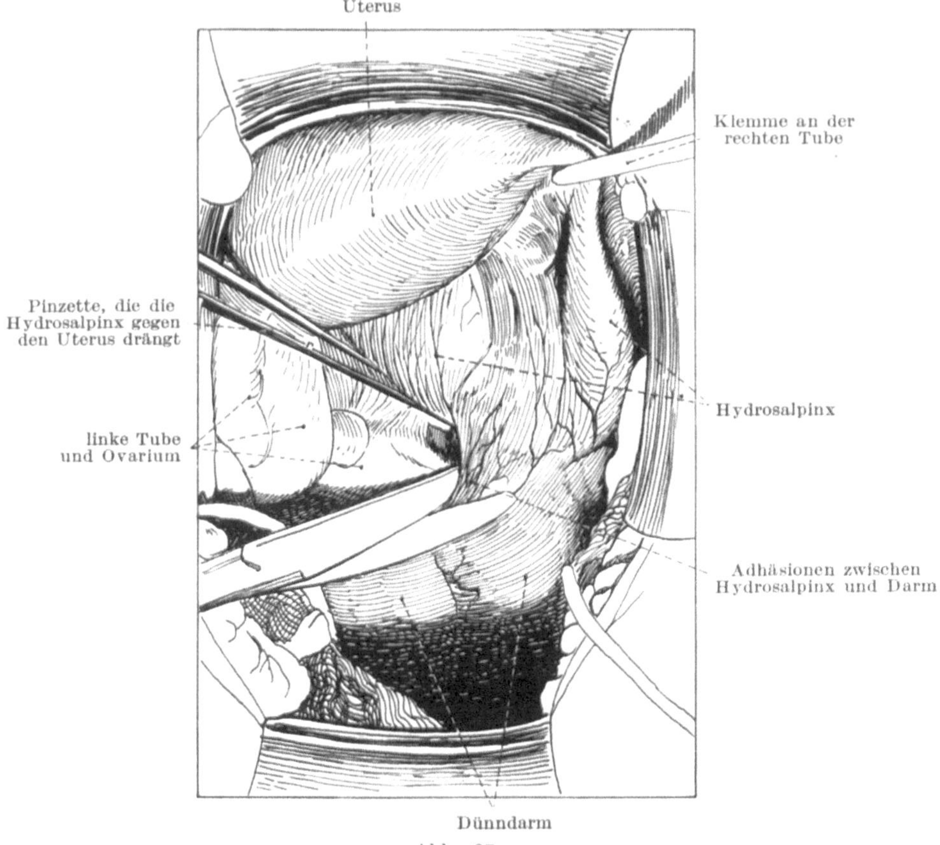


Abb. 67a.

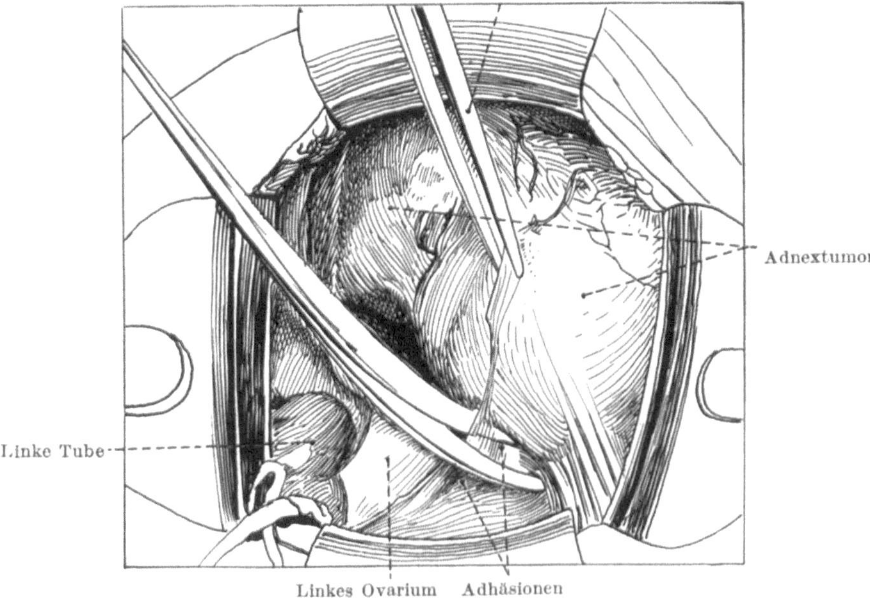


Abb. 68a.

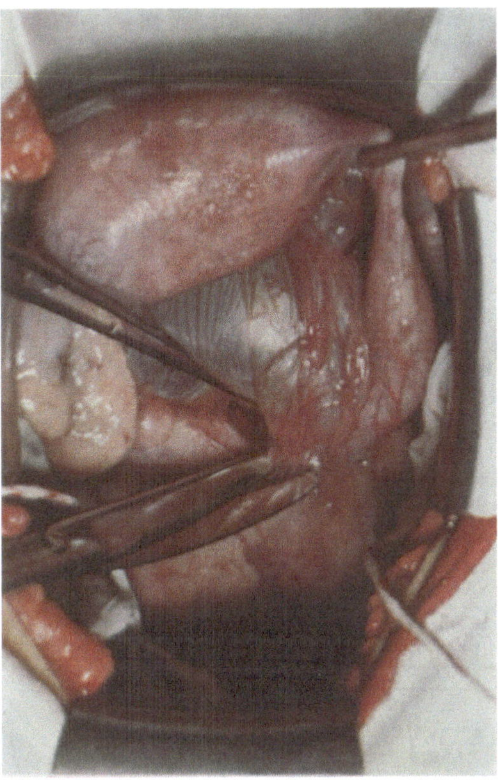

Abb. 67b. Lösung einer stark verwachsenen Hydrosalpinx aus ihren Verwachsungen. Die rechte Tube ist mit einer Klemme gefaßt und angezogen. Das hinter dem Uterus liegende cystische Endstück der Hydrosalpinx wird mit einer Pinzette gegen den Uterus gedrängt. All das geschieht, um die Adhäsionen mit dem Dünndarm zu spannen, die mit einer Schere durchschnitten werden. Die linke Tube ist wenig verdickt, daneben das Ovarium.

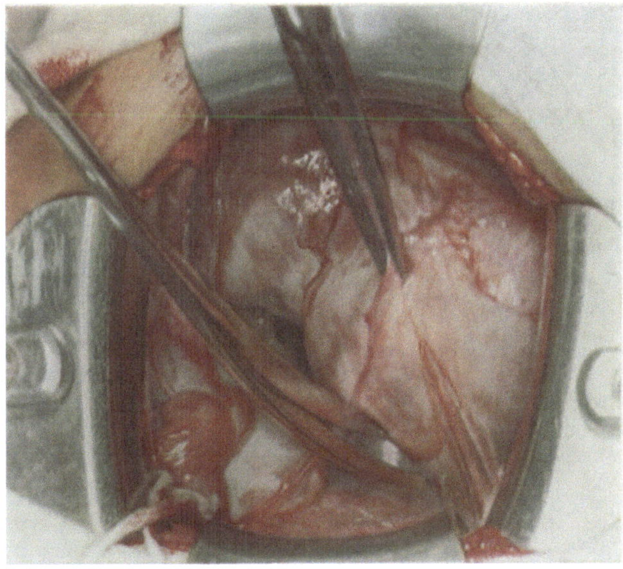

Abb. 68b. Operation eines Adnextumors. Der Tumor ist mit einer Klemme gefaßt und angezogen, damit sich die Adhäsionsstränge spannen, die mit der Schere durchtrennt werden.

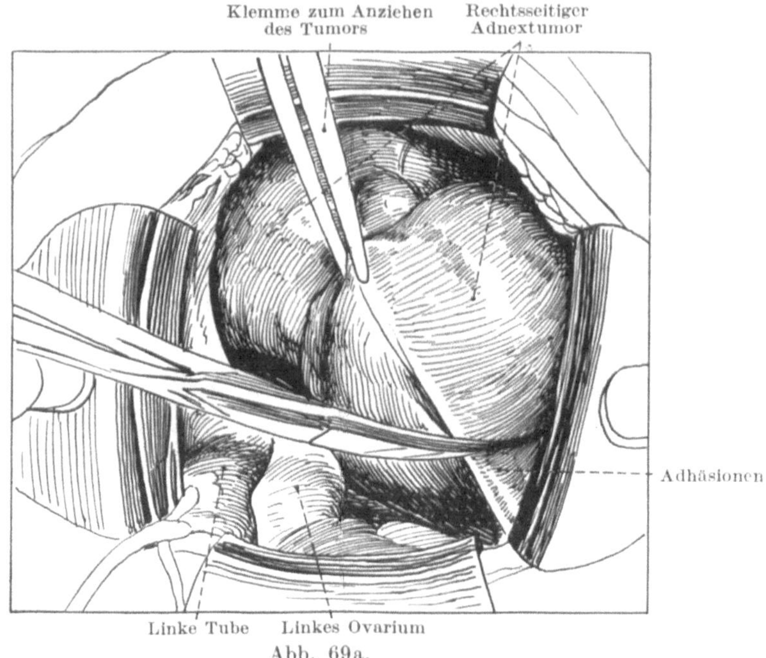

Abb. 69a.

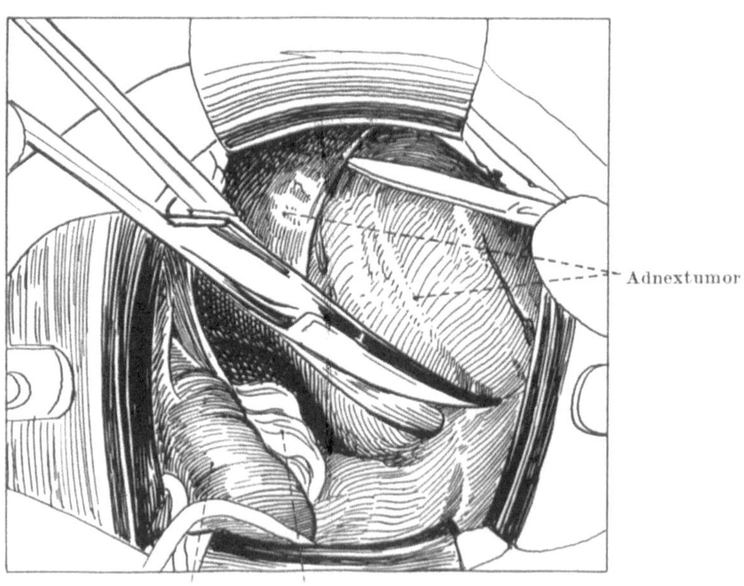

Abb. 70a.

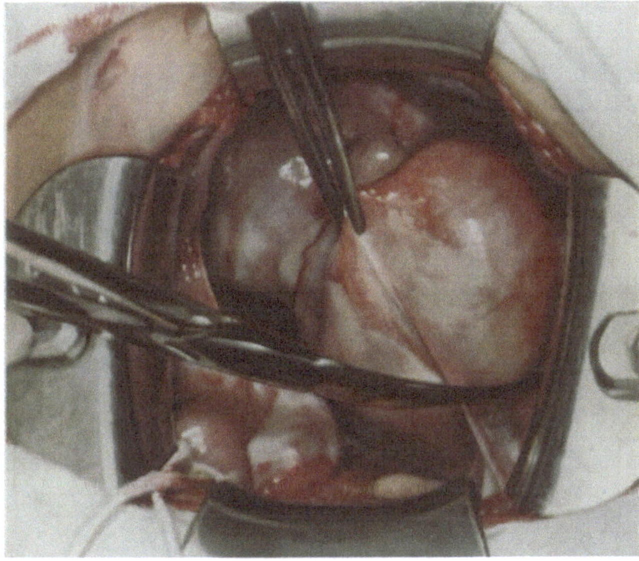

Abb. 69b. Die Lostrennung des Adnextumors von Abb. 68 geht weiter.

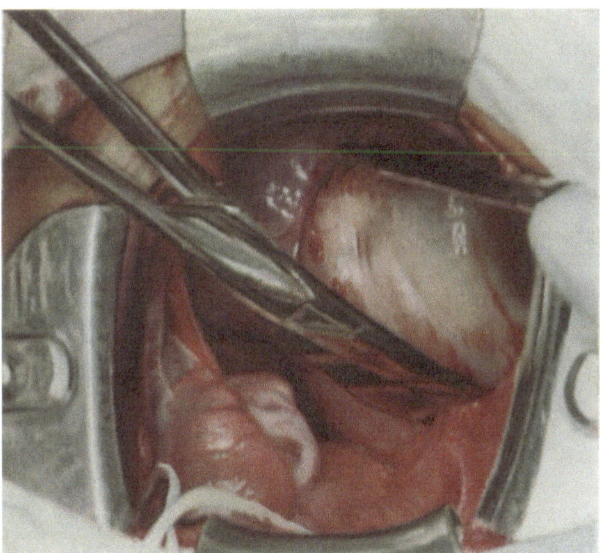

Abb. 70. Fortsetzung der Adnexoperation von Abb. 68 und 69. Die Schere ist jetzt schon hinter den Tumor gelangt, der mit einer Klemme gegen die Symphyse gedrängt wird, um dies zu ermöglichen.

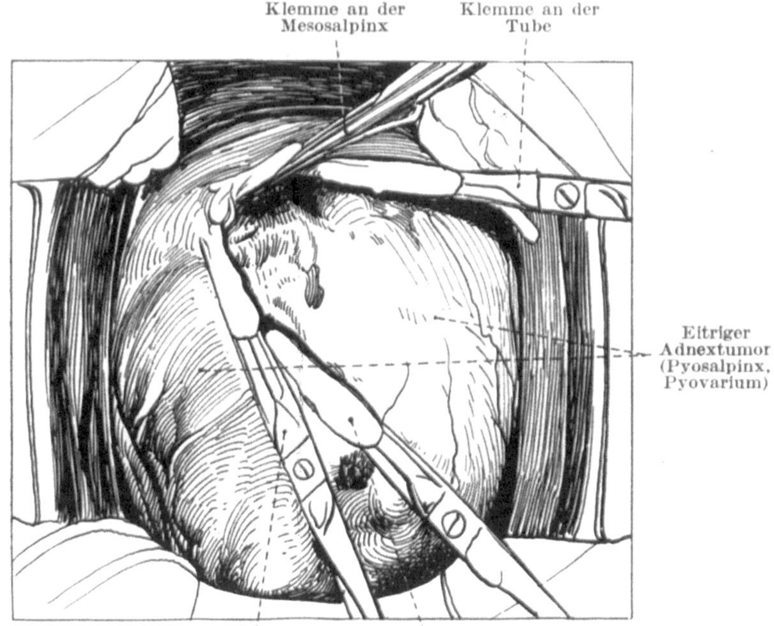

Abb. 71a.

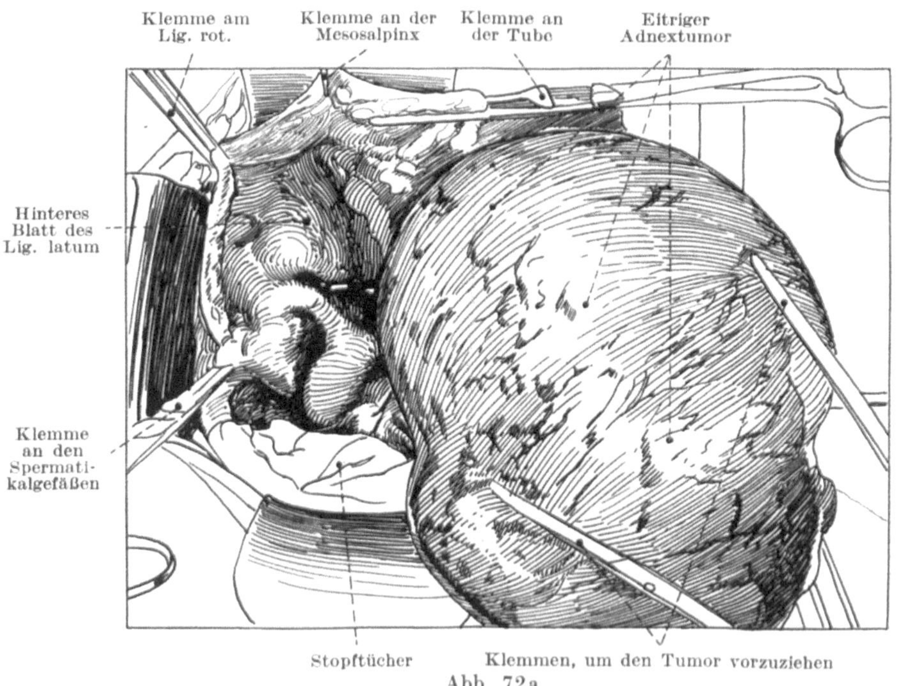

Abb. 72a.

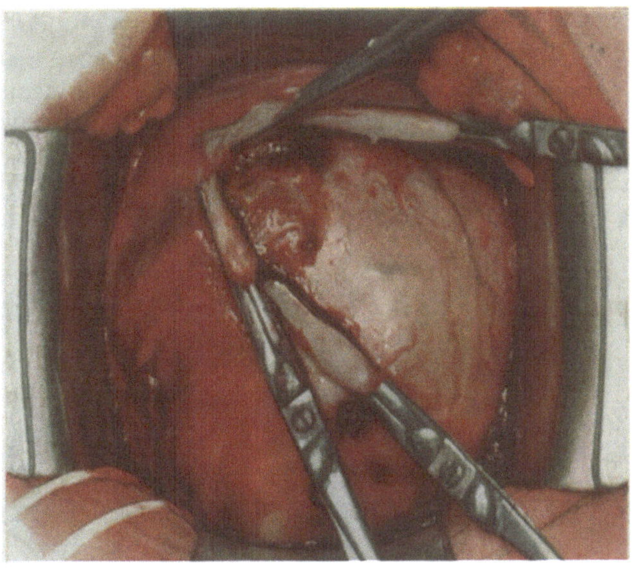

Abb. 71b. Das Bild soll die Operation eines Adnextumors, Pyosalpinx und Pyovariums von der Vorderseite her demonstrieren. Die Tube ist am Uterus abgeklemmt und mit einer zweiten Klemme ein Stück der Mesosalpinx. Wo die Klemmen liegen, ist Tube und Mesosalpinx durchtrennt; die im Bilde unten liegenden Klemmen verhüten retrograde Blutungen. — In der Richtung zum Ligamentum suspensorium ovarii, das links unten im Bilde sichtbar ist, wird weiter abgeklemmt und das Gewebe durchschnitten, bis die Spermatikalgefäße im Lig. susp. ov. gefaßt werden können. Wie das nächste Bild zeigt, sind dazu noch zwei Klemmen nötig gewesen. — Ohne mit Instrumenten oder der Hand hinter den Adnextumor zu kommen, kann von vorne her der Adnextumor scharf von dem hinteren Blatt des Ligamentum latum abgelöst werden.

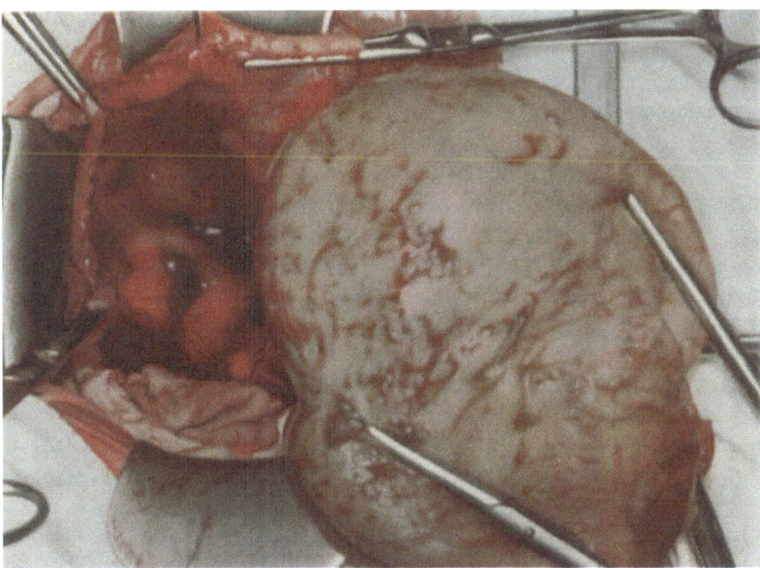

Abb. 72b. Das Bild zeigt den vom hinteren Blatte des Ligamentum latum losgelösten Adnextumor des Bildes 71. Durch die Tumorwand ist der gelbliche Eiter zu sehen. Der Tumor hängt nur noch an wenigen auf dem Bild nicht sichtbaren Adhäsionen hinter dem Tumor. Sobald sie durchtrennt sind, kann der Tumor entfernt werden.

Nebenverletzungen so gut wie ganz zu vermeiden, glatte Peritonealwunden zu machen, die nicht zur Infektion und Exsudatbildung disponieren. So wird auch die Wundversorgung einfach, die peritoneale Deckung von Bindegewebswunden in den Ligamenten wird leicht, weil kein Peritoneum verloren geht; es ist selten nötig, das Peritoneum zu drainieren; die Blutstillung macht keine Schwierigkeiten.

Um die Forderung der anatomischen Präparation der Adnextumoren erfüllen zu können, ist es erforderlich, das Operationsfeld übersichtlich freizulegen und es hell zu beleuchten, wie früher geschildert worden ist. Die Verwachsungsstellen zwischen Tumoren und den Nachbarorganen werden in Spannung gebracht, damit die Grenzen zwischen kranken und gesunden Organen deutlich werden. Das ist aus den Abb. 67, 68, 69, 70 ersichtlich. Alles, was bindet, wird scharf mit der Schere getrennt. Oft liegen die Adnextumoren fest auf dem hinteren Blatt des Ligamentum latum, fest auch auf der Hinterwand des Uterus auf, und es ist unmöglich, bei größeren unverkleinerten Adnextumoren sich diese Stellen sichtbar zu machen. Es wird möglich, wenn der Tumor platzt, seinen Inhalt entleert, oder wenn er durch Punktion verkleinert wird. Noch besser ist es, wenn man in solchen Fällen von vorne herangeht, wie wir es in den letzten Jahren gelernt haben. Man klemmt die Tube ab und schneidet quer nach der Seite zu das Peritoneum durch, bis man zu den Spermatikalgefäßen kommt. Dabei spritzen Gefäße in der Mesosalpinx, Gefäße im Lig. rotundum, die isoliert gefaßt werden. Dann ist es leicht, an das hintere Blatt des Ligamentum latum heranzukommen und nun unter Leitung des Auges den verwachsenen Adnextumor von seiner Unterlage zu lösen. Die Abb. 71 u. 72 schildern diesen Vorgang.

Der vorsichtige Operateur, der keine fiebernden frischen Adnextumoren operiert, braucht nichts zu fürchten, wenn ein Eitersack platzt, und Eiter in die Bauchhöhle fließt. Der Eiter alter Adnextumoren ist meist steril und ist er es nicht ganz, so schadet das auch nichts, wenn die Bauchhöhle nach oben zu sorgfältig mit Tüchern abgestopft worden ist. Eine Drainage der Bauchhöhle nach Schluß der Operation ist nicht nötig.

Die anatomisch klare, die präparierende Technik der Adnexoperationen bringt den weiteren Vorteil, gesunde Organe erhalten zu können. Wir wissen, wie wertvoll die Eierstöcke sind, und wir wissen, wie wichtig für die Psyche der Frau die sichtbaren Zeichen ihrer ungestörten Genitalfunktionen sind. Wir können ein Ovarium oder doch Reste der Ovarien zurücklassen, wir brauchen keinen Uterus zu entfernen und die Menstruation zu beseitigen. Freilich darf die Erhaltung gesunder Organe nicht so weit gehen, daß die Wunden kompliziert, ihre Versorgung unvollständig und so die Operationsgefahr vergrößert wird. Die spätere Zusammenstellung unserer Fälle wird erweisen, wie wir unsere operativen Grundsätze haben befolgen können.

Nach Entfernung der Adnextumoren werden die Stümpfe versorgt. Unterbindung der abgeklemmten Gefäße und nur der Gefäße, nicht Umstechung dicker Gewebsbündel. Ist ein Teil des Ovariums reseziert worden, so wird die Wundfläche des Ovariums mit feinem Catgut vernäht, fortlaufend oder mit Knopfnähten.

Blutungen aus kleinsten Gefäßchen peritonealer Wundflächen, die einzeln zu fassen und zu unterbinden nicht möglich ist, können dadurch gestillt werden, daß man die Flächenwunden mit dünnen Catgutnähten oder fortlaufender Catgutnaht zusammenrafft. Gelingt das nicht, dann legt man einen Gazestreifen auf die Wunden und leitet ihn durch eine Öffnung im hinteren Scheidengewölbe in die Scheide und nach außen, damit Blut und Wundsekret nicht zurückgehalten werden.

Größe der Adnextumoren, Ausbreitung, Doppelseitigkeit, Festigkeit der Verwachsungen, Zusammenhang mit Blase, Uterus, Darm, Infiltration des Beckenbindegewebes bedingen Operationswunden verschiedenster Art. Es dürfen keine peritonealen Wundflächen von gesundem Peritoneum unbedeckt bleiben. Sonst gibt es neue Verwachsungen und neue Beschwerden. Um ein Beispiel zu nennen: Ein mit dem Peritoneum des Ligamentum latum, des Rectums, der hinteren Uteruswand fest verwachsener Adnextumor ist entfernt worden. Das Peritoneum seines Bettes ist durch die Loslösung wund. Die Wundflächen sind zu ausgedehnt, um vollständig mit Peritoneum gedeckt werden zu können. Man könnte solche Flächen mit Gaze durch ein Loch im hinteren Scheidengewölbe drainieren. Notwendigerweise müßte aber später der Uterus mit seiner Hinterfläche auf den Peritonealwänden der Nachbarschaft verwachsen, und daraus könnten sich erhebliche Beschwerden ergeben. Deshalb wird es in einem solchen Falle besser sein, den Uterus ganz zu entfernen oder ihn supravaginal zu amputieren. Aus all diesen technischen Überlegungen, die wir bisher angestellt haben, ergibt sich die Mannigfaltigkeit der Operationen, die sich in der folgenden Zusammenstellung ausdrückt.

| | | |
|---|---|---|
| 1 | Entfernung einer Tube | 24 |
| 2 | ,, der beiden Tuben | 25 |
| 3 | ,, eines Teils eines Eierstocks | 14 |
| 4 | ,, einer Tube und eines Eierstockteiles derselben Seite | 1 |
| 5 | ,, einer Tube und eines Eierstockes derselben Seite | 142 |
| 6 | ,, beider Tuben und eines Eierstockteiles einer Seite | 1 |
| 7 | ,, einer Tube und eines Eierstockes einer Seite und eines Eierstockteiles der anderen Seite | 8 |
| | | 215 |

| | | Übertrag: 215 |
|---|---|---|
| 8 | Entfernung beider Tuben und eines Eierstockes | 90 |
| 9 | „ beider Tuben und eines Eierstockes und eines Teiles des anderen Eierstockes | 52 |
| 10 | „ beider Adnexe vollständig | 59 |
| 11 | „ beider Tuben, eines Eierstockes und eines Teiles des anderen Eierstocks mit supravaginaler Amputation des Uterus | 74 |
| 12 | „ beider Tuben und eines Eierstocks mit Totalexstirpation des Uterus abdominal | 6 |
| | vaginal | 1 |
| 13 | „ beider Adnexe mit supravaginaler Amputation des Uterus | 94 |
| 14 | „ beider Adnexe und des ganzen Uterus abdominal | 29 |
| | vaginal | 9 |
| 15 | Unvollständige Operationen (Probelaparotomien) wegen sehr fester und ausgedehnter Verwachsungen, die die Fortsetzung der Operation zu gefährlich erscheinen ließen | 2 |
| | | 631 |

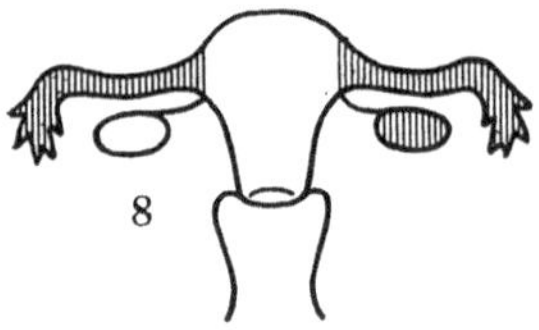

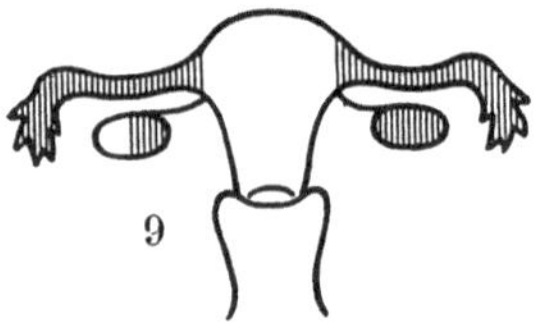

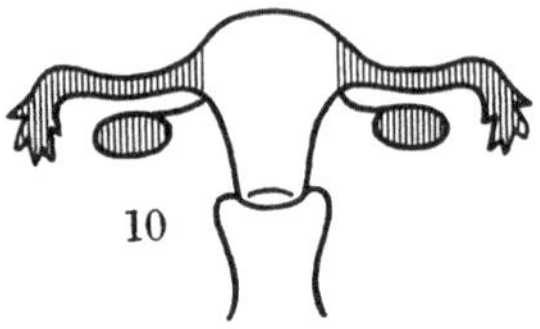

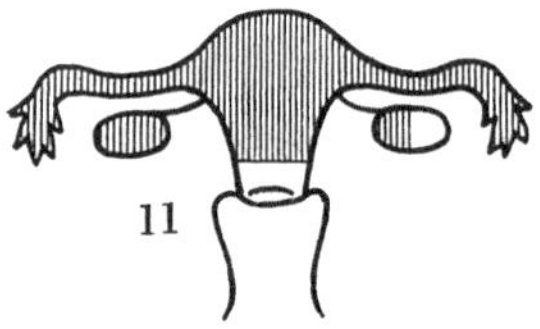

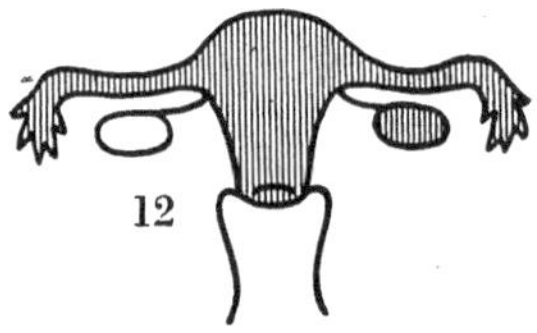

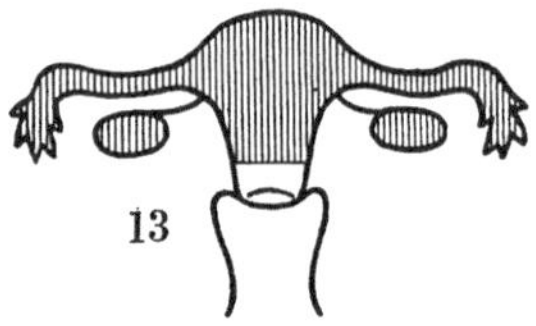

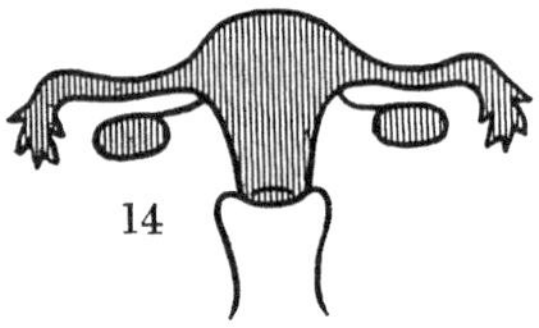

Abb. 73 1—14.

45 mal ist die Appendix vermiformis entfernt worden.

Bei 191 Operationen (Gruppe 10, 13 und 14) dieser 631 sind beide Eierstöcke exstirpiert worden und es haben auch keine Eierstockreste zurückgelassen werden können. Das sind also 30,3% **Kastrationen**. Da die Mehrzahl dieser Fälle über 40 Jahre alt war, so sind die Nachteile der Kastration gering einzuschätzen.

## Die Ergebnisse der operativen Behandlung der Adnextumoren.

Die 631 Operationen entfallen auf die Zeit vom 1. X. 1910 — 31. III. 1923. — Unter ihnen sind 621 Bauchschnitte, mit wenigen Ausnahmen Fascienquerschnitte und 10 vaginale Operationen.

21mal sind Bauchdeckenabscesse in den Krankengeschichten verzeichnet, und zwar stets nach Entfernung eitriger Adnextumoren. Ich kann mich für die Richtigkeit dieser Zahl nicht verbürgen, möglicherweise sind es einige mehr, die in den Krankengeschichten nicht verzeichnet sind. Immerhin zeigt die Zahl, daß die Bauchdecken bei Entfernung eitriger Adnextumoren nicht sicher vor Infektion zu schützen sind.

Folgende 6 Nebenverletzungen sind vorgekommen:

5 Verletzungen der Darmserosa, von denen 4 gestorben sind (2, 5, 6 und 7 der Todesfälle).

Ein Fall einer perforierenden Dünndarmverletzung ist durch sofortige Resektion geheilt worden.

Krankengeschichte dieses Falles:

a) Frau G., 37 Jahre. Oktober 1912. Starke Schmerzen im Leib; links und hinter dem Uterus hühnereigroßer Tumor, der das hintere Scheidengewölbe nach abwärts drängt; derbe Beschaffenheit, breit mit dem Uterus verbunden, nach hinten gegen die Beckenwand fixiert, wahrscheinlich Myom. Vaginale Totalexstirpation beschlossen. Nach Eröffnung der vorderen Bauchfelltasche und Hervorstülpen des Uterus quillt Eiter aus einer linksseitigen Pyosalpinx heraus, die verwachsen ist. Entfernung des Uterus, die rechten Adnexe, die gesund sind, bleiben zurück. Beim Versuch, den linken Adnextumor hervorzuziehen, erweist er sich als sehr zerreißlich und fest mit Dünndarm verwachsen. Die Darmwand ist an den Verwachsungsstellen sehr brüchig und reißt beim Ziehen am Tumor ein. Es entleert sich Darminhalt. — Bauchschnitt. — Das Ileum ist 20 cm von seiner Einmündungsstelle ins Coecum auf eine handtellergroße Fläche mit dem linken Adnextumor (Pyosalpinx) verwachsen. Darmwand entzündlich verdickt und sehr brüchig, eine pfenniggroße Öffnung in der Wand. Der ganze entzündete und verletzte Darmabschnitt wird auf 30 cm Länge reseciert und End zu Ende vereinigt. Entfernung der linken Pyosalpinx. Schluß der Bauchhöhle. Heilung durch Bauchdeckenabsceß gestört.

Einmal ist der Ureter durchschnitten worden.

Krankengeschichte:

b) 24jährige Frau mit doppelseitigen Adnextumoren, auf der rechten Seite faustgroß, linke Adnexe wenig verdickt, stark verwachsen. Laparotomie. Lösung der Adnextumoren wegen starker Verwachsungen schwierig. Bei Abklemmung der rechten Spermatikalgefäße wird der Ureter mitgefaßt und durchschnitten. Entfernung der Adnextumoren, supravaginale Amputation des Uterus. Implantation des rechten Ureters in die Blase unter starker Spannung. Im Laufe der nächsten 4 Tage bildet sich ein großes Exsudat hinter dem Uterusstumpf unter leichten Temperatursteigerungen und peritonealer Reizung. Punktion des Douglasschen Raumes ergibt blutig-trübe, urinöse Flüssigkeit. Der Ureter ist also aus der Blase herausgeschlüpft. Exstirpation der rechten Niere. — Heilung.

Von den 631 Operierten sind 8 gestorben. Das ist eine Mortalität von 1,3%.

Die Todesfälle sind:

1. 22jährige Frau. Dezember 1912; doppelseitige Salpingitis. Retroflexio uteri fixata. Laparotomie. Entfernung beider Tuben. Alexander Adams. Am 3. Tag post operationem Peritonitis. Am 5. Tag Eröffnung des Leibes. 6. Tag Tod. Diffuse eitrige Peritonitis.

2. 30jährige Frau. November 1910; Pyosalpinx links. Entfernung von Tube und Ovarium. Der Adnextumor wird zum Teil stumpf mit der Hand herausgeholt. Verletzung der Serosa der Flexur. Übernähung. Tod am 3. Tage an diffuser eitriger Peritonitis.

3. 30jährige Frau. März 1916; rechtsseitiger, nicht eitriger Adnextumor. Retroflexio uteri fixata. Laparotomie. Entfernung von Tube und Eierstock. Alexander Adams. Verdacht der Nachblutung am 2. Tag post operationem. Eröffnung des Leibes, ganz geringe Blutung im kleinen Becken. Zeichen der Infektion am Adnexstumpf, schmierige Verfärbung. Langsam verlaufende Peritonitis. Tod am 19. Tage post operationem an diffuser eitriger Peritonitis.

4. 39jährige Frau. November 1911; beiderseits Pyosalpinx. Laparotomie. Entfernung beider Tuben eines Ovariums und eines Teiles des anderen. Tod am 6. Tage post operationem an diffus eitriger Peritonitis.

5. 48jährige Frau. März 1911; beiderseits Pyosalpinx. Laparotomie. Entfernung beider Tuben und Ovarien. Dünndärme in großer Ausdehnung stark verwachsen. Schwierige Loslösung. Darmserosa mehrfach verletzt. Übernähung. Tod am 4. Tage post operationem an diffuser eitriger Peritonitis.

6. 47jährige Frau. Doppelseitige Adnextumoren. Laparotomie. Starke Verwachsung mit Dünndarm und Rectum. Oberflächliche Verletzung des Rectums. Vernähung. Schwierige Entfernung der Adnexe. Rechtes Parametrium derb infiltriert, rechter Ureter daumendick dilatiert. Hydronephrose. Entfernung der Niere. Tod am 3. Tage an Peritonitis, vom Darmdefekt ausgehend, linsengroße Öffnung im Rectum.

7. Frau H., 32 Jahre. Mai 1912. Starke Schmerzen im Leib. Knolliger harter Tumor, das Becken ausfüllend, seitlich fixiert. Uterus nicht zu tasten, der Tumor wird für ein Myom gehalten und die vaginale Totalexstirpation beschlossen. Beginn der Operation mit Umschneiden der Portio, Hochschieben der Blase, Spaltung der vorderen Cervixwand. Eröffnung der vorderen Bauchfelltasche. Es quillt Eiter aus dem Peritonealraum, und jetzt wird erkannt, daß keine Myome da sind, sondern daß es sich um doppelseitige Adnextumoren handelt. Schwierige Beseitigung des Uterus und des rechtsseitigen mandarinengroßen Adnextumors. Der linke Adnextumor ist so verwachsen, daß er zunächst zurückgelassen wird. Er wird nun mit der Hand, da er sich nicht vorziehen läßt, losgelöst und dann vorgezogen. Dabei zeigt sich, daß ein Stück Mastdarm mit vorkommt, das eingerissen ist. Eröffnung des Leibes von oben, Abpräparieren des noch stark verwachsenen linken Adnextumors vom Rectum und Entfernung. Nun zeigt sich, daß das Rectum in seinem unteren Drittel breit eröffnet und die Lochränder zerrissen sind. Resektion des verletzten Rectumabschnittes. Der obere Darmabschnitt wird durch den unteren hindurchgezogen und am Anus fixiert. Schluß der Bauchhöhle. Tod am 5. Tage post operationem unter dem Zeichen von Peritonitis. Sektion: Peritonitis. Darm hat gehalten, schlaffes Fettherz, verfettete Nieren, Fettleber.

8. 35jährige Frau. Januar 1914; beiderseitige Pyosalpinx. Descensus vaginae. Laparotomie. Entfernung beider Adnexe. Supravaginale Amputation des Uterus. Kolpoperineorrhaphie. Tod am 5. Tage an Sepsis.

Alle Todesfälle wurden durch Infektion bedingt. Besonders bedenklich sind ausgedehnte Serosaverletzungen der Därme oder Verletzungen der ganzen Darmwand (Fälle 2, 5, 6, 7).

## Die Bauchfelltuberkulose und die tuberkulösen Adnexerkrankungen.

Die Indikation dieser Operationen ist sehr einfach. Sobald die Art der Erkrankung festgestellt ist, soll operiert werden. Die Schwierigkeit liegt nur in der Diagnose.

Tuberkulöse Bauchfellentzündungen sind entweder miliare Tuberkulose des Bauchfells ohne Verklebungen der Serosaflächen und mit freier Flüssigkeit oder mit abgekapselter durch Verwachsungen bedingt. Die Flüssigkeit in der Bauchhöhle kann hell und klar sein oder sie kann blutig sein oder eitrig. Durch Verwachsungen von Darmschlingen, zwischen denen sich Flüssigkeit ansammelt, können cystische Tumoren vorgetäuscht werden, auch solide Tumoren, wenn wenig oder gar keine Flüssigkeit vorhanden ist, und die Darmserosa entzündlich stark verdickt ist. Carcinose des Bauchfells kann ganz ähnliche Erscheinungen machen. Pfortaderthrombose, die fast ausschließlich luetischen Ursprungs ist, kann freien Ascites bedingen und ein der Bauchfelltuberkulose ähnliches Krankheitsbild machen. Aus all dem ergibt sich die Schwierigkeit der Diagnose, die auch nicht durch das Alter der Patientinnen erleichtert wird. Denn alte und junge Frauen können von diesen Krankheiten befallen werden. Auch bei zweifelhaften Diagnosen soll eine Laparotomie gemacht werden, ja bei zweifelhaften Diagnosen erst recht. Wer kann vor Eröffnung des Leibes wissen, was operativ möglich und was später unmöglich ist. Das ist das eine, und das andere ist, daß bei tuberkulösem Ascites die Eröffnung der Bauchhöhle und das Ablassen der Flüssigkeit von überraschendem Erfolge sein kann. Ich kenne einen Fall, den ich als Beispiel anführe. Ein Mädchen von 18 Jahren hat eine Bauchfelltuberkulose mit Ascites. Der Leib wird mit einem kleinen Schnitt eröffnet und das Wasser abgelassen. Sie wird vollständig gesund, heiratet einige Jahre später, bekommt 2 Kinder und ist jetzt eine blühende Frau.

Die Probelaparotomie ist erlaubt, obwohl sie diesen Erfolg nicht regelmäßig haben kann, weil sie ungefährlich ist. Sie ist es aber nur, wenn sich der Operateur nicht zu gewagten Eingriffen verleiten läßt. Darin liegt eine gewisse Gefahr der Probelaparotomie. Das gilt besonders für die Fälle tuberkulöser Peritonitiden, die mit ausgedehnten Verwachsungen der Därme untereinander einhergehen. Fängt man hier an, loszulösen, so wird man da und dort die kranke Serosa verletzen und bald sehen, daß man nicht weiter kommt. Geschadet hat man aber schon und nichts genützt. Auch dafür ein Beispiel. Bei einer jungen Frau mit großem wahrscheinlich tuberkulösem Adnextumor, die dauernd fiebert und stark abmagert, sollen die Adnexe entfernt werden. Die Eröffnung des Leibes zeigt überall verklebte Darmschlingen; sie werden vorsichtig gelöst, um Einsicht ins kleine Becken zu gewinnen. Die Adnexe sind tuberkulös, aber wenig verdickt, die großen Tumoren sind Pseudotumoren gewesen. Der Leib wird wieder zugemacht. Eiterung der Bauchdecken, es entstehen zwei Dünndarmbauchdeckenfisteln. Monatelange Kur im Hochgebirge. Die Fisteln schließen sich und innerhalb eines Jahres wird die Frau vollständig gesund. So gut gehen die Folgen einer unnötigen Operation selten vorüber. Man soll also bei diffuser tuberkulöser Peritonitis sich begnügen, den Leib zu eröffnen, Ascites abzulassen, aber keine Lösungen verklebter und verwachsener Darmschlingen vorzunehmen, es sei denn, daß die Darmschlingen nur das kleine Becken zudecken und im kleinen Becken tuberkulöse Adnextumoren vorhanden sind, deren Größe die Entfernung lohnt, insofern als sie der Hauptsitz der tuberkulösen Erkrankung zu sein scheint.

Abb. 74 u. 75 zeigen einen solchen Fall.

Genau so schwierig wie die Diagnose einer Bauchfelltuberkulose ist die Diagnose der tuberkulösen Natur der Adnextumoren. Es gibt kein sicheres Zeichen dafür. Diagnostische Tuberkulosereaktion, subcutane Tuberkulininjektion, Ophthalmoreaktion, Hautreaktion sind allesamt unsicher. Die Anamnese läßt ganz im Stich. Der Befund bietet nichts Charakteristisches, und doch gibt es Fälle, wo man mit großer Wahrscheinlichkeit tuberkulöse Adnextumoren diagnostizieren kann, wenn nämlich Jugendliche abmagern, wochen- und monatelang febrile und subfebrile Temperaturen haben, wenn Adnextumoren getastet worden sind, die gar nicht an Umfang abnehmen wollen, wenn diese Tumoren derb sind und ganz unbeweglich, wenn das Beckenbindegewebe infiltriert ist. Daß alle diese Symptome und Tastbefunde beisammen sind, ist selten, und darum ist auch die exakte Diagnose selten, wenigstens bei uns. Von unseren 23 Fällen tuberkulöser Adnexerkrankungen ist die Diagnose nur in einem Drittel der Fälle vor der Operation gestellt und die Indikation zur Operation durch die Tuberkulose als gegeben angesehen worden. Die übrigen sind operiert worden, weil es sich um Adnextumoren gehandelt hat, die viel Beschwerden gemacht haben und keiner Behandlung weichen wollten und erst bei der Operation hat sich die tuberkulöse Natur der Tumoren ergeben.

Die Operation der tuberkulösen Adnextumoren unterscheidet sich von der Operation ätiologisch anderer Adnextumoren technisch nicht. Ich bin auch nicht der Meinung, daß die Operationen radikaler als die nicht tuberkulöser Adnextumoren ausgeführt werden müßten. Da es sich meist um jugendliche Personen handelt, so soll auf die Erhaltung wenigstens eines Eierstocks oder doch von Resten eines Eierstocks Wert gelegt werden. Es ist nicht nötig, jedesmal den Uterus mit wegzunehmen. Der Uterus ist selten tuberkulös, wenn die Adnexe tuberkulös sind, und das kommt daher, daß die Adnextuberkulose in den allerseltensten Fällen durch eine Infektion mit dem Tuberkelbacillus entsteht, der seinen Weg von außen durch die Scheide und den Uterus nimmt. Die Adnextuberkulose entsteht auf dem Wege der Blutbahn oder von den Därmen aus.

Leider kann ich keine genauen Angaben über die Dauerresultate machen, doch sind mir nicht wenige Fälle in Erinnerung, die auch nach konservierenden Operationen dauernd gesund geworden sind.

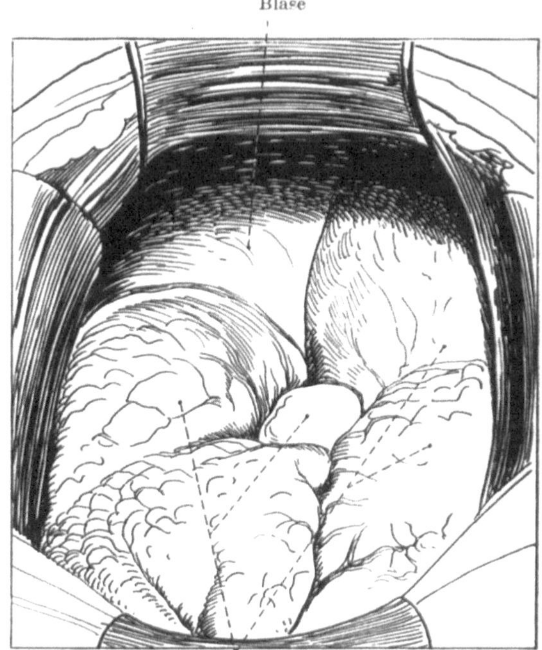


Abb. 74a.

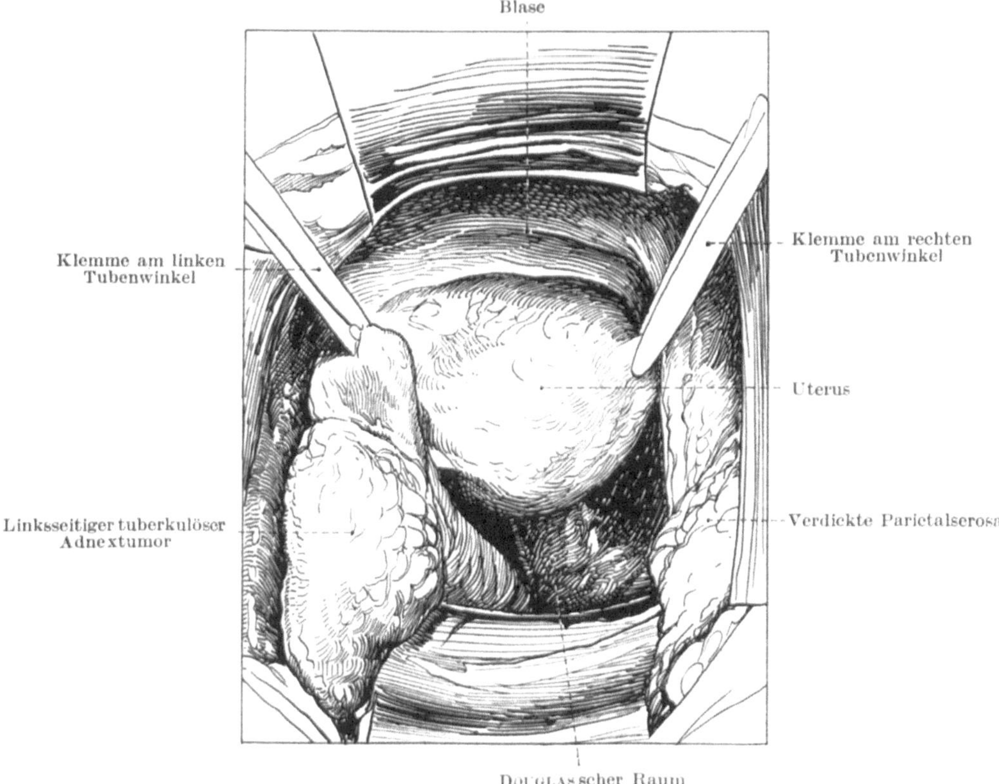


Abb. 75a.

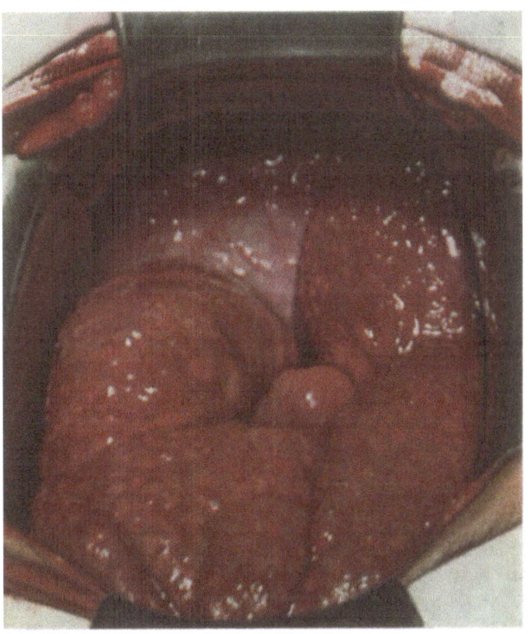

Abb. 74b. Tuberkulose des Peritoneums und der Adnexe. Das Becken ist zugedeckt durch Dünndarmschlingen, deren Serosa gerötet und mit vielen miliaren Tuberkeln besetzt ist; oben ist die Blase sichtbar mit geringen Veränderungen der Serosa. (Die hellen Flecken sind Lichtreflexe.)

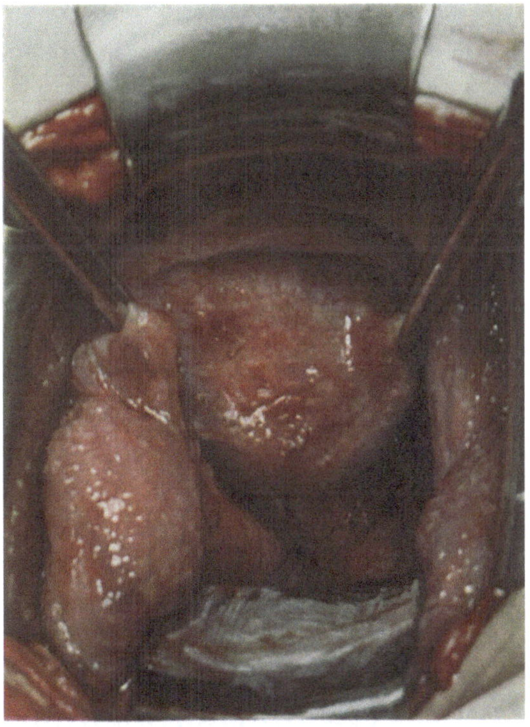

Abb. 75b. Derselbe Fall wie Abb. 74b. Die adhärent gewesenen Därme sind losgelöst und nach oben geschoben. Die Tuben sind beiderseits am Uterusansatz angeklemmt. Der linke tuberkulöse Adnextumor zum Teil vorgeholt. In der Mitte der Uterus mit Tuberkeln auf seiner Serosa, rechts stark verdickte Parietalserosa.

Es sind folgende Operationen ausgeführt worden:

| | | |
|---|---|---|
| Entfernung beider Tuben | 1 Fall, | |
| „ der Adnexe einer Seite | 2 Fälle | |
| „ der Adnexe einer Seite, der Tube der anderen Seite und eines Teils des anderen Eierstocks | 4 „ | |
| „ beider Tuben und eines Eierstocks | 3 „ | |
| „ beider Tuben, eines Eierstocks und eines Teils des anderen Eierstocks mit supravaginaler Amputation des Uterus | 3 „ | |
| „ beider Adnexe | 2 „ | |
| „ beider Adnexe und des Uterus | 6 „ | (mit 4 Todesfällen) |
| „ beider Adnexe mit supravaginaler Amputation des Uterus | 2 „ | |

Bei 10 Fällen ist also nichts von den Ovarien zurückgeblieben.

Wie weit in einem gegebenen Falle gegangen werden kann, soll folgende Krankengeschichte zeigen.

Frau G., 52 Jahre, amenorrhoisch, seit Jahren krank, viel Schmerzen im Unterleib. An der linken Lungenspitze katarrhalische Veränderungen, wahrscheinlich tuberkulöser Natur, rechts hühnereigroßer, wenig beweglicher, weicher Adnextumor, linke Adnexe nicht zu tasten. Wegen der langen Krankheitsdauer und des Lungenbefundes wird an eine Tuberkulose der Adnexe gedacht, aber keine sichere Diagnose gestellt. — 24. 7. 1912 Operation. — Fascienquerschnitt, ausgedehnte Darmverwachsungen, Verwachsung des rechten Adnextumors mit dem Rectum, dessen Wand so stark verdickt ist, daß es die Hälfte des getasteten rechten Adnextumors ausmacht. Es wird ein Rectumcarcinom vermutet, die linken Adnexe sind wenig verdickt, aber fest verwachsen. — Uterus, Adnexe und Rectum werden exstirpiert. Da sich der obere Darmabschnitt nicht so beweglich machen läßt, daß er durch den After hindurchgezogen werden kann, wird nach Resektion des Steißbeins und eines Stückes des Kreuzbeins ein Anus sacralis angelegt. Mikulicztampon durch die Bauchdecken, da die peritonealen Wunden im kleinen Becken nicht gedeckt werden können (Adnexe und die Infiltration des Rectums sind tuberkulös, in der Uteruswand mehrere verkäste Herde). Gesund entlassen 7 Wochen nach der Operation.

Erheblichere Störungen in der Heilung sind nur in einem Falle beobachtet worden: In diesem Fall ist eine abdominale Totalexstirpation mit beiden Adnexen vorgenommen worden. Im Verlauf der Heilung ist eine Rectumscheidenfistel aufgetreten, die operativ geschlossen werden konnte.

Nebenverletzungen sind außer bei dem einen Falle 1, der gestorben ist, wo die Blase verletzt wurde, nicht gemacht worden.

Von den Operierten sind 2 gestorben.

1. Eine 34jährige Frau wird wegen doppelseitiger Adnextuberkulose mit abdominaler Totalexstirpation des Uterus und beider Adnexe behandelt. Sehr schwierige Operation wegen derber Verwachsungen, viele Serosadefekte an Dünndarm und Flexur. Verletzung der Blase. Dauer der Operation 1 Stunde 24 Minuten. Lumbalanästhesie, schlechter Puls bei der Operation. Am Operationstage gestorben. Sektion: alte Lungen- und Pleuratuberkulose, ausgedehnte Peritonealtuberkulose; kleines, braunes, fettes Herz.

2. 21jährige Frau mit doppelseitiger Adnextuberkulose, Lungen-, Darm- und Bauchfelltuberkulose, abdominale Totalexstirpation. Tod am 16. Tage post operationem. Sektion: chronische Lungen-, Bauchfell-, Milz- und Lebertuberkulose. Kommunikation der Wundhöhle mit Blase und Darm.

Beide Fälle wären besser nicht operiert worden. Die Tuberkulose hatte schon zu große Verheerungen angerichtet.

# Die Extrauteringravidität.

Die häufigsten Extrauteringraviditäten sind die tubaren. Unter 255 Fällen (1. X. 1910 bis 31. III. 1923) haben wir nur 2 Ovarialschwangerschaften gehabt, keine abdominale, keine interstitielle und keine Schwangerschaft in einem Nebenhorn. Klinisch sind die dem Orte nach verschiedenen Extrauteringraviditäten gleich.

In der überwiegenden Mehrzahl der Fälle kommen sie in den ersten Monaten der Schwangerschaft zur Beobachtung; in den ersten beiden Monaten in etwa 70%, im dritten Monat in 25% und nur in 5% über den dritten Monat hinaus und davon wieder die meisten im vierten Monat. Das bedeutet aber nicht das wirkliche Alter der Schwangerschaft, sondern nur die Zeit, die seit der vermutlichen Konzeption, bestimmt nach der letzten regelmäßigen Menstruation, verstrichen ist. Vielfach sterben die Eier ab und bleiben über ihren Tod hinaus liegen, weil die Diagnose nicht rechtzeitig gestellt, und die Behandlung geraume Zeit später einsetzt. Nur drei ausgetragene Extrauteringraviditäten sind von uns beobachtet und behandelt worden und eine Schwangerschaft im 5. Monat mit einem Fetus dieses Alters.

Die Diagnose der Extrauteringravidität ist nicht immer leicht.

Ungestörte lebendige Extrauteringraviditäten sind in den ersten zwei Monaten kaum zu diagnostizieren, denn sie machen keine besonderen klinischen Symptome. Der weiche extrauterine Fruchtsack gibt keine tastbare Resistenz und der Uterus vergrößert sich wie bei einer uterinen Gravidität.

Ist ein extrauteriner Fruchtsack über den zweiten Monat hinausgewachsen, dann ist er durch die Betastung erkennbar. Häufig kommt man aber nicht zu dieser Diagnose. Nur in einem einzigen Falle ist eine lebendige Tubengravidität im vierten Monat von uns diagnostiziert und operiert worden, sonst haben wir überhaupt keinen Fall einer lebenden Extrauteringravidität gehabt.

Tritt eine Störung der Extrauteringravidität ein als Ruptur oder tubarer Abort, dann wird sie zu einer Krankheit im klinischen Sinne, macht Erscheinungen und wird erkennbar. Ihre Erscheinungen sind Ausbleiben der Menstruation, Blutungen (in 91% der Fälle), Schmerzen (in 89%), seltener Ohnmachten und Erbrechen. Die für die Frühdiagnose der Schwangerschaft angegebenen Hilfsmittel (ABDERHALDENsche Schwangerschaftsreaktion, Phloricinprobe) sind nicht verwendbar. Diese Methoden setzen, abgesehen davon, daß sie überhaupt nicht absolut beweisend sind, eine lebende Schwangerschaft voraus. Wir haben es aber mit den Extrauteringraviditäten erst dann klinisch zu tun, wenn sie tot oder doch im Absterben begriffen sind.

Die Diagnose einer Extrauteringravidität ist leicht, wenn es sich um eine Ruptur handelt. Die Menstruation ist ausgeblieben, manchmal nur wenige Tage. Die Frauen empfinden in einer Seite des Bauches einen plötzlichen Schmerz, sie kollabieren, werden blaß, der Puls wird frequent, der Leib ist leicht gespannt, freie Flüssigkeit mag perkutorisch nachzuweisen sein oder die Punktion der Bauchhöhle in den Flanken mit einer feinen Kanüle ergibt Blut. Man tastet bei der gynäkologischen Untersuchung eine Schmerzhaftigkeit im kleinen Becken oder eine unbestimmte weiche Resistenz vom hinteren Scheidengewölbe aus. Dann kann man sicher sein, daß es sich um eine Ruptur mit freier Blutung in die Bauchhöhle hinein handelt. Man soll sich an der Diagnose nicht irre machen lassen, wenn die subjektive Schmerzhaftigkeit im Oberbauch und um den Nabel herum lokalisiert wird.

Schwieriger ist die Diagnose der schleichend verlaufenden Extrauteringravidität, sei es, daß es sich um Rupturen oder, wie weitaus am häufigsten, um Tubar-Aborte handelt, die mit langsamen Blutungen einhergehen und dem Peritoneum Zeit lassen, den Bluterguß abzukapseln, bei denen es also zu Hämatozelenbildungen kommt. Auch in diesen Fällen ist die Diagnose leicht, wenn die Anamnese ein Ausbleiben der Menstruation ergibt, krampfartige Schmerzhaftigkeit in einer Unterleibsseite, Blutungen nach außen, bei der Betastung Schwellungen in den Adnexgegenden oder im DOUGLASschen Raum. Aber nicht immer sind diese klinischen Zeichen eindeutig. Vielfach fehlt das eine oder andere Symptom oder die Symptome sind auch bei anderen

Erkrankungen, z. B. bei einer entzündlichen Adnexschwellung zu finden. Es kann sein, daß die Anamnese kein Ausbleiben der Menstruation ergibt, oder daß die Blutung nach außen fehlt. Wenn auch in solchen Fällen gegenüber einer entzündlichen Erkrankung der Adnexe das Fehlen von Temperatursteigerungen gegen eine entzündliche Erkrankung spricht, so kommen doch auch Temperatursteigerungen bei gestörten Extrauteringraviditäten mit abgekapselten Blutergüssen vor.

Ich schreibe diese diagnostischen Schwierigkeiten auf, weil sie für die Indikationsstellung der Operation wichtig sind. Es besteht wohl heutzutage kein Zweifel mehr darüber, daß jede Extrauteringravidität operiert werden muß, gleichviel in welcher Zeit der Schwangerschaft und in welchem Stadium der Schwangerschaftsstörung. Es ist gefährlich, Extrauteringraviditäten unoperiert zu lassen, auch wenn es scheint, daß sie klinisch zur Ruhe gekommen sind. Abgekapselte Blutsäcke können platzen und in die Bauchhöhle bluten, sie können infiziert werden, vereitern, verjauchen. Gewiß kann es vorkommen, daß der Inhalt eines Hämatocelensackes resorbiert wird, daß eine Extrauteringravidität sozusagen spontan ausheilt. Das ist aber immer nur ein glücklicher Zufall, mit dem der vorsichtige und kluge Arzt nicht rechnen soll. In diagnostisch zweifelhaften Fällen ist eine klinische Beobachtung empfehlenswert, die sich darauf erstrecken soll, ob sich hinter dem Uterus oder in der Adnexgegend eine Schwellung bildet, oder ob ein als extrauteriner Fruchtsack angesprochener Tumor sich allenfalls vergrößert, ob Temperaturen auftreten, ob Blutungen nach außen sichtbar werden. Man kann mit Nutzen in solchen Fällen auch die Blutkörperchensenkungsgeschwindigkeit verwerten. Bei nicht entzündlichen, also auf Blutergüsse verdächtigen Tumoren, ist die Blutkörperchensenkungsgeschwindigkeit nicht vermehrt.

Wir haben im Laufe der Jahre 12 Frauen unter dem Verdacht der Extrauteringravidität in der Klinik aufgenommen, der sich bei der klinischen Beobachtung als unberechtigt erwiesen hat.

Kommt man zu keinem sicheren Ergebnis, soll man vor einer Probelaparotomie nicht zurückschrecken. Man macht einen kleinen Bauchschnitt und betrachtet das kleine Becken. Das ist ungefährlicher, als eine Extrauteringravidität nicht zu erkennen. DÖDERLEIN empfiehlt für zweifelhafte Fälle die hintere Kolpotomie, die Eröffnung des DOUGLASschen Raumes vom hinteren Scheidengewölbe aus und die Abtastung der Adnexe. Ich ziehe den Leibschnitt vor. Finde ich eine Extrauteringravidität, dann entferne ich das Kranke durch den Schnitt. Findet DÖDERLEIN bei seiner Kolpotomie eine Veränderung, die für eine Extrauteringravidität spricht, so macht er auch den Bauch auf. Warum also nicht gleich? Die Laparotomie als Probelaparotomie, um die Diagnose zu sichern hat uns im Laufe der Jahre bei 17 Fällen einer vermeintlichen Extrauteringravidität ergeben: 10mal entzündliche Adnexe, 2mal intrauterine Gravidität, 1mal intrauterine Gravidität mit Myomen, 2mal Ovarialcysten, 1mal einen entzündlichen Adnextumor als Folge einer Uterusperforation, erfolgt bei dem Versuch der Beseitigung einer vermutlichen Schwangerschaft und 1mal gar nichts Pathologisches. Umgekehrt haben wir 8mal mit der Diagnose entzündlicher Adnextumoren operiert und Extrauteringraviditäten gefunden, darunter einen wohl entschuldbaren Fall von doppelseitiger Extrauteringravidität. Ich bin nun nicht imstande, zahlenmäßig anzugeben, wie oft wir auf eine unsichere Diagnose hin bei der Operation die Extrauteringravidität gefunden haben, habe aber doch im Laufe der Jahre vielfach erfahren, daß nicht umsonst laparotomiert und der Verdacht einer Extrauteringravidität bestätigt worden ist. Ich bin zu dieser etwas aktiveren Behandlung gekommen auf Grund von Erfahrungen an Fällen, die verdächtig auf Extrauteringravidität gewesen, dann nicht für Extrauteringravidität gehalten worden und es schließlich doch gewesen sind und unter ungünstigeren Bedingungen haben operiert werden müssen.

# Die Operation der Extrauteringravidität in den ersten Monaten.

## Allgemeine Grundsätze.

Bei der Operation der Extrauteringravidität soll laparotomiert werden. Nur die Eröffnung des Bauches von oben ergibt die nötige Übersicht und sichert den Operateur davor, daß er aus technischen Gründen mehr wegnehmen muß, als notwendig ist. Das kann bei den vaginalen Operationen schon einmal notwendig sein. Die weiche Uteruswand reißt ein. Die Blutung ist nicht sicher zu stillen. Der Uterus muß entfernt werden, oder es fällt ein Eierstock, der erhalten werden könnte, der Unübersichtlichkeit des Operationsfeldes und ungenügender Blutstillung zum Opfer. Auch kann von der Vagina aus das Blut nicht so gründlich aus der Bauchhöhle entfernt werden wie von oben her.

Als Schnittführung ist für die Laparotomie der Fascienquerschnitt zu wählen. Da er für die Eröffnung des Bauches etwas mehr Zeit verlangt als ein Längsschnitt, so käme ein Längsschnitt in den Fällen in Betracht, bei denen infolge starker innerer Blutungen höchste Eile not tut.

Bei infizierten retrouterinen Hämatocelen mag die vaginale Operation berechtigt sein. Man schneidet das hintere Scheidengewölbe quer auf, entweder mit dem Glüheisen (Paquelin), was immer das beste ist, um die Blutungen aus der Scheidenwand zu vermeiden, oder auch mit dem Messer und läßt das meist verflüssigte Blut ab. Nicht mit dem Finger in den Sack gehen, nicht ihn von oben ausdrücken, nicht spülen! Die Sackwand könnte reißen und der Inhalt in die Bauchhöhle fließen, oder es könnte in die Bauchhöhle bluten. Als junger Assistent habe ich einmal einen solchen Fall gesehen. Eröffnung eines Hämatocelensackes vom hinteren Scheidengewölbe aus. Kurz nachher Kollaps, Blutung in die Bauchhöhle, sofortige Laparotomie, die zu spät kommt. Die Frau hatte sich in die Bauchhöhle verblutet. Ich liebe deshalb auch die vaginale Incision nicht. Daher kommt es, daß ich sie in 13 Jahren nur ein einziges Mal gemacht habe, in diesem Falle mit gutem Erfolg.

Hat man den infizierten Hämatocelensack von unten geöffnet, so soll man ein Gummirohr zur Drainage durch die Scheidenöffnung in den Sack legen, das mehrere Tage liegen bleibt und erneut werden kann, bis das Fieber verschwunden und kein Sekret mehr ausfließt.

Auch bei infizierten Hämatocelen kann laparotomiert werden. Wir haben das erfolgreich bei mehreren Fällen getan, einen Fall allerdings an eitriger Peritonitis am dritten Tage post operationem verloren. Dieser Fall lag besonders ungünstig. Mit Fieber aufgenommen, draußen Abtreibungsversuch durch Injektion einer Flüssigkeit in den Uterus, übelriechendes Blut in der Bauchhöhle, Exstirpation der rechten Adnexe (tubarer Abort).

Man soll nur die durch die Gravidität veränderten Organe entfernen und gesunde zurücklassen, also nicht unnötig gesunde Eierstöcke herausschneiden, und dies nur tun, wenn das Ovarium der Schwangerschaftsseite krankhaft verändert ist, oder, was am häufigsten vorkommt, der tubare Fruchtsack sich nicht sauber vom Ovarium trennen läßt und allein zu entfernen ist, also technische Gründe maßgebend sind. Unter 249 Tubargraviditäten ist 144 mal das Ovarium zurückgelassen ($58^0/_0$) und nur die Tube entfernt worden. Bei zwei Ovarialschwangerschaften wurde Ovarium und Tube exstirpiert. Nicht in jedem Falle einer jungen Ovarialschwangerschaft müßte das ganze Ovarium entfernt werden. Die Abbildung 76 zeigt einen Fall, der klinisch als Extrauteringravidität angesprochen werden mußte. Ausbleiben der sonst regelmäßigen vierwöchentlichen Menstruation um einige Tage, dann Schmerzen im Leib, Blutung nach außen. Resistenz auf der linken Seite und Schmerzhaftigkeit in dieser Gegend bei der Betastung. Bei der Operation freies Blut in der Bauchhöhle, besonders im Douglasschen Raum, eine Blutgeschwulst im Ovarium mit einer Rißstelle. Es schien kein Zweifel an der Diagnose einer Ovarialschwangerschaft.

Die mikroskopische Untersuchung der in Serien geschnittenen exstirpierten Blutgeschwulst ergibt keine Eiteile. Es hatte sich also um eine starke Follikelblutung gehandelt. In diesem Falle ist nur das als Eisack angesprochene Stück des Ovariums reseziert und der Rest des Ovariums erhalten worden. So könnte man auch bei einer wirklichen Ovarialgravidität vorgehen. In unseren beiden Fällen von Ovarialgravidität sind die graviden Ovarien ganz entfernt worden, weil sie vollständig durchblutet gewesen sind, und nur wenig gesundes Gewebe mehr vorhanden war.

In zwei Fällen ist die schwangere Tube und das Ovarium exstirpiert, und der Uterus, in dem faustgroße Myome saßen, supravaginal amputiert worden.

Nur in einem Falle war es nötig, aus technischen Gründen den Uterus supravaginal mit beiden Adnexen abzusetzen, weil bei einer mannsfaustgroßen alten Hämatocele der Uterus und die Adnexe der nicht graviden Seite durch Adhäsionen

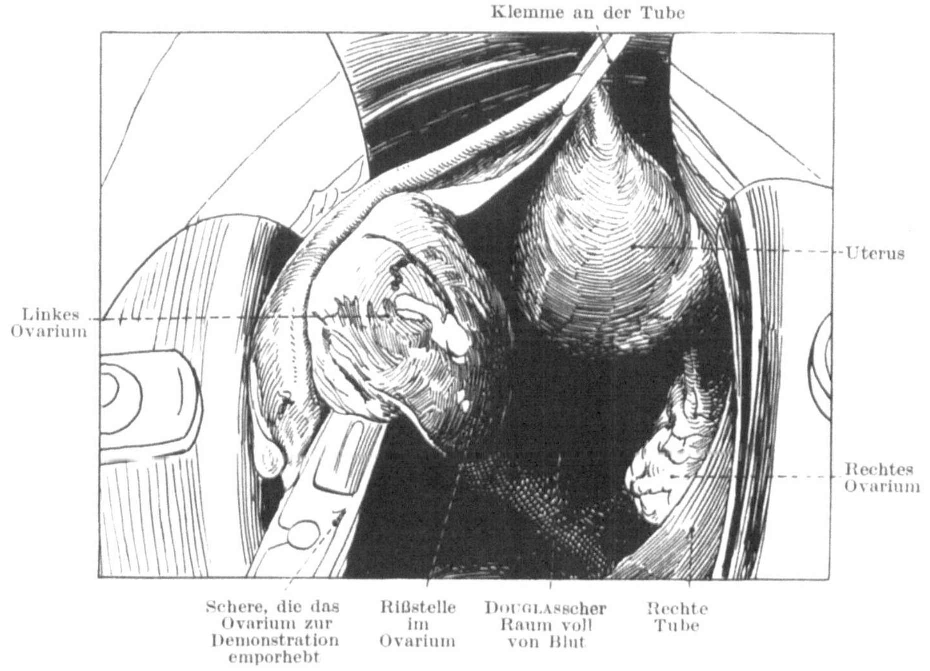


Abb. 76a.

und Auflagerung von Schwarten so verändert waren, daß nur durch diese Operation saubere Wundverhältnisse geschaffen werden konnten.

Was entfernt werden muß, soll gründlich entfernt werden, also die ganze schwangere Tube muß fort, nicht nur ein Stück, auch soll man nicht, wie es vorgeschlagen worden ist, das Ei oder seine Reste aus der Tube herausdrücken und die Tube belassen. Eine Tube, die einmal schwanger war, ist für die Eileitung nichts mehr wert. Wie nachteilig eine unvollständige Entfernung einer schwangeren Tube sein kann, lehrt folgender Fall. Bei einer jungen Frau muß nach allen Symptomen die Diagnose einer Extrauteringravidität der rechten Seite gestellt werden, obwohl die Frau angibt, daß sie ein halbes Jahr vorher wegen Extrauteringravidität derselben Seite operiert worden wäre. Die Operation ergab einen tubaren Abort der rechten Seite, und zwar in dem zurückgelassenen abdominellen Tubenstück dieser Seite, das nicht mehr direkt mit dem Uterus zusammenhing. Die andere Tube war ganz gesund.

Soll man bei einer Operation einer Tubargravidität die andere Tube entfernen, wenn sie gesund ist, um die Wiederholung einer Tubargravidität zu vermeiden? Für gewöhnlich nein! Freilich besteht die Gefahr einer wiederholten Extrauteringravidität, wenn sie auch nicht sehr groß ist. Wir haben 5mal wiederholte Extrauteringraviditäten bei derselben Frau operieren müssen und, nebenbei bemerkt, einmal je eine Tubargravidität auf jeder Seite zu gleicher Zeit. Wäre mit der Entfernung der anderen Tube nicht Sterilität verbunden, dann müßte man prophylaktisch die Tube entfernen. Eine überstandene Extrauteringravidität macht eine uterine Gravidität nicht unmöglich. Wir haben viele Frauen, die nachher ausgetragen und geboren haben.

Fürchtet man eine wiederholte Tubargravidität, dann mag die andere Tube entfernt werden bei Frauen, die lebende Kinder haben und um die 40 herum sind.

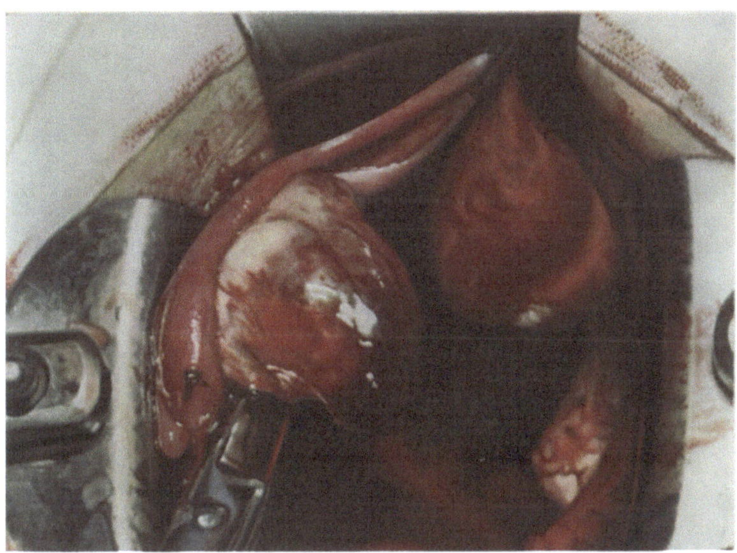

Abb. 76b. Unter den Erscheinungen einer Ovarialgravidität verlaufene Follikelruptur. Das Ovarium ist zur Demonstration mit einer Schere in die Höhe gehoben; auf der abdominalwärts wenig verdickten Tube ein kleines Blutcoagulum. Das Ovarialgewebe ist gegen die Tube zu gesund, medianwärts ist das Ovarium verdickt, das Gewebe blutunterlaufen und am Rande schwarzrot verfärbt und dünn; dort war ein Loch im Ovarium, das in eine mit altem Blut gefüllte Höhle geführt hat. Der DOUGLASsche Raum voll von Blut. Der Uterus durch altes Blut braun verfärbt.

Besteht neben der Extrauteringravidität eine uterine, dann soll die uterine Gravidität belassen werden. Wir haben einen Fall derart. Die Frau hat ausgetragen und am normalen Ende der Schwangerschaft ein gesundes Kind zur Welt gebracht.

## Die Operation der lebenden Extrauteringravidität und derjenigen mit freier Blutung in die Bauchhöhle.

Die Entfernung des Fruchtsackes einer lebenden Schwangerschaft ist leicht. In den ersten Monaten, etwa bis zum vierten, ist die Tube beweglich, oder der Fruchtsack verhält sich wie ein unkomplizierter Ovarialtumor. Das haben wir in einem einzigen Falle einer lebenden tubaren Schwangerschaft im vierten Monat gesehen. Die schwangere Tube oder der Fruchtsack wird vor die Bauchdecken gezogen, die Mesosalpinx abgeklemmt, der Eihalter abgeschnitten, und die Klemmen werden durch Catgutknopfnähte ersetzt.

Die Extrauteringraviditäten mit freier Blutung in die Bauchhöhle haben meistens durch eine Ruptur des Fruchtsackes (Tubenruptur) geendet, doch können auch Aborte freie Blutungen verursachen. Die Menge des Blutes kann, gemessen an den kleinen Rißchen der Tubenwand, außerordentlich groß sein. Eröffnet man den Leib, stürzt das Blut wie das Wasser bei einem Ascites aus der Bauchwunde vor. Man soll sich dann nicht aufhalten, erst alles Blut zu entfernen, die Därme zurückzustopfen und sich das kleine Becken freizulegen. Das kostet zu viel Zeit und kann gefährlich werden; denn aus der Rupturstelle kann es weiter bluten. Es kommt alles auf die rasche Blutstillung an, die nur durch Entfernung der rupturierten schwangeren Tube sicher wird. Also keine Zeit verlieren! Man geht mit der Hand im Gummihandschuhe ins kleine Becken, orientiert sich am harten, charakteristisch geformten Uterus und an seiner hinteren Wand und holt sich eine Tube mit dem Ovarium hervor.

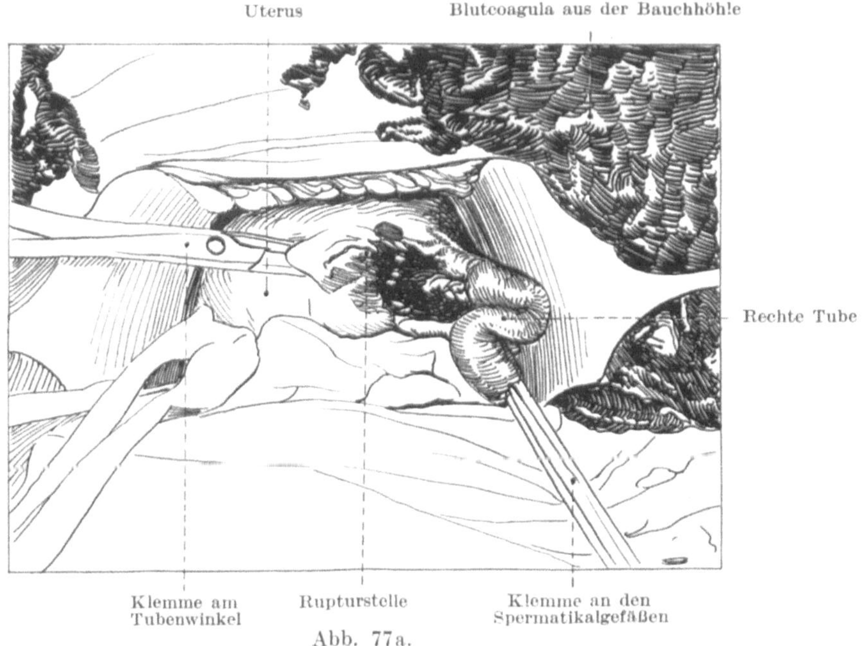


Abb. 77a.

Nur nicht lange nach der schwangeren Tube tasten. Die fühlt man meist gar nicht; denn die Auftreibung der Tube durch das Ei ist sehr gering und sehr weich. Sucht man danach, verliert man Zeit und bleibt unnötig lange mit der Hand im Bauch. Also heraus mit irgendeiner Tube! Hat man die schwangere Tube erwischt, ist's gut, hat man die falsche gefaßt, so holt man schnell die andere vor, die die schwangere sein muß. Die Mesosalpinx der graviden Tube wird abgeklemmt, die Tube herausgeschnitten, und die Klemmen werden durch Catgutumstechungen ersetzt. Zwei Klemmen und zwei Umstechungen genügen.

Sind die Ligaturen angelegt, dann soll alles Blut aus der Bauchhöhle entfernt werden. Das zurückgelassene Blut ist nutzlos und schadet nur. Ist die Bauchhöhle sauber gemacht, verläuft die Heilung ungestörter. Zurückgelassenes Blut kann die Peristaltik stören und Fieber verursachen.

Das freie Blut wird am besten mit Bauchtüchern entfernt, die sich vollsaugen, die ausgedrückt und wieder verwendet werden. Es ist nicht gut, immer wieder trockene Tücher in die Bauchhöhle zu stopfen, die die Serosa verletzen. Man schiebt die Bauchtücher gegen den Douglasschen Raum hin. Hat man in Beckenhochlagerung operiert, legt man die Frau horizontal oder senkt das Becken etwas, dann läuft das

Blut aus dem Oberbauch nach unten und tränkt die Tücher. Um die Anämie zu bekämpfen, ist vorgeschlagen worden, das Bauchhöhlenblut, nachdem man es filtriert und mit 1% Natriumcitricumlösung gemischt hat, intravenös zu injizieren (Reinfusion). Ich halte von diesem Verfahren nichts. Totes Blut kann kein lebendiges ersetzen und gefährlich ist es obendrein.

Wir haben 156mal Rupturen mit innerer Blutung operiert, darunter recht ausgeblutete Patientinnen, und keine einzige an Anämie verloren, bei keiner eine Bluttransfusion oder Reinfusion gemacht, sondern nur gelegentlich physiologische oder RINGERsche Kochsalzlösung injiziert. Die physiologische Kochsalzlösung ist einfach und ungefährlich zu injizieren. Es kommt eben bei den schweren Anämien infolge innerer Blutungen weniger auf Infusionen als auf eine möglichst rasche Operation an. Und diesen Grundsatz haben wir stets befolgt.

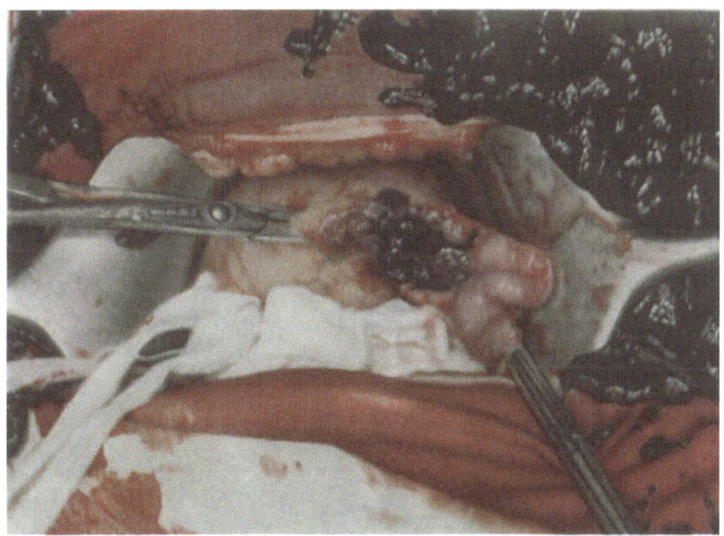

Abb. 77b. Tubargravidität, Tubenruptur. Die Tube ist mit zwei Klemmen abgeklemmt. In der Rupturstelle steckt ein kleines Blutcoagulum. In der Bauchhöhle war viel flüssiges und geronnenes Blut, das die Belegtücher stark gefärbt hat. Am Bauchschnitt liegen große Blutcoagula.

## Die Operation der Extrauteringraviditäten mit abgekapselten Blutergüssen in der Bauchhöhle.

Meist finden sich die abgekapselten Blutergüsse, die Hämatocelen beim tubaren Abort, doch kommen sie auch bei Rupturen vor.

Der Leib wird durch einen Fascienquerschnitt eröffnet. Das kleine Becken wird freigelegt, Adhäsionen werden mit Pinzette und Schere gelöst, nicht mit den Händen. Ist der Hämatocelensack frei, oder die mit Eiresten und Blut gefüllte Tube, so mögen sie mit der Hand herausgehoben werden. Ich ziehe es vor, das mit Instrumenten zu tun.

Abklemmung der Tube, indem vom Tubenwinkel und der Spermatica her je eine Klemme angelegt wird. Umstechung der Klemmen und Ligatur mit Catgut. Die Abbildungen 80, 81, 82 zeigen die verschiedenen Phasen der Operation.

Oft ist die Kapselwand der Hämatocelen sehr dünn und sie reißt bei der Präparation ein. Dann kann man das geronnene Blut mit der Hand ausschöpfen oder besser mit großen Stieltupfern austupfen.

Nach der groben Entfernung der Hauptblutmassen bleiben oft, wie auch die Abbildung zeigt, kleinere und größere Gerinnsel auf den peritonealen Flächen haften,

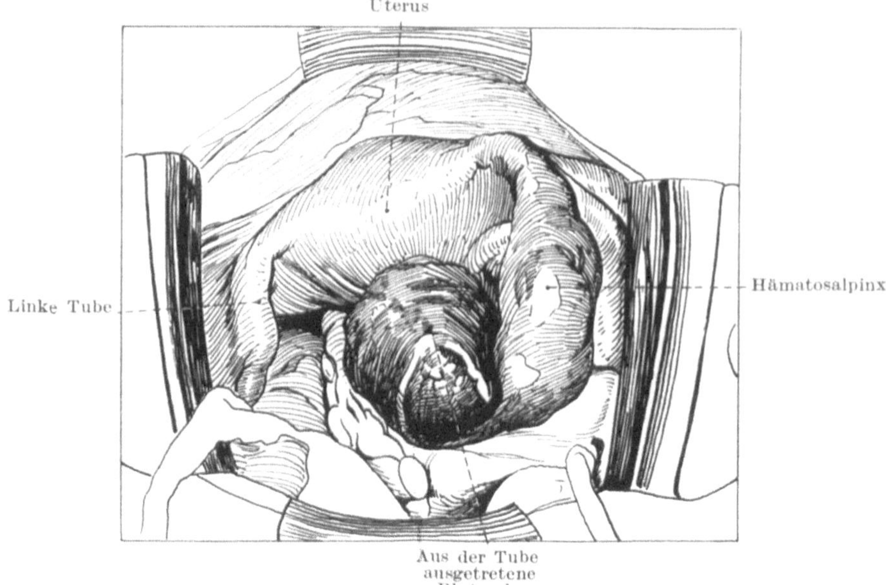


Abb. 78a.

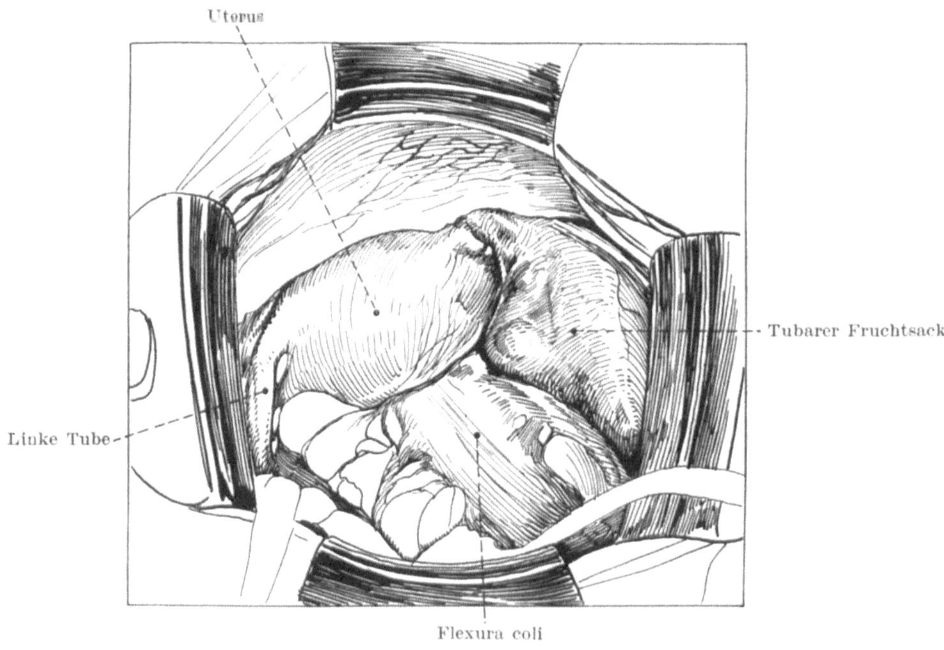


Abb. 79a.

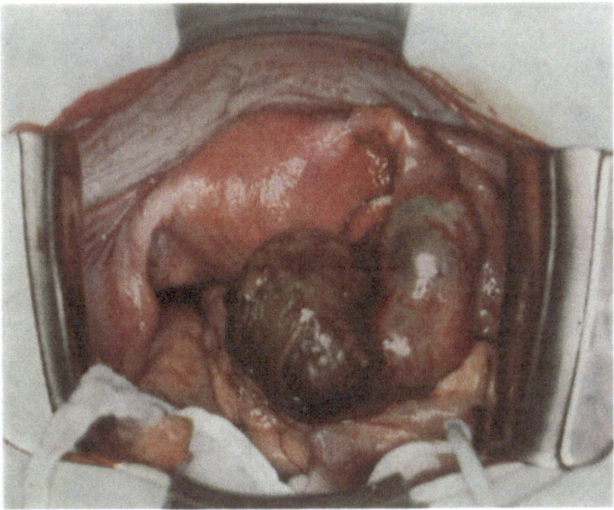

Abb. 78b. Tubengravidität rechts. Uterus nach links und vorn gedrängt, rechte Tube, die schwanger gewesen war (Hämatosalpinx), wenig geschlängelt und verdickt gegen den Uterus zu, abdominalwärts stärker verdickt durch Blutcoagula, die durch die Wand hindurchschimmern. Das zu einer Blutmole gewordene Ei ist ausgetreten und liegt mit seiner schmutzig-gelbbraunen Farbe zwischen Uterus und Rectum. In den Spalten zwischen den Organen altes flüssiges Blut.

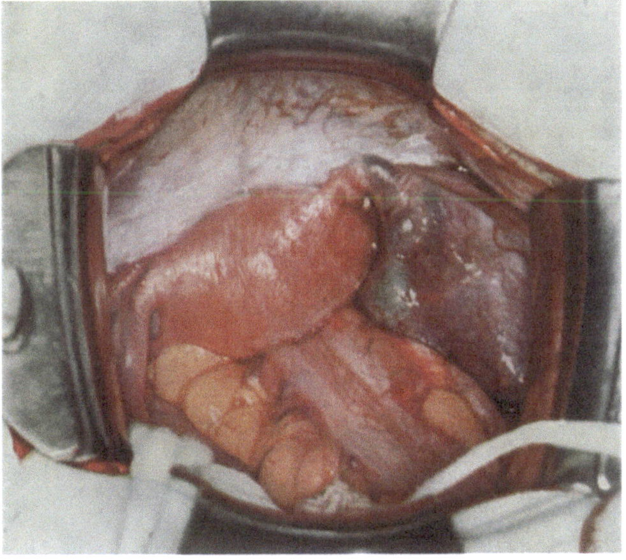

Abb. 79b. Tubargravidität. Uterus nach links und vorne gedrängt, rechte Tube durch einen tubaren durchbluteten Fruchtsack aufgetrieben. Zwischen schwangerer Tube, Uterus und Rectum etwas altes flüssiges Blut.

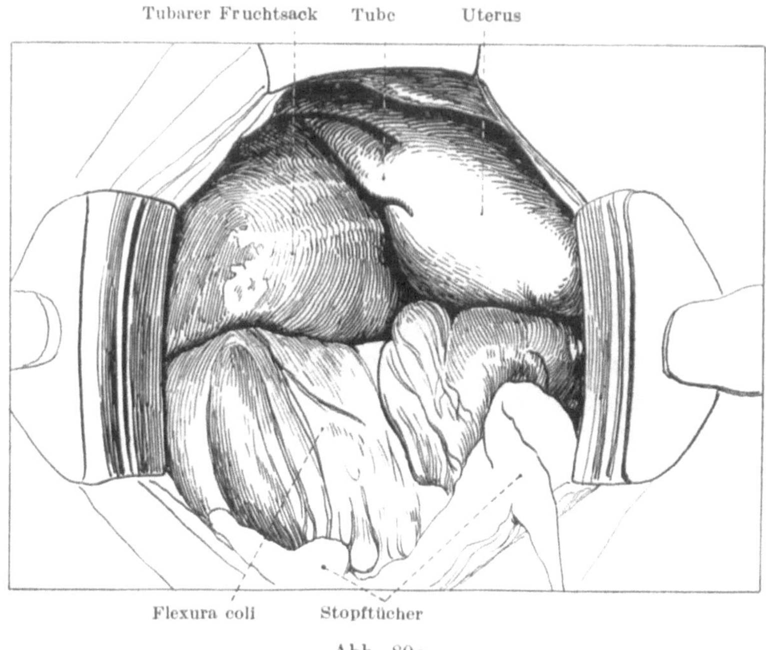


Abb. 80a.

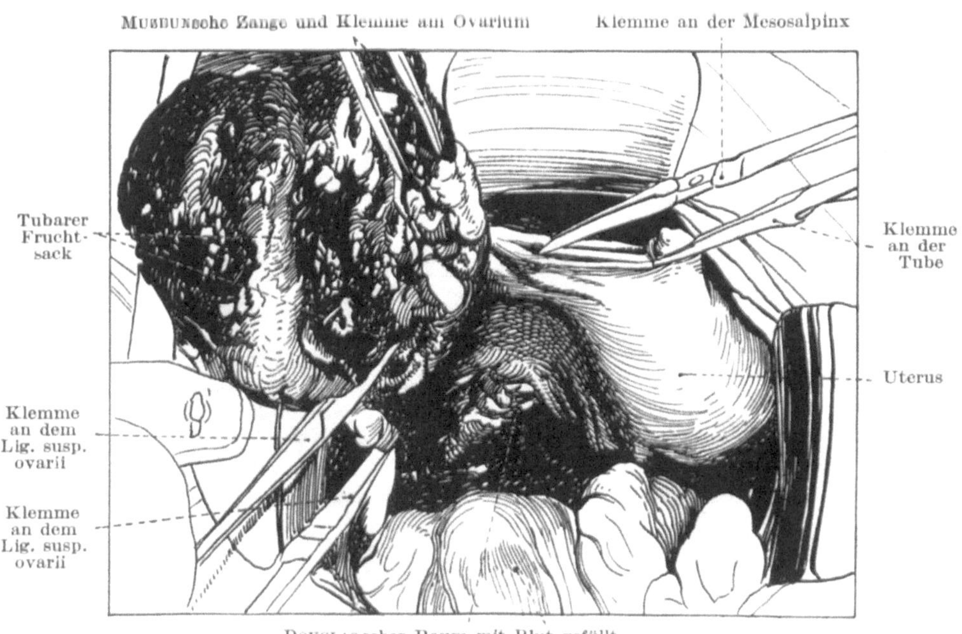


Abb. 81a.

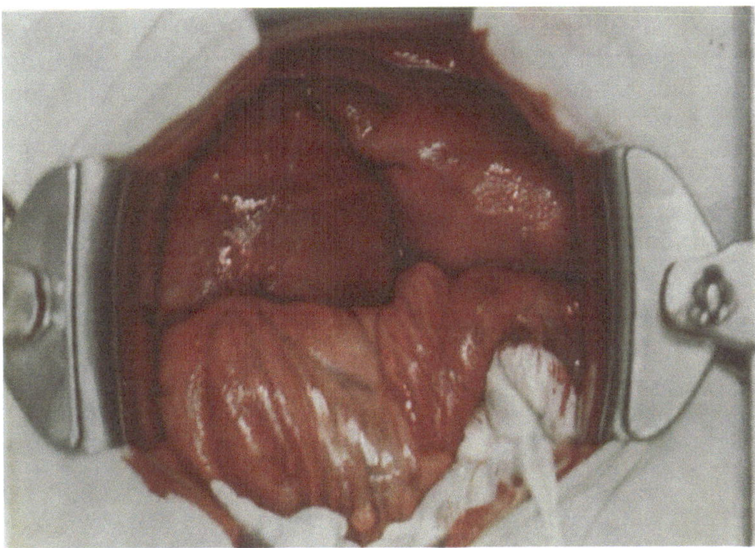

Abb. 80 b. Operation einer Tubergravidität (I. Stadium). Man sieht den Uterus nach rechts gedrängt durch eine braun-rot gefärbte Geschwulst (Tubargravidität). In den Spalten zwischen den Organen schwarzes Blut.

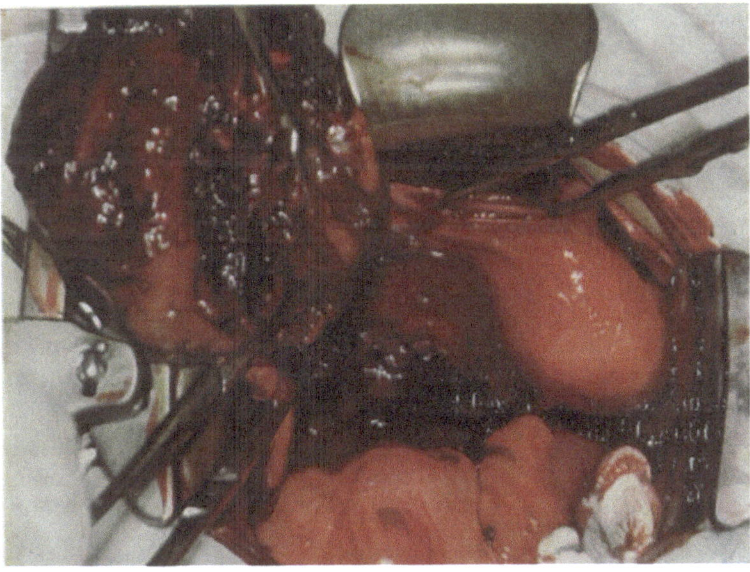

Abb. 81 b. Operation einer Tubargravidität (II. Stadium). Der durch eine abgestorbene Tubargravidität, durch Blutungen in und um die Tube und durch das Ovarium gebildete Tumor ist aus dem DOUGLASschen Raum herausgeholt. Die Tube und ein Gefäß der Mesosalpinx ist abgeklemmt. Am Ligamentum suspensorium ovarii liegen zwei Klemmen, zwischen denen die Spermatikalgefäße durchschnitten werden sollen. Das durch aufgelagerte Blutcoagula kaum sichtbare Ovarium ist mit einer MUZEUXschen Zange und einer Klemme gefaßt. Im DOUGLASschen Raum altes Blut.

die man mit Stieltupfern wegdrückt. All das ist sehr einfach. Schwieriger ist die Entfernung der Kapselwand. Je länger eine Hämatocele bestanden hat, desto dicker wird die Kapsel und desto fester sitzt sie auf dem Peritoneum auf. Diese Kapselschwarten sind sehr zerreißlich, verlangen also Geduld für ihre Lösung. Man soll sie entfernen, gleichviel wo sie sitzen, auf dem Peritoneum des DOUGLASschen Raumes, auf den Blättern des breiten Ligaments, auf den Därmen oder dem Ovarium. Ihr Bett blutet flächenhaft. Das ist nicht schlimm. Die Blutung steht meist durch Druck mit einem Tupfer. Sickert das Blut weiter, so wird man den DOUGLASschen Raum durchs hintere Scheidengewölbe drainieren, um das Blut nach außen abzuleiten. Nur diese flächenhaften Blutungen geben die Indikation zur Drainage, nicht eine allenfalsige Infektion.

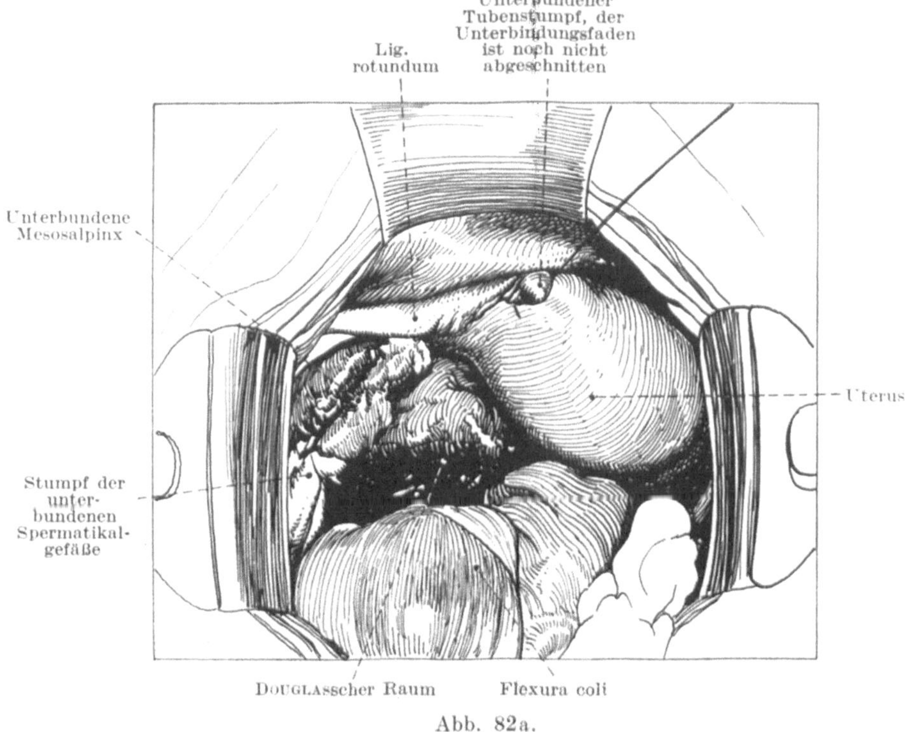


Abb. 82a.

Werden die geschilderten operativen Grundsätze befolgt, dann ist die Gefahr der Operation sehr gering.

251 Extrauteringraviditäten der ersten Monate sind mit Leibschnitt operiert worden. Davon sind zwei an der Operation gestorben. Der eine Fall, ein infizierter Tubarabort, ist bereits erwähnt worden, der andere ist ein Embolietodesfall am 9. Tage post operationem. Tubarabort rechts, Exstirpation der Tube. Also 0,8% Mortalität.

Von Nachkrankheiten seien erwähnt 5mal Bauchdeckenabscesse, 3mal Exsudate im DOUGLASschen Raum, 1mal eine Pneumonie, 1mal eine Thrombophlebitis, 1mal ein Ileus (Abknickung einer Dünndarmschlinge durch adhärenten Netzstrang) durch Relaparotomie geheilt.

## Die Operation der Extrauteringravidität in der zweiten Schwangerschaftshälfte und insbesondere der ausgetragenen.

Auch für diese Graviditäten gilt der Grundsatz, sie zu operieren, sobald sie erkannt worden sind. Es kann zwar sein, daß sie zu einer Art von Ausheilung ohne jede Behandlung kommen, indem Frucht und Fruchtsack verkalken (Lithopädion, Lithokelyphopädion). Dann werden diese Tumoren ohne Beschwerden getragen. Das berühmteste Steinkind ist das von Leinzell. Es ist im Jahre 1720 bei der Sektion einer 94jährigen Frau gefunden worden und stammte aus dem Jahre 1674, war also 46 Jahre im Abdomen gewesen. Die Frau soll danach noch zwei Kinder geboren haben. Eines ähnlichen Falles erinnere ich mich aus der Zeit vor etwa 17 Jahren. Die Einzelheiten sind mir nicht mehr im Gedächtnis, doch weiß ich, daß wir einen Ovarialtumor diagnostiziert und bei der Operation ein leicht entfernbares Lithokelyphopädion gefunden haben, das sich mehrere Jahre ohne Beschwerden im Leib befunden hatte. Aber nicht immer geht es so gut. Dafür ist ein Fall Beweis, der aus der Hallenser Klinik unter Bumm stammt, und von R. Freund beschrieben und auch von mir beobachtet worden ist. 40jährige Frau kommt in die Klinik wegen einer Eiterung unterhalb des Nabels. Zwei normale Geburten, die letzte vor 9 Jahren.

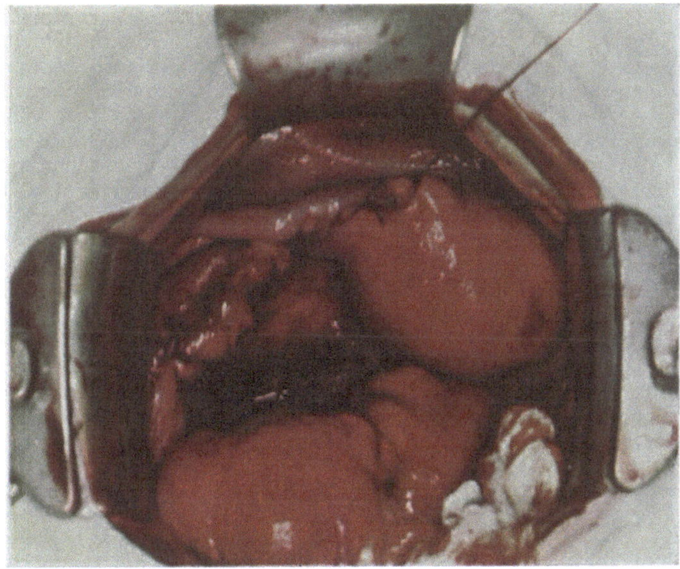

Abb. 82b. Operation einer Tubargravidität (III. Stadium). Der tubare Fruchtsack ist entfernt, sein Stiel ist unterbunden je einmal an dem Tubenwinkel, der Mesosalpinx und den Spermaticalgefäßen.

Vor 14 Jahren, also vor dieser Geburt sei sie schwanger gewesen. Es sei aber nicht zur Geburt gekommen. Diese Schwangerschaft sei ohne Störung verlaufen. Im 10. Monate habe sie Wehen verspürt, es sei vom Arzt eine Bauchschwangerschaft diagnostiziert und sie sei in eine Universitätsklinik geschickt worden, wo man sie exspektativ behandelt habe. Sie habe später nie Schmerzen oder Beschwerden gehabt. Die Bauchdeckenfistel entleert stinkenden Eiter mit Gasblasen. Im Bauche ein mannskopfgroßer, fast unbeweglicher Tumor, der als vereitertes Lithokelyphopädion angesprochen werden muß. Laparotomie. Entfernung des Tumors. Tod am 15. Tage post operationem an eitriger Peritonitis.

Auf eine Spontanheilung soll man also nicht rechnen.

Da bei Extrauteringraviditäten in der zweiten Schwangerschaftshälfte und insbesondere bei den ausgetragenen die Ablösung der Placenta gefürchtet wird, weil aus ihrem Bette starke Blutungen entstehen können, die schwer stillbar sein sollen, so ist vorgeschlagen worden, den Tod des Kindes abzuwarten, damit dann die Placentargefäße sich zurückbilden, und die Blutung geringer wird. Ganz abgesehen davon, daß aseptische Fruchtsäcke bis dahin infiziert werden können, ist es gar nicht ausgemacht, daß bei lebender Frucht die Operation schwieriger ist. Also mag es auch hier bei dem Grundsatze bleiben, jede Extrauteringravidität zu operieren, sobald sie erkannt worden ist. Das Ziel soll die restlose Entfernung des ganzen Fruchtsackes sein. Traut es sich einer nicht zu, diese Operation auszuführen, hat er Angst vor den Blutungen bei Entfernung der Placenta, dann mag er den Sack aufschneiden, die Frucht entfernen und den Fruchtsack nach oben tamponieren, in der Hoffnung, daß das, was drin geblieben ist, allmählich auseitert. Er stellt damit große Anforderung an die Geduld und an die Leistungsfähigkeit seiner Patientin. Sicher ist, daß dies Verfahren nur ein kümmerliches Surrogat einer radikalen Operation ist.

Es wird kaum einen Operateur geben, der in seinem Leben oft Gelegenheit gehabt hat, viele fortgeschrittene Extrauteringraviditäten zu operieren und sich große Erfahrungen zu sammeln. In den letzten 13 Jahren habe ich vier Fälle zu operieren gehabt. Es sollen die vier Krankheitsberichte mitgeteilt werden.

1. Fall. 33jährige Frau, Menstruation 6 bis 7 Monate ausgeblieben, cystischer Tumor im Unterbauch, 2 Querfinger über den Nabel reichend, 89 cm Leibesumfang. Der wenig vergrößerte Uterus liegt nach rechts und ist 3 Querfinger über den Nabel eleviert. Längsschnitt von der Symphyse wenig über den Nabel hinaus. Unter dem linken Ligamentum rotundum liegt ein mannskopfgroßer livider Tumor, in ihm ein Kindsköpfchen ballotierend. Der Tumor ist überall mit Därmen verwachsen. Er wird scharf herauspräpariert, dabei seine Wand eröffnet und es entleert sich stinkendes Fruchtwasser. Der Fetus tot (35 cm lang, entspricht also dem 7. Monate) wird entfernt. Mühsame Präparation des ganzen Fruchtsackes, der breit und fest mit dem Sigmoideum verwachsen ist. Großes parenchymatös blutendes Wundbett. Wegen der großen blutenden Fläche und der Infektion des Fruchtsackes soll ein breiter Drainageweg nach der Scheide geschaffen werden. Es wird also der Uterus exstirpiert und die rechten gesunden Adnexe werden zurückgelassen. Gazedrainage durch das offene Scheidenrohr. Die ganze Wundfläche kann mit Hilfe des Sigmoideums peritoneal gedeckt und nach dem Bauchraum abgeschlossen werden. Glatte Heilung. Entlassung nach 4 Wochen.

2. Fall. 26jährige Frau. Letzte regelmäßige Menstruation vor 1 Jahr. Drei Monate danach geringe Blutung, dann keine Blutungen mehr, aber viel Leibschmerzen. Der Leib wird größer. Die Frau fühlt Kindsbewegungen und glaubt nach 9 Monaten am Ende der Schwangerschaft zu sein; dann hören die Kindsbewegungen auf, der Leib wird kleiner, viel Schmerzen, Erbrechen, Abmagerung. Dieser Zustand dauert drei Monate. Jetzt wird von einem Arzt der Verdacht einer abgestorbenen Bauchhöhlenschwangerschaft geäußert und die Frau der Klinik überwiesen. Bei der Aufnahme: Sehr elende Frau, Leib aufgetrieben und gespannt. Cystischer Tumor im Bauch, keine Kindsteile zu fühlen, keine Herztöne zu hören. Portio ganz nach oben hinter die Symphyse und gegen sie geschoben. Uterus wenig vergrößert, nach rechts und oben gedrängt. Fundus etwa 3 Querfinger über der Symphyse. Im hinteren Scheidengewölbe ein harter Tumor zu fühlen, der für den Kindskopf gehalten wird. Diagnose: abgestorbene ausgetragene Extrauteringravidität, zwei Monate über die normale Schwangerschaftsdauer getragen. Operation: Längsschnitt von der Symphyse bis 3 Querfinger oberhalb des Nabels. Das ganze Abdomen ist von einem cystischen, schmutzig braunen, teils bläulichen Tumor ausgefüllt, der breit mit dem Netz und auf große Strecken mit Dünndarm und Colon descendens und mit dem Mesocolon und Mesosigmoideum verwachsen ist. Der kaum vergrößerte Uterus ist nach rechts und gegen die Symphyse aus dem kleinen Becken herausgedrängt. Auf der rechten Seite ist der Fruchtsack auf 10 cm Länge und 4 cm Breite geplatzt und hier der Rücken des Kindes sichtbar, dessen Kopf im kleinen Becken und dessen Steiß unter dem rechten Leberlappen liegt. Der Fruchtsack wird scharf aus allen seinen Adhäsionen gelöst, von den Intestinis, dem Netz, dem Leberlappen. Auf dem Mesocolon und Mesosigmoideum sitzt die Placenta. Die Sackwandung läßt sich überall ohne nennenswerte Blutung abpräparieren. Auf der linken Seite muß der Ureter fast in seinem ganzen Verlauf bis herunter zur Blase von der Sackwand freipräpariert werden. Nachdem der Sack allseitig frei ist, wird die linke Spermatica und die linke Uterina abgeklemmt, der Sack vor die Bauchdecken gewälzt und von der linken Uteruskante weggeschnitten. Bevor er ganz entfernt werden kann, müssen noch sehr feste Verwachsungen im DOUGLASschen Raume durchtrennt werden. Unterbindung der abgeklemmten Gefäße. Die rechten Adnexe sind gesund und bleiben zurück. Drainage des Wundbettes mit Gaze durch ein Loch im hinteren Scheidengewölbe. Das ganze Wundbett kann mit Peritoneum überdeckt werden. Dauer der Operation 1 Stunde 10 Minuten. Glatte Heilung. Entlassung nach 14 Tagen.

3. Fall. 33jährige Frau. 5 Monate vor der klinischen Aufnahme hatte ein Arzt eine Schwangerschaft im 5. bis 6. Monat festgestellt. Kindsbewegungen sind vor 3 Monaten gespürt worden. Bei der Aufnahme, die wegen kolikartiger Schmerzen erfolgt, wird eine uterine Schwangerschaft fast am Ende angenommen und eine zweite Beckenendlage diagnostiziert.

Kindliche Herztöne deutlich hörbar. Da die Frau keine Wehen hat, wird sie entlassen. Einen Monat später, währenddem sie unter starken Schmerzen zu leiden hat, hören die Kindsbewegungen auf. Wiederaufnahme. Jetzt erst wird mit Sicherheit eine Extrauteringravidität festgestellt, der wie im 2. Monat der Schwangerschaft vergrößerte Uterus, links nach vorn und oben gedrängt und mit dem Fundus zwischen Nabel und Symphyse reichend, deutlich am extrauterinen Fruchtsack liegend, getastet. Operation: Längsschnitt in der Mittellinie bis etwa 4 Querfinger oberhalb des Nabels. Eröffnung des Peritoneums. Nach Freipräparieren des Fruchtsackes von peritonealen und Netzverwachsungen stellt sich folgendes Bild ein: Der vergrößerte und in die Höhe gezogene Uterus liegt links zur Seite gedrängt, rechts neben und hinter ihm, ohne scharfe Abgrenzung, befindet sich der fast die ganze Bauchhöhle ausfüllende Fruchthalter, der besonders nach rechts hin fest mit dem parietalen Peritoneum verbacken ist. Auf der Vorderfläche des Fruchtsackes, fast an seinem oberen Pol, ist der Wurmfortsatz und eine Dünndarmschlinge, das distale Ende des Ileums in einer Ausdehnung von etwa 20 cm mit ihrem Mesenterium fest adhärent. Beim Abpräparieren dieser Ileumschlinge wird das Mesenterium auf eine Strecke von etwa 12—15 cm vom Darm abgeschnitten, da es sich von der Sackwandung nicht trennen läßt, und einige Gefäße werden unterbunden (Placentarstelle). Nach Freipräparieren der Dünndarmschlinge wird der Tumor herausgewälzt. Hierbei reißt er an seiner Hinterseite ein. Meconiumhaltiges schmieriges Fruchtwasser fließt ab, das mit Bauchtüchern aufgesogen wird. Das tote Kind (in 2. Steißlage) wird teilweise sichtbar. An der rechten Seitenwand des Fruchtsackes verlaufen die dicken Spermaticalgefäße. Präparierung und Unterbindung. Aufsuchen des rechten Ureters, der dilatiert an der rechten seitlichen Beckenwand dicht an dem Fruchthalter verläuft und bis zur Einmündung in die Blase freigelegt wird. Unterbindung der Uterina. Bei der weiteren Lösung des Tumors, der sich zwischen dem Ligamentum latum dextr. bis auf den Beckenboden erstreckt, reißt der Fruchtsack weiter ein und das Kind wird herausgenommen. Das tote, etwas macerierte Kind wiegt 4870 g und ist 54 cm lang. Am unteren Pol des Tumors fingerdicke Gefäße aus der Hypogastrica. Abklemmung, Ligierung. Nach Herauslösung des Sackes liegen 4 Klemmen. — Das linke verwachsene Ovarium wird freipräpariert und bleibt zurück. Der Uterus, der von rechts her nicht mehr genügend ernährt erscheint, wird supravaginal amputiert und im Zusammenhang mit dem Fruchthalter herausgenommen. Große Wundfläche. Catgutknopfnähte durch den Uterusstumpf. Nach Stillung geringer Blutungen am DOUGLASschen Raum kann die ganze Wundfläche mit Peritoneum gedeckt werden. Keinerlei Drainage. Da das oben erwähnte Stück des Ileum, dessen Mesenterium abgetrennt ist, nicht genügend ernährt erscheint, wird es in einer Ausdehnung von etwa 20 cm reseziert und der Darm End-zu-End in drei Schichten vereinigt. Naht des Mesenteriums. Schluß der Bauchhöhle in 5 Etagen. Dauer der Operation 1 Stunde 20 Minuten. Inhalationsnarkose. Glatte Heilung. Entlassung 14 Tage nach der Operation.

4. Fall. Bei einem jungen Mädchen von 19 Jahren blieb nach einer einmaligen Kohabitation am 22. März die Menstruation weg. Ende Mai Blutungen und Schmerzen im Leib, die bis zum September anhielten. Im September Kindsbewegungen, die bis Weihnachten gespürt werden. Dann hören sie auf und es stellen sich verstärkte peritonitische Erscheinungen, Erbrechen und Meteorismus ein. Am 4. Januar Aufnahme in der Klinik. Leib stark gespannt, keine Kindsteile zu fühlen. Das hintere Scheidengewölbe durch eine fluktuierende Geschwulst stark vorgewölbt. Der Muttermund ist sehr hoch gegen die Symphyse gedrängt und für den Finger durchgängig. Man diagnostiziert eine abgestorbene uterine Schwangerschaft mit stielgedrehter Cyste. Laparotomie, Längsschnitt. An der ganzen vorderen Bauchwand ist das Netz verwachsen. Es wird in die Höhe präpariert und der Kopf des Kindes sichtbar, der ein Hydrocephalus ist. Der Steiß liegt im DOUGLASschen Raum. Das Kind wird extrahiert, wobei sich aashaft stinkendes Fruchtwasser entleert. Der ganze Fruchtsack kann ausgeschält werden. Die Blutungen aus erweiterten Venen, die im Netz und im Mesenterium verlaufen, sind sehr stark, können aber ohne sonderliche Mühe gestillt werden. Der Uterus liegt in starken Adhäsionen und wird, um glatte Wundverhältnisse zu schaffen, supravaginal amputiert. Mikulicztamponade der Bauchhöhle. Die Placenta saß zum größten Teil im DOUGLASschen Raum. Glatter Heilungsverlauf. Entlassung nach 3 Wochen.

# Die klimakterischen Blutungen.

In den Wechseljahren der Frau kommen unregelmäßige und starke Blutungen vor, ohne daß Veränderungen an den Genitalorganen palpatorisch nachweisbar sind. Man hat diese Erkrankung mit Metropathia haemorrhagica bezeichnet. Ich halte diese nichtssagende Bezeichnung für überflüssig.

Die klimakterischen Blutungen werden zum Teil bedingt durch einen ungeordneten Reiz des Ovariums, indem die Eireifung gehäuft, unvollständig oder verzögert vor sich geht. Da aber jede Flächenblutung der Uterusschleimhaut schließlich durch die Kontraktion des Uterus gestillt wird, so kommt als zweite Ursache der klimakterischen Blutungen eine Insuffizienz der Uterusmuskulatur in Betracht, die durch sklerotische Gefäßerkrankung veranlaßt wird. Daraus ergibt sich, daß sich bei klimakterischen Blutungen keine Organveränderungen finden, allenfalls nur Verhärtungen und Verdickungen des Uterus. Klimakterische Blutungen können sehr stark sein, zu schwerer Anämie und zum Tode führen. Sie sind durch ihre Unordnung charakterisiert. Die Menstruation wird unregelmäßig nach der Zeit ihres Auftretens, nach ihrer Dauer und ihrer Stärke. Treffen diese Unregelmäßig-

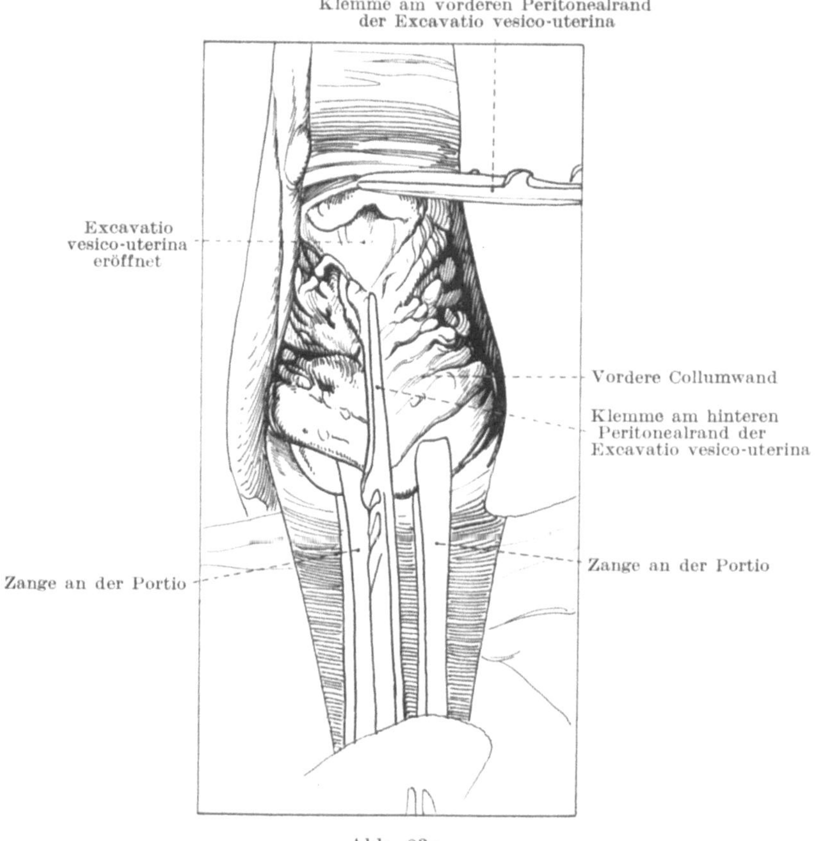


Abb. 83a.

keiten eine Frau von Beginn der 40er Jahre an, so soll man an klimakterische Blutungen denken und wird der Diagnose sicher sein, wenn man untersucht und weder in der Scheide, noch am Uterus, noch an den Adnexen irgend etwas Krankhaftes nachweisen kann. Besteht der geringste Verdacht einer malignen Erkrankung der Uterusschleimhaut, muß eine Probeausschabung gemacht werden. Dieser Verdacht liegt vor, wenn die Blutungen wochenlang anhalten, oder wenn zwischen den Blutungen blutig seröses Sekret abgeht. Wird einmal eine Probeausschabung versäumt, und es stellt sich später heraus, daß keine klimakterischen Blutungen da waren, sondern ein Korpuscarcinom, ist auch nichts verloren. Denn die Blutungen, die durch Korpuscarcinom bedingt und für klimakterisch gehalten werden könnten, sind immer behandlungsbedürftig. Hat man sie mit vaginaler Totalexstirpation des Uterus behandelt, so hat man das getan, was man auch mit dem Korpuscarcinom macht, und hat man bestrahlt, dann hören die Blutungen nicht auf, und man muß dann auf das Korpuscarcinom aufmerksam werden. Wird man das nicht, dann freilich ist man leichtfertig.

Nicht jede klimakterische Blutung braucht behandelt zu werden. Erst wenn die Blutungen so sind, daß sie das Befinden der Frauen stören, sie also krank machen, dann erst ist eine Behandlung angezeigt. Wären die Behandlungen mit harmlosen Mitteln möglich, brauchte man sich nicht lange zu besinnen. Das sind aber die Mittel nicht, die allein in Betracht kommen, nämlich die Operation und die Bestrahlung.

Die Bestrahlung hat die Operation fast ganz verdrängt. Bei keinem Leiden gibt sie so befriedigende Resultate wie bei den klimakterischen Blutungen. Sie soll

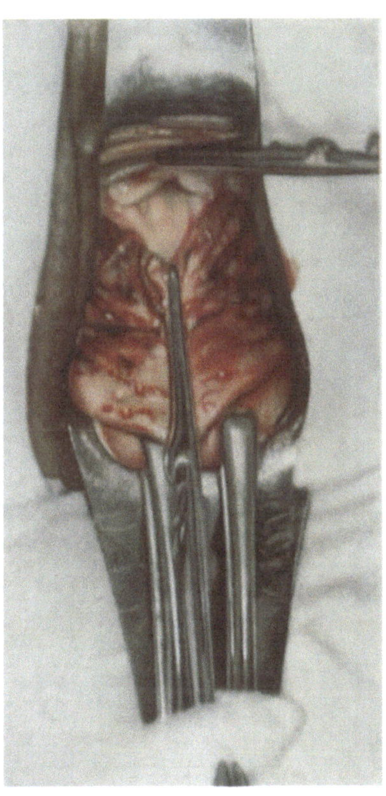

Abb. 83b. Vaginale Totalexstirpation des Uterus. Die Portio ist mit zwei COLLINschen Zangen vor- und abwärts gezogen, die Blase von der vorderen Cervikalwand getrennt, die Excavatio vesico-uterina eröffnet. An den Peritonealrändern liegt je eine Klemme.

die Funktion der Ovarien zerstören und so jeden Reiz auf die Uterusschleimhaut beseitigen, also wie eine Kastration wirken. Bei jeder Kastration aber, sei sie operativ oder durch Strahlen herbeigeführt, muß mit höchst unangenehmen Ausfallerscheinungen gerechnet werden. Nicht alle Frauen brauchen darunter zu leiden. Da aber keiner vor der Bestrahlung anzusehen ist, ob sie nach der Strahlenkastration an Ausfallserscheinungen leiden wird oder nicht, so muß man seine Indikation zur Strahlenbehandlung nach den schlimmsten Folgen, den heftigen Ausfallserscheinungen, richten, also nur bestrahlen, wenn die Frauen durch die klimakterischen Blutungen krank sind, sonst vertreibt man ein mageres Teufelchen mit einem dicken Belzebub.

Die Röntgenbestrahlung ist der Radiumbestrahlung vorzuziehen. Jene ist ganz ungefährlich, diese nicht. Jene ist genau zu dosieren, diese nicht. Radium kann ja auch nicht anders als auf die Ovarien wirken, entweder von der Scheide oder vom

Uteruskörper aus. Das Radium muß also in die Scheide oder in den Uterus gelegt werden. In der Scheide kann aber Gewebe verbrennen und im Uterus kann es das auch. In der Scheide gibts Geschwüre und Reizungen der Mastdarmschleimhaut, im Uterus können Geschwüre eine in die Tuben und in die Bauchhöhle aufsteigende Infektion veranlassen. All diese Gefahren bestehen bei der Röntgenbestrahlung nicht. Hautverbrennungen können und müssen vermieden werden. Wir haben sie immer vermieden. Seit dem 1. Dezember 1913 besteht bei uns die Regel, Frauen mit klimakterischen Blutungen zu bestrahlen. Bis 31. 3. 1923 haben wir 364 Bestrahlungsfälle gehabt, die, von zweien abgesehen, alle geheilt worden sind. Diese zwei Fälle mußten

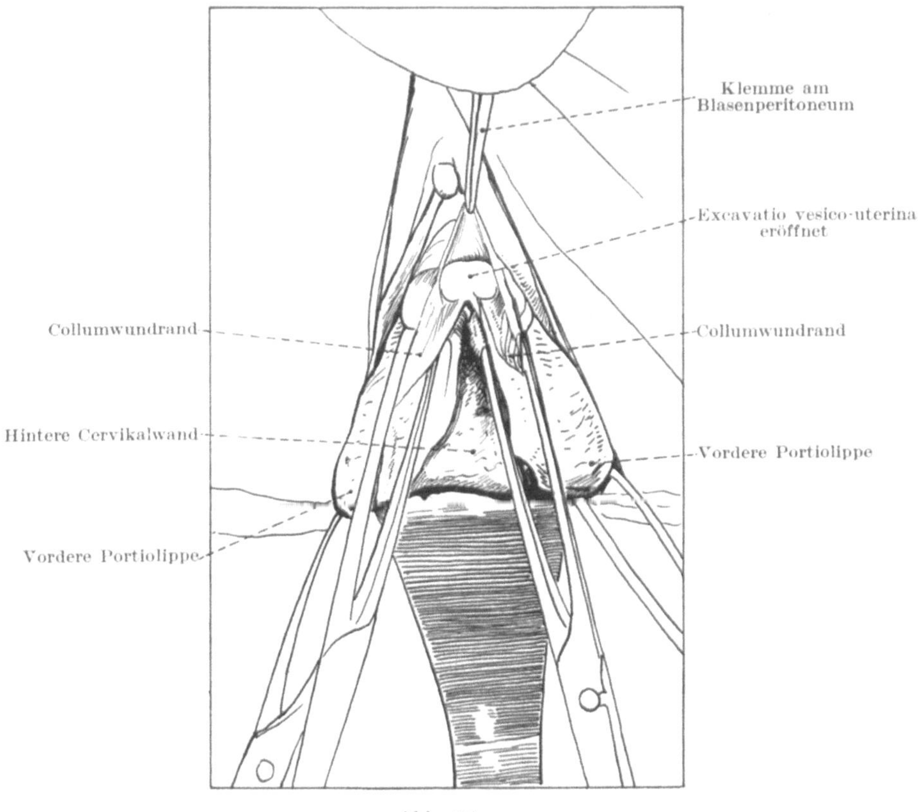


Abb. 84a.

bald nach der Bestrahlung operiert werden, weil die Blutungen nicht rasch genug aufgehört hatten und weitere Blutungen bedenklich erschienen.

Wir haben früher in mehreren Serien auf 6—8 Wochen verteilt bestrahlt, dann die Bestrahlung immer mehr zusammengedrängt, bis wir zu einer Bestrahlung vier Tage hintereinander zu je $^{3}/_{4}$ Stunden gekommen sind. Die Blutungen hören längstens 6 Wochen nach der letzten Bestrahlung auf. Die Technik der Bestrahlung ist die gleiche wie die der Myome. Sie ist in der Tabelle S. 167 mitgeteilt.

So wirksam und gefahrlos auch die Strahlenbehandlung klimakterischer Blutungen ist, so kann sie doch nicht bei allen Fällen angewandt werden. Das sind diejenigen, die so ausgeblutet sind, daß sie auch nicht eine Woche länger bluten dürfen, dann diejenigen mit Komplikationen an den Adnexen, diejenigen mit Senkungen und Vorfällen der Scheide oder des Uterus. In diesen Fällen ist die vaginale Totalexstirpation die operative Behandlungsart.

## Die vaginale Totalexstirpation.

Die Scheide wird mit Speculis zugänglich gemacht, die Portio mit einer Krallenzange gefaßt und gegen die Vulva gezogen. Umschneidung der Portio oder nur querer Schnitt vorne über der Portio von einer Seite zur anderen. Die Blase wird von der Cervix abpräpariert. Das ist leicht, wenn mit einem schmalen kurzen Speculum die vordere Scheidenwand in Spannung gehalten wird. Die Blase muß soweit nach oben gebracht werden, bis die vordere Bauchfelltasche sichtbar wird. Nun kann diese geöffnet werden (Abb. 83). Einfacher ist es, die vordere Collum-

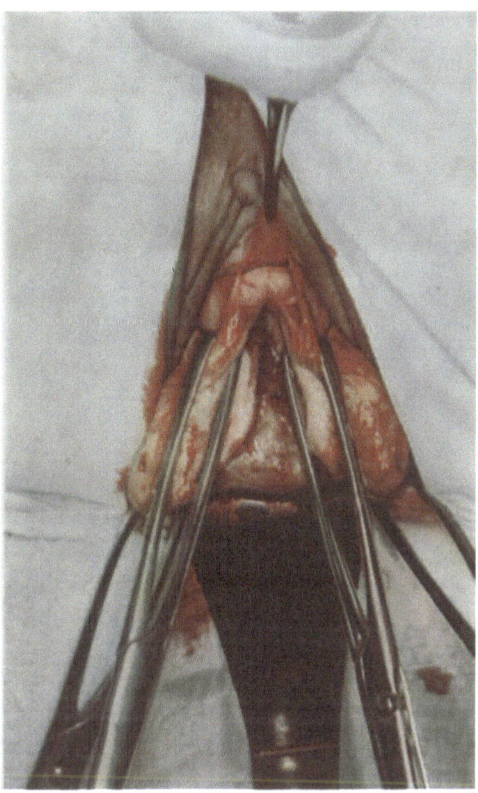

Abb. 84b. Vaginale Totalexstirpation des Uterus. Spaltung der vorderen Collumwand. Die Excavatio vesico-uterina ist eröffnet.

wand nach Hochbringen der Blase median zu spalten und damit zugleich die vordere Bauchfelltasche wie es die Abb. 84 zeigt, zu eröffnen. Durch die offene Peritonealtasche wird ein schmales Speculum eingeführt.

Nun wird der Uterus weiter median gespalten. Wir machen diese Medianspaltung grundsätzlich. Sie hat keinerlei Bedenken und erleichtert es außerordentlich, den Uterus durch die vordere Öffnung im Peritoneum vorzuwälzen. Ist der Uteruskörper aus dem Abdomen herausgebracht, dann kommt in die Bauchhöhle, um die Därme am Vorfallen zu hindern, ein 10 cm breiter, 1 m langer Gazestreifen aus Bindenmull mit einem langen Faden zur Sicherung, damit er nicht in die Bauchhöhle schlüpft. Nun läßt man den Uterus durch einen Assistenten nach einer Seite und gegen den Rücken der Frau anziehen, wodurch die Abgangsstellen der Adnexe der anderen Seite sichtbar werden. Wir ziehen also den Uterus nach links und legen an die Tube und das Ligamentum ovarii proprium der rechten Seite eine Klemme und durchschneiden Tube und Ligament. Dann legen wir an das Lig. rotundum eine Klemme und schneiden wieder soweit das Gewebe durch, bis die Uteringefäße sichtbar werden. Sind sie das, so werden sie mit einer Klemme abgeklemmt und durchschnitten. Jetzt hängt der Uterus auf der rechten Seite nur noch an den Douglasfalten, die man abklemmt, aber zunächst nicht durchschneidet. Auf der linken Seite geschieht das gleiche wie rechts, indem der Uterus nach rechts herüber gelegt wird. Hat man zuletzt die linke Douglasfalte mit der Klemme gefaßt, so schneidet man quer herüber linke Douglasfalte, Douglasperitoneum, Scheide, wenn man sie nicht vorher durchtrennt hat, und rechte Douglasfalte durch. Auf jeder Seite liegen nun 4 Klemmen,

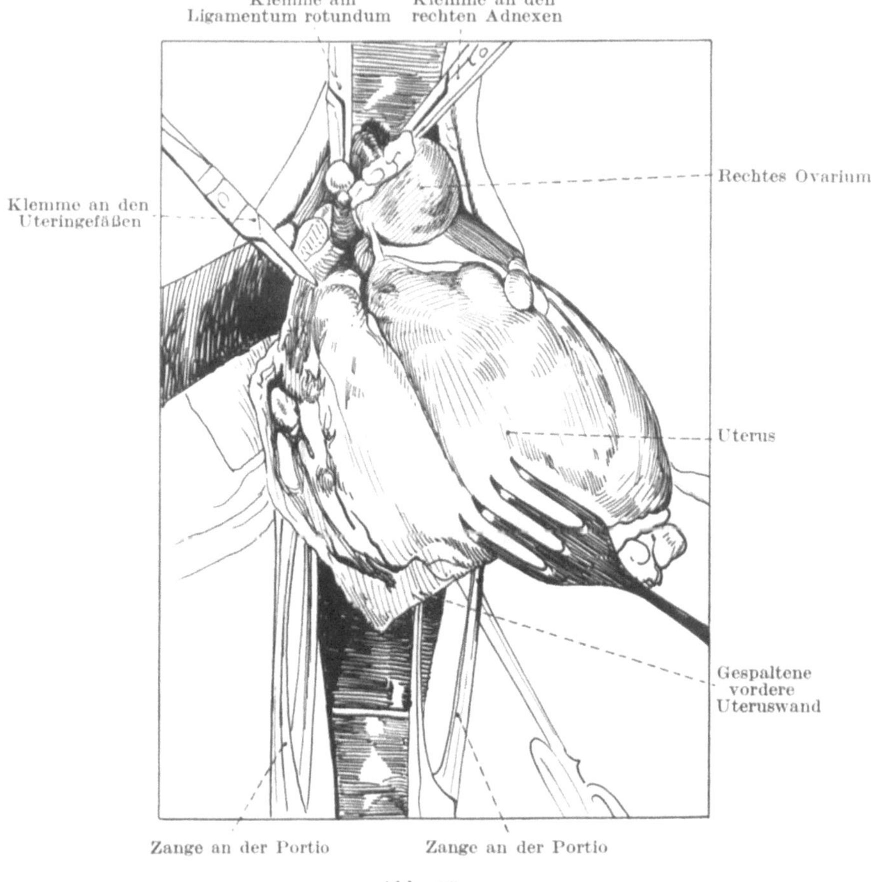


Abb. 85a.

eine an den Adnexen mit den Spermaticalgefäßen, eine am Ligamentum rotundum, eine an den Uteringefäßen und eine an den Douglasfalten. Ersatz der Klemmen durch Unterbindungen der Gefäße mit Catgut. Die Catgutfäden werden mit Nadeln um die Gefäße herumgeführt, also Umstechungen gemacht. Freie oder lose Unterbindungen sind nicht zweckmäßig, da sie bei angezogenen Klemmen, also gespannten Gefäßen angelegt werden müssen, also leicht abgleiten können, wenn die Spannung nachläßt. Alle Fäden werden abgeschnitten, nur die Fäden an den Adnexen lang gelassen. Für gewöhnlich bleiben die Adnexe (Tuben und Ovarien) zurück. Sollen sie entfernt werden, holt man sie mit einer Klemme aus der Bauchhöhle heraus, legt hinter ihnen an die Spermaticalgefäße eine Klemme und schneidet sie weg. Liegen beiderseits die 4 Ligaturen für die vier Klemmen, dann wird das Peritoneum mit

Catgutknopfnähten geschlossen. Die seitlichen Knopfnähte fassen vorderes Peritoneum, Adnexstumpf und hinteres Peritoneum. Man knüpft diesen Faden und kann den langgelassenen Faden der Adnexe mit hineinknüpfen, damit der Adnexstumpf um so sicherer extraperitoneal liegen bleibt. Die Scheidenwunde wird durch je eine seitliche Catgutknopfnaht geschlossen. In der Mitte bleibt sie offen, um durch diese Öffnung einen Gazestreifen einzulegen (Abb. 89), der einen Tag liegen bleibt, um das Wundsekret abzuleiten.

Grundsätzlich sollen bei der vaginalen Totalexstirpation die Ovarien zurückgelassen werden. Wir haben sie unter 72 Fällen nur 5mal auf einer und 2mal auf

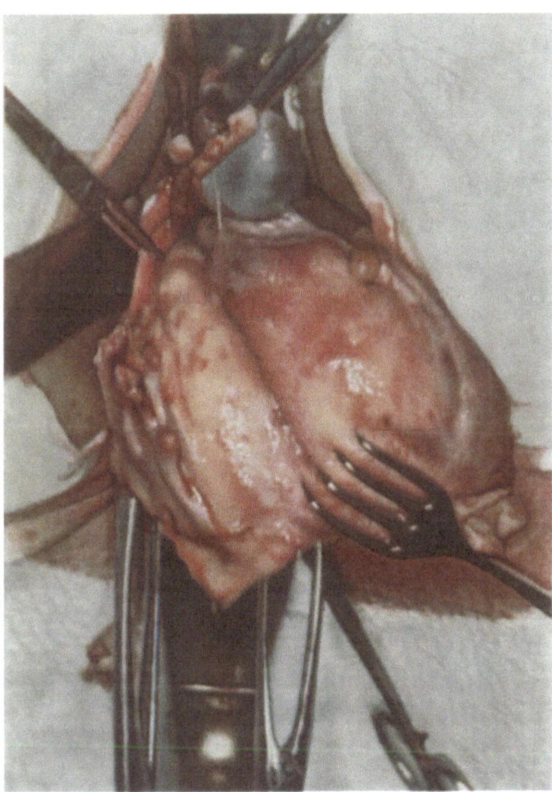

Abb. 85b. Vaginale Totalexstirpation des Uterus. Die ganze Vorderwand des Uterus ist median durchgespalten. Daher sieht der Uteruskörper flach aus. Er wird stark nach hinten und seitlich angezogen. Im Bilde oben liegt je eine Klemme an den Adnexen und am Lig. rot. Die dritte Klemme hat die Uteringefäße gefaßt, die jetzt durchschnitten werden sollen.

beiden Seiten wegen Adnexerkrankungen weggenommen. Ich bin der Meinung, daß die Erhaltung der Eierstöcke das Klimakterium der Frauen milder macht, und daß dieser Vorteil den Nachteil weit überwiegt, der darin liegt, daß die zurückgelassenen Ovarien später degenerieren können. Ich kenne zwei Fälle, wo einmal nach 5 und einmal nach 8 Jahren Ovarialtumoren operativ entfernt werden mußten.

Nicht in allen Fällen klimakterischer Blutungen, die eine Operation verlangen, ist die vaginale Totalexstirpation zu ihrer Behandlung geeignet oder zweckmäßig. Wir haben 5 solcher Fälle. Bei einem Fall war die Scheide durch alte Narben ringförmig verengt, so daß man nicht zum Uterus kommen konnte, bei einem Fall handelte es sich um einen Uterus bicornis, bei einem Falle sollte noch eine große mit Steinen gefüllte Gallenblase entfernt werden, und bei einem Falle handelte es

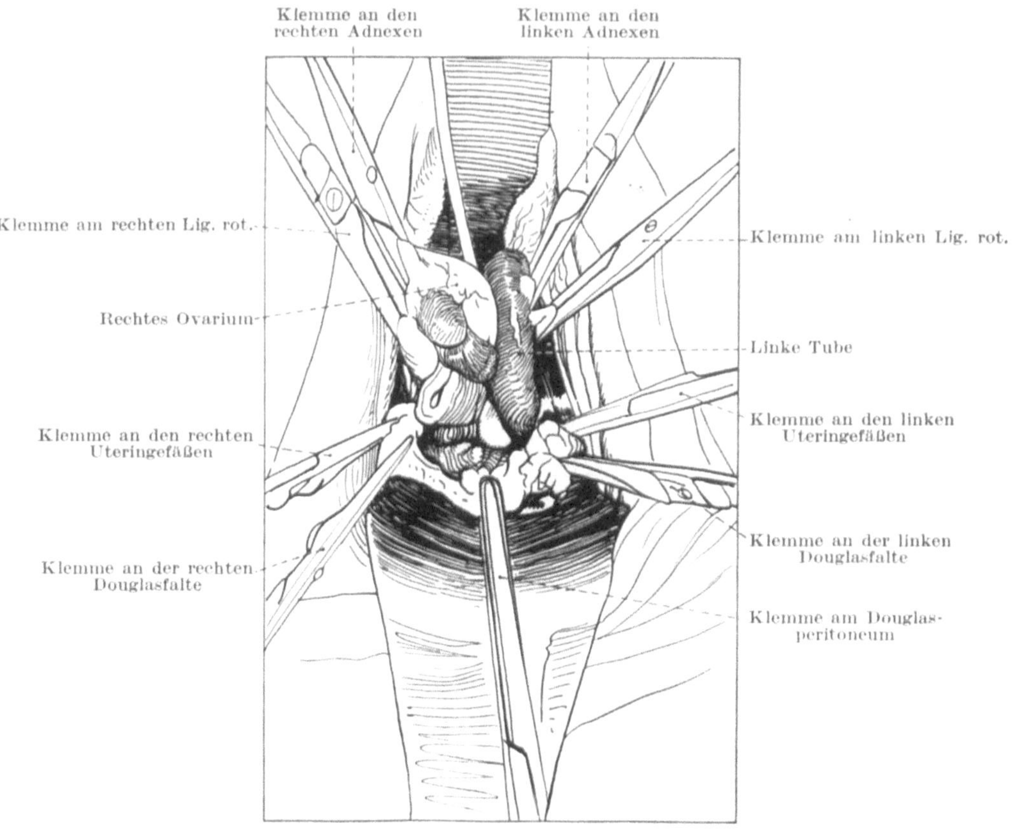


Abb. 86a.

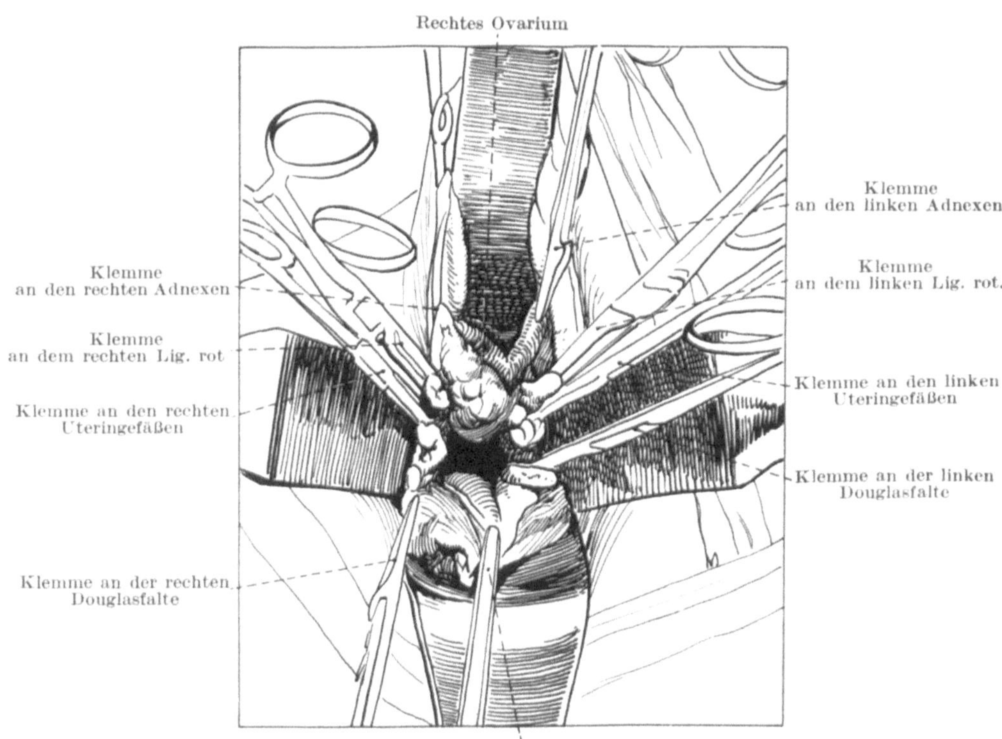


Abb. 87a.

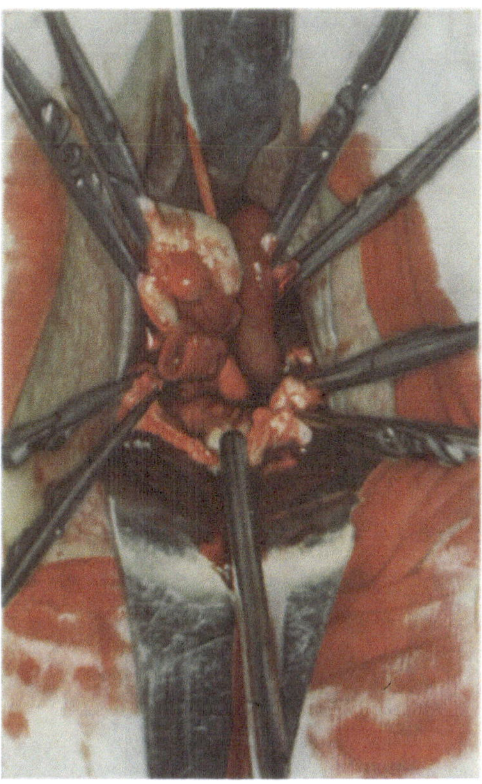

Abb. 86b. Nach der vaginalen Totalexstirpation des Uterus. Auf jeder Seite liegen 4 Klemmen: von oben nach unten gezählt, eine an den Adnexen, eine am Lig. rot., eine an den Uteringefäßen und eine an der Douglasfalte. Die unterste Klemme in der Mitte hat das Peritoneum des DOUGLASschen Raumes gefaßt.

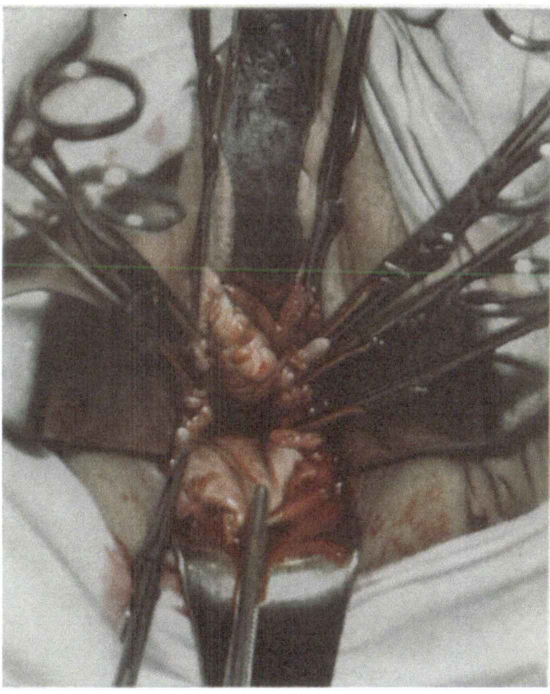

Abb. 87b. Das gleiche Bild wie Abb. 86. Nur liegen hier engere Verhältnisse vor. Deshalb muß die Scheide noch durch seitliche Specula gespreizt werden.

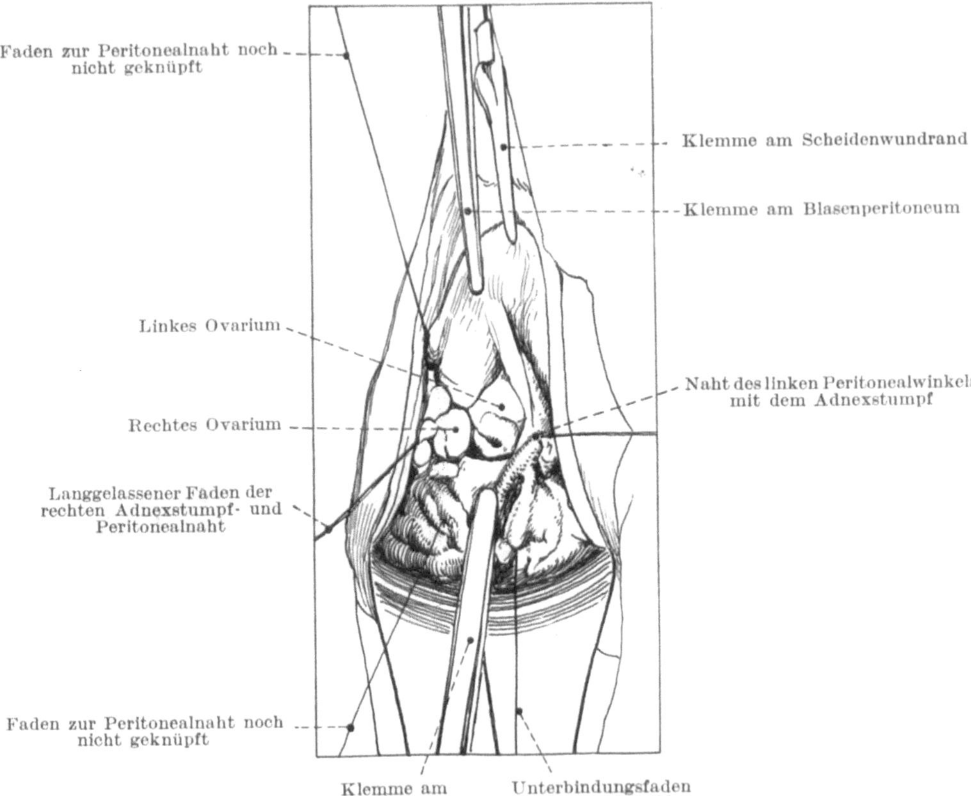


Abb. 88a.

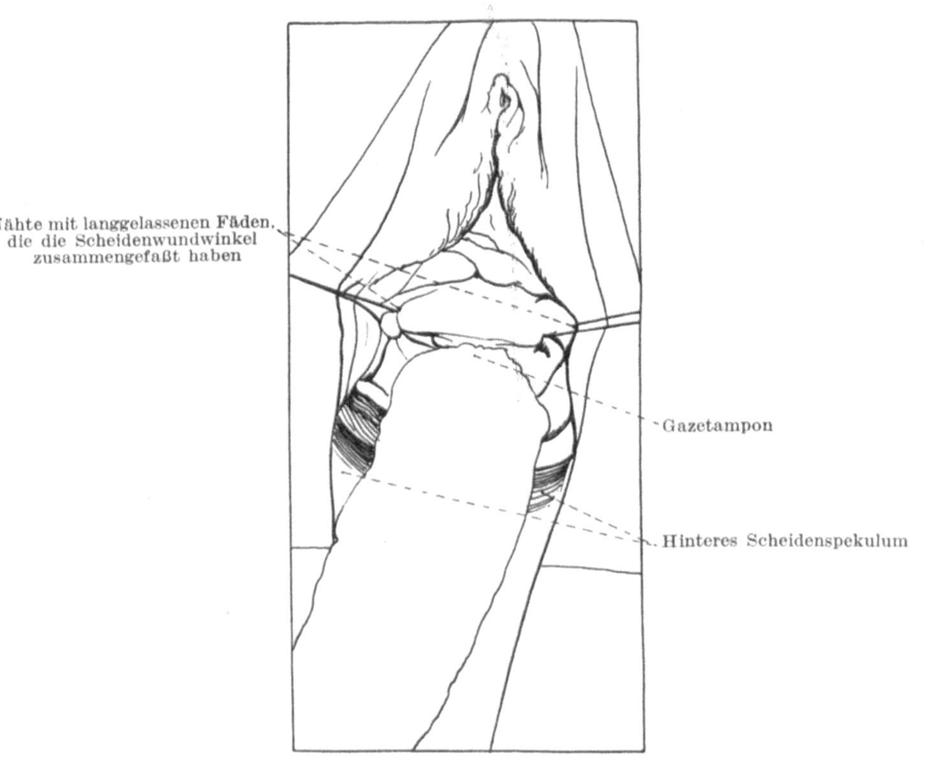


Abb. 89a.

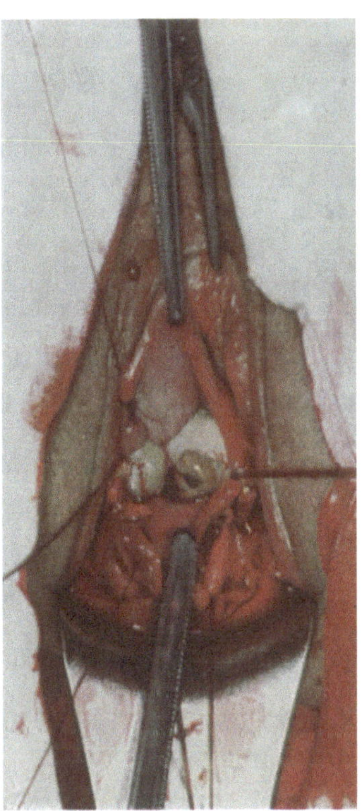

Abb. 88b. Nach der vaginalen Totalexstirpation des Uterus. Das Peritoneum soll nun geschlossen werden. Die beiden Winkel sind vernäht. Die Fäden, die die Adnexstümpfe mitgefaßt haben, sind noch nicht abgeschnitten. Neben der rechten Naht ist ein Faden durch den vorderen und hinteren Peritonealrand hindurchgelegt, aber noch nicht geknüpft.

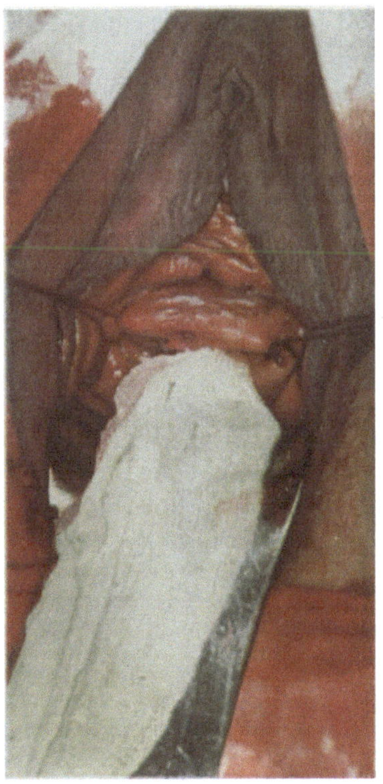

Abb. 89b. Nach der vaginalen Totalexstirpation des Uterus. Drainage des subserösen Raumes mit Gaze durch eine in der Scheidenwunde gelassene Öffnung.

sich um einen durch eine anderwärts ausgeführte Ventrofixation an den Bauchdecken fest verwachsenen Uterus mit breiten und derben Darmadhäsionen. Im 5. Falle gibt das Krankenjournal keine Angabe über die Indikation.

Bei allen diesen Fällen ist die abdominale supravaginale Amputation des Uterus gemacht worden. (Die Technik der supravaginalen Operation ist bei der Myombehandlung beschrieben.) Ein Fall ist gestorben, und zwar der Fall des ventrofixierten Uterus, der an diffuser eitriger Peritonitis und Anämie zugrunde ging.

Vom 1. 10. 1910 bis 31. 3. 1923 haben wir 72 vaginale Totalexstirpationen wegen klimakterischer Blutungen ausgeführt, und zwar 42 wegen hochgradiger Anämie, 19 wegen Senkungen und Vorfällen der Scheide und des Uterus, 7 wegen Adnexerkrankungen, 2 wegen Inguinalhernien, 1 wegen Bauchfelltuberkulose und 1 wegen Mastdarmscheidenfistel.

Zwei Frauen sind an den Folgen der Operation gestorben, beide am 7. Tage post operationem. Die Sektion ergab bei Beiden Infektionen, aber auch schwerste allgemeine Anämie. Wir gehen wohl nicht fehl, wenn wir annehmen, daß die Hauptursache des üblen Ausgangs die Anämie war, die die Widerstandskraft des Organismus sehr geschädigt und den Boden für eine Infektion vorbereitet hatte. Alle anderen Patientinnen sind geheilt und gesund entlassen worden, mit Ausnahme einer einzigen, die eine Blasenscheidenfistel mitgenommen hat. Bei dieser war während der Operation die Blase verletzt worden, und die Naht hatte nicht gehalten.

Alles in allem sind also 77 Operationen wegen klimakterischer Blutungen mit 3 Todesfällen = 3,9% Mortalität gemacht worden.

# Das Myom.

Die Myome sind häufige Geschwülste der Gebärmutter. In $11^1/_2$ Jahren haben wir unter rund 92000 poliklinischen und klinischen Patientinnen 3176mal Myome festgestellt.

So häufig die Myome sind, so verschieden sind sie ihrem klinischen Verhalten nach.

Wir werden die Indikation ihrer Behandlung nur richtig stellen können, wenn wir wissen, was Myome klinisch zu bedeuten haben. Darum vorerst einige Bemerkungen über ihre Symptome.

Sehr viele Myome machen überhaupt keine Erscheinungen, sind also im klinischen Sinne keine Krankheit. Sie werden es nur unter bestimmten Bedingungen, die durch ihre Größe, ihre Lage, ihr Wesen und durch allgemeine oder örtliche Komplikationen gegeben sind. Die Krankheitserscheinungen sind dann Unbequemlichkeiten, Schmerzen, Blutungen, Ausfluß, Funktionsstörungen der Nachbarorgane, im besonderen der Blase und schließlich Störungen des Gesamtorganismus oder einzelner von den Genitalien entfernt liegender Organe, die man als Fernwirkung der Myome bezeichnen kann.

Zu den Unbequemlichkeiten rechne ich jene Erscheinungen, die allein durch die Größe der Geschwulst hervorgerufen werden, ohne daß von den Patientinnen über Schmerzen geklagt wird. Wenn große über den Nabel ragende Geschwülste das Gefühl der Schwere und Völle erzeugen, wenn sie die Figur verändern und so der Eitelkeit Schaden tun, so kann man von Unbequemlichkeiten sprechen. Dazu wären auch die Krankheitsvorstellungen zu rechnen, unter denen manche Patientinnen nicht wenig zu leiden haben. Das Bewußtsein, eine Geschwulst zu tragen, beunruhigt sie und erweckt bei ihnen das Gefühl des Abscheus oder der Furcht vor kommenden Gefahren durch Wachstum oder krebsige Entartung.

Schmerzen sind bei Myomen nicht häufig. Sie entstehen, wenn die Ligamente gezerrt, vielleicht die Nerven im Parametrium bei intraligamentärer Entwicklung gedrückt werden. Sie können auch durch eine Art Wehentätigkeit, so bei der Menstruation oder bei der Ausstoßung submucöser Myome hervorgerufen werden, desgleichen bei Stieldrehung subseröser Myome, bei Achsendrehung des ganzen Uterus, vor allem aber bei Entzündungsvorgängen der Adnexe und des Pelviperitoneums, sowie bei Entzündungen oder Zerfallsvorgängen im Myom selbst. Sarkomatöse Degeneration kann auch Schmerzen verursachen, sie tut es aber sicher nicht regelmäßig.

Ein Hauptsymptom der Myome sind die Blutungen, die als verstärkte Menstruationsblutungen (Menorrhagien) oder als Blutungen außer dem periodischen Typus (Metrorrhagien) auftreten. Wir nehmen an, daß die durch die Eireifung anatomisch und funktionell veränderte Uterusschleimhaut bei der Menstruation unter Blutungen zerfällt, wenn das Ei unbefruchtet zugrunde geht (R. Meyer, Schroeder). Die Dauer und Stärke der Blutung hängt ab von der Masse der Schleimhaut, ihrer Blutfülle und der Kontraktionsfähigkeit der Uteruswände. Werden durch Myome Masse und Blutfülle vermehrt und die Kontraktionsfähigkeit der Uteruswände vermindert, dann werden die Menstruationsblutungen verstärkt und lange dauern. Der individuelle Typus der Menstruation wird nicht geändert. Die Menorrhagien hängen also nicht ab von der besonderen innersekretorischen Tätigkeit der Ovarien. Während die Menorrhagien sehr häufige Begleiterscheinungen der Myome sind, treten die Metrorrhagien weit seltener auf. Wir sehen solche vornehmlich bei Myomknoten von faustgröße an, die nach den Ausführungen R. Freunds durch ihren Sitz auswärts von der großen Gefäßzone der Uteruswand den venösen Abfluß schwer zu schädigen und infolge der venösen Hyperämie protrahierte Blutungen auszulösen vermögen.

Submucöse Myome können die Uterusschleimhaut direkt durch Druck usurieren und dadurch die Blutungen veranlassen. Weiterhin kommen für die Metrorrhagien Schleimhautschädigungen in Betracht, wie sie durch entzündliche Prozesse oder infolge ungeordneter ovarieller Impulse hervorgerufen werden. Dies zeigt sich bei ovariellen Störungen in den Wechseljahren durch gehäufte, unvollständige oder auch verlangsamte Eireifung. In diesen Fällen hätten wir Blutungen, bedingt durch innersekretorische Störungen der Ovarien. Schließlich finden wir sie auch bei Nekrosee der Myome und bei Komplikationen mit Corpus- und Collumcarcinom.

Funktionsstörungen der Nachbarorgane entstehen dann, wenn das Myom seiner Größe oder Lage nach auf die Nachbarorgane drückt oder sie verdrängt. So können Beschwerden bei großen, bis ins Epigastrium hinaufreichenden Myomen entstehen, wenn sie die Ausdehnung des Magens behindern oder den Magen selbst dislozieren. Ich glaube nicht, daß Myome Obstipation machen können, wie man gelegentlich hört; auch bei großen Myomen haben die Intestina Platz genug auszuweichen. Daß aber Myome Ileus verursachen können, habe ich gesehen. In einem von mir beobachteten Falle war der Darmverschluß so zustande gekommen, daß eine Dünndarmschlinge zwischen dem Stiel eines subserösen Myoms und einem von diesem ausgehenden Adhäsionsstrang wie durch eine enge Pforte hindurchgeschlüpft und schließlich abgeklemmt worden war.

Am allerhäufigsten kommen Störungen der Blase vor. Ein in der vorderen Wand des Uterus sitzendes Myom kann die Ausdehnung der Blase hindern. Schon geringe Urinmengen werden dann das Gefühl der vollen Blase hervorgerufen und Urindrang bedingen. Oder das Myom sitzt an der hinteren Wand oder seitlich zwischen den Blättern des Ligaments und drängt die Portio nach oben gegen die Symphyse. Dadurch wird der Blasenhals verzerrt. Urindrang, Schwierigkeit der Urinentleerung, ja Ischurie kann die Folge sein. Aber nicht jedes Myom, das die Portio nach vorn oder nach oben drängt, muß diese Folgen haben. Oft schon war ich erstaunt, nicht die geringsten Klagen der Patientinnen zu hören, obwohl die Portio soweit nach vorn und oben verlegt war, daß sie kaum mit dem Finger erreicht werden konnte. Es läßt sich nicht immer erklären, warum in dem einen Falle Blasenstörungen vorhanden sind, in einem anderen Falle wieder nicht.

Ausfluß ist für Myome nichts Charakteristisches, es sei denn der blutig-wässerige Ausfluß bei submucösen Myomen, der eitrig-jauchige bei zerfallenden Geschwülsten.

Tritt eine Patientin in unsere Sprechstunde mit blassem etwas gelblichem, leicht gedunsenem Gesicht, so dürfen wir ein Myom vermuten. Dieses anämische Aussehen wird bei Frauen gefunden, die viel Blut verloren haben, wochen-, monate-, jahrelang. Der chronische Blutverlust macht diese an Haut und Schleimhäuten weit sichtbare Anämie. Es kann kaum etwas anderes sein, auch da nicht, wo die Anamnese nichts von starken und häufigen Blutungen zu berichten weiß. Man könnte ja in solchen Fällen toxische Einflüsse des Myoms annehmen, obschon eine Vergiftung nicht zu beweisen ist. Sehr viel wahrscheinlicher ist die Unzuverlässigkeit der Anamnese. Es ist merkwürdig, wie verschieden die Stärke der Blutung von den Frauen eingeschätzt wird.

Ein weiteres Symptom der Myome sind die Herzbeschwerden. Es gibt Myomkranke, die unter starken Herzstörungen zu leiden haben; Unregelmäßigkeit und starke Beschleunigung des Pulses, Herzklopfen, Atemnot, Angst, Schwindel sind diese Symptome. Wenn sie nicht durch organische Herzerkrankungen bedingt sind, so gehen sie bald zurück, sowie das Myom entfernt worden ist oder die Blutungen durch Röntgenbestrahlung aufgehört haben. Diese Erfahrung hat dazu geführt, ein Myomherz anzunehmen, eine durch das Myom bedingte besondere Herzerkrankung. Eine anatomische Grundlage dafür gibt es aber nicht. Es sind noch keine für ein „Myomherz" charakteristischen Veränderungen gefunden worden. Wir können also im anatomischen Sinne nicht von einem „Myomherzen" sprechen, wohl aber im klinischen Sinne. Anämie und Herzschädigungen können allmählich so stark werden, daß sie unter Vermehrung der Herzbeschwerden, Ödembildung, hochgradiger Blässe zum Tode führen.

Nach den angeführten Symptomen also wird die Behandlungsindikation zu stellen sein.

Für die Indikation besonders wichtig ist die sarkomatöse Degeneration der Myome und die Verbindung von Korpuscarcinom mit Myom.

Ich bin überzeugt, daß Sarkom zu häufig diagnostiziert wird. Das Myosarkom ist eine seltene Erkrankung. Vom 1. 4. 1910 bis 1. 4. 1917 haben wir unter 1390 Myomfällen und 463 Operierten 9 anatomisch diagnostizierte Sarkome gehabt. Vom 1. 4. 1917 bis 31. 3. 1922 unter 1786 Fällen und 678 Operierten kein einziges. Nach Abschluß der Statistik habe ich noch bei einer 58jährigen Frau ein sarkomatös degeneriertes Myom operiert. Die 9 Fälle sind:

1. 52 Jahre. Seit $2^1/_2$ Jahren Menopause. Seit $1^1/_2$ Jahren neue Blutungen, ständig in wechselnder Stärke. Abmagerung. Abdominale Totalexstirpation. Kindskopfgroßer Uterus, in seiner hinteren Wand weiches, markiges Myosarkom. Heilung.

2. 36 Jahre. Seit 3 Jahren Unterleibsschmerzen. Seit 3 Wochen sehr stark, häufiger Urindrang. Seit 2 Monaten Leib stärker. Abmagerung, öfters Fieber in letzter Zeit. Abdominale Totalexstirpation. Über kindskopfgroßer glattwandiger Uterustumor, cystisch, gallertiger, teils wässeriger Inhalt. Sarkom. Heilung.

3. 45 Jahre. Seit 6 Monaten stärkere Menses, vor 3 Wochen sehr stark mit Fieber. Portiozapfen nicht vorhanden, nur bohnengroßer Muttermund zu fühlen, darüber ein doppelmannsfaustgroßer, eiförmiger, derber Tumor, der links bis an die Beckenwand reicht und hier unbeweglich ist. Abdominale Totalexstirpation. Blase im linken Bereich des Tumors fest mit ihm und der Cervix verwachsen. Ureter muß aus den Geschwulstmassen (Sarkom) präpariert werden, oberhalb stark dilatiert. Heilung.

4. 53 Jahre. Seit 18 Jahren Myom, seit 8 Jahren Menopause, vor 6—8 Wochen eitriger Ausfluß, Uterus ist sondiert worden, danach hohes Fieber und dauernd geringe Blutungen. Fieber zwischen 39° und 40°, 3 Wochen bestehend. Uterus bis Nabel. Abdominale Totalexstirpation; In die Uterushöhle ragendes, großes, submucöses Myom, sarkomatös, mit Eiter belegt, die Uterushöhle voll Eiter. Heilung. Nach $1^1/_2$ Jahren Tod an Rezidiv.

5. 49 Jahre. Seit 2 Jahren unregelmäßige Menstruation, seit 1 Jahr sehr stark, vor 5 Monaten Beginn einer Röntgenkur (22 Bestrahlungen) anderwärts, ohne Erfolg, starke Blutungen. Uterus groß, weich, wie im 4. Monat der Gravidität, im äußeren Muttermund weiches Gebilde. Vaginale Totalexstirpation. Aus dem Uterus quellen große Massen weichen Gewebes. Sarkom. Heilung. Nach $1^1/_2$ Jahren Tod an Rezidiv.

6. 41 Jahre. Keine Blutungen. Viele Beschwerden im Unterleib. Abmagerung, starke Blässe. Mandarinengroße, weiche, sich cystisch anfühlende Geschwulst auf der vorderen Cervixwand. Abdominale Totalexstirpation. Sarkomatöses, weiches Myom. Heilung.

7. 45 Jahre. Menstruation regelmäßig bis vor 4 Wochen, seitdem mäßige Blutungen mit ziehenden Seitenschmerzen. An Stelle der Portio fünfmarkstückgroßes Ulcus (Sarkom), bis an das Scheidengewölbe reichend. Doppelmannsfaustgroßer myomatöser Uterus. Beide Parametrien infiltriert. Abdominale Totalexstirpation. Entfernung verdickter Drüsen im rechten Parametrium. Heilung.

8. 44 Jahre. Seit 7 Wochen ununterbrochen starke Blutung mit Leib- und Kreuzschmerzen. Myom bis zum Nabel, derb. Abdominale Totalexstirpation. In der hinteren Wand des Uterus Myom, gallertig zerfallen. Sarkom. An der rechten Hypogastrica zerfallene Drüse exstirpiert. Am folgenden Tage Tod. Sarkommetastasen in Lunge, Pleura, Hilusdrüsen.

9. 40 Jahre. Seit 14 Tagen gelblicher, übelriechender Ausfluß und dauernde Blutungen. Doppelfaustgroßer myomatöser Uterus. Durch Ausschabung werden aus dem Uterus ödematöse Fetzen entfernt. Sarkom. Abdominale Totalexstirpation. Heilung.

Man kann die Diagnose Sarkom klinisch selten mit Sicherheit stellen. Kommen weiche Massen aus dem Uterus heraus, oder sind sie durch den Cervikalkanal zu fühlen, dann ist die Diagnose leicht. Im übrigen wird der Verdacht auf Sarkom bestehen, wenn rasches Wachstum und Weichheit der Geschwülste, Schmerzhaftigkeit, Fieber — Sarkome zerfallen leicht und werden leicht infiziert —, Blutungen nach der Menopause, Kachexie vorhanden sind.

Wann ist eine Myomkranke auf Korpuscarcinom verdächtig? Das Korpuscarcinom ist eine Erkrankung der älteren Frauen. Man wird daran denken müssen, wenn Frauen mit Myomen lange Zeit die Menstruation verloren haben und wieder zu bluten anfangen. Neben der Blutung wird starker Ausfluß für Korpuscarcinom verdächtig sein oder Abgang von Gewebsfetzen. Schließlich muß eine Probeausschabung die Diagnose sichern.

Unsere Fälle sind:

1. 60 Jahre. 10 Jahre Menopause. Starke Blutungen. Walnußgroßes Myom der vorderen Wand. Vaginale Totalexstirpation. Korpuscarcinom. Heilung.

2. 58 Jahre. 8 Jahre Menopause. Seit 4 Jahren nur noch geringe Blutungen in 2—6-monatlichen Abständen bis zur Aufnahme. In letzter Zeit starke Blutungen. Doppelfaustgroßes Myom. Vaginale Totalexstirpation. Korpuscarcinom. Heilung.

3. 48 Jahre alt. 3 Monate blutfrei. Dann starke Blutung. Faustgroßes Myom. Abdominale Totalexstirpation. Korpuscarcinom. Heilung.

4. 43 Jahre. Unregelmäßige Blutungen außerhalb der Menstruation. Starke Auftreibung des unteren Uterusabschnittes. Abgang von Gewebsfetzen. Myom reicht bis zum Nabel. Abdominale Totalexstirpation. Korpuscarcinom. Heilung.

5. 45 Jahre. Normal menstruiert. Starke Schmerzen im Unterleib. Mehrere walnußgroße Myome im Uterus. Abdominale Totalexstirpation. Korpuscarcinom. Heilung.

6. 55 Jahre. Nach fünfmonatlicher Menopause starker blutig-schleimiger Ausfluß, heftige Schmerzen, knolliges, handbreit über die Symphyse ragendes Myom. Abdominale Totalexstirpation. Korpuscarcinom. Heilung.

7. 52 Jahre. Vor 2 Jahren Röntgenbehandlung wegen Myom. Seit 10 Tagen Blutung nach halbjähriger Menopause. Seit einem halben Jahre eitriger Ausfluß in zunehmender Stärke. Mannsfaustgroßes Myom. Vaginale Totalexstirpation. Korpuscarcinom. Heilung.

8. Frau T., 54 Jahre. 9 Jahre Menopause. Starke Blutungen. Abdominale Totalexstirpation. Faustgroßes Myom. Korpuscarcinom. Heilung.

9. Frau N., 60 Jahre. 12 Jahre Menopause. Starke Blutungen. Übel riechender Fluor. Hühnereigroßes Myom. Korpuscarcinom. Abdominale Totalexstirpation. Heilung.

10. Frau P., 48 Jahre. Seit 10 Jahren diagnostiziertes Myom. Vor $1^1/_2$ Jahren 12 Bestrahlungen. Später nochmals 8 Bestrahlungen. Jetzt neue starke Blutungen. Totalexstirpation. Myom. Korpuscarcinom. Heilung.

11. Frau F., 45 Jahre. Starke unregelmäßige Blutungen. Seit etwa einem Vierteljahr submucöses Myom. Vaginale Totalexstirpation. Korpuscarcinom. Heilung.

12. Frau B., 51 Jahre. Blutungen. Übelriechender Fluor. Seit einem Vierteljahr faustgroßes Myom. Vaginale Totalexstirpation. Adenocarcinom des Korpus. Heilung.

Fall 5 ist uns nicht karzinomverdächtig erschienen und nur wegen der sehr starken Schmerzen operiert worden; ebenso sind Fall 10 und 11 vor der Operation nicht diagnostiziert worden.

Nach Schluß der Statistik sind noch 4 Fälle von Korpuscarcinom vorgekommen, die vor der Operation nicht diagnostiziert worden waren. Sie sind wegen Myom und Blutungen, und zwar zwei mit supravaginaler Amputation operiert worden. Erst die mikroskopische Untersuchung der Körperschleimhaut ergab Carcinom. Die Fälle wurden nachbestrahlt.

Zwei andere Fälle wurden während der Operation, die ebenfalls eine supravaginale Amputation werden sollte, durch Aufschneiden der Uterushöhle entdeckt und es wurde gleich die Totalexstirpation angeschlossen.

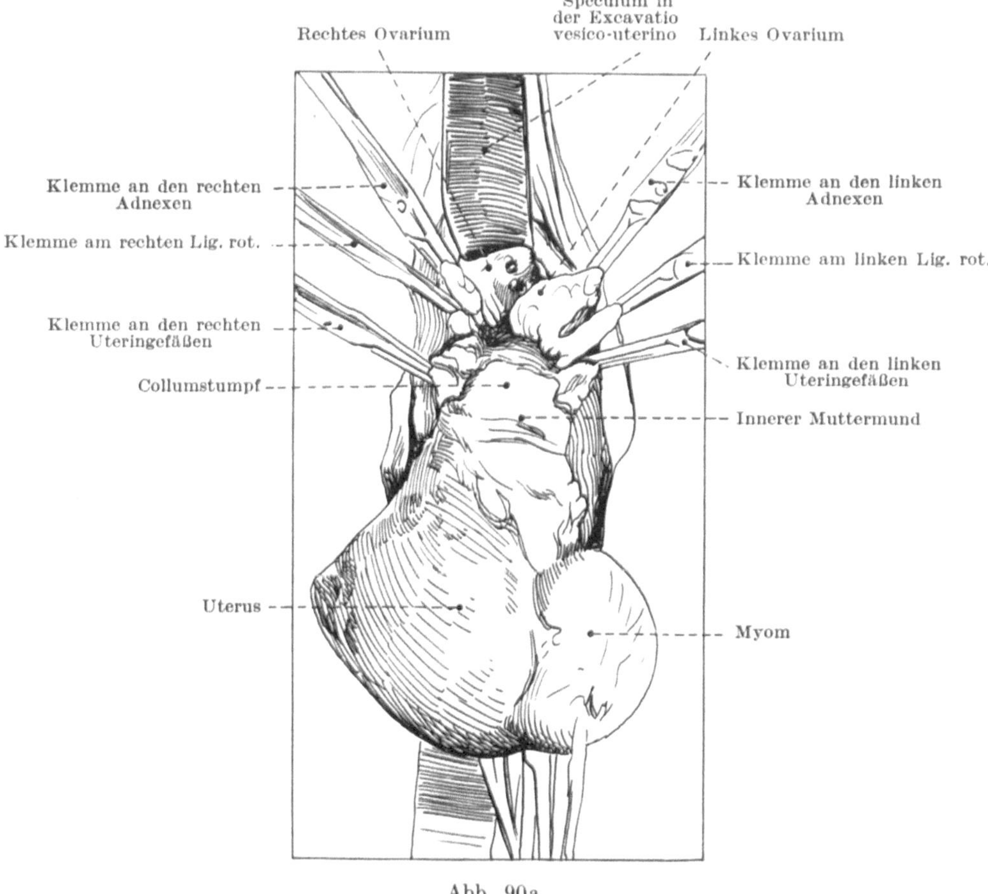


Abb. 90a.

Aus diesen Fällen wollen wir die Lehre ziehen, bei allen supravaginalen Amputationen wegen Myom nach Absetzung des myomatösen Uterus die Uterushöhle aufzuschneiden, um die Operation radikaler zu gestalten, d. h. Collum und Ovarien wegzunehmen, wenn ein Carcinoma corporis uteri gefunden wird.

## Behandlung.

Macht ein Myom keinerlei Beschwerden, so braucht es nicht behandelt zu werden. Für jeden ernsten Therapeuten muß dieser Grundsatz maßgebend sein. Nur der vielgeschäftige Behandler wird mögliche und wahrscheinliche Gefahren der Geschwülste als Indikation einer Behandlung ansehen. Welches auch seine Beweggründe sein mögen, er handelt falsch. Eine Prophylaxe kommender Gefahren gibt es für das Myom nicht. Mag eine Behandlung noch so harmlos sein, sie kann schaden.

Die Myombehandlung kann eingeteilt werden in die symptomatische, die operative und die Strahlenbehandlung.

Die symptomatische Behandlung kommt nur für ganz wenige Fälle in Betracht. Es können nur die sein, bei denen ein lebensgefährlicher Zustand die beiden anderen Behandlungsmethoden ausschließt. Früher ist viel symptomatisch behandelt worden. Man hat Ausschabungen gemacht, Ergotinkuren verordnet, den Uterus elektrisiert, die Patientinnen in die Bäder geschickt. Ergotin und Elektrizität nützen nichts, die Badekuren sind eine Täuschung, die Ausschabung ist wertlos und kann schaden. Hat man Mittel, um ein Leiden von Grund aus zu beseitigen, so ist es eine Pfuscherei,

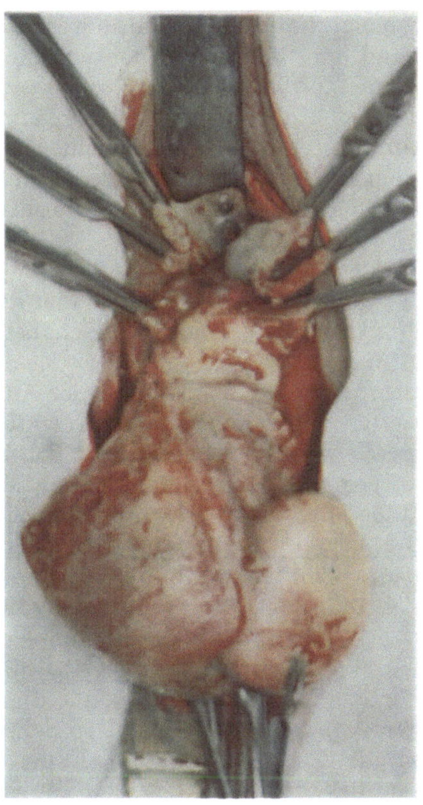

Abb. 90b. Vaginale supravaginale Amputation des myomatösen Uterus. — Beiderseits liegen Klemmen an den Spermaticalgefäßen, den runden Mutterbändern und den Uterinsgefäßen, die durchschnitten sind. Das Collum ist bis auf einen kleinen Rest durchtrennt.

Symptome zu behandeln; und beim Myom hat man diese Mittel. Diese Mittel sind die Operation und die Strahlenbehandlung.

## Die Operationen.

### Vaginale Methoden.

Die Entfernung submucöser und gestielter Myome (Polypen) geschieht am besten so, daß das Myom mit einer MUZEUXschen oder COLLINschen Zange gefaßt und abgedreht wird. Schneidet man den Stiel ab, so muß man vorsichtig sein, um nicht dabei die Uteruswand mit durchzuschneiden. Das kann geschehen, wenn beim Anziehen des Myoms die Uteruswand an der Haftstelle invertiert wird. Also nach dem Abschneiden nachtasten und sich überzeugen, ob kein Loch in der Uteruswand ist!

Findet man ein nach der Bauchhöhle offenes Loch, so muß der Uterus exstirpiert werden.

Ist ein submucöses Myom nicht soweit geboren, daß es im Bereich des Muttermundes oder des Cervikalkanales bequem gefaßt werden kann, oder wenn es unmöglich ist, mit der Schere an seinen Stiel zu kommen, so kann man es zerkleinern, indem man Stückchen aus ihm herausschneidet, oder man gewinnt dadurch Raum, daß man die vordere Cervixwand median bis zum inneren Muttermund spaltet, nachdem die Blase von der vorderen Cervixwand abgeschoben oder abpräpariert worden ist. Breit aufsitzende submucöse Myome, sei es, daß sie zum größten Teil oder nur zu einem kleineren Teil in die Uterushöhle geboren sind, sollen nicht mit Spaltung der vorderen Cervixwand oder eines Teils der vorderen Uteruswand enukleiert werden, weil es schwierig ist, das Bett des Myoms blutungs- und infektionssicher zu versorgen, und weil die Gefahr der komplizierten Operation nicht im Verhältnis zum Gewinne steht. Der narbige Uterus ist funktionell wenig wert und bietet keine Sicherheit vor Rezidiven.

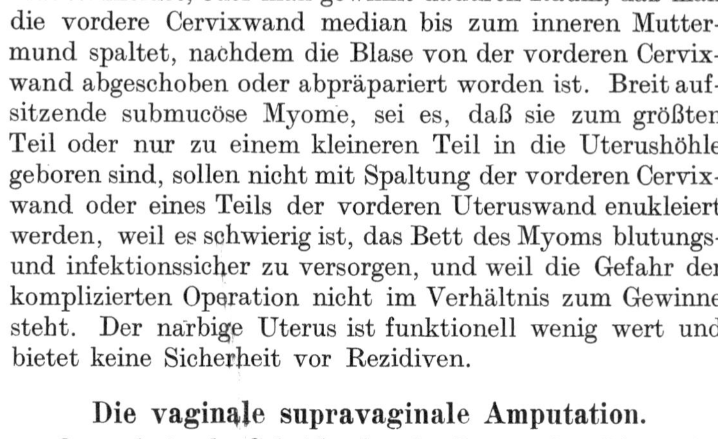

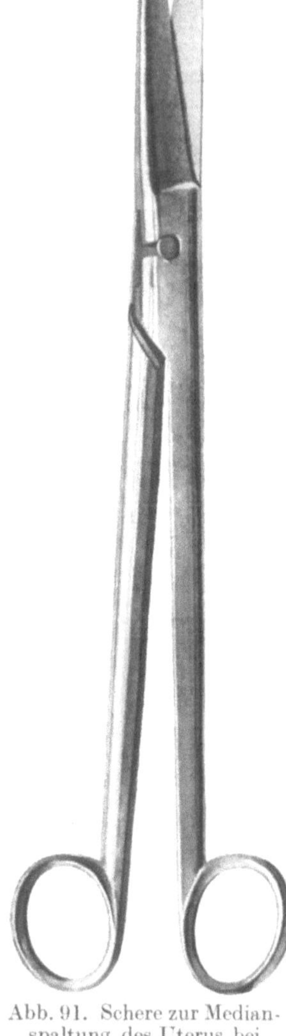

Abb. 91. Schere zur Medianspaltung des Uterus bei vaginaler Totalexstirpation.

## Die vaginale supravaginale Amputation.

Querschnitt der Scheide über der Portio. Die Blase wird von der Cervikalwand abgeschoben oder abpräpariert. Eröffnung der vorderen Peritonealtasche. Vorwälzen des Uteruskörpers, Abklemmen der Adnexe, die zurückgelassen werden. Abklemmen der Ligamenta rotunda und der Uteringefäße wie bei einer vaginalen Totalexstirpation. Der Uteruskörper wird über dem inneren Muttermund oder in der Höhe des inneren Muttermundes abgetragen (Abb. 90), der Cervixstumpf mit 2—3 Catgutknopfnähten von hinten nach vorne vernäht. Das Peritoneum der Blase wird mit Catgutknopfnähten auf die hintere Cervikalwand aufgenäht. Die seitlichen Nähte fassen die Adnexstümpfe mit, damit sie extraperitoneal zu liegen kommen. So bleiben auch die Stümpfe der Ligamenta rotunda und der Uteringefäße extraperitoneal. Die Scheidenwunde wird seitlich mit je einer Catgutknopfnaht gereinigt, in der Mitte bleibt sie offen, um hier für einen Tag einen Gazestreifen in den Wundraum einzulegen, der das Wundsekret ableiten soll.

Diese Operation eignet sich nur für Fälle mit kleinen Myomen des Uteruskörpers, die erlauben, den Uteruskörper ohne Spaltung oder Verkleinerung der Myome vorzuwälzen. Muß der Uteruskörper gespalten oder müssen Myome zerkleinert werden, dann ist die vaginale Totalexstirpation besser. Die Operation kann bei jugendlichen Frauen ausgeführt werden, die eine möglichst normale Scheidenform oder durch Erhaltung eines Stückes Uterusschleimhaut eine menstruelle Blutung behalten sollen.

## Die vaginale Totalexstirpation.

Diese Operation ist S. 135 beschrieben und bei Uteris mit Myomen anwendbar, die klein sind. Bei den meisten myomatösen Uteris, die vaginal entfernt werden sollen, wird man Modifikationen der vaginalen Totalexstirpation nötig haben, die durch die Größe des Uterus bedingt sind. Man soll die vordere Cervix und Uteruswand median spalten, wenn es die geringsten Schwierigkeiten macht, den Uterus vorzuwälzen. (Zur Medianspaltung kann man sich mit Nutzen einer langen, kräftigen, geraden Schere bedienen, wie sie Abb. 91 zeigt.) Durch die Spaltung wird die Operation sehr erleichtert und übersichtlich.

Eine für die vaginale Totalexstirpation myomatöser Uteri typische Modifikation ist die Zerstückelung der Myome, das Morcellement. Es wird später auseinandergesetzt werden, in welchen Fällen diese Operation in Frage kommt.

Bei der Technik ist folgendes zu beachten: Die Operation beginnt wie zu einer vaginalen Totalexstirpation. Nachdem die Blase von der Cervikalwand getrennt und hochgebracht worden ist, wird die vordere Cervixwand gespalten, entweder so, daß vor der Spaltung die vordere Peritonealtasche eröffnet wird oder so, was in vielen Fällen bequemer ist, daß nach Beginn der Spaltung die Wundränder der Cervikalwand mit COLLINschen Zangen gefaßt und angezogen werden und die Cervikalwand immer weiter gespalten wird, bis die Peritonealtasche offen ist (s. Abb. 84). Dann schiebt man in die peritoneale Öffnung ein schmales Speculum (Abb. 93) hinein, das die Blase nach oben hält, und spaltet die Uteruswand weiter, immer unter Leitung des Auges. Das ist leicht möglich, wenn die Ränder des Spaltes mit COLLINschen Zangen gefaßt und dauernd angezogen gehalten werden (Abb. 93). Sobald im Spalt ein Myom sichtbar wird, wird es mit einer Zange gefaßt und ein Stück herausgeschnitten. Dazu ist das lange SEGONDsche Messer (Abb. 92) gut geeignet. Solange das Myom herabgezogen und gut sichtbar gemacht werden kann, wird es durch Excision von Stücken zerkleinert. Sobald das nicht mehr möglich ist, muß die Uteruswand weiter gespalten werden; denn nur so kann man weitere Teile des Myoms zu Gesicht bringen. Und darauf kommt es an, daß das Myom nur unter Leitung des Auges zerkleinert wird. Man darf nicht im Dunkeln der Uterushöhle schneiden. Es ist auch ganz und gar unnötig, mit den Fingern einzugehen, nach dem Umfang des Myoms zu tasten oder es loszulösen, wie man etwa bei einem Abort ein Ei von der Uteruswand ablöst. Man braucht überhaupt bei einer vaginalen Myomzerstückelung niemals mit den Fingern in die Wunden zu gehen, sondern kann die ganze Operation nur mit den Instrumenten beendigen. Unter fortgesetzter Zerstückelung der Myome wird schließlich der Uterus so verkleinert, daß er leicht durch die vordere Peritonealöffnung vorgezogen und aus der Bauchhöhle herausgebracht werden kann. Dann wird er exstirpiert nach den Regeln der vaginalen Totalexstirpation, und nach diesen Regeln werden auch die Wunden versorgt.

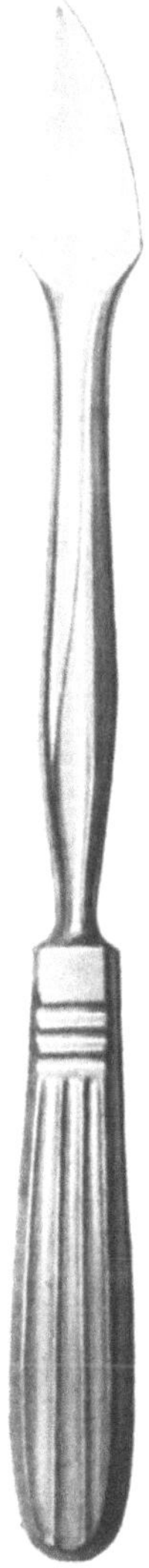

Abb. 92. SEGONDsches Messer.

## Die abdominalen Operationen.

Der Leib wird mit dem Fascienquerschnitt eröffnet, der auch bei ganz großen Myomen anwendbar ist. Gibt einmal der Querschnitt nicht genug Raum, so verkleinert man das Myom, indem man Stücke herausschneidet, oder man setzt auf den Querschnitt noch einen Längsschnitt in der Medianlinie, der aber nie über den Nabel hinausgeführt zu werden braucht.

## Die Abtragung subseröser Myome

ist eine sehr einfache Angelegenheit. Der Stiel wird durchschnitten. Er kann vorher abgeklemmt werden, wenn er dünn ist. Dicke Stiele werden ohne Abklemmung durchschnitten, die spritzenden Gefäße einzeln gefaßt, unterbunden und die Wundfläche des Stiels wird mit Catgutknopfnähten peritoneal gedeckt. Breite Stiele in

Fällen, wo das Myom etwas in die Uteruswand hineinreicht, werden keilförmig excidiert und in gleicher Weise versorgt.

## Die abdominale Myomenucleation.

Über dem Myom wird die Uteruswand durch einen einzigen Schnitt gespalten. Man soll keine ovalären Schnitte machen. Sonst kann es bei der Versorgung des Myombettes nach Enucleation des Myoms an Deckmaterial fehlen. Der Schnitt soll nicht gleich über den ganzen sichtbaren Myomumfang hinweggehen. Er soll kurz sein, denn es soll zunächst versucht werden, mit dem kürzesten Schnitt auszukommen. Wenn nötig, kann er ja immer noch verlängert werden. Ist die Uteruswand bis auf

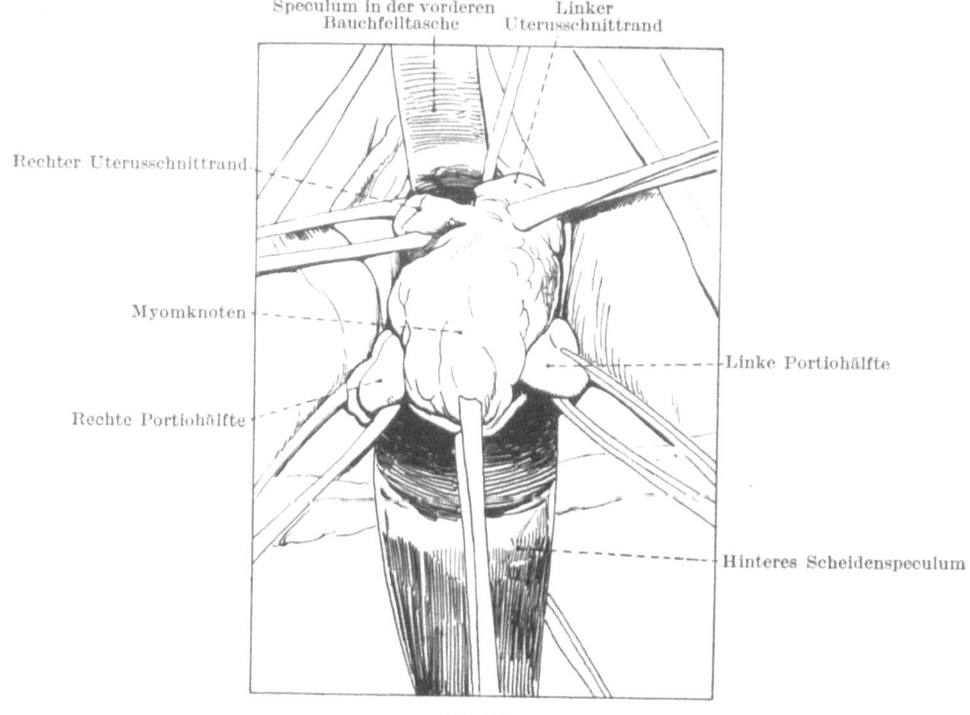

Abb. 93a.

das Myom durchgespalten, dann wird das Myom mit einer Krallenzange gefaßt und mit der Schere aus seinem Lager herausgeschnitten, wie es die Abb. 94 u. 95 zeigen, nicht mit den Fingern enucleiert. Spritzende Gefäße werden einzeln gefaßt und unterbunden. Das Myombett wird mit fortlaufender Catgutnaht je nach seiner Tiefe in mehreren Schichten mit dem gleichen Faden vereinigt (Abb. 96). Die letzte Schicht faßt die peritonealen Wundränder des ersten Schnittes. Über diese letzte Nahtreihe kommt mit besonderem Faden eine serososeröse Naht. Es ist darauf zu achten, daß das Myombett bluttrocken und ohne Lücken in der Wunde zusammengenäht wird. Sonst gibt es Blut- und Sekretstauung und Infektion.

## Die supravaginale Amputation.

Das Myom wird vor die Bauchdecken und stark nach einer Seite gezogen sowie es die Abb. 97, 98, 99 u. 100 zeigen. Dann werden die Spermaticalgefäße einer Seite mit zwei Klemmen abgeklemmt, entweder uteruswärts, wenn die Adnexe zurückgelassen, oder jenseits der Adnexe, wenn sie mitgenommen werden sollen (s. die gleichen Abb. 97, 98, 99 u. 100). Durchtrennung der Gefäße zwischen den Klemmen. Abklemmen des Ligamentum rotundum und Durchtrennung. Nur das Band durchtrennen und nicht zu tief schneiden, sonst werden die Verbindungsgefäße zwischen den Spermatical- und Uteringefäßen durchschnitten und es blutet unnötigerweise, weil diese Gefäße schwer zu fassen sind, da sie dicht und gespannt auf dem Uterus aufliegen. Das gleiche geschieht mit den Spermaticalgefäßen und dem Ligamentum rotundum der anderen Seite. Zieht man die Klemmen auseinander und den myomatösen Uterus nach einer Seite (Abb. 97), so entfaltet man das Ligamentum latum und kann die Uteringefäße freilegen (Abb. 98). Die deutlich sichtbar gemachten Uteringefäße werden beiderseits abgeklemmt. Nun kann man das Peritoneum auf der vorderen Seite des Uterus über der Blase quer durchschneiden und die Blase etwas nach abwärts präparieren. Meist ist das nicht notwendig; denn man amputiert

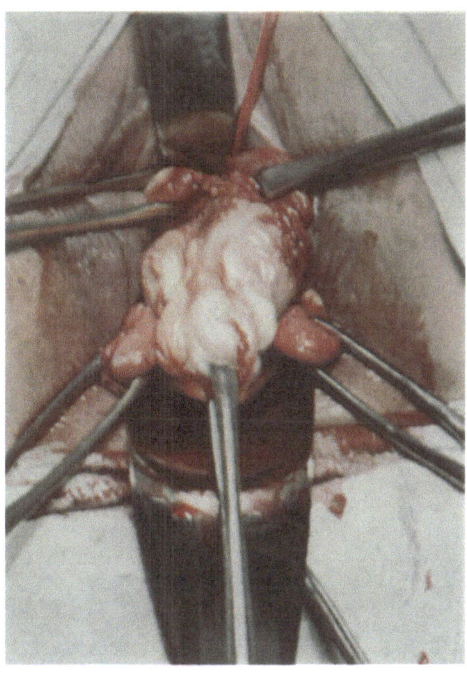

Abb. 93b. Vaginale Myomoperation mit Zerstückelung des Myoms. Der Beginn der Operation ist der einer vaginalen Totalexstirpation des Uterus. Die vordere Uteruswand ist gespalten. Rechts und links an der gespaltenen Portio und an der gespaltenen Uteruswand liegt eine COLLINsche Zange, die die Uterusschnittränder auseinander zieht. Zwischen ihnen ist ein Myomknoten sichtbar, der mit einer COLLINschen Zange herausgezogen wird und abgeschnitten werden soll.

ja den Uterus über der Umschlagsstelle des Blasenperitoneums zur vorderen Uteruswand. Die Blase kann also liegen bleiben, wo sie liegt. Der Uterus wird amputiert, indem die Uteringefäße einer Seite durchtrennt werden, dann das Collum in der Höhe des inneren Muttermundes und schließlich die Uteringefäße der anderen Seite (Abb. 101). Will man eine hohe supravaginale Amputation machen, um Uterusschleimhaut für die Menstruation zu erhalten, so wird der myomatöse Uterus oberhalb des inneren Muttermund abgesetzt. Wieviel man vom Uteruskörper stehen lassen kann, hängt von der Entwicklung der Myome im unteren Körperteil des Uterus ab. Es ist selbstverständlich, daß nichts von Myomen zurückgelassen werden darf.

Die Klemmen, je drei auf jeder Seite an den Spermaticalgefäßen, am Ligamentum rotundum und an den Uteringefäßen werden durch Ligaturen ersetzt. Dann wird der Collumstumpf mit Catgutknopfnähten von vorn nach hinten vernäht (Abb. 102). Drei Nähte genügen meist. Schließlich wird von einem Spermaticalbündel zum

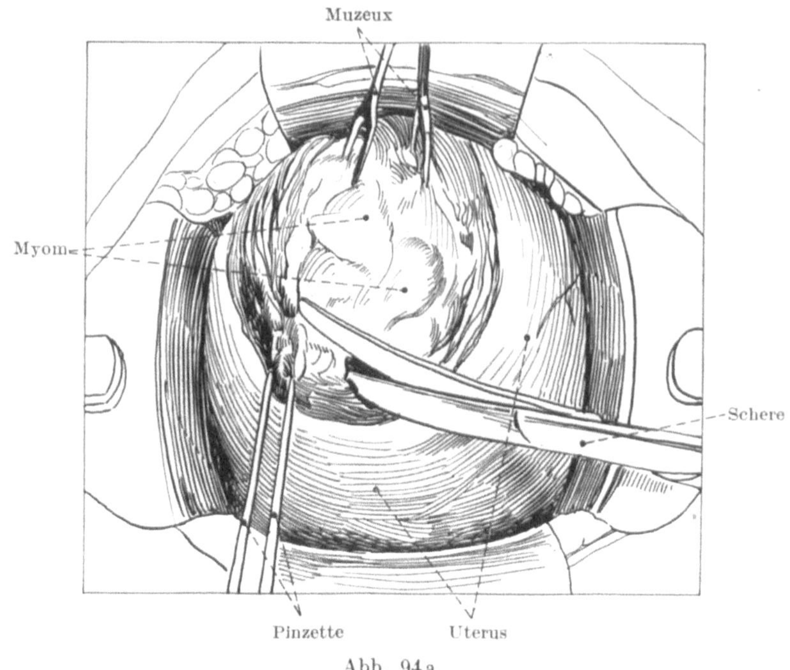


Abb. 94a.

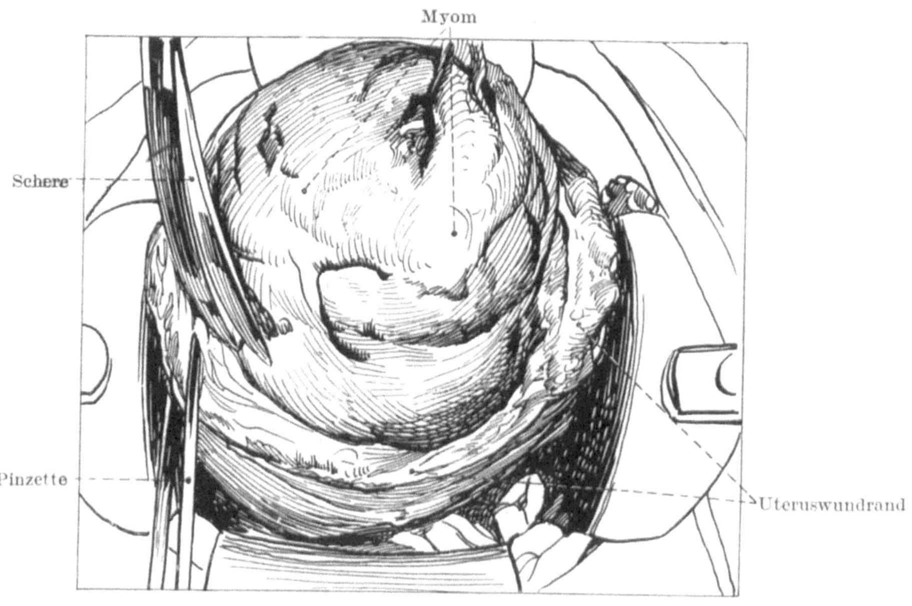


Abb. 95a.

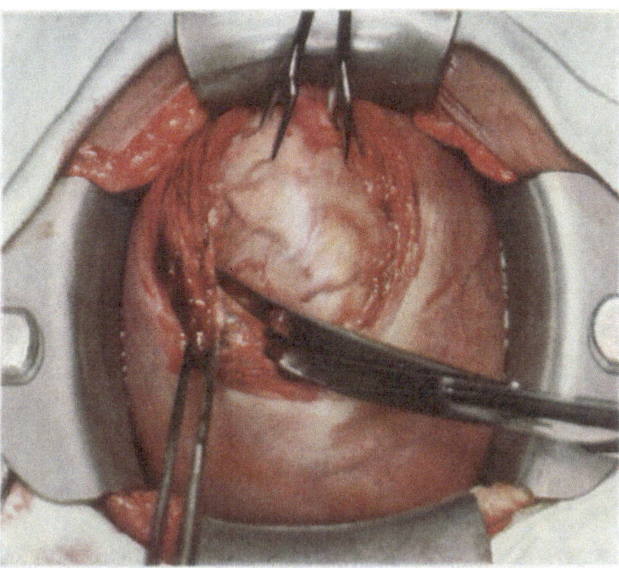

Abb. 94b. Abdominale Myomenucleation. Die Uteruswand ist über dem Myom längsgespalten, der Myomknoten mit einem Muzeux gefaßt. Das Myom wird mit der Schere aus seinem Bette herausgeschnitten.

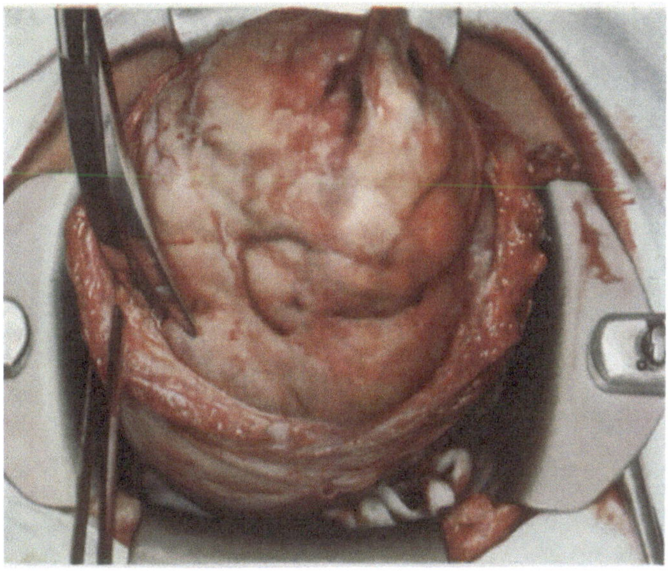

Abb. 95b. Abdominale Myomenucleation. Fortsetzung der Operation von Abb. 94. Das Myom ist zum größten Teil aus seinem Bette ausgeschnitten.

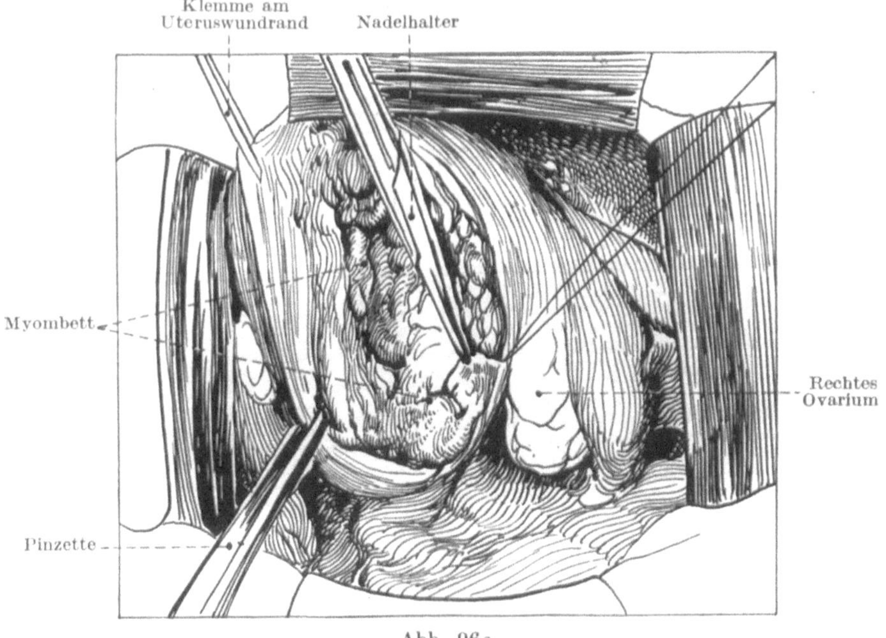


Abb. 96a.

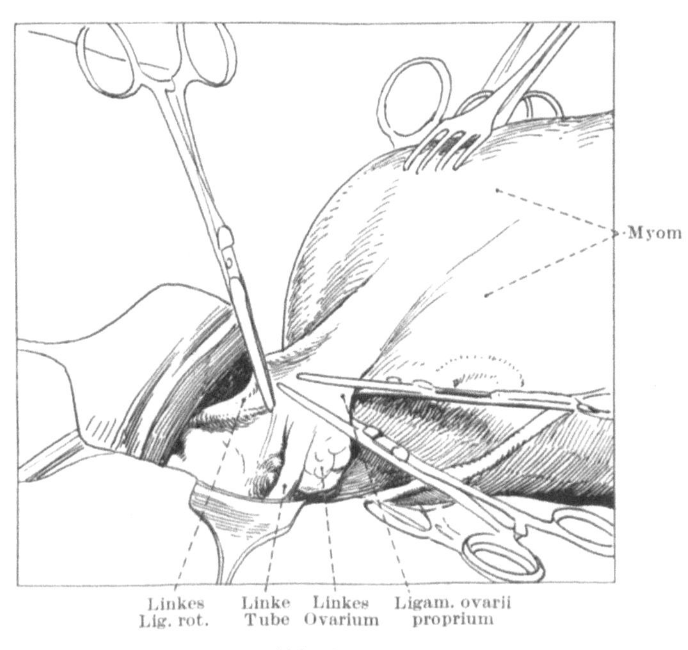


Abb. 97a.

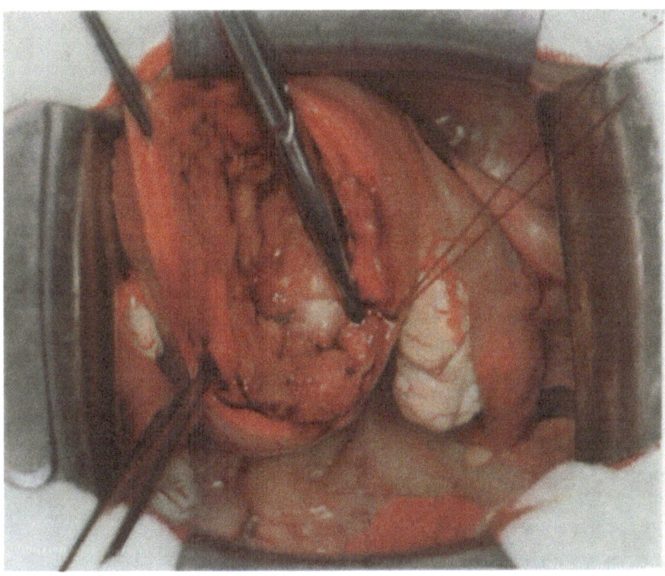

Abb. 96b. Abdominale Myomenucleation. Das Myombett wird mit fortlaufendem Faden vernäht.

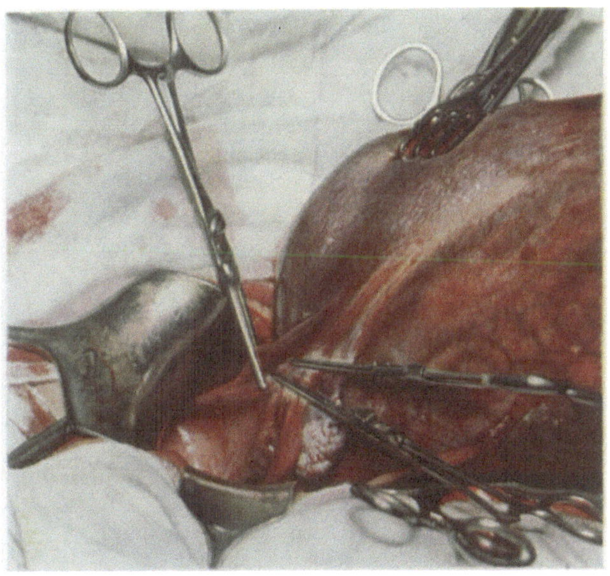

Abb. 97b. Beginn einer Myomoperation. Das Myom ist vor die Bauchdecken gewälzt und stark nach rechts herübergezogen, damit sich die linken Ligamente spannen. Da die Adnexe nicht mitgenommen werden sollen, sind an Tube und Mesosalpinx uterinwärts 2 Klemmen gelegt, zwischen denen das Gewebe durchgeschnitten werden soll. Eine Klemme liegt am Ligamentum rotundum.

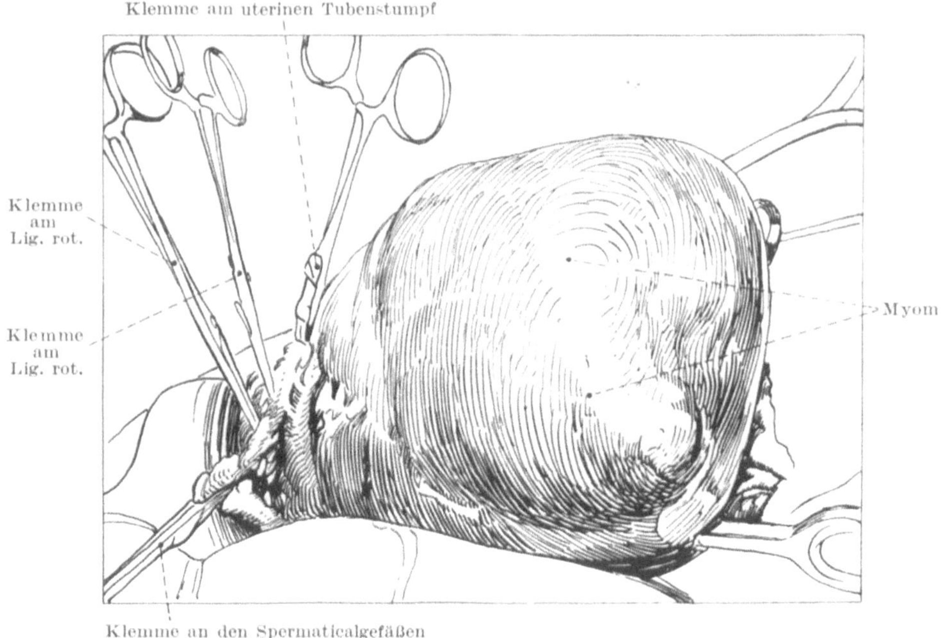


Abb. 98a.

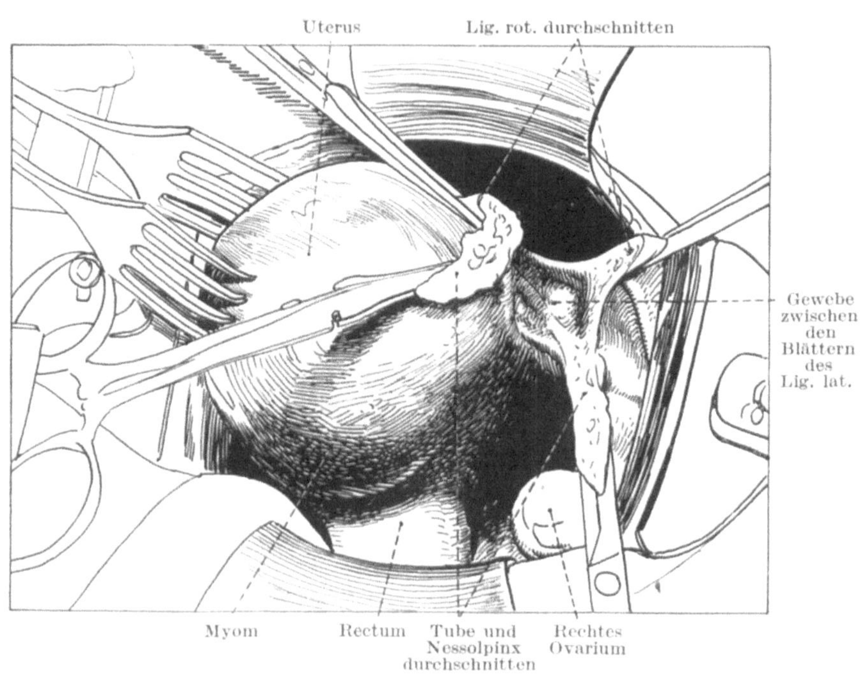


Abb. 99a.

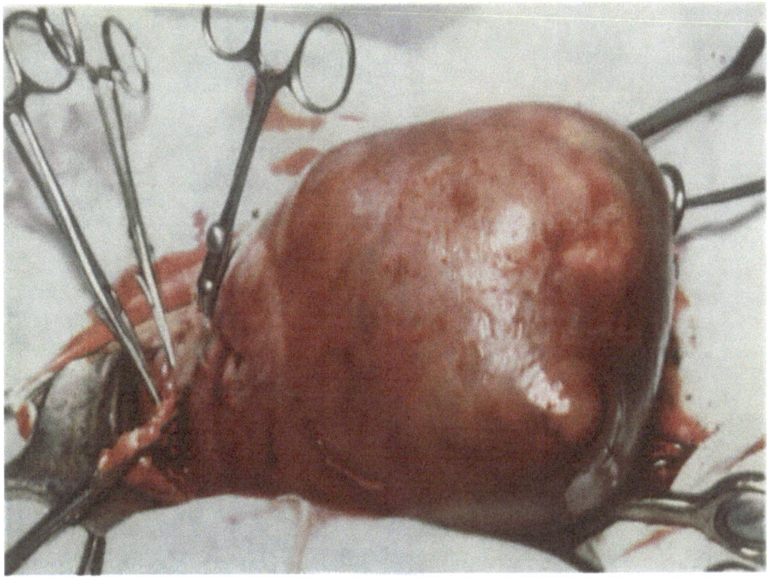

Abb. 98b. Fortsetzung der Myomoperation von Abb. 97. Tube und Mesosalpinx sind zwischen den Klemmen durchschnitten. Am Ligamentum rotundum liegen zwei Klemmen; das Gewebe zwischen ihnen soll durchschnitten werden.

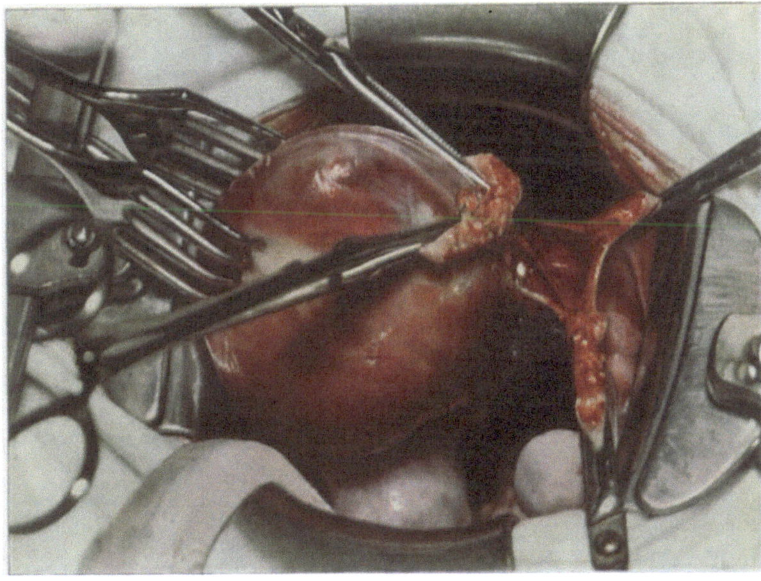

Abb. 99b. Beginn der Operation zur abdominalen Totalexstirpation oder supravaginalen Amputation des Uterus. Zwischen je 2 Klemmen ist die Tube mit den Spermaticalgefäßen und das Ligamentum rotundum durchschnitten. Die Adnexe bleiben zurück. Der Uterus, dessen hintere Wand durch ein kleines Myom vorgebuckelt ist, ist mit einer Hakenzange nach links und etwas aus der Bauchhöhle herausgezogen.

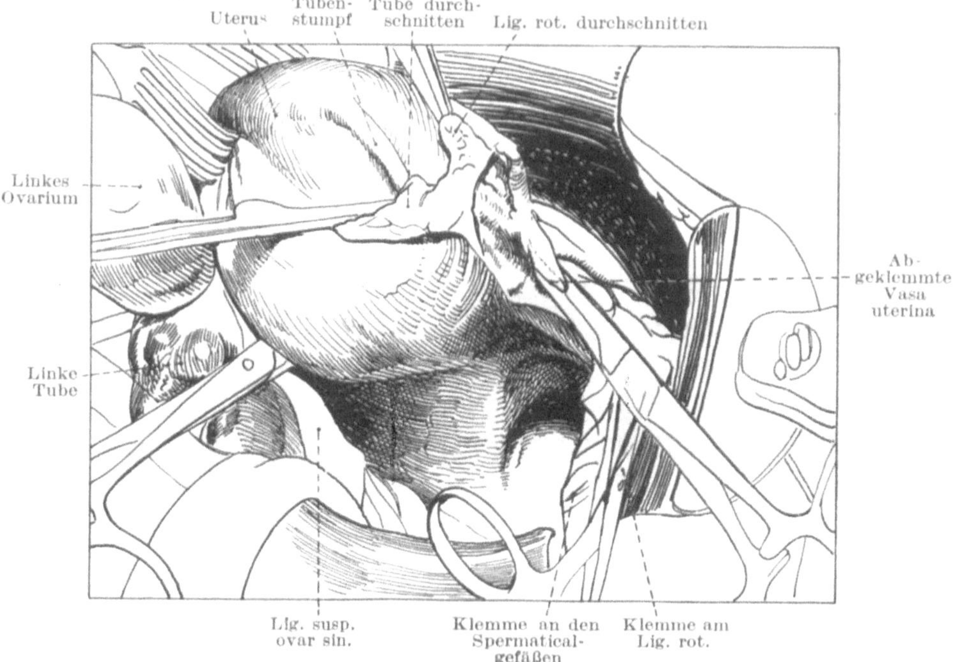


Abb. 100a.

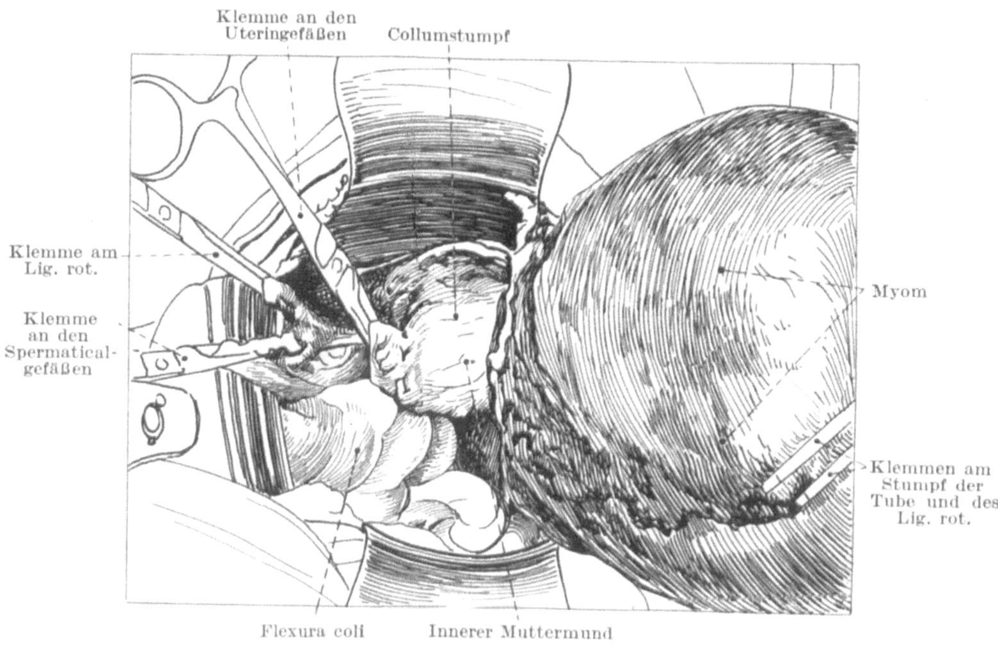


Abb. 101a.

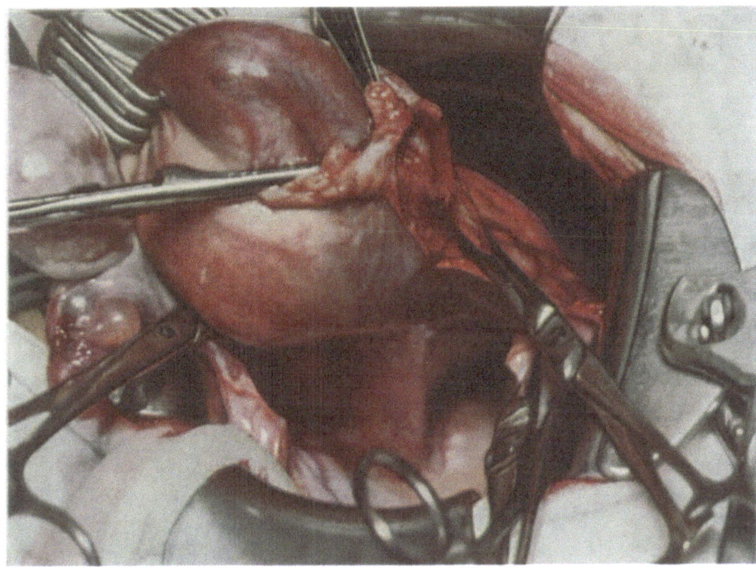

Abb. 100b. Fortsetzung der Operation von Abb. 99. Das, was rechts geschehen und abgebildet worden ist, ist auch links gemacht worden. Das linke Ovarium mit der Tube, das zurückbleibt, ist etwas vor die Bauchdecken gezogen. Der Uterus ist beweglicher geworden und läßt sich weiter aus der Bauchhöhle herausziehen. Das Peritoneum des rechten Ligamentum latum ist vorn und hinten etwas weiter eingeschnitten. Diese Vosa uterina sind sichtbar, an die eine Klemme angelegt ist.

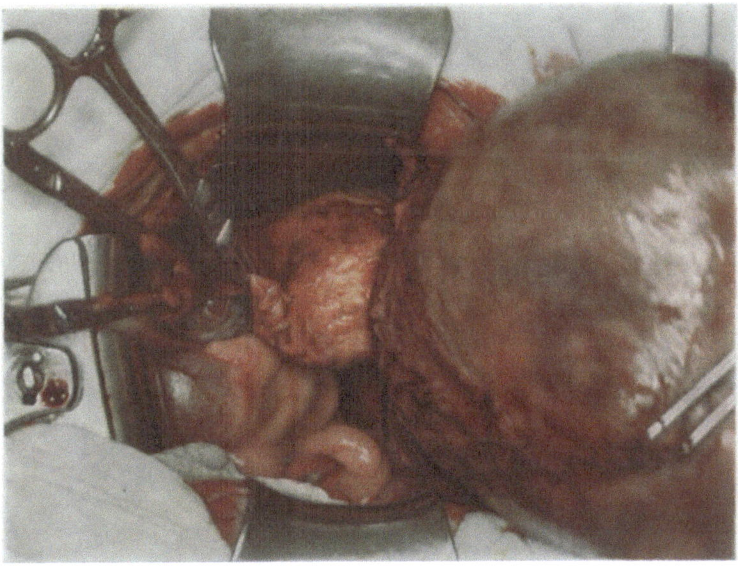

Abb. 101b. Supravaginale Amputation. Das Myom ist nach rechts herübergezogen. Links liegt je eine Klemme an den Spermaticalgefäßen, am Ligamentum rotundum und an den Uteringefäßen. Das Collum ist zu drei Viertel quer durchschnitten.

Vorderes Peritonealblatt
Stumpf der linken Spermaticalgefäße
Stumpf der rechten Spermaticalgefäße
Linke Tube
Linkes Ovarium
Hinteres Peritonealblatt
DOUGLASscher Raum
Rechtes Ovarium
Rechte Tube

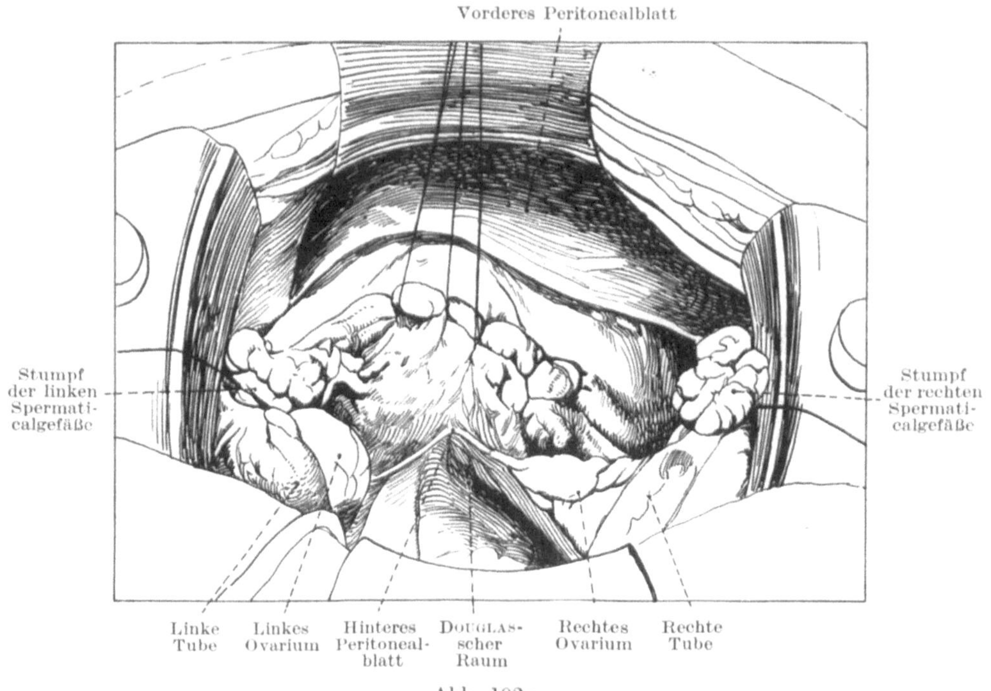

Abb. 102a.

Vorderes Peritonealblatt
Stumpf der rechten Spermaticalgefäße
Peritonealnaht
Hinteres Peritonealblatt

Abb. 103a.

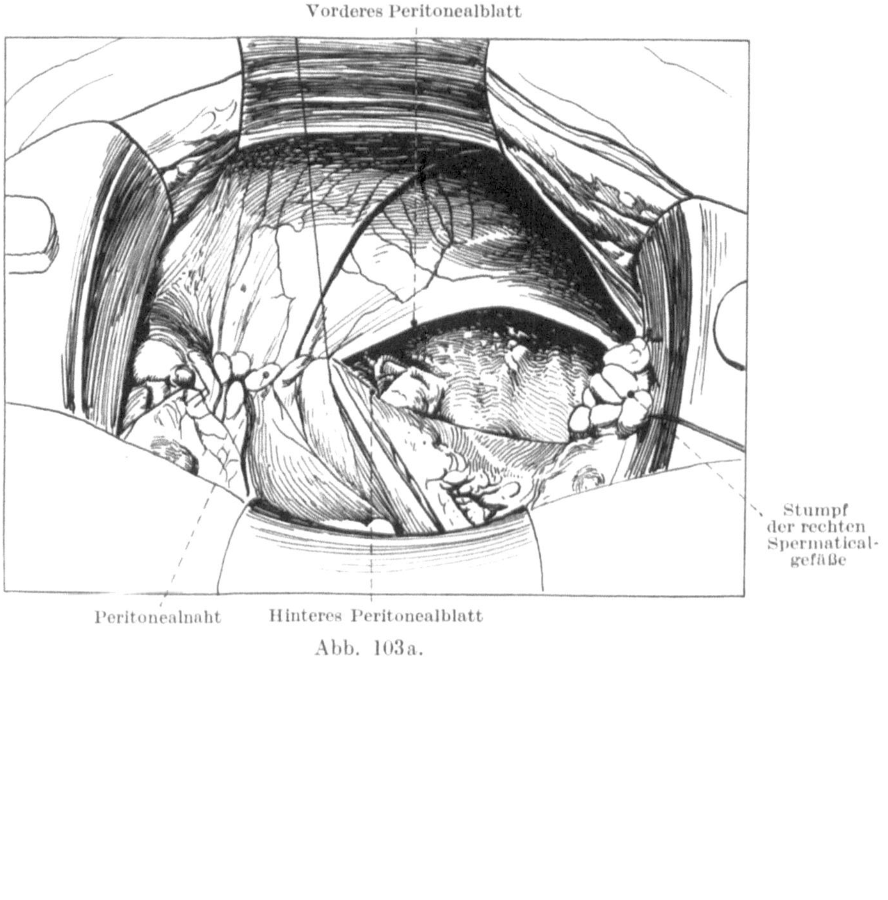

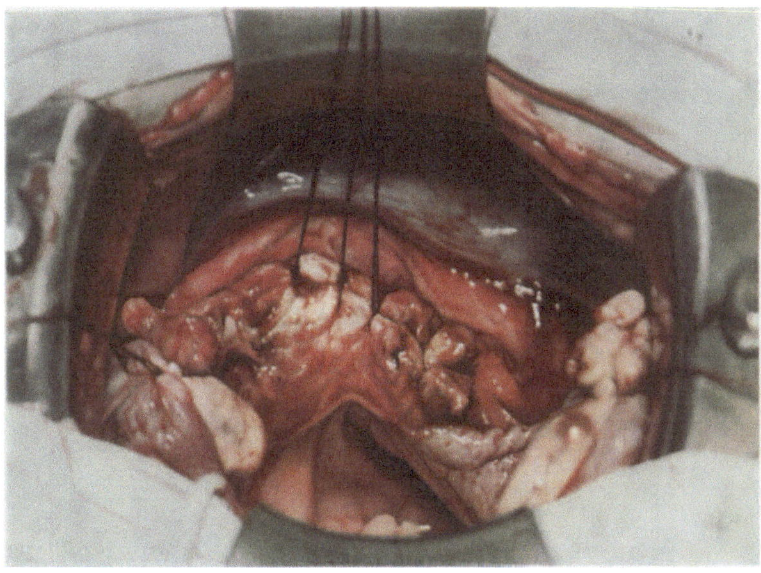

Abb. 102b. Supravaginale Amputation. Sämtliche Gefäße sind unterbunden, der Cervikalstumpf durch Catgutknopfnähte vernäht, die Nähte lang gelassen.

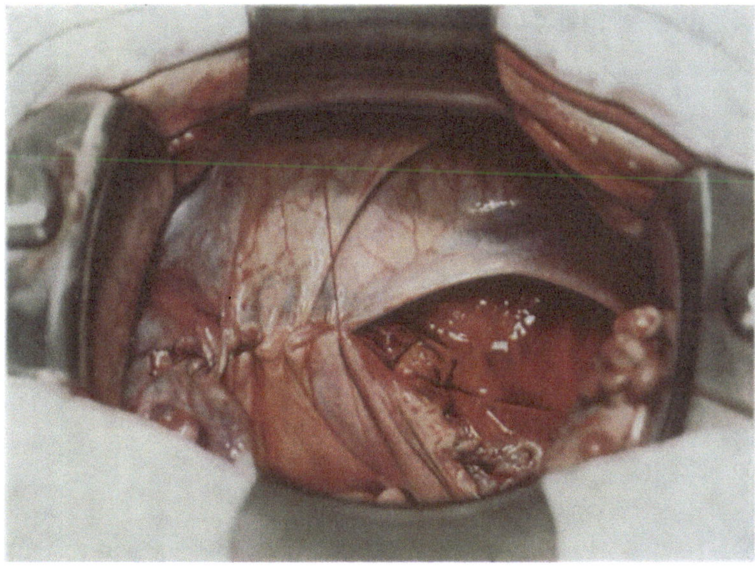

Abb. 103b. Supravaginale Amputation. Über dem Cervixstumpf wird das Peritoneum mit fortlaufendem Catgutfaden vernäht.

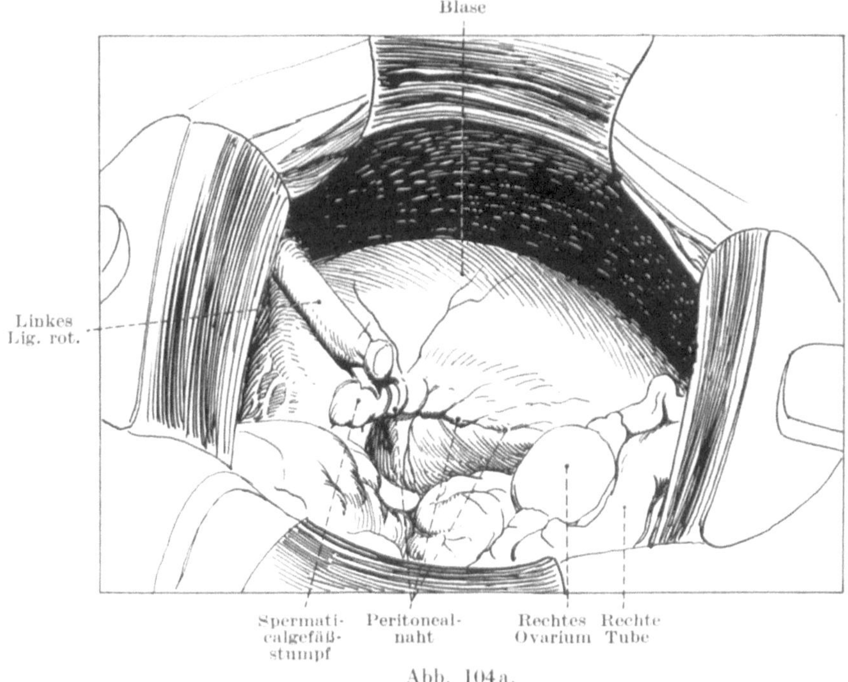


Abb. 104a.

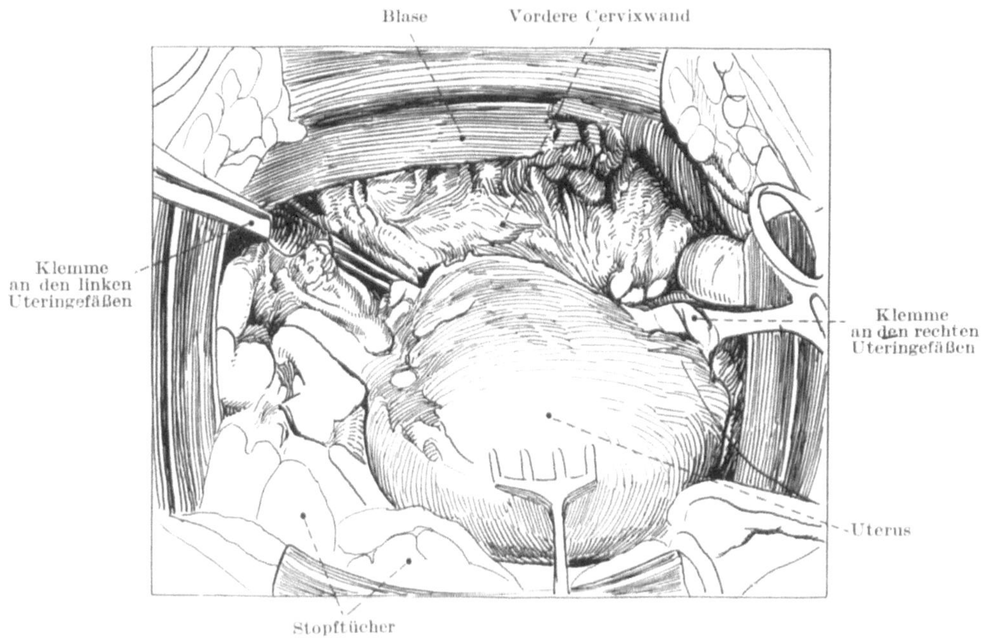


Abb. 105a.

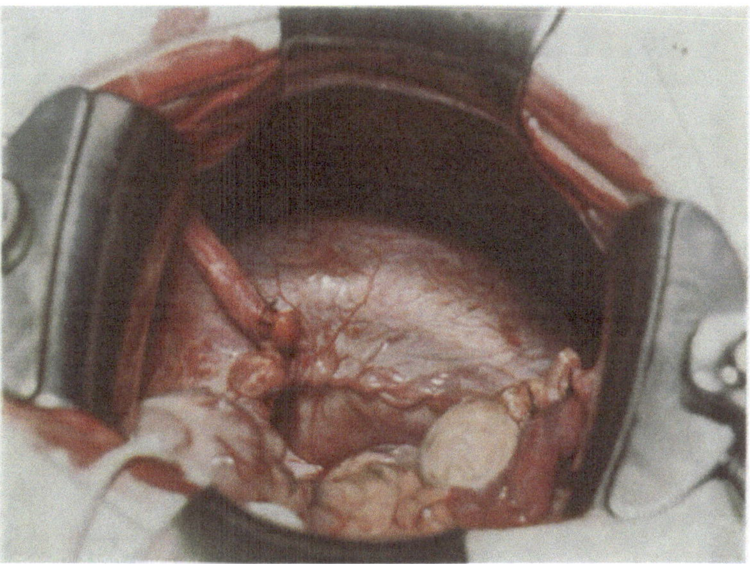

Abb. 104b. Supravaginale Amputation. Das Peritoneum ist über dem Cervixstumpf vollständig vernäht. Links auffallend dickes Ligamentum rotundum.

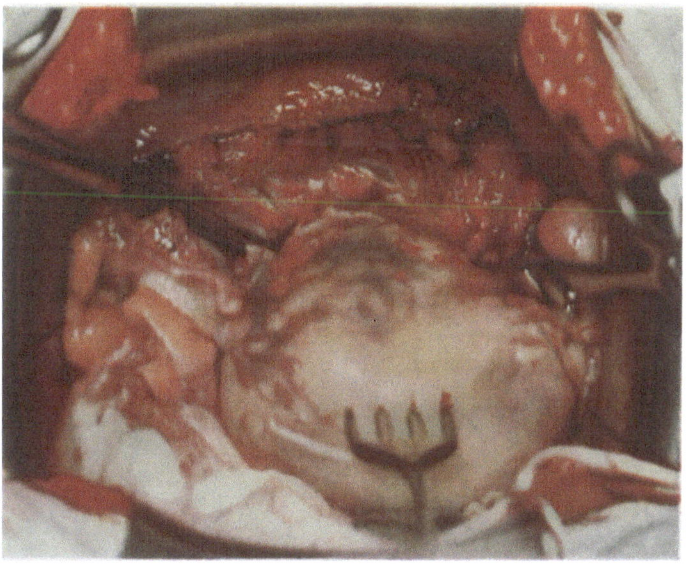

Abb. 105b. Abdominale Totalexstirpation des Uterus. Die Blase ist von der vorderen Cervixwand abpräpariert bis hinunter zum Scheidenansatz. Der Uterus ist in die Mitte gelegt und nach oben gezogen. Jederzeit liegt an den Uteringefäßen eine Klemme.

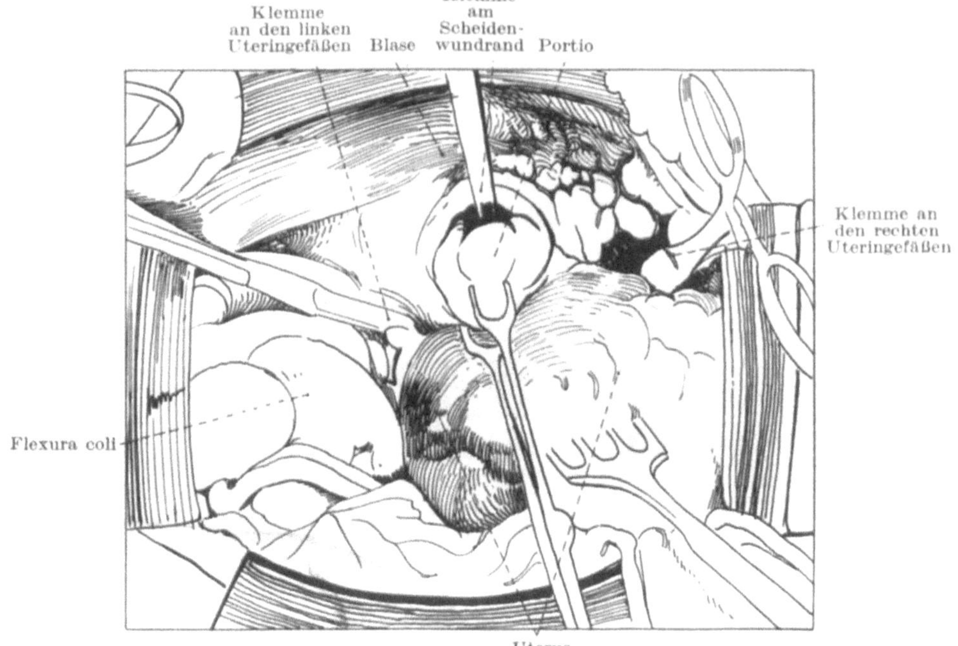


Abb. 106a.

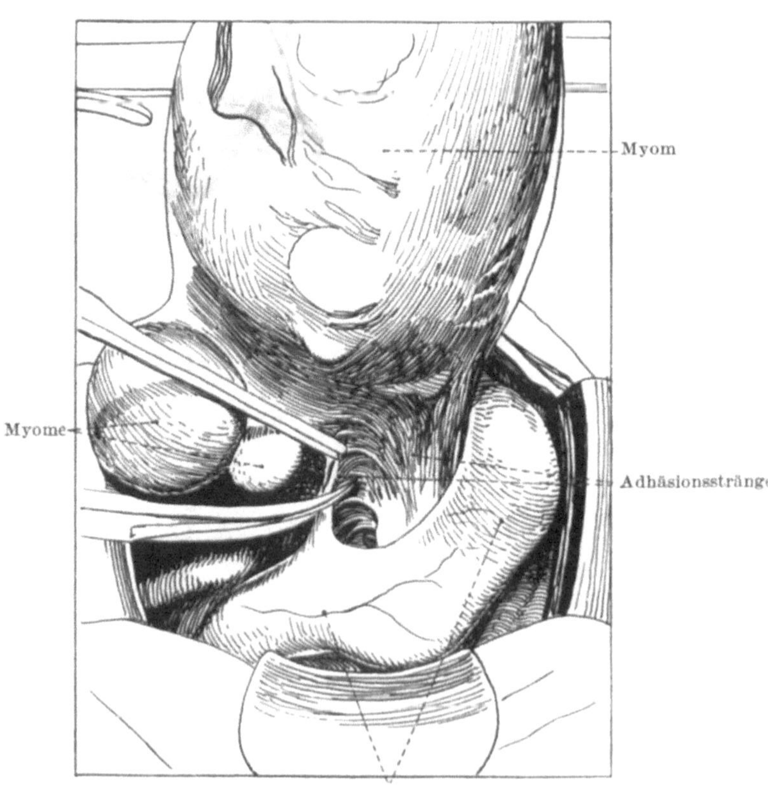


Abb. 107a.

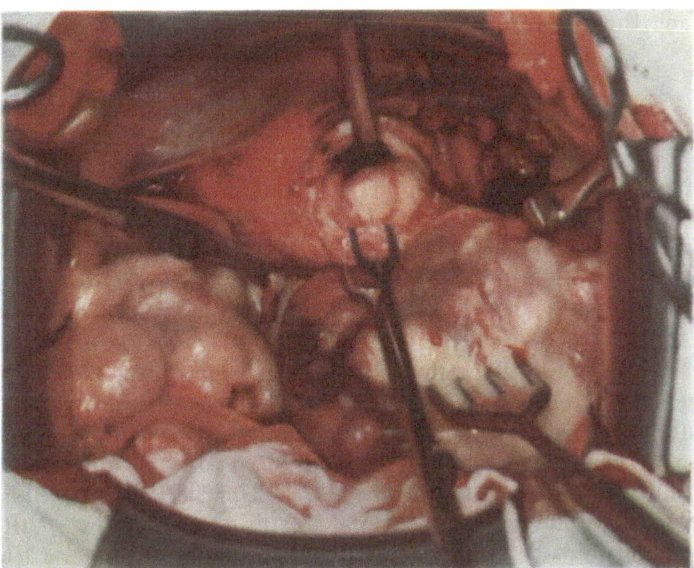

Abb. 106b. Abdominale Totalexstirpation des Uterus. An den Uteringefäßen beider Seiten liegt eine Klemme. Die vordere Scheidenwand ist durchschnitten und die Portio mit einer MUZEUXschen Zange gefaßt. An dem unteren vorderen Scheidenwundrand liegt eine Klemme. Der Uterus ist nach der rechten Seite herübergezogen, damit Platz ist, um die Portio nach oben anzuziehen. Im weiteren Verlauf der Operation wird die Portio von der Öffnung in der Scheide aus von der Scheide abgeschnitten, und zuletzt werden die Uteringefäße durchtrennt.

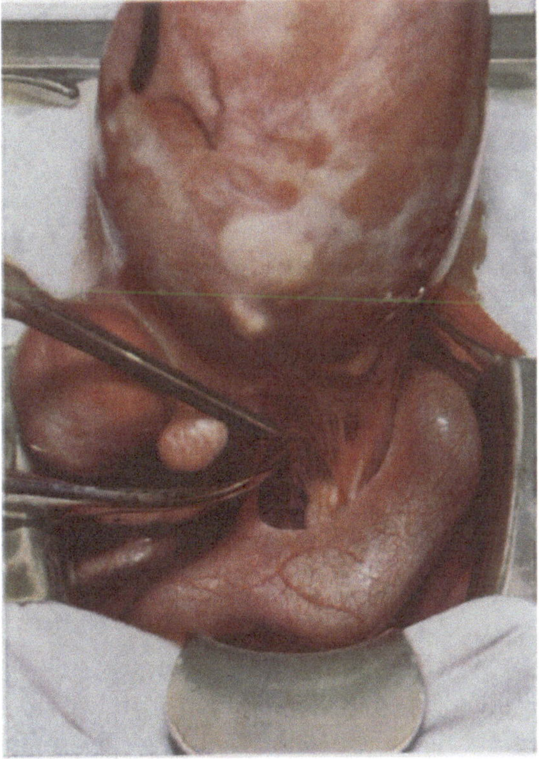

Abb. 107b. Großes Myom vorgewälzt, links zwei kleine Myomknoten, rechts in dem DOUGLASschen Raum sich verlierend eine Pyosalpinx, deren Verwachsungsstränge mit der Schere durchtrennt werden.

anderen das vordere mit dem hinteren Peritoneum durch fortlaufenden Catgutfaden vernäht, so wie es die Abbildungen 103 u. 104 zeigen. Nach Vollendung der Naht sind alle Wunden peritoneal gedeckt.

## Die abdominale Totalexstirpation.

Die Operation verläuft bis zur Abklemmung der Uteringefäße wie die supravaginale Amputation. Statt nun die Uteringefäße zu durchschneiden und das Collum quer zu durchtrennen, wird nach querer Spaltung des Peritoneums auf der vorderen Uterus- oder Collumwand die Blase nach abwärts präpariert weg vom Collum uteri und einem kurzen Stück vorderer Scheidenwand (Abb. 105). Dann wird die Scheide im vorderen Scheidengewölbe quer durchschnitten, die Portio mit einer Zange gefaßt, angezogen und der Uterus aus der Scheide herausgeschnitten (Abb. 106). Die Scheidenwände bluten stärker in den seitlichen Winkeln. Prophylaktische Blutstillung durch Klemmen. Nun werden alle Klemmen durch Catgutligaturen ersetzt. Auf besonders sorgfältige Blutstillung an den Scheidenwundrändern ist zu achten. Nachlässige Blutstillung gerade an dieser Stelle kann zu recht unangenehmen Nachblutungen führen. In die Scheide kommt ein Gazestreifen für 24 Stunden. Vorderes und hinteres Peritoneum wird mit fortlaufendem Catgutfaden von einer Spermatica zur anderen zugenäht wie nach der supravaginalen Amputation, so daß alle Wunden peritoneal gedeckt sind. Das Scheidenrohr selbst braucht nicht vernäht zu werden. Es ist sicher besser, es offen zu lassen. Hinter einem geschlossenen Scheidenrohr zwischen ihm und dem Peritoneum könnte sich Sekret und Blut ansammeln und Infektion veranlassen.

Alle Myome lassen sich mit den geschilderten Operationsverfahren entfernen. Unser Bestreben soll sein, in jedem einzelnen Falle die typische Operationsweise anzuwenden. Vielfach müssen dazu aber erst die Bedingungen geschaffen werden. Das ist dann nötig, wenn die Myome verwachsen, wenn sie mit Adnextumoren oder Ovarialgeschwülsten verbunden sind, oder wenn sie intraligamentär liegen. Bei Verwachsungen sind zunächst alle Verwachsungen zu lösen, Adnextumoren aus ihren Verwachsungen zu befreien (Abb. 107). Je nach der Größe von Adnex- oder Ovarialtumoren können diese vor der Entfernung des Myoms exstirpiert werden, oder sie können auch am myomatösen Uterus hängen bleiben und mit ihm entfernt werden.

Intraligamentäre Myome machen keine Schwierigkeiten, wenn man sich an einfache Regeln hält. Das Peritoneum über einem intraligamentären Myom wird gespalten, das Myom mit kräftigen Zangen gefaßt und stark angezogen. So kann es bequem aus seinem Lager herausgehoben werden, wenn man die meist sehr lockeren Verbindungen scharf durchtrennt. Man muß sich nur stets hart am Myom halten und keinen derberen Gewebsstrang durchschneiden, dessen Natur man nicht genau bestimmt hat. Der Ureter geht oft hart an die Myomwand heran, er kann an Stellen verschoben sein, wo man ihn nicht erwartet. Also aufpassen, daß er nicht unfreiwillig durchschnitten wird! Die Gefahr ist sehr gering, wenn man nur da schneidet, wo man sieht. Wer freilich im Dunkeln operiert, mit der Hand in die Tiefe ums Myom herumgeht und es stumpf herausholen will, der kann sich nicht wundern, wenn er Nebenverletzungen macht, und wenn er Blutungen in der Tiefe bekommt, die schwer zu stillen sind. Alle diese Gefahren werden sicher und leicht vermieden, wenn die genannten Regeln beachtet werden.

## Die Röntgenbestrahlung

als Myombehandlung ist nichts anderes als die modernisierte alte Kastration; denn eine direkte Wirkung auf die Myome gibt es nicht. Die Röntgenstrahlen zerstören die Ovarialfunktion und bewirken einen Zustand ähnlich dem, der durch Exstirpation der Ovarien oder durch den physiologischen Funktionsausfall der Ovarien in den

Wechseljahren entsteht. Hört die Lebenstätigkeit der Ovarien auf, so hört auch die Menstruation auf, die Blutungen sistieren, und die Myome können schrumpfen. Die Aufgabe der Röntgenbehandlung ist also, die Ovarialtätigkeit zu zerstören. Die folgende Tabelle zeigt die Technik der Bestrahlung.

Technik der Röntgenbestrahlung von Myomen in den Jahren 1913—1923

| | Apparat | Röhre | Filter | Abstand | Mi-A. | Felderzahl | Bestrahlungsminuten | Gesamtzeit der Bestrahlung |
|---|---|---|---|---|---|---|---|---|
| 1913—1915 | Apex | Dura | 3 mm Alum. | 20 cm | 3,5 | 30 | 300—600 | 2—5 Monate in mehreren Serien |
| 1915—1917 | Gamma und Reform | Coolidge | 3 mm Alum. | 23 cm | 2—4 | 12—40 | 300—960 | 2—4 Monate in mehreren Serien |
| 1917—1920 | Klimax und Intens. und Intens.-Reform | Coolidge | 0,5 Zn. 1,0 Al. | 23 cm | 2,0 | 10—20 | 250—500 | 8 Tage bis 4 Monate in mehreren Serien |
| 1920—1923 | Symmetr. und Neosymm. | Siede-Röhre (MÜLLER) | 0,5 Zn. | 23 cm | 2,0 | 8 | 200—300 | 4 Tage |

Die Schwankungen in der Zeit der Bestrahlung sind durch die Härte der Röhren und die Leistungsfähigkeit der Apparate bedingt.

## Statistik der Operationen.

Bevor erörtert wird, welche Myomfälle zu bestrahlen und welche zu operieren und wie sie zu operieren sind, soll zunächst eine Statistik unseres Myommaterials gegeben werden.

Vom 1. 4. 1910 bis 31. 3. 1922 sind in der Klinik und meiner Privatpraxis 3176 Myomfälle zur Konsultation erschienen.

Von diesen sind einer Behandlung nicht für wert gehalten worden
735 Fälle = 23,1%,
685 ,, = 21,6% haben sich der vorgeschlagenen Behandlung (Operation oder Bestrahlung) entzogen,
1141 ,, = 35,6% sind operiert,
615 ,, = 19,4% sind bestrahlt worden.

Von den Operierten standen im Alter von 25 Jahren 3 %,
,, 26—30 ,, 3,2%,
,, 31—35 ,, 8,9%,
,, 36—40 ,, 19,7%,
,, 41—45 ,, 29,6%,
,, 46—50 ,, 26,2%,
,, 51—55 ,, 9,2%,
,, 56—60 ,, 1,7%,
über 60 ,, 0,7%.

Über 40 Jahre alt waren also 67,4%.

Die operierten Myomfälle sind durch folgende Nebenbefunde kompliziert gewesen:

Durch entzündliche Adnexerkrankungen . . . . . . . . . . 55 mal
Durch Ovarialtumoren . . . . . . . . . . . . . . . 89 mal
Durch Schwangerschaft . . . . . . . . . . . . . . 35 mal
Durch Extrauteringravidität . . . . . . . . . . . . . 3 mal
Durch Prolaps oder Descensus der Scheide oder des Uterus . 25 mal

| | |
|---|---|
| Durch Hernien (Bauch-, Crural-, Inguinal-Hernien) | 18 mal |
| Durch Vereiterung der Myome | 5 mal |
| Durch Gallensteine | 1 mal |
| Durch Blasensteine | 2 mal |
| Durch sarkomatöse Degeneration | 9 mal |
| Durch Korpuscarcinom | 12 mal |
| Durch Ovarialcarcinom | 2 mal |
| Durch Tubencarcinom | 2 mal |
| Durch Scheidencarcinom | 1 mal |
| Durch Collumcarcinom | 6 mal |

Das sind 23,1% Komplikationen.

Als Anzeigen zu unseren Operationen sind anzuführen: Blutungen in 49,6%, Schmerzen in 42,2%, Blasenbeschwerden in 13,2%, Gefühl der Völle und zunehmenden Leibesumfanges 7,4%, besondere Größe des Tumors 4,9%.

Die 1141 Operationen verteilen sich folgendermaßen:

| | | | |
|---|---|---|---|
| Vaginale Enucleation | 8 mit | 0 | Todesfällen |
| Vaginale supravaginale Amputationen | 6 ,, | 2 | ,, |
| Vaginale Totalexstirpation (2/3 der Fälle mit Zerstückelung) | 245 ,, | 2 | ,, |
| Abdominale Enucleationen, einschließlich Abtragung subseröser Myome | 69 ,, | 1 | Todesfall |
| Supravaginale Amputationen | 632 ,, | 10 | Todesfällen |
| Abdominale Totalexstirpation | 181 ,, | 11 | ,, |
| | 1141 mit | 26 | Todesfällen |

Nehme ich zu diesen Operationen noch 260 Myomoperationen meiner $5^1/_2$-jährigen Jenaer Tätigkeit mit drei Todesfällen, so haben wir 1401 Myomoperationen mit 29 Todesfällen, was einer Gesamtmortalität von 2,1% entspricht.

Je größer eine Operationszahl ist, für die die Mortalitätsziffer berechnet wird, desto mehr wird diese die wirkliche Gefahr der operativen Behandlung ausdrücken. Zu kleine Zahlen können einen zu günstigen Eindruck machen. So hatte ich unter meinen 260 Jenaer Fällen 3 Tote = 1,2% Mortalität, in den 5 Jahren von 1. April 1917 bis 31. März 1922 unter 678 Fällen 11 Tote = 1,6% Mortalität und in den $6^1/_2$ Jahren vom 1. 10. 1910 bis 31. 3. 1917 unter 463 Fällen 15 Tote = 3,2%.

Auf die großen Operationen verteilt sich die Mortalität folgendermaßen:

| | | | | |
|---|---|---|---|---|
| Supravaginale Amputationen | 635 mit | 10 | Todesfällen | = 1,6% |
| Abdominale Totalexstirpation | 302 ,, | 12 | ,, | = 3,7% |
| Vaginale Totalexstirpationen | 354 ,, | 3 | ,, | = 0,8% |
| Abdominale Enucleationen | 94 ,, | 2 | ,, | = 2,1% |

Die Todesursachen sind gewesen:

Infektionen 10, Embolien 7, Bronchopneumonien bei Basedow 1, schwere Anämien 3, Nachblutungen 2, Fettherz 1, Mitralstenose 1, Sarkomatose 1, Coma diabeticum 1, allgemeine Narkose 1, Lumbalanästhesie 1.

Die Infektionsmortalität ist demnach 0,7%,
die Emboliemortalität 0,5%.

Besonders tückisch ist der Embolietod. Die Embolie scheint ein unvermeidlicher Zufall zu sein. In den 17 Jahren operativer Tätigkeit, auf die sich die 1401 Myomoperationen verteilen, ist Narkose und Asepsis stets die gleiche gewesen und die Operationstechnik hat sich auch nicht wesentlich geändert und trotzdem ist die Verteilung der Embolietodesfälle auf die einzelnen Serien ganz verschieden. In den ersten $5^1/_2$ Jahren kein Embolietodesfall, in den nächsten $6^1/_2$ Jahren 6 und in den letzten 5 einer.

In einem Falle ist als Todesursache die Lumbalanästhesie angegeben. Mit Sicherheit läßt es sich nicht sagen, daß wirklich die Lumbalanästhesie schuld am Tode gewesen ist. Es handelte sich um eine 51jährige Frau, bei der wegen schwerer Anämie infolge profuser Blutungen die abdominale Totalexstirpation gemacht worden war. Der Tod erfolgte während der Operation kurz vor deren vollständiger Beendigung. Es könnte also auch die schwere Anämie schuld am letalen Ausgange gewesen sein.

Besonders bedauerlich sind zwei Todesfälle an Verblutung, von denen der eine nach einer abdominalen Totalexstirpation, der andere nach einer vaginalen supravaginalen Amputation vorgekommen ist. Der erste Fall ist von einem jungen Assistenten, der zweite von einem älteren, sehr erfahrenen operiert worden.

Der erste Fall ist dieser:

Frau Sch., 49 Jahre. Nullipara. 1913 Juni. Starke Blasenbeschwerden. Kindskopfgroßer Uterus mit linksseitigem Hydrosalpinx. Abdominale Totalexstirpation mit den linken Adnexen ohne Schwierigkeiten und ohne nennenswerten Blutverlust. 4 Stunden nach der Operation Kollaps. Anämie. Eröffnung der Bauchhöhle im alten Schnitt. Der Bauch voll Blut. Die Blutung stammt aus der rechten Spermatica, von der die Ligatur abgeglitten war. Unterbindung. Erholung; nach 24 Stunden erneuter Kollaps und Exitus. Sektion: Schlaffes Fettherz, alte Endocarditis fibrosa mitralis.

Der zweite Fall:

Frau R., 34 Jahre. IIpara. 1921 Mai. Starke Meno- und Metrorrhagien. Mannsfaustgroßes interstitielles Myom. Lumbalanästhesie. Vaginale supravaginale Amputation. Zwei Drittel des rechten cystischen Ovariums werden reseziert. 2 Stunden nach der Operation Kollaps. Anämie. Blutung aus der Scheide. Aufsuchen der Gefäßstümpfe. Vaginale Umstechung. Tamponade. Erneute Blutung. Eröffnung der Bauchhöhle. Kein freies Blut in der Bauchhöhle. Nochmalige Umstechung der Gefäßstümpfe. 2 Stunden später Exitus. Sektion: Kleines anämisches braunes Herz. Blutung in das parametrane Gewebe, hier etwa 400 ccm zum Teil koaguliertes Blut, auch etwas Blut in der Bauchhöhle. (Wahrscheinlich Blutung aus dem Ovarialrest.)

## Statistik der Bestrahlungen.

Ich bin nicht in der Lage, über unsere Myomkranken, die bestrahlt worden sind, eine genaue Statistik zu geben. Will man zutreffende Resultate anführen, so müßten die Bestrahlten lange Zeit beobachtet und immer wieder nachuntersucht werden, bis die Wirkung der Behandlung feststeht. Ein Jahr scheint mir der kürzeste Zeitraum zu sein. Dann wüßten wir, wann die Amenorrhöe eingetreten wäre, ob sie angehalten, wann die Myome sich verkleinert hätten. Die Nachuntersuchung eines großen Materials ohne viele Ausfälle ist aber zur Zeit aus technischen und finanziellen Gründen unmöglich. Wir müssen uns also mit Zahlen begnügen, die nur ein ungefähres Bild der Röntgenbehandlung liefern.

Das Ziel der Röntgenbehandlung muß die Amenorrhöe sein; denn nur wenn die Blutungen vollständig beseitigt sind, seien es Meno- oder Metrorrhagien, kann auf eine Zerstörung der Ovarialfunktion gerechnet werden, auf eine Verkleinerung der Myome und damit auf eine Heilung im gewissen Sinne.

Die folgenden Zahlen sind darum nicht als definitive Ergebnisse anzusehen, soweit sie sich auf Oligomenorrhöe oder auf die Verkleinerung der Myome beziehen. Es ist freilich sehr wahrscheinlich, daß in den meisten Fällen, die in unseren Journalen mit Oligomenorrhöe abgeschlossen sind, noch nachträglich Amenorrhöe eingetreten ist. Wir haben indessen die Frauen nicht mehr gesehen. Die geringe Zahl der Geschwulstverkleinerung ist gleichermaßen zu beurteilen.

Vor Ablauf von 6 Wochen nach Beendigung der Bestrahlung ist auf eine Amenorrhöe nicht zu rechnen; öfters tritt sie erst nach 2—3 Monaten ein.

Eine deutlich nachweisbare Verkleinerung der Myome ist dagegen kaum vor Ablauf von 1—2 Jahren festzustellen, am frühesten noch bei weichen, saftigen Myomen. Damit soll aber nicht gesagt sein, daß jedes Myom sich verkleinern müßte, wenn die Amenorrhöe lange genug bestanden hat. Ich habe manche Fälle gesehen, bei denen jahrelang nach der Bestrahlung nicht die geringsten Veränderungen der Myome zu konstatieren gewesen sind. Das vermindert den Wert der Bestrahlung durchaus nicht.

Wir wollen unsere Bestrahlungsfälle in zwei Serien einteilen. Die erste Serie beginnend mit der systematischen Strahlenbehandlung an der Klinik vom Juli 1911 bis zum 31. 3. 1917, die zweite Serie vom 1. August 1917 bis zum 31. 3. 1922.

Zu der ersten Serie gehören 357, zu der zweiten 258 Fälle. In der ersten Serie sind 73% über 40 Jahre, in der zweiten Serie 83,1% über 40 Jahre alt gewesen. Amenorrhöe wurde erzielt bei der ersten Serie in 51%, bei der zweiten Serie in 47,6% der Fälle. Unbeeinflußt blieben in beiden Serien 24%, das soll heißen, daß mit der bei uns üblichen Bestrahlungsart und Zeit kein Erfolg erzielt werden konnte, nicht aber, daß er in all diesen Fällen nicht hätte erzielt werden können.

Was zwischen den Amenorrhöezahlen und den 24% Unbeeinflußten liegt, sind die Oligomenorrhöischen.

Für die 24% Erfolglosigkeit mögen verschiedene Gründe vorliegen.

In der ersten Serie sind 19 vorausbestrahlte Fälle nachträglich operiert worden und in der zweiten Serie 5. Das sind Fälle, bei denen sich nachträglich noch andere Erkrankungen (Carcinom, Sarkom) herausgestellt haben, oder bei denen die Blutungen während der Behandlung stärker geworden sind, oder der Tumor gewachsen ist, oder die Frauen die Geduld verloren haben. Und die übrigen haben sich von uns gewandt und wohl andere Ärzte aufgesucht, denen sie mehr zugetraut haben als uns.

In der ersten Serie haben wir 27% deutliche Verkleinerungen der Myome und in der zweiten 21,9% nachgewiesen.

## Wahl der Behandlungsart, Operation oder Bestrahlung?

Wann bestrahlen wir Myomkranke?

Wir haben im Laufe der Jahre aus wachsender Erfahrung heraus die Indikation zur Bestrahlung seltener gestellt. Während auf die erste Serie von 357 Bestrahlungen 463 Operationen gekommen sind, sind auf die zweite Serie von 258 Bestrahlungen 678 Operationen gekommen. Das Verhältnis der Operierten zu den Bestrahlten hat sich von 1 : 0,8 in der ersten Serie auf 1 : 0,4 vermindert.

Das kommt zum Teil daher, daß wir in der zweiten Serie um 10% weniger Frauen unter 40 Jahren bestrahlt haben. Gerade Frauen unter 40 Jahren sollten nicht bestrahlt werden wegen der unangenehmen Ausfallserscheinungen. Daß wir es trotzdem gelegentlich getan haben, ist nur ein Zugeständnis an die Operationsangst der Patientinnen gewesen.

Für die Bestrahlung eignen sich am besten die Fälle mit Blutungen, hauptsächlich Menorrhagien als wichtigstem Krankheitssymptom.

Man soll keine Myome bestrahlen, die weiter als zwischen Nabel und Symphyse aus dem kleinen Becken herausragen. Pedantisch braucht man sich freilich an diese Grenze nicht zu halten, aber sicher ist, daß große Myome undankbare Fälle für die Bestrahlung sind.

Schwere Anämien kontraindizieren die Strahlenbehandlung. In diesen Fällen tut Eile not, denn die Wirkung der Bestrahlung kommt zu langsam und zu spät. Wir haben eine ganze Reihe schwerer Anämien durch die Operation gerettet. Wir haben aber auch drei Fälle schwerer Anämie durch die Operation verloren. Diese wären aber mit der Bestrahlung auch zugrunde gegangen. Die Hauptaufgabe für diese Fälle ist die Prophylaxe. Man soll es eben nicht soweit kommen lassen.

So habe ich einen Fall einer 51jährigen Frau mit einem großen Myom gesehen, bei dem wegen schwerer Anämie unter fortdauernden Blutungen die supravaginale Amputation als letzter Versuch der Rettung gemacht werden mußte. Der Versuch ist mißlungen, die Frau am zweiten Tage post operationem an ihrer Blutarmut zugrunde gegangen. Sie war ein Jahr vorher von anderer Seite mit Radium behandelt worden.

Nur einmal haben wir den Versuch gemacht, durch Bestrahlung einer ausgebluteten Patientin zu helfen, und zwar ausnahmsweise mit Radium, um eine möglichst rasche Wirkung zu erzielen. Der Erfolg war der Tod. (53 jährige Nullipara, Myom bis zum Nabel. Starke Blutungen. Anämie, 23% Hämoglobin, Radium. Pyosalpinx, Perforation, Peritonitis, Sepsis.)

Weiterhin lehnen wir die Strahlentherapie ab in allen Fällen, die mit Schmerzen, ja nur starken Unbequemlichkeiten, mit Funktionsstörungen der Nachbarorgane, insbesondere der Blase einhergehen.

Leidet eine Frau an Herzbeschwerden, die auf ein Myom zurückgeführt werden müssen, so soll die Indikation zur Operation oder Bestrahlung dadurch nicht beeinflußt werden.

Man soll nicht bestrahlen, wenn die Diagnose zweifelhaft ist oder Myomveränderungen vorliegen, die durch die Bestrahlung nicht beseitigt werden. Dafür einige Beispiele:

41 jährige Frau. Myom bis zum Nabel. Bestrahlung anderwärts. „Myom“ wächst. Beschwerden nehmen zu. Gravidität im 5. Monat festgestellt.

43 jährige Frau. Myom bis zum Nabel. Bestrahlung. Menses sistieren nicht, sehr starke Menorrhagien bleiben. Operation. Nekrotisches Myom.

36 jährige Frau. Myom handbreit über Symphyse, weich. Vor 6 Wochen Partus. Blutungen. Bestrahlung. Schmerzen nehmen zu, geringe abendliche Temperatursteigerung. Operation. Nekrotisches Myom.

52 jährige Frau. Mannsfaustgroßes Myom. Früher Röntgenbehandlung anderwärts. 1/2 Jahr amenorrhöisch, wieder Blutungen. Vaginale Totalexstirpation. Korpuscarcinom.

49 jährige Frau. Röntgenbehandlung wegen Myom. Blutungen bleiben. Vaginale Totalexstirpation. Myosarkom.

Eine 42 jährige Frau wird von verschiedenen Gynäkologen bestrahlt. Tumor wächst. Operation. Pseudomucinkystom.

Will man den Wert der Bestrahlung richtig einschätzen, muß man sich darüber klar sein, daß sie im besten Falle Symptome der Myome beseitigt und zu allererst das Symptom, das die Patientinnen am meisten beunruhigt, die Blutung. Sie beseitigt nicht das kranke Organ, sondern sie zerstört nur die funktionsgesunden Organe, die Eierstöcke. Die amenorrhöisch gewordene Myomkranke behält ihre Geschwulst, die sich wohl verkleinern mag; aber nie ist sie sicher, ob nicht über Jahr und Tag die Geschwulst sich verändert und sie wieder krank machen kann, wofür die eben angegebenen Fälle einen Beweis geben können.

Ein nicht geringer Nachteil der Bestrahlung sind die durch den Ausfall der Eierstocksfunktion hervorgerufenen Ausfallserscheinungen. Der Grad dieser Störungen mag abhängig sein von der nervösen Anlage der Patientinnen, und nervöse Personen mögen unter den Ausfallserscheinungen mehr leiden als nervenfeste Frauen. Das ändert aber nichts an der Tatsache der häufig recht schweren Belästigungen und Unbequemlichkeiten, denen funktionell kastrierte Frauen in allen Lebenslagen unterworfen sind. Sie tauschen ihre Myombeschwerden gegen andere Beschwerden ein. Leider gibt es keine klinischen Zeichen, die vorausbestimmen ließen, ob nun eine Patientin mehr oder weniger an Ausfallserscheinungen leiden wird, wenn die innere Sekretion ihrer Ovarien verloren gegangen ist.

Lehrreich ist in dieser Beziehung eine Statistik von LUNDQUIST, die in einer sorgfältigen Arbeit über operative und radiologische Behandlung des Uterusmyoms (Acta gynecologica scandinavica Bd. 1, Heft 3, Suppl.) enthalten ist (s. die Tabelle auf der folgenden Seite).

Man sieht, daß mit Ausnahme einer geringen Zahl alle Bestrahlten an Ausfallserscheinungen gelitten hatten, die Hälfte an starken.

Die Ausfallserscheinungen sind also ein erheblicher Nachteil der Bestrahlungsbehandlung.

Vasomotorische Ausfallserscheinungen bei den verschiedenen Behandlungsgruppen:

| | Röntgen | Radium | Operative mit Entfernung der Ovarien | Operative mit Erhaltung der Ovarien |
|---|---|---|---|---|
| | 32 Fälle | 25 Fälle | 136 Fälle | 81 Fälle |
| Keine Symptome | 15,6% | 12% | 19,3% | 54,4% |
| Leichte ,, | 31,3% | 40% | 33,0% | 28,4% |
| Starke ,, | 53,1% | 48% | 47,7% | 17,2% |

Die Versuche, die von KRÖNIG begonnen worden sind, eine geringste Ovarialdosis festzustellen, durch die ein Teil der Ovarialfunktion erhalten bleiben und so die Ausfallserscheinungen vermieden werden sollen, haben vorerst noch keinen Erfolg gehabt.

Die Ausfallserscheinungen lassen sich durch die Operation in den meisten Fällen vermeiden. Wir haben in 49,7% der Fälle beide und in 30,5% wenigstens ein Ovarium zurückgelassen und nur in 19,5% beide fortgenommen. Auch bei Frauen gegen die 50er Jahre lassen wir die Ovarien zurück, wenn sie augenscheinlich gesund sind. Es ist sicher, daß die Frauen kaum und nur in geringem Grade an Ausfallserscheinungen leiden, wenn sie wenigstens ein Ovarium behalten. Die Erfahrung LUNDQUISTS, die in obiger Tabelle angegeben ist, stimmt ganz mit meiner überein.

Mit der Zurücklassung von Ovarialgewebe ist aber noch nicht alles getan. Man soll sich als Operateur auch bemühen, in jedem einzelnen Falle nur das wegzunehmen, was unbedingt entfernt werden muß. Die idealste Myomoperation ist deshalb die Entfernung der Myome allein, die Enucleation oder die Abtragung gestielter Myome. Nur läßt sie sich nicht in jedem Falle ausführen und ist auch nicht in jedem Falle zweckmäßig. Bei sehr großen und vielen Myomen, wo nach der Enucleation nur ein mißgestalteter Uterus übrig bliebe, bei Frauen über 40, die kein gebärfähiges Organ mehr verlangen, ist sie keine klinische Forderung mehr.

Dagegen kann in solchen Fällen die Erhaltung der Menstruation von Bedeutung sein. Man soll nicht gering schätzen, daß die Frauen einen Wert auf die gewohnte Menstruation legen. Wir als Ärzte wissen zwar, daß sie für das körperliche Wohlbefinden belanglos ist, wenn sie nur nicht durch Kastration verschwindet; aber es ist klug, der Psyche der Frau das Zugeständnis zu machen, wo es ohne Nachteil für sie möglich ist. So kann man mit Nutzen bei der supravaginalen Amputation menstruierende Korpusschleimhaut zurücklassen, also eine Operation machen, die wir hohe supravaginale Amputation nennen. Sind die Frauen dem physiologischen Wechsel nahe, dann braucht auf die Erhaltung der Menstruation keine Rücksicht genommen zu werden, wohl aber auf die Erhaltung des Collum uteri. Nach meiner Erfahrung ist die supravaginale Amputation der Totalexstirpation überlegen. Bleibt die Portio zurück, so behält die Scheide ihre normale Gestalt und Eigenschaft, was nach der Totalexstirpation nicht der Fall ist. Die Gefahr einer carcinomatösen Erkrankung des zurückgelassenen Uterushalses ist sehr gering. Ich habe in 18 Jahren keinen einzigen Fall von Carcinom in der zurückgelassenen Portio gesehen, nur einmal ein Collumcarcinom bei einer Myomkranken 2 Jahre nach der ersten Konsultation, bei der eine Operation vorgeschlagen, aber nicht angenommen worden war. Wahrscheinlich hätte ich in diesem Falle eine supravaginale Amputation gemacht, und das wäre dann der einzige Fall unter mehr als 3000 Myomfällen gewesen.

Ich habe früher ausschließlich die abdominale Totalexstirpation gemacht, so in Jena auf 121 abdominale Totalexstirpationen nur 3 supravaginale Amputationen. Nachher ist die abdominale Totalexstirpation immer mehr eingeschränkt worden.

In der ersten Serie in Berlin sind auf 161 supravaginale Amputationen noch 112 Totalexstirpationen gekommen, in der zweiten Serie auf 471 supravaginale Amputationen nur noch 69 abdominale Totalexstirpationen.

Ich habe die Totalexstirpation nicht verlassen, weil sie gefährlicher ist, sondern nur aus dem oben angegebenen Grunde. Nach der Berliner Statistik möchte es freilich scheinen, als ob sie gefährlicher sei. Wir haben auf 632 supravaginale Amputationen 11 Todesfälle = 1,7%, auf 181 abdominale Totalexstirpationen ebenfalls 11 Fälle = 6,1% Sterblichkeit gehabt. Das kommt daher, daß die Totalexstirpation nur bei den kompliziertesten Fällen ausgeführt worden ist, bei maligner Degeneration und schweren Entzündungen und Verwachsungen. Wird sie systematisch ausgeführt wie die supravaginale Amputation, gibt sie gleich gute Resultate. Beweis: 126 abdominale Totalexstirpationen in Jena mit einem Todesfall = 0,8% Mortalität.

Einen technischen Nachteil hat die abdominale Totalexstirpation, der ist, daß sie etwas länger dauert. Die Blutstillung an den Scheidewänden kostet Zeit.

Die Zurücklassung des Collum bei Myomoperationen scheint mir so wichtig, daß ich sie auch bei einzelnen vaginalen Operationen durchgeführt habe. Aus technischen Gründen können das aber nur wenige Fälle sein, weil größere Myome nur durch Spaltung der Cervix erreichbar werden. Ein zerschnittenes und genähtes Collum hat aber nicht viel Zweck.

Ich bin im Laufe der Jahre von den vaginalen Operationen immer mehr abgekommen. Das Verhältnis der vaginalen Totalexstirpationen zu den abdominalen supravaginalen Amputationen und Totalexstirpationen ist in Jena 109 : 129 gewesen = 1 : 1,2;
bei der ersten Berliner Serie 153 : 273 = 1 : 1,8;
bei der zweiten Berliner Serie 92 : 540 = 1 : 5,9.

Das kommt daher, daß ich immer mehr die radikalen Operationen und auch die Anschauung aufgegeben habe, daß die vaginalen Operationen die ungefährlicheren seien. Unsere Statistik möchte mich Lügen strafen; denn wir haben auf 354 vaginale Totalexstirpationen nur 0,8%Mortalität, und doch wäre es ein falscher Schluß. Vaginal sind eben nur die einfachsten und leichtesten Fälle operiert worden, die kleineren Myome, die nicht weiter als 2—3 Querfinger über die Symphyse gewachsen waren, und die ganz beweglichen, die es erlaubten, die Portio bei der Operation hervorzuziehen, um die Cervix bequem spalten und ohne Schwierigkeiten zum Myom gelangen zu können; denn das sind die Forderungen, die wir für eine vaginale Totalexstirpation stellen.

Schränken wir also die vaginalen Operationen ein, so wollen wir sie doch nicht ganz aufgeben und sie da ausführen, wo sie offenbar als das einfachere Verfahren erscheinen.

Eine Wahl zwischen Operation und Bestrahlung gibt es nicht, wenn bestimmte Komplikationen die Operation verlangen. Ich verweise auf die oben genannten Komplikationen, die 23,1% der Fälle betreffen.

Man wird bei Schwangerschaft operieren, wenn die Größe und Lage der Tumoren Geburtsstörungen vermuten läßt. Es ist auch zu bedenken, daß intramurale Myome, die an sich keine Geburtsstörungen zu machen brauchen, im Wochenbett nekrotisch werden können.

Man wird operieren bei Ovarialtumoren, bei Collumcarcinomen, bei Vorfällen der Scheide oder eines Teiles des Uterus, bei Vereiterungen, Verjauchungen, Nekrosen, cystischen und malignen Degenerationen des Myoms.

Allenfalls könnte man zweifelhaft sein, ob man bei entzündlichen Adnexerkrankungen bestrahlt oder operiert. Die entzündliche Adnexerkrankung braucht nicht immer eine Indikation für die Operation abzugeben. Nach der klinischen Erscheinung der einzelnen Fälle wird zu urteilen sein. Ich neige mehr zur Operation, weil mir das Dauerresultat sicherer dünkt.

Es wäre jedoch nicht notwendig, sich den Kopf darüber zu zerbrechen, ob man besser eine Myomkranke operiert oder bestrahlt. Man würde in allen Fällen die

Operation als die beste Methode wählen müssen, wenn die Operation nicht einen schwerwiegenden Nachteil hätte, nämlich den, daß Frauen an der Operation sterben können. Die Operationsmorbidität kommt kaum in Betracht. Man muß die operative Technik so beherrschen, daß Nachkrankheiten selten und unerheblich sind. Wir haben etwa 10% Komplikationen der Heilung und nur ganz selten solche, die die Heilung längere Zeit verzögert haben. Nie haben wir die schlimmsten Nachkrankheiten, Blasen- oder Ureterfisteln zu behandeln gehabt.

Unter 2% wird sich die Mortalität bei langen Operationsreihen nicht herunterdrücken lassen. Die Bestrahlung hat keine Sterblichkeit. Wir müssen also die Indikation zur Operation mit aller Sorgfalt stellen. Haben wir und die Patientin sich zur Operation entschlossen, dann sollen wir auch wissen, daß der größere Einsatz der Operation auch einen größeren Gewinn bringt als die Bestrahlung.

# Das Collumcarcinom.

Seit dem Beginn meiner selbständigen Tätigkeit im Oktober 1904 ist bis jetzt die abdominale radikale Totalexstirpation des Uterus nach WERTHEIM in den mir unterstellten Kliniken in Jena, Kiel und Berlin die Operation des Collumcarcinoms gewesen und geblieben. Oft habe ich mit Zweifeln zu kämpfen gehabt, ob wir mit dieser Operation auf dem richtigen Wege seien, wenn sich die Operationstodesfälle häuften oder der postoperative Verlauf mit langdauernden, quälenden und gefährlichen Nachkrankheiten das Gewicht der Verantwortung drückend machte und ganz besonders in den Zeiten, wo enthusiastische Berichte zauberhafter Wirkungen der Radium- oder Röntgenstrahlen auf das Collumcarcinom, die ohne Schädigung und Gefährdung der Kranken erzielt worden sein sollten, den, der bei der Operation blieb, als einen altmodischen, im Hergebrachten befangenen, leichtsinnigen und grausamen Arzt erscheinen lassen konnten.

Ich bin bei der Operation geblieben und habe es nicht zu bereuen, womit ich nicht sagen will, daß ich mit meinen Resultaten zufrieden wäre. Ob man das bei unserer Unkenntnis der Carcinomursachen und der rein empirischen Behandlung überhaupt werden kann!

Die operative Carcinombehandlung ist der Strahlenbehandlung überlegen. Ich habe genug Erfahrung, um das behaupten zu können. Nur die radikalen Operationen haben Sinn und Berechtigung. Es sind dies die abdominale nach WERTHEIM und die vaginale nach SCHAUTA. Die WERTHEIMsche ist besser als die SCHAUTAsche. Es ist zuzugeben, daß man mit Hilfe tiefer Scheiden- und Dammincisionen Uterus und viel parametranes Gewebe von der Scheide aus entfernen kann. Abdominal kann man es aber sicher ausgiebiger, und außerdem ist es nur abdominal möglich, die regionären Lymphdrüsen zu exstirpieren. Und die Exstirpation der regionären Lymphdrüsen gehört zu einer rationellen Carcinomoperation. Die im Jahre 1900 von WERTHEIM aufgestellten Sätze haben durchaus ihre Gültigkeit behalten. Sie lauten:

„In einer nicht unbeträchtlichen Zahl von Fällen von Uteruskrebs werden die regionären Lymphdrüsen relativ frühzeitig ergriffen. Sogar bei noch ganz im Beginn stehendem Uteruskrebs können die Drüsen schon angegriffen sein. Das Ergriffensein der regionären Drüsen ist sehr häufig im vornherein nicht festzustellen. Manchmal bringt sogar erst die mikroskopische Untersuchung der exstirpierten Drüsen volle Gewißheit. Der Zustand der Parametrien, wie er sich bei der Palpation kund gibt, gestattet weder einen Schluß auf den Zustand der Drüsen noch darauf, ob die Parametrien selbst krebsig sind oder nicht. Verdickte Parametrien können carcinomfrei und normal sich anfühlende von Carcinom ergriffen sein. Mit Rücksicht auf diese Sätze muß vom theoretischen Standpunkte aus die Forderung in jedem Falle von

Uteruskrebs, ob er ein beginnender oder ein fortgeschrittener sei, die regionären Lymphdrüsen und die Parametrien mit zu exstirpieren, als vollständig berechtigt und rationell bezeichnet werden."

Da nach unserer Meinung die Operation von allen Behandlungsarten am häufigsten die Heilung des Körpers vom Carcinom bringen kann, so soll jeder Fall aufs genaueste darauf geprüft werden, ob er operabel ist. Die Grenzen der Operabilität sollen weit gesteckt werden. Sie werden bestimmt nach der Ausbreitung des Carcinoms, soweit sie klinisch feststellbar ist, nach dem Allgemeinzustand der Patientin und allenfalls nach ihrem Alter.

Harte Parametrien, Unbeweglichkeit des Uterus, Größe des Uterus, Myome im Uterus, Adnextumoren, Übergang des Carcinoms auf die Scheide hindern die Operation nicht. Wir haben früher auch carcinomatöse Erkrankung der Blasenwand nicht als Grund betrachtet, von der Operation abzusehen. Das hat sich als falsch erwiesen. Hat das Carcinom die Blasenwand ergriffen und sogar durchwachsen, muß also bei der Operation ein Teil der Blasenwand mitgenommen werden, so heilt die Blasenwunde nach der Naht selten zusammen. Die Frauen behalten Blasenscheidenfisteln, die sehr quälen. Wäre das noch erträglich, so ist ein anderer Umstand viel gewichtiger, der ist, daß sehr bald in der Blasenwand das Carcinom wieder erscheint. Also ist es besser, solche Fälle nicht mehr zu operieren, sondern zu versuchen, den Kranken durch symptomatische Behandlung den Rest ihres Lebens zu erleichtern. Vor der Operation soll deshalb cystoskopiert werden, um den Zustand der Blasenschleimhaut festzustellen. Das von dem Collum zur Blase gewachsene Carcinom verändert die Blase im Bereich des Trigonum. Carcinomatöse Veränderungen der Blasenschleimhaut sind leicht zu erkennen. Bullöses Ödem der Schleimhaut ist für Carcinom der Blasenwand sehr verdächtig. Aus der Ureterfunktion und ihrer Durchgängigkeit lassen sich keinerlei Schlüsse darauf ziehen, ob die Ureteren von Carcinom ergriffen sind oder nicht. Es steht fest, daß Ureteren durch Carcinommassen hindurchgehen können, ohne von Carcinom ergriffen zu sein. Ihre Wand scheint eine auffallende Widerstandsfähigkeit gegen Carcinom zu haben. Kommt also der Urinstrahl nur träge oder gar nicht aus der Uretermündung heraus, oder findet der Ureterkatheter in der parametranen Gegend einen Widerstand, so ist damit nicht gesagt, daß der Ureter carcinomatös und der Fall inoperabel sein müßte. Merkwürdigerweise geht das Collumcarcinom selten aufs Rectum über. Ist das Rectum nicht allzu sehr am Carcinom beteiligt, so würde ich darin keine Gegenindikation der Operation sehen.

Der allgemeine Zustand einer Patientin kann die Operation verbieten, starke Adipositas, die die Operation sehr zu erschweren pflegt, Diabetes, Kachexie. Sehr erwünscht wäre es, wenn man vor der Operation die Funktionstüchtigkeit des Herzens feststellen könnte. An Versuchen dazu hat es bei uns wie bei manchen anderen nicht gefehlt, aber Erkenntnis haben wir nicht gewonnen. Herzfehler sind an sich für die Operation nicht gefährlich, und da wir Frauen mit beschleunigtem und nicht immer regelmäßigem Pulse haben Operationen gut überstehen sehen, so kann auch dieser Befund die Operation nicht hindern. Wie später die Statistik zeigen wird, haben wir einige Frauen verloren, deren Sektion Herzerkrankungen ergeben hat. Klinisch sind sie aber vor der Operation nicht festzustellen gewesen.

Bis zum Jahre 1919 ist das Alter der Patientinnen bei der Indikation zur Operation nicht berücksichtigt worden. Seitdem haben wir die Grenze im allgemeinen auf das 65. Lebensjahr festgesetzt, weil wir gesehen haben, daß Frauen über dieses Alter hinaus die Operation schwer ertragen.

Meinen klinischen Darlegungen liegt mein Material aus meiner Tätigkeit in Jena vom 1. 10. 1904 bis 31. 12. 1909 und meiner Tätigkeit in Berlin vom 1. 10. 1910 bis 31. 3. 1922 zugrunde, also aus einer Zeit von 16 Jahren 9 Monaten, und zwar sind in den angegebenen Zeiten in Jena 181 und in Berlin 619 abdominale Carcinomoperationen ausgeführt worden.

Die Operabilität der Fälle ist in Jena 82%, in Berlin vom 1. 10. 1910 bis 31. 12. 1912 81,1% gewesen.

Von da an kann ich keine zuverlässigen Zahlen der Operabilitätsprozente mehr angeben. Mit dem zunehmenden Material hat die genaue Kontrolle aller zugehenden Carcinomfälle nachgelassen. Viele Fälle, die zur Operation bestimmt worden waren, haben sich dem ärztlichen Rate nicht gefügt und sich der Behandlung entzogen. Mit Beginn der Bestrahlungstherapie sind auch operable Fälle bestrahlt worden. In einer großen Stadt wie Berlin mit seinen vielen Kliniken und Gynäkologen kommen nicht selten Fälle, die durch viele Hände gegangen sind und schließlich in desolatem Zustande versuchen, ob sie nicht noch Hilfe erhalten können, oder es kommen Fälle, die bestrahlt worden, mit dem Erfolg nicht zufrieden, ungeduldig geworden sind und nun wissen wollen, was zu tun ist. Stehen sie an der Grenze der Operabilität, so kann man sie nicht weiter bestrahlen, weil man nicht wissen kann, wieviel Strahlenenergie sie schon bekommen haben, und zum Operieren wird man nicht sonderlich geneigt sein, weil bestrahlte Fälle häufig technisch schwierig und unbefriedigend zu operieren sind. Wie soll unter diesen Umständen eine zuverlässige Operabilitätsstatistik gemacht werden?

Es mag genügen, wenn ich erkläre, daß ich in 20 Jahren meine Indikationsstellung nur wenig geändert habe und nur insofern, als die Beteiligung der Blase am Carcinom die Operation ausschloß, und daß in den letzten Jahren mehr die Neigung zunahm, Fälle, deren Operabilität zweifelhaft war, der Bestrahlung zu unterwerfen.

## Die Operationen.

### Die abdominale radikale Operation des Collumcarcinoms (Wertheim).

W. A. Freund hat im Jahre 1878 die erste abdominale Entfernung eines carcinomatösen Uterus vorgenommen. Diese Methode hat sich aber nicht eingeführt, sie ist vielmehr durch die vaginale Totalexstirpation des carcinomatösen Uterus nach Czerny (1879) ersetzt worden, die für die nächsten 20 Jahre die fast ausschließlich angewandte Operation geworden ist. Es hat zwar nicht an Versuchen gefehlt (Riess, Rumpf u. a.), die abdominale Carcinomoperation entsprechend den Grundsätzen und Erfahrungen der Chirurgie an Carcinomen anderer Körperteile auszugestalten, sie radikaler zu machen durch Entfernung der Parametrien und der regionären Lymphdrüsen; aber erst den systematischen Bemühungen Wertheims ist es zu danken, daß die abdominale Operation des carcinomatösen Uterus zu einer wissenschaftlich wohlbegründeten und von Vielen angenommenen Operationsmethode geworden ist.

Zum Verständnis der radikalen Operation soll die Abb. 108 dienen, die die Lymphbahnen und regionären Lymphdrüsen des Uterus, der Adnexe und der Scheide darstellt.

### Die Vorbereitung des Carcinoms.

Mit wenigen Ausnahmen sind alle Collumcarcinome auf der Oberfläche geschwürig zerfallen. Sie sitzen voll von Bakterien, sind fibrinös eitrig belegt und sie bedrohen so die Operationswunden mit Infektion. Deshalb ist das Bestreben des Operateurs begreiflich, diese Gefahr zu beseitigen oder sie wenigstens möglichst zu vermindern, indem er das Carcinom desinfiziert. Das Carcinom wird zur Operation vorbereitet. Wir haben zu Beginn unserer operativen Krebsbehandlung dies sehr gründlich und tagelang vorher getan, alles Entfernbare mit dem scharfen Löffel abgekratzt, das Carcinom mit Alkohol und Sublimatlösung abgerieben, die Scheide mit desinfizierender Gaze, Dermatol-, Airol-, Xeroformgaze ausgestopft, den Tampon einen halben, auch einen Tag liegen lassen, dann wieder mit 1%iger Sublimatlösung gespült und so mehrere Tage lang versucht, durch wiederholte Anwendung von Desinfizientien die

Carcinomoberfläche möglichst keimfrei zu machen. Nachdem ich einmal eine Sublimatvergiftung bei dieser Behandlung gesehen hatte, ist das Sublimat als Desinficiens nicht mehr verwandt worden, und bald sind wir auch von der tagelangen Vorbereitung abgekommen, weil sie nur Zeit gekostet und nichts genützt hat. Dann haben wir eine sehr gründliche Vorbereitung direkt vor der Operation vorgenommen. Das Carcinom wurde abgelöffelt und mit dem Paquelin gründlich verschorft. Soll die Verschorfung

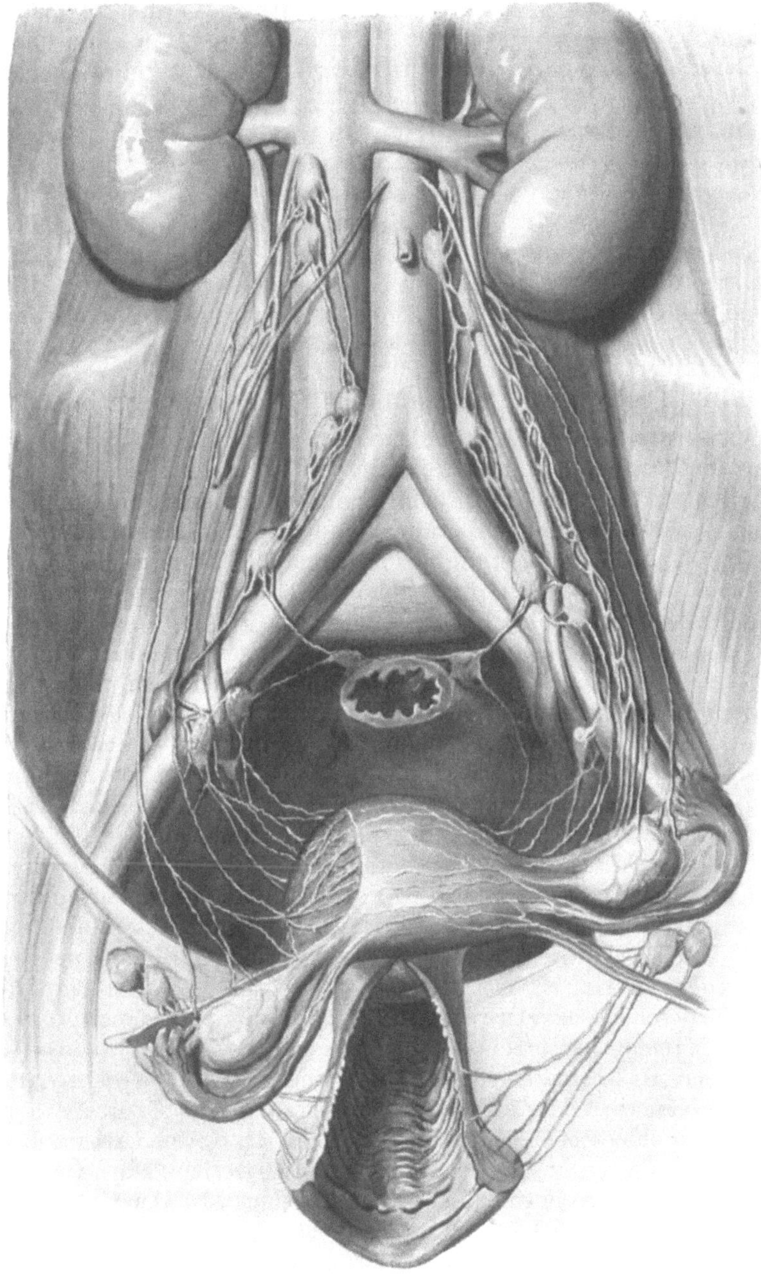

Abb. 108. Die Lymphbahnen und Lymphdrüsen des Uterus, der Adnexe und der Scheide: Die Lymphbahnen, die vom Collum uteri ausgehen, münden in die Glandulae hypogastricae, dann in die Glandulae iliacae und schließlich in die Glandulae lumbales. Die Lymphbahnen des Corpus uteri und der Adnexe führen zu den Glandulae lumbales. Die Lymphbahnen des unteren Scheidenabschnittes gelangen zu den Inguinaldrüsen.

gründlich sein, so kostet sie Zeit, und da sie schmerzhaft ist, also nicht ohne Narkose ausgeführt werden kann, so verlängert sie eine Allgemeinnarkose oder verkürzt die zeitbeschränkte Lumbalanästhesie für die eigentliche Operation. Das sind erhebliche Nachteile dieser Behandlung, und da sie nichts genützt hat, so ist sie aufgegeben worden.

Wenn ich schreibe „nichts genützt", so meine ich damit, daß alle gründlichen Vorbereitungen des Carcinoms die primären Heilresultate nicht verbessert haben. Deshalb ist die Vorbereitung immer einfacher geworden. Sitzen auf dem Carcinom virulente Bakterien, dann sitzen sie auch in der Tiefe. Vernichtet man sie außen, so trifft man noch lange nicht die in der Tiefe liegenden. Man kann überhaupt mit keinem Mittel und mit keinem Verfahren lebendiges Gewebe keimfrei machen. Glücklicherweise sind virulente Bakterien selten. Meist handelt es sich nur um Fäulnisbakterien oder um Bakterien, die in ihrer Giftigkeit geschwächt sind.

Man darf sich also ruhigen Gewissens begnügen, vor der Operation die zerfallenen Massen mit einem scharfen Löffel abzukratzen und dann die Scheide mit Alkohol zu reinigen. Die abgekratzten Carcinomflächen bluten bald mehr, bald weniger, je nach der Ausbreitung und der Art des Carcinoms, bei großen Blumenkohlgewächsen, die man abgelöffelt hat, stark, bei kleinen Carcinomen weniger. Gegen diese Blutung stopft man die Scheide mit einer desinfizierenden Gaze aus, die liegen bleibt, bis die Scheide bei der Operation von obenher eröffnet wird.

## Die Technik der abdominalen Carcinomoperation.

Der Leib wird mit einem Fascienquerschnitt eröffnet. Seit 18 Jahren wird ausschließlich der Fascienquerschnitt benutzt. In Berlin ist nur ein einziges Mal ein Längsschnitt gemacht worden. Mit dem Längsschnitt habe ich angefangen und, um viel Raum zu gewinnen, die M. recti rechts und links an ihrem Ansatz am Schambein eingekerbt, dann den MACKENRODTschen queren Muskelfascienschnitt und den Längsbogenschnitt gemacht. Alle diese Schnitte haben vor dem Fascienquerschnitt keinen Vorteil, aber den Nachteil einer schlechten Heilung.

Der Fascienquerschnitt wird etwa in der Höhe der Spinae anteriores superiores angelegt, 12—14 cm lang, und die Fascien werden weit nach oben und unten abgelöst. Wird er mit dem Rahmenspeculum soweit als möglich gespreizt, so gibt er viel Raum. Der Uterus wird mit einer Zange gefaßt und nach oben und einer Seite herüber gezogen, so stark das nur möglich ist. Steht der Operateur auf der rechten Seite der Frau, so läßt er den Uterus zu sich herüberziehen. Dann legt er an das linke Ligamentum suspensorium ovarii mit den Spermaticalgefäßen und an das Ligamentum rotundum zwei Klemmen (Abb. 109) und durchschneidet das Gewebe zwischen ihnen, soweit es von ihnen gefaßt wird. Die Klemmen sollen an dem Ligamentum suspensorium ovarii nicht zu tief greifen, sonst könnte der Ureter mitgefaßt und durchschnitten werden. Nach Durchschneidung der Ligamente zwischen den Klemmen werden diese auseinandergezogen, so daß das intraligamentäre Gewebe sichtbar wird (Abb. 110).

Das gleiche geschieht auf der rechten Seite. Die unterbundenen Adnexe mit den Stümpfen der Ligamenta rotunda können nun an der Vorderseite des Uterus mit den langgelassenen Unterbindungsfäden zusammengeknüpft werden, damit sie aus dem Wege sind. Nun wird das linke Parametrium (wenn der Operateur rechts steht) entfaltet, indem geschlossene Schere und Pinzette das Gewebe stumpf auseinander drängen. Nicht der Ureter wird gesucht, sondern die Uteringefäße. Die Uteringefäße müssen anatomisch klar vorliegen. Bei diesem Vorgehen wird der Ureter ohne weitere Bemühung sichtbar. Er liegt dem hinteren, jetzt medial gedrängten Blatte des Ligamentum latum auf und wird von den Uteringefäßen gekreuzt. Wer zweifelhaft ist, erkennt ihn an den feinen Gefäßchen, die seine Oberfläche überziehen, und erkennt er ihn auch dann noch nicht, so soll er den Strang, den er für den Ureter hält mit einer Pinzette leicht quetschen, worauf der Ureter mit peristaltischen Bewegungen reagiert.

Die Uteringefäße werden an der Ursprungsstelle aus den hypogastrischen Gefäßen mit einer Klemme gefaßt, und zum Schutze gegen eine retrograde Blutung eine zweite Klemme so daneben gelegt, daß gerade Raum bleibt, um die Gefäße zu durchschneiden. (In den Abb. 111 u. 112 ist die zweite Klemme nicht angelegt, um das Bild nicht unübersichtlich zu machen.) Liegen Arteria und Vena uterina zusammen und wie gewöhnlich die Vene unter der Arterie, so werden sie gemeinsam abgeklemmt. Liegen sie auseinander, dann muß jedes Gefäß für sich abgeklemmt werden. Die am Gefäßstumpf liegende Klemme wird nach Durchschneidung der Gefäße sofort durch eine lose Catgutligatur ersetzt. Mit der medianwärts liegenden Klemme wird das zum Uterus ziehende Gefäßstück angezogen, wodurch der Ureter ein gutes Stückchen weiter sichtbar wird. Der Ureter selbst wird nicht angerührt.

Der Operateur wechselt jetzt seinen Platz. Stand er auf der rechten Seite der Frau, so tritt er auf deren linke Seite, unterbindet rechts die Uteringefäße und legt den Ureter frei, genau so wie vorher auf der linken Seite.

Sind die Uteringefäße beider Seiten unterbunden und beide Ureteren frei, dann wird der Uterus genau median gelegt und nach oben gezogen. Das Blasenperitoneum wird mit der Pinzette aufgehoben und das Peritoneum an der Umschlagsstelle von Blase zum Uterus quer durchtrennt (Abb. 113). Die Blase wird von der Cervix median nur so weit abpräpariert, daß die Grenzen zwischen Blase und Cervikalwand deutlich werden. Der Operateur steht noch auf der linken Seite der Frau. Er läßt jetzt den Uterus nach links herüberziehen, um die Blase auch seitlich vom Uterus abzupräparieren und den Ureter bis zu seiner Mündung in die Blase frei zu bekommen. Dieser Teil der Operation ist der anatomisch interessanteste und technisch gefährlichste; denn dabei ist die Gefahr der Ureterverletzung und Blasenverletzung nicht gering, besonders wenn das Gewebe um den Ureter entzündlich oder carcinomatös verändert ist. In der Abb. 114 ist gut zu sehen, was für Gewebe über dem Ureter liegt. Man muß wissen, wie der Ureter verläuft. Bis zur Kreuzungsstelle mit den Uteringefäßen verläuft er gerade, dann wird er durch das Anziehen des Uterus nach der Seite und oben hin mitgenommen, und er verläuft dann in einem Bogen aufwärts und medianwärts, dicht dem Uterus anliegend. Mit der Pinzette wird die Blasenwand in die Höhe gehoben und das parametrane Gewebe über dem Ureter durchtrennt. Dabei werden 1—2 Venen angeschnitten, die sofort unterbunden werden. Nun wird meist der Ureter schon sichtbar. Man geht mit dem Schnitt noch seitlich weiter und löst dann den Ureter von seiner Unterlage an der Cervikalwand und vom medialen Blatt des Ligamentum latum ab, daß er auf 5 bis 6 cm — wenn nötig noch weiter — nach allen Seiten frei ist (Abb. 115). Der Ureter wird weiter verfolgt bis zur Blase, in die er tangential einmündet. Das geschieht alles mit Pinzette und Schere. Auch unter dem Ureter muß die Blase vom Parametrium frei gemacht werden. Hier werden dann die Scheidenblasenvenen sichtbar, die anzuschneiden man sich hüten soll. Der Operateur wechselt jetzt seinen Platz und operiert in gleicher Weise auf der linken Seite. Ist er hier fertig, so ist dann die Lage so, wie die Abb. 116 zeigt. Beide Ureteren sind frei. Die Blase ist von der Cervix, von der vorderen Scheidenwand und seitlich von den Parametrien so weit nach unten freipräpariert, als es der einzelne Fall verlangt. Nun wird der Scheidentampon von untenher entfernt, die Scheide von oben quer eröffnet und der vordere obere Scheidenwundrand mit einer Zange (Collin und Muzeux) gefaßt. Durch das Scheidenloch hindurch wird die hintere Scheidenwand mit einem langen zweischneidigen Messer quer durchschnitten (Abb. 117 u. 118), der hintere uterinwärts liegende Scheidenwundrand mit einer Zange gefaßt und angezogen. Mit einem Stieltupfer, der durch die vordere Scheidenöffnung zwischen den Querschnitt der hinteren Scheidenwand geführt wird, wird das Rectum von dem oberen Teil der hinteren Scheidenwand abgedrückt. Nun werden, nachdem die Scheide ringsum durchschnitten worden ist, die Scheidenwundränder mit 2—3 Collinschen Zangen zusammengefaßt, so daß die

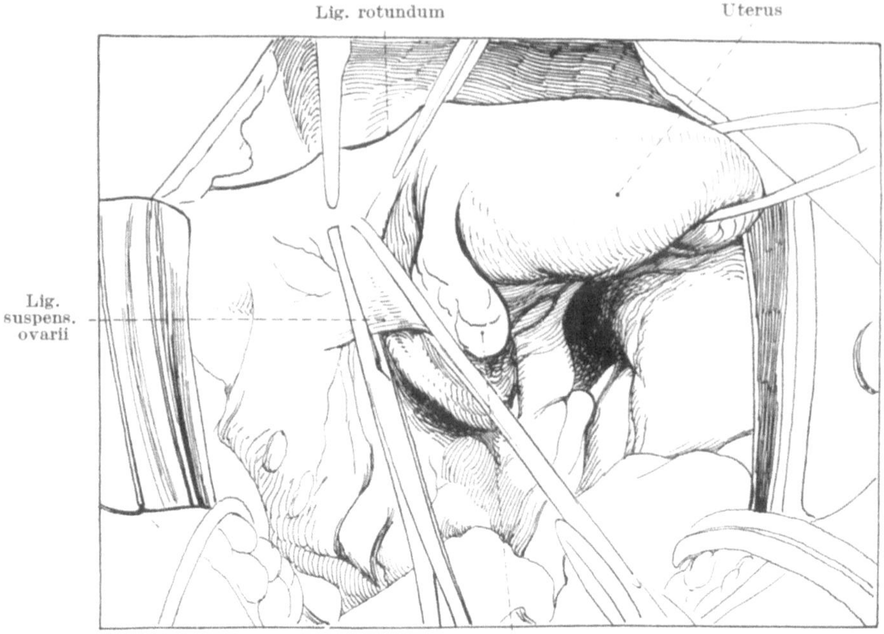


Abb. 109a.

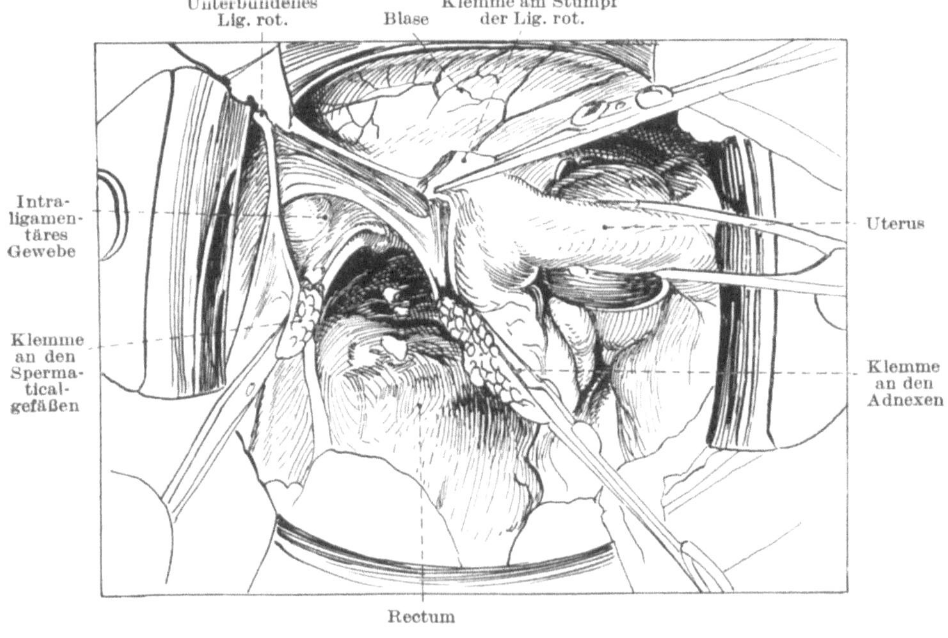


Abb. 110a.

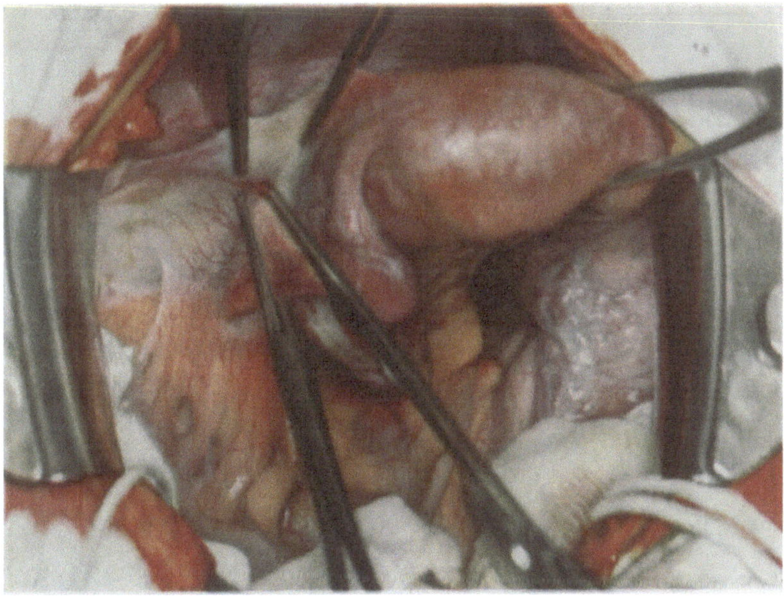

Abb. 109 b. Abdominale Carcinomoperation. Der Uterus ist mit einer Zange gefaßt und stark nach rechts angezogen, damit sich die linken Ligamente spannen. Am Ligamentum suspensorium ovarii mit seinen Spermaticalgefäßen und am Ligamentum rotundum liegen je zwei Klemmen, zwischen denen das Gewebe durchschnitten werden soll.

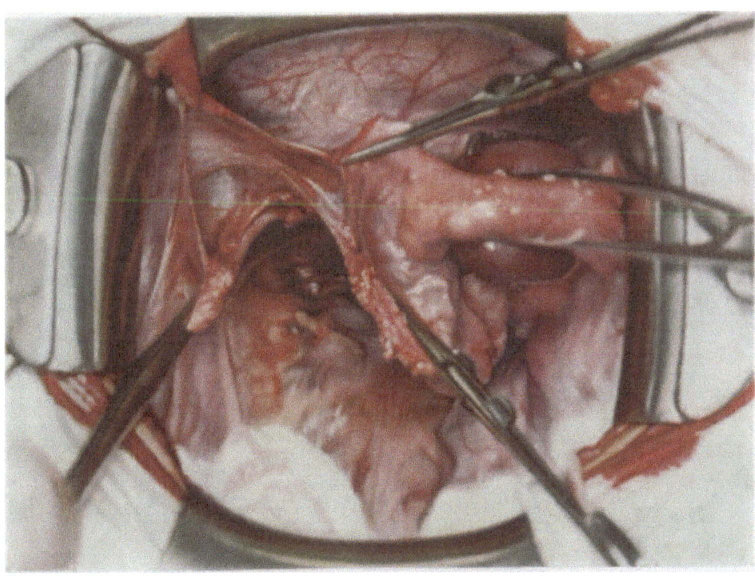

Abb. 110 b. Abdominale Carcinomoperation. Der Uterus ist nach rechts gezogen. Die Ligamente sind zwischen den Klemmen durchschnitten. Die Klemmen sind auseinandergezogen und das intraligamentäre Gewebe offen. Die laterale Klemme am Ligamentum rotundum ist durch eine Ligatur ersetzt.

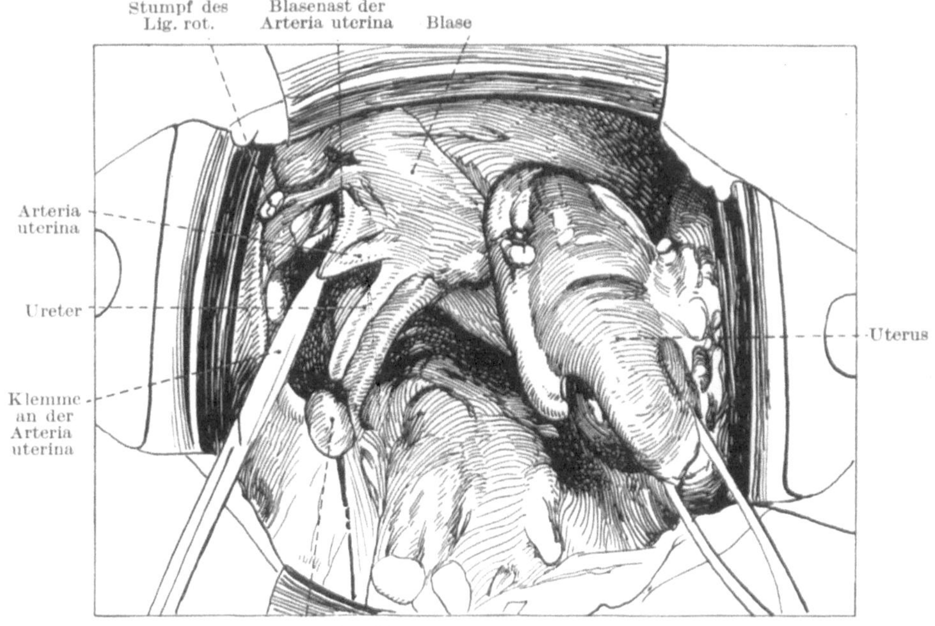


Abb. 111a.

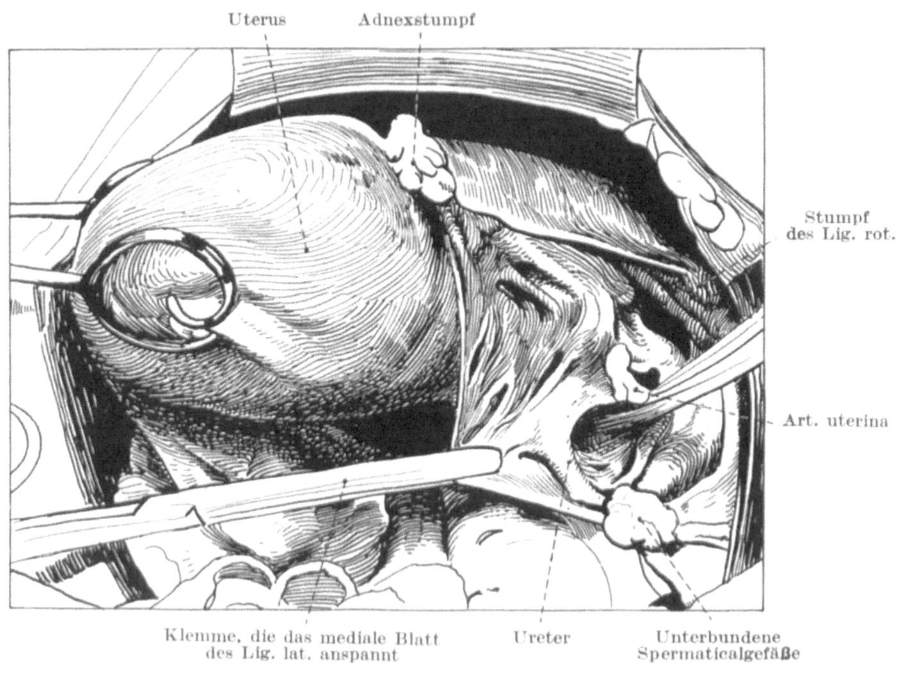


Abb. 112a.

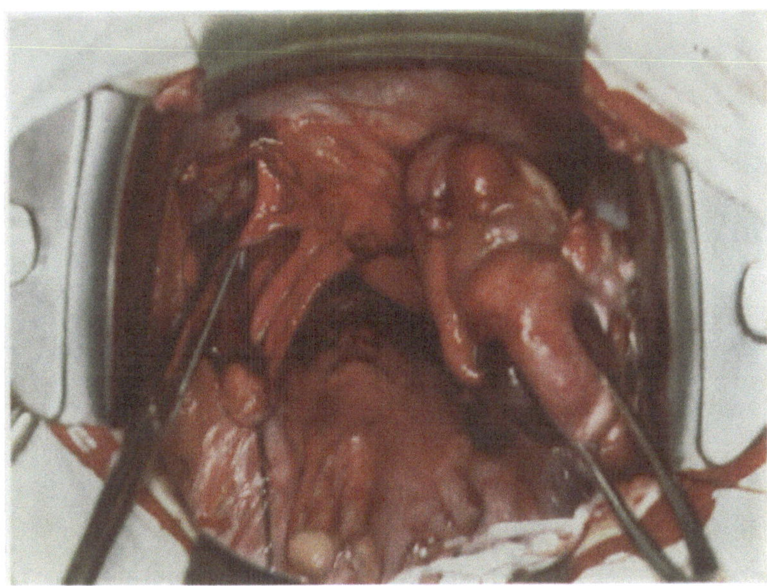

Abb. 111 b. Abdominale Carcinomoperation. Der Uterus ist nach rechts gezogen. Im entfalteten linken Ligamentum latum ist die Uterina sichtbar, an deren Ursprung eine Klemme liegt. Zum Uterus zieht die Arteria uterina und nach vorn ein Blasenast. Auf dem medialen Blatt des Ligamentum latum liegt der Ureter. Am Spermaticalgefäßbündel ist der lang gelassene Unterbindungsfaden sichtbar.

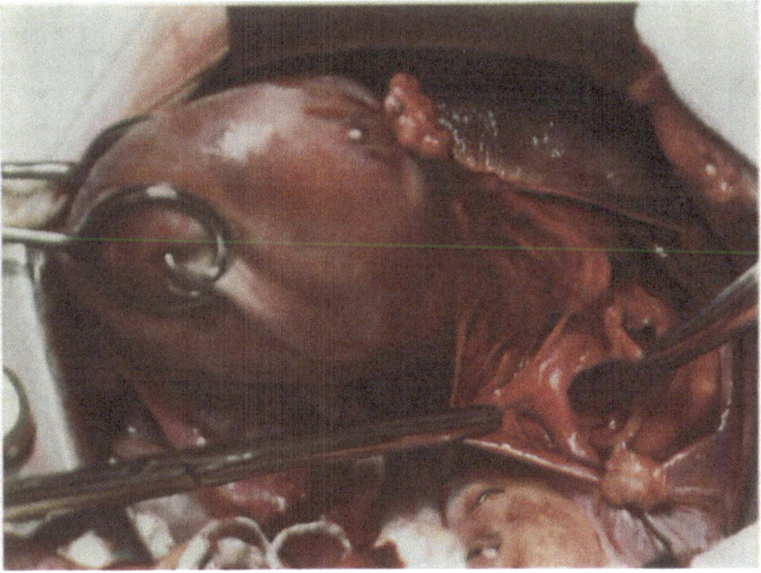

Abb. 112 b. Abdominale Carcinomoperation. Der Uterus, dessen rechte Adnexe entfernt sind, ist nach links gezogen und mit einer Klemme das mediale Blatt des Ligamentum latum zur Demonstration des Lagebildes angespannt. Auf ihm liegt der Ureter, der sich nach vorne im parametranen Gewebe verliert; über ihn weg zieht geschlängelt die Uterina, die hart an ihrer Ursprungsstelle mit einer Klemme gefaßt ist.

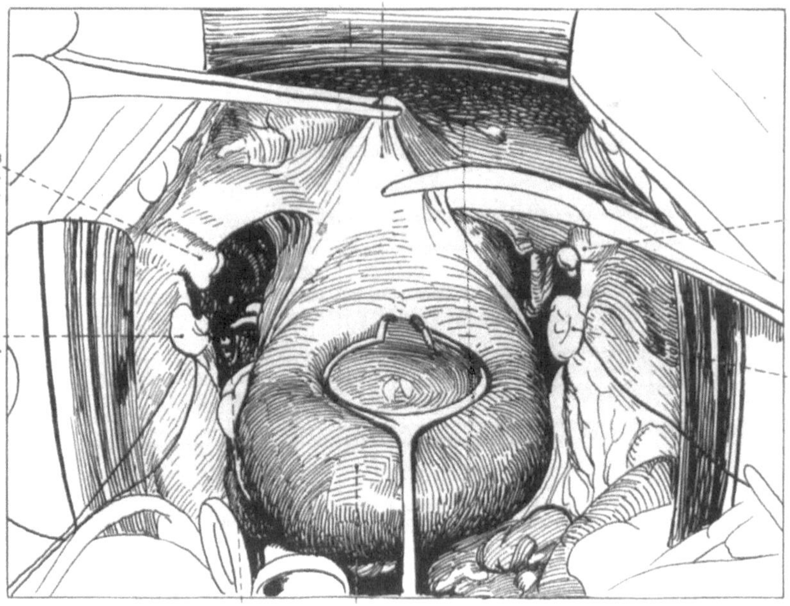

Blasenperitoneum
Stumpf des linken Lig. rotundum
Stumpf des rechten Lig. rot.
Stumpf der linken Spermaticalgefäße
Stumpf der rechten Spermaticalgefäße
Klemme am Uterusstumpf der Uteringefäße
Uterus


Abb. 113a.

Vordere Cervixwand
Blase
Stumpf des rechten Lig. rot.
Uterus
Ureter
Stumpf der rechten Spermaticalgefäße
Rechte Adnexe
Klemme, die das parametrane Gewebe über dem Ureter anspannt


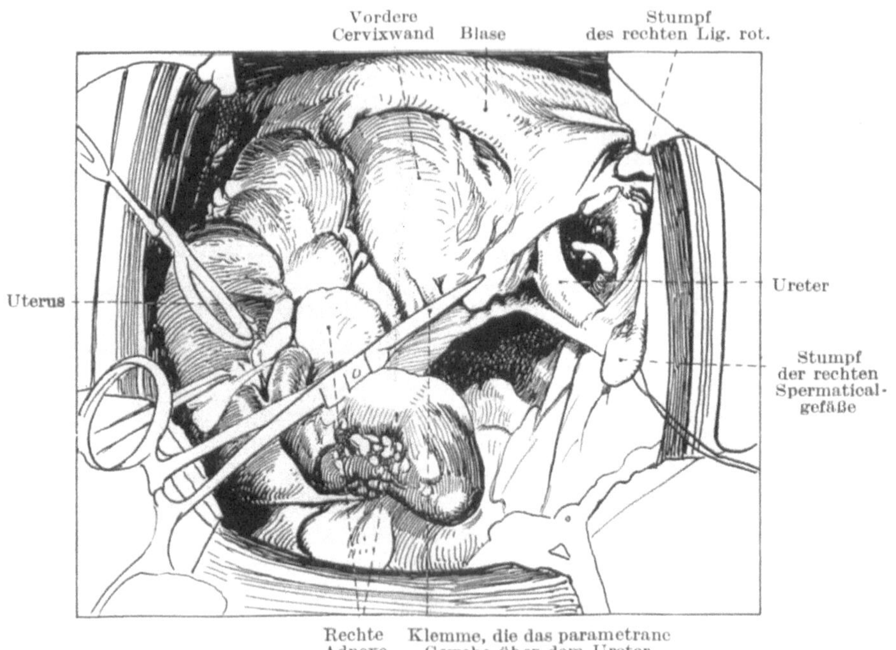

Abb. 114a.

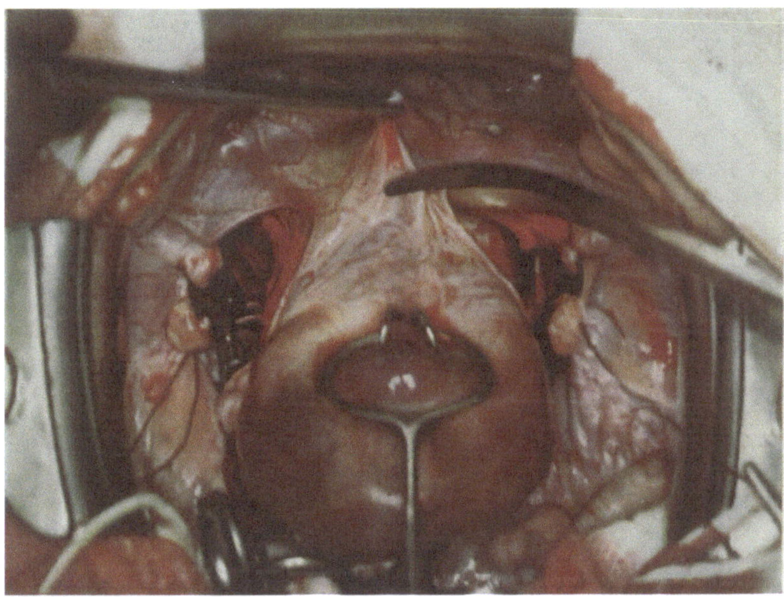

Abb. 113b. Abdominale Carcinomoperation. Der Uterus ist median gelegt und nach oben gezogen, das Blasenperitoneum mit der Pinzette aufgehoben, das an der Umschlagsstelle von Blase zum Uterus mit der Schere quer durchtrennt wird.

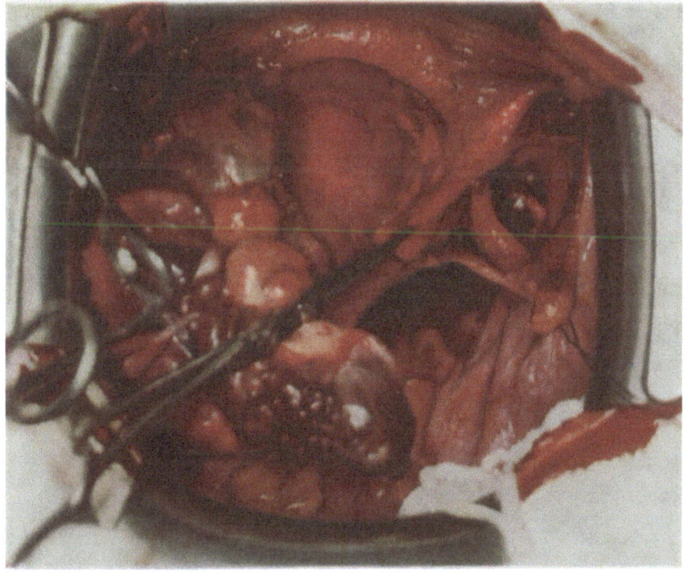

Abb. 114b. Abdominale Carcinomoperation. Der Uterus ist nach links herübergezogen. Auf seiner Vorderfläche liegen die zusammengeknüpften Adnexe. An den rechten Spermaticalgefäßen der langgelassene Unterbindungsfaden. Zwischen den Blättern des Ligamentum latum ist der Ureter sichtbar, vom medialen Blatte abpräpariert. Vorne ist die Blase als Wulst kenntlich, von der vorderen Cervixwand getrennt. Rechts zieht die Klemme parametranes Gewebe an, das sich von der Blase zur seitlichen Cervixwand hinzieht, und unter dem der Ureter verschwindet.

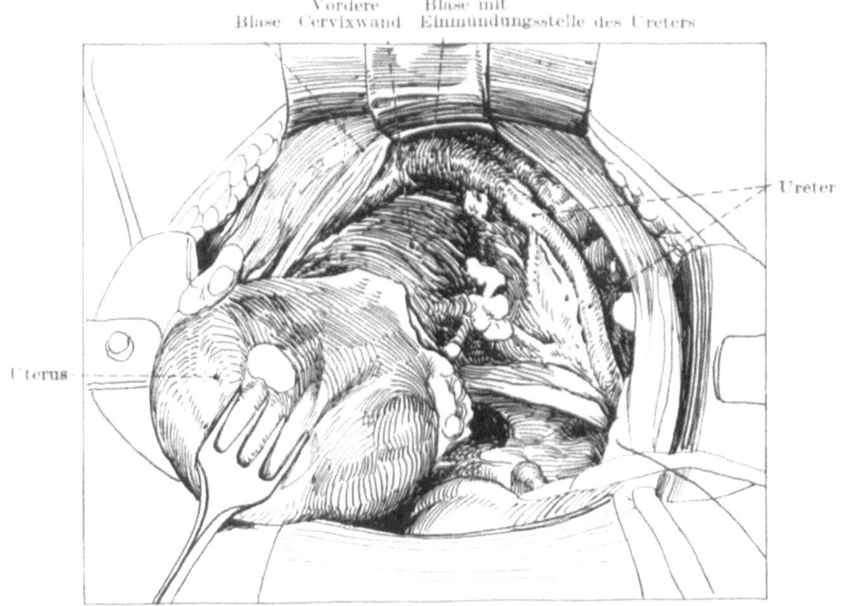


Abb. 115a.

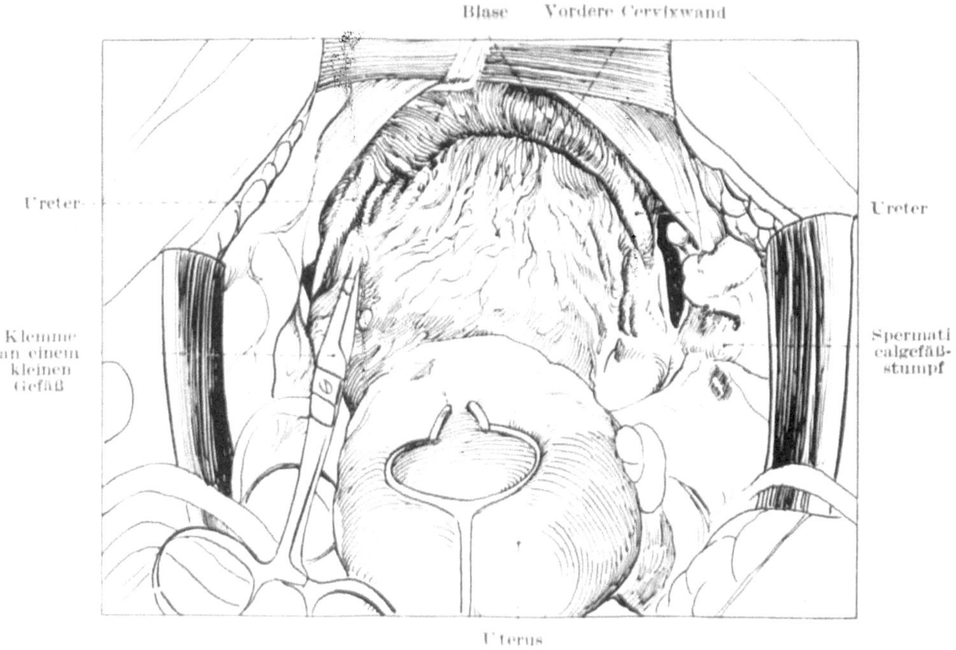


Abb. 116a.

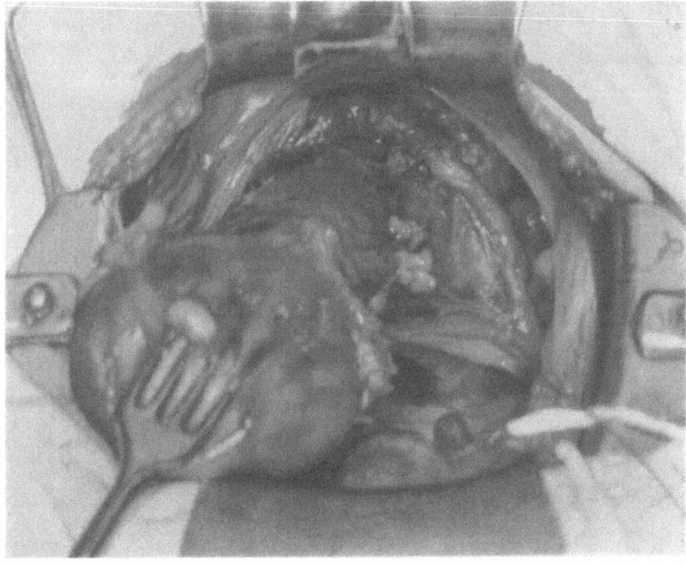

Abb. 115b. Abdominale Carcinomoperation. Der Uterus ist nach links und oben gezogen. Die Blase ist von der Cervix und Scheidenwand abpräpariert. Der Ureter ist bis an seiner Mündung in die Blase frei. Mit dem parametranen Gewebe, auf dem er liegt, ist er noch in Verbindung gelassen.

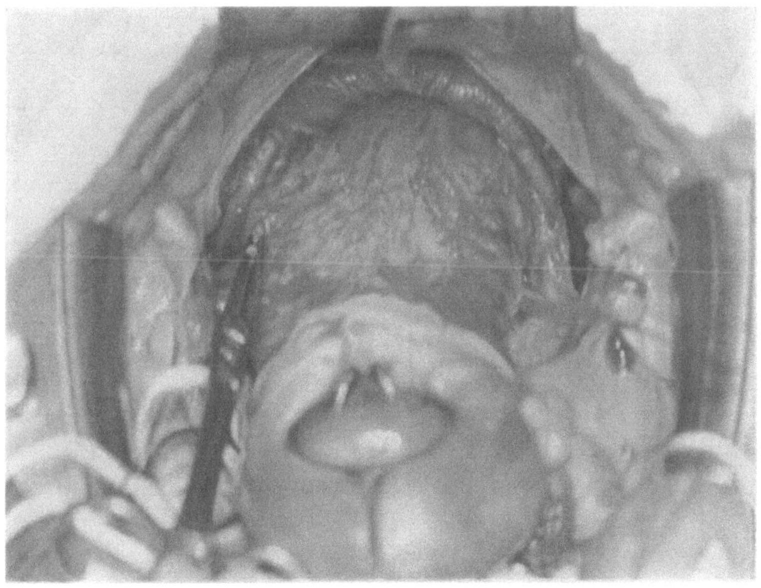

Abb. 116b. Abdominale Carcinomoperation. Der Uterus ist median gestellt und nach oben gezogen. Die Blase ist, von der vorderen Cervix- und Scheidenwand weit nach unten abpräpariert, das ist an der Entfernung zwischen Blasenwulst und peritonealem Wundrand an der vorderen Uteruswand kenntlich. Beiderseits sind die Ureteren bis zu ihrer Mündung in die Blase sichtbar. Links liegt eine Klemme an einem kleinen Gefäßchen.

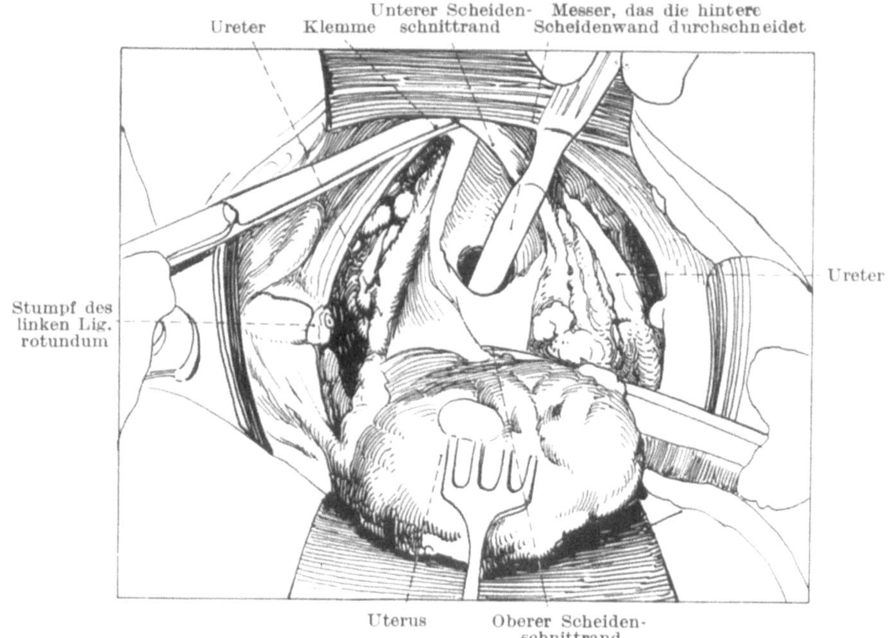


Abb. 117a.

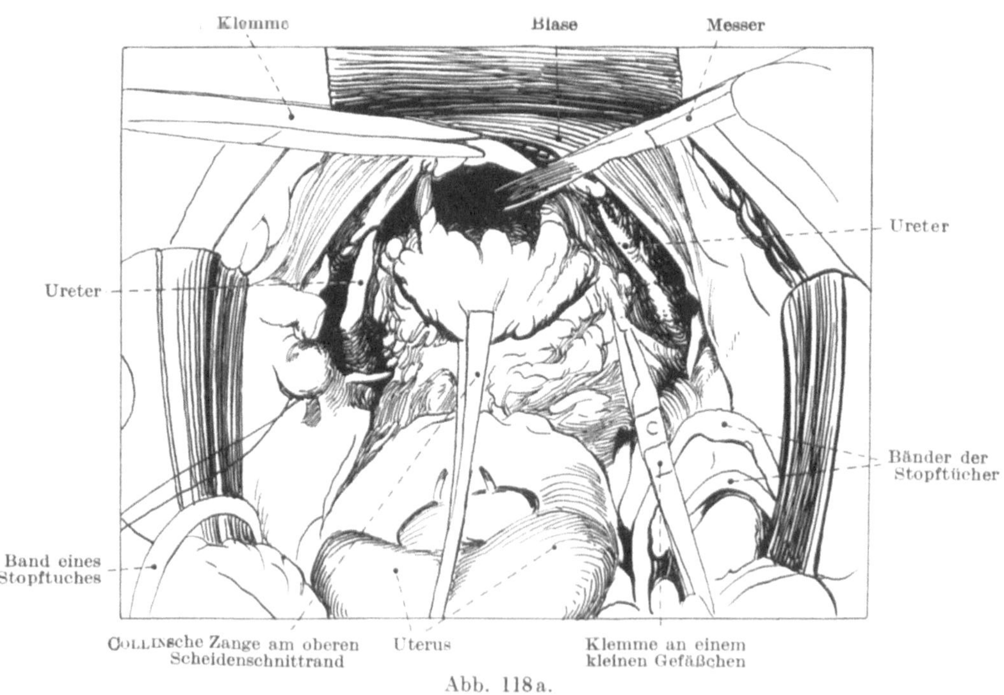


Abb. 118a.

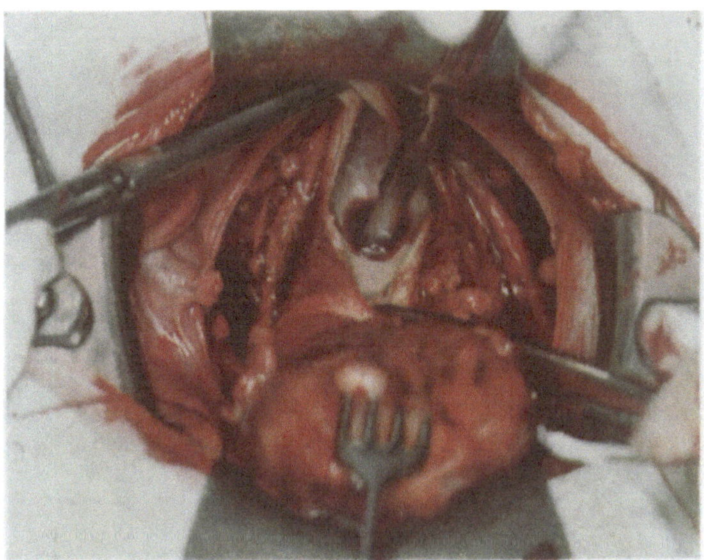

Abb. 117 b. Abdominale Carcinomoperation. Die vordere Scheidenwand ist quer durchtrennt. Eine COLLINsche Zange hält den oberen Scheidenschnittrand nach oben. Eine Klemme hat den unteren Scheidenschnittrand gefaßt. Mit dem Messer wird die hintere Scheidenwand quer durchschnitten.

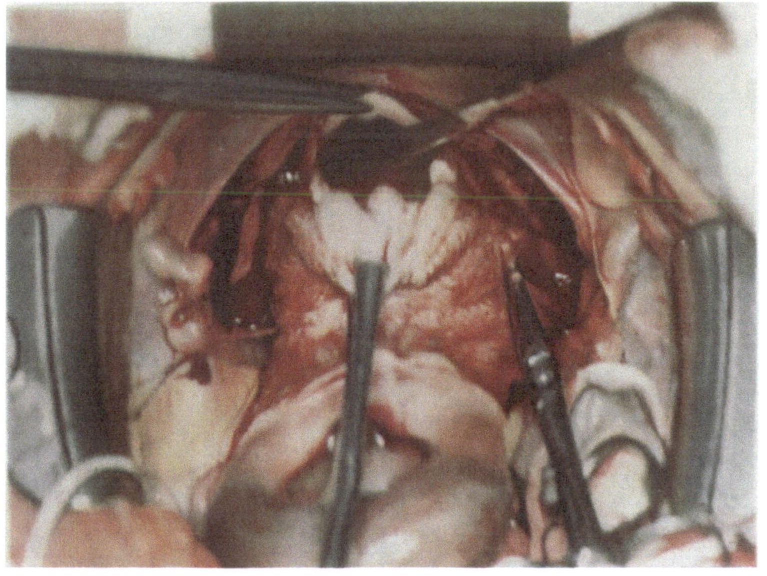

Abb. 118 b. Abdominale Carcinomoperation. Der gleiche Vorgang wie auf Abb. 117 b. Hier sieht man noch einen Teil der vorderen carcinomatösen Muttermundslippe.

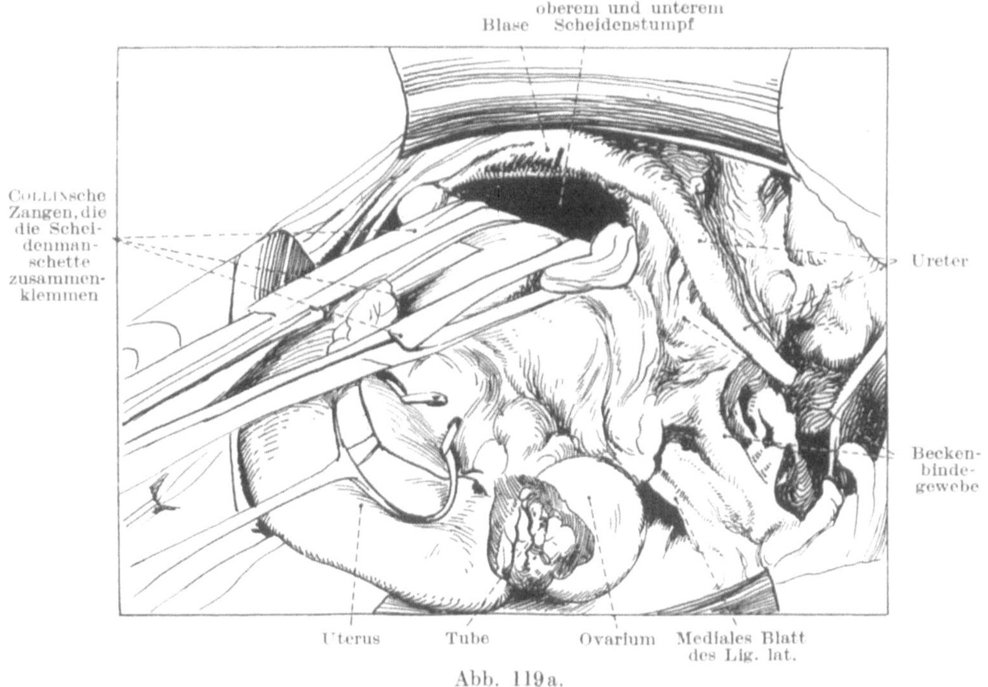


Abb. 119a.

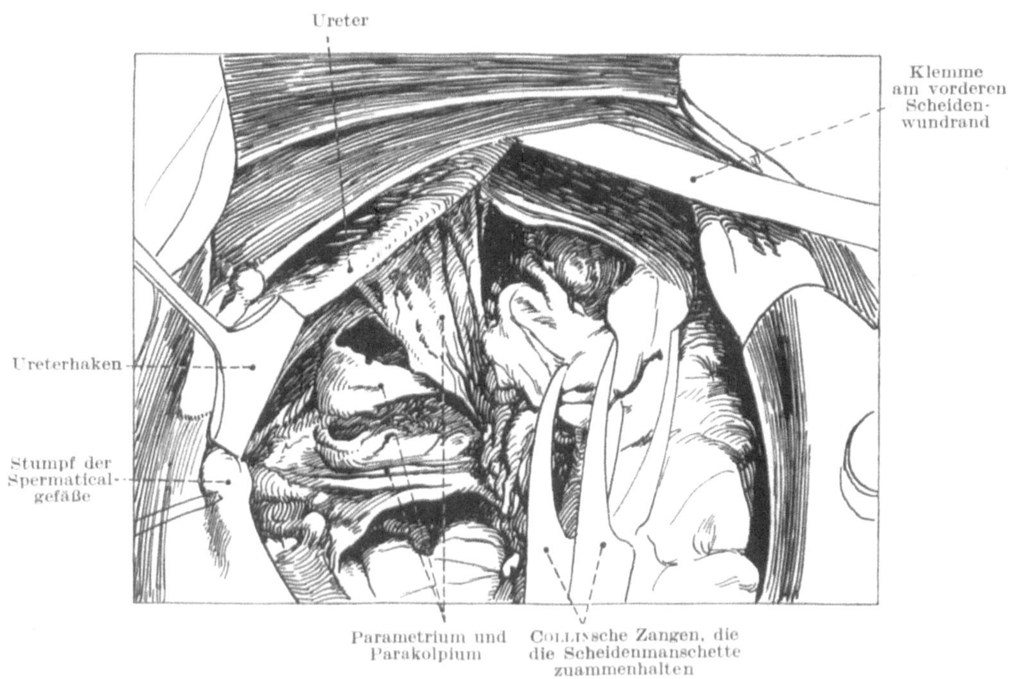


Abb. 120a.

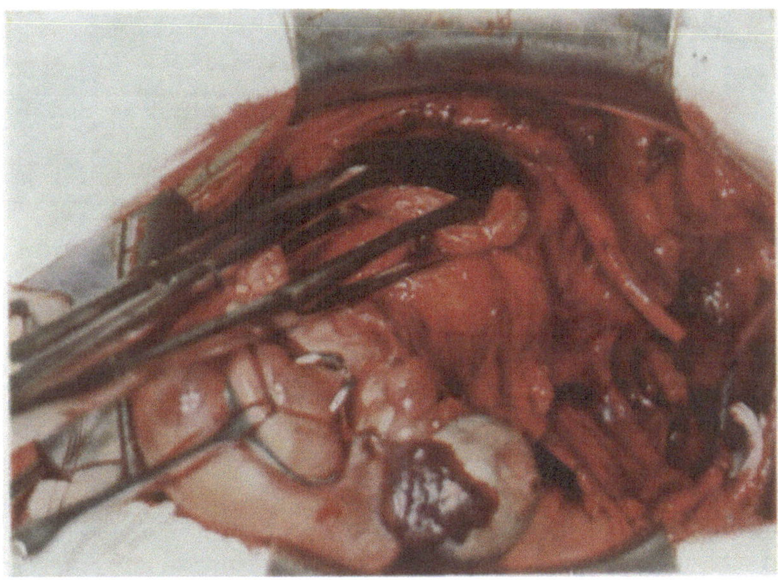

Abb. 119b. Abdominale Carcinomoperation. Vordere und hintere Scheidenwand sind mit drei COLLINschen Zangen zusammengeklemmt. Der rechte Ureter, mit dem Ureterhaken seitwärts gehalten, ist bis zu seiner Mündung in die Blase freigelegt. Das Beckenbindegewebe der rechten Beckenhälfte ist breit sichtbar.

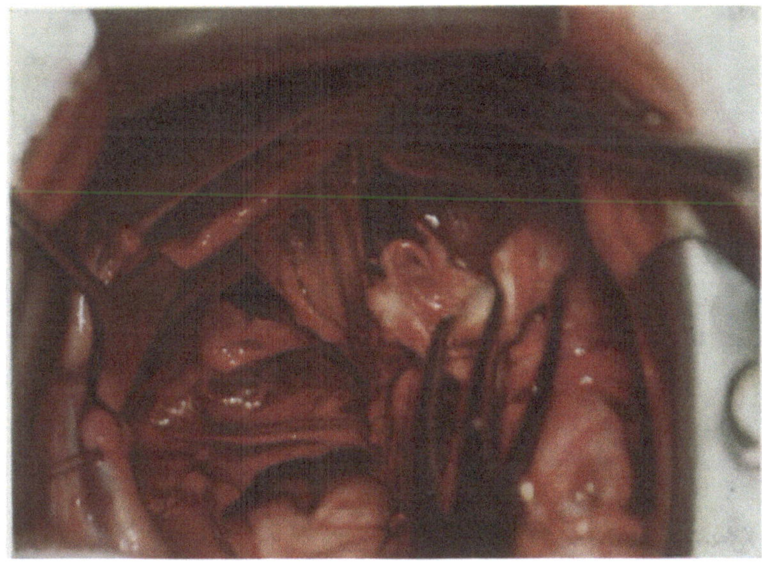

Abb. 120b. Abdominale Carcinomoperation. Vordere und hintere Scheidenwand sind mit 2 COLLINschen Zangen zusammengeklemmt und angezogen. Der linke Ureter wird mit dem Ureterhaken seitwärts gehalten. Das linke Parametrium und Parakolpium ist bis zur seitlichen Beckenwand sichtbar in drei deutlich getrennte Faserzüge gespalten. Symphysenwärts liegt eine Klemme an dem vorderen Scheidenwundrand, unter ihr das offene Scheidenrohr.

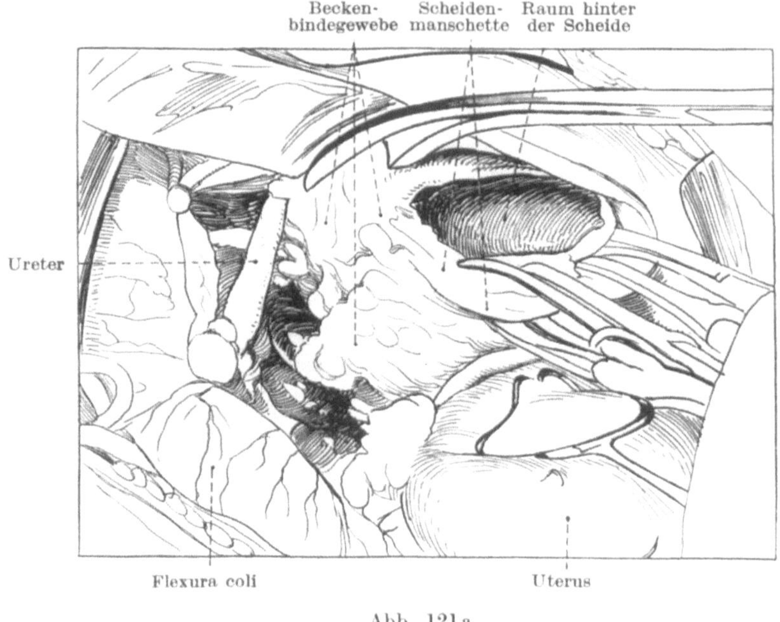


Abb. 121a.

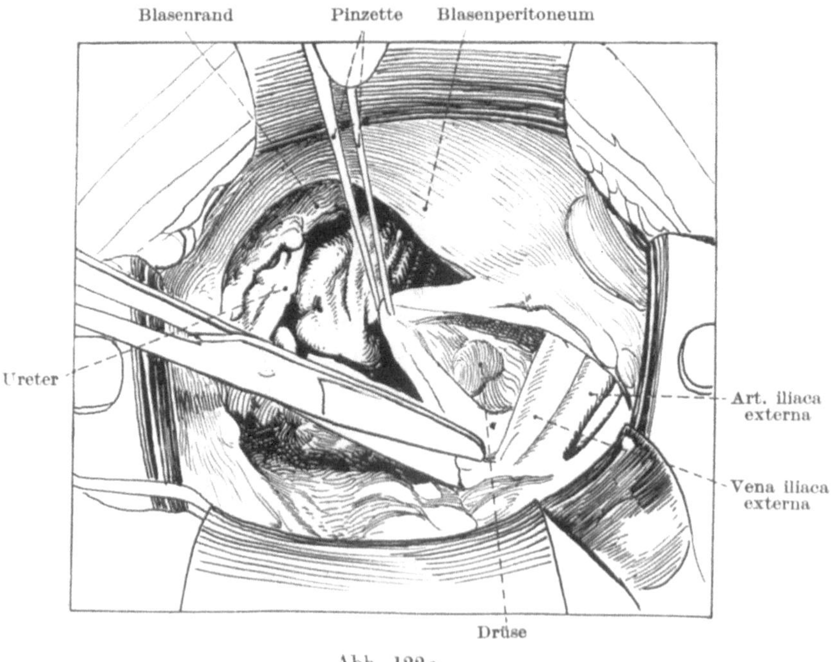


Abb. 122a.

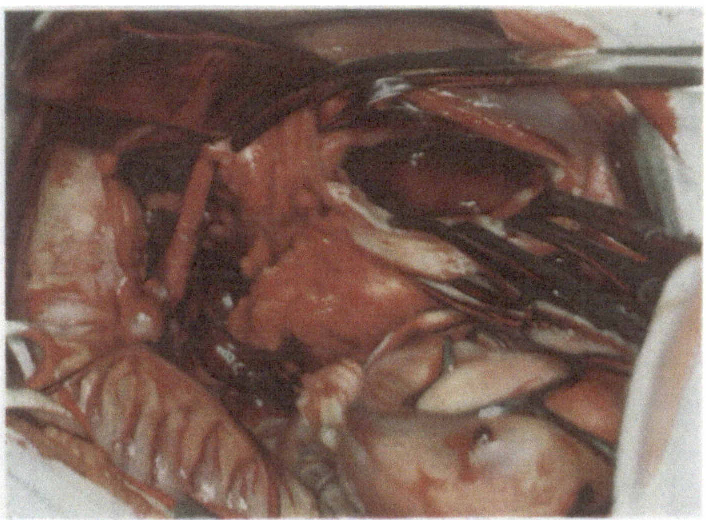

Abb. 121 b. Abdominale Carcinomoperation. Das Bild stellt die Schnittführung zur Exstirpation des Beckenbindegewebes dar. Vordere und hintere Scheidenwand sind mit 4 Zangen zusammengeklemmt und stark nach rechts gezogen, ebenso der Uterus, um das Bindegewebe zu spannen. Der linke Ureter wird mit einem Ekarteur nach oben und seitlich geschoben zum Schutze vor der Schere, die das Bindegewebe zu durchschneiden beginnt.

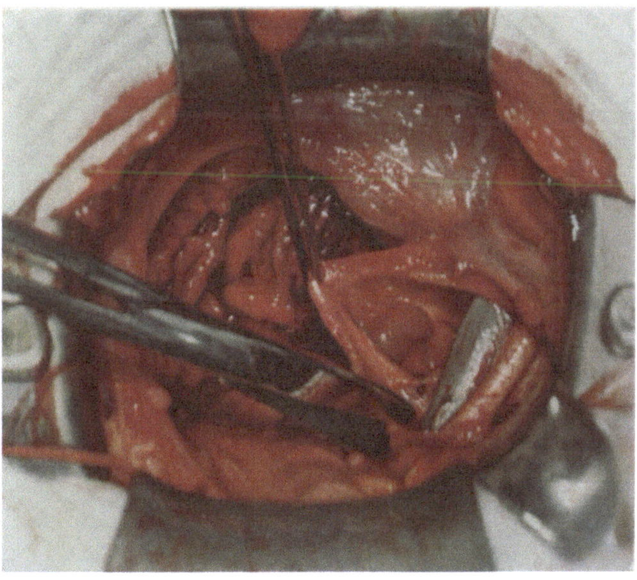

Abb. 122 b. Abdominale Carcinomoperation. Exstirpation des Bindegewebes aus dem Gefäßdreieck mitsamt den Drüsen. Freipräparieren der großen Gefäße.

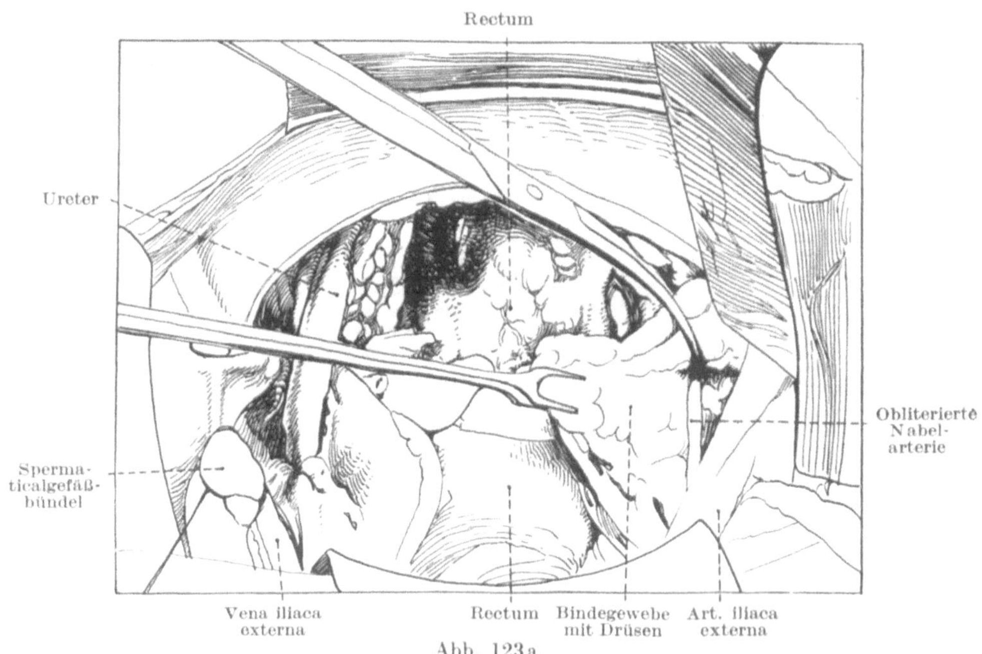


Abb. 123a.

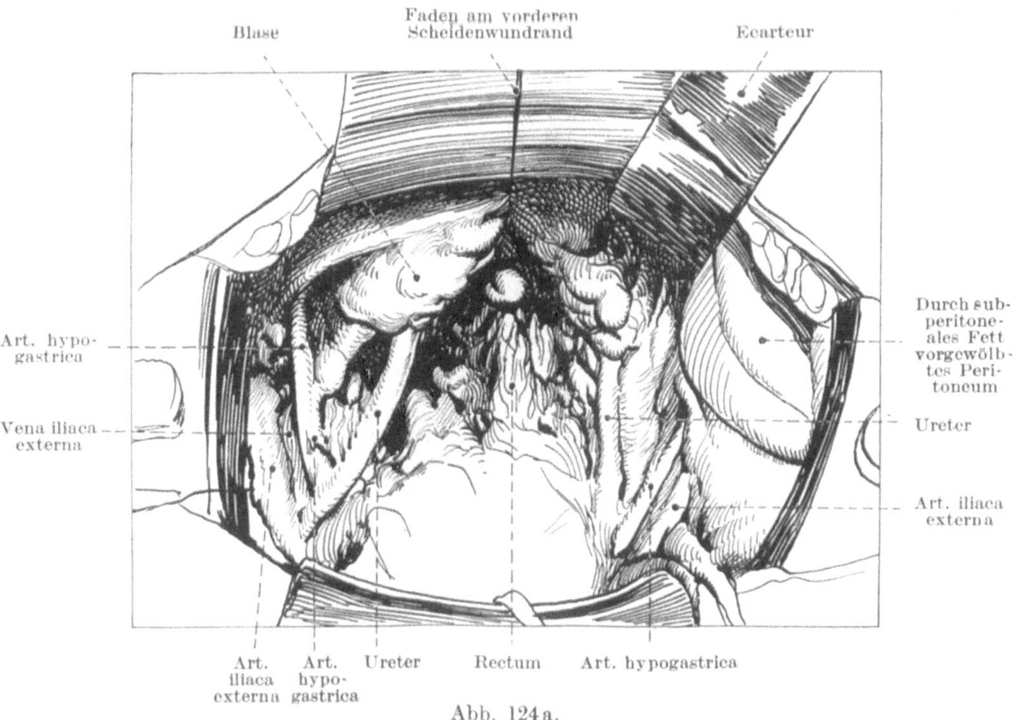


Abb. 124a.

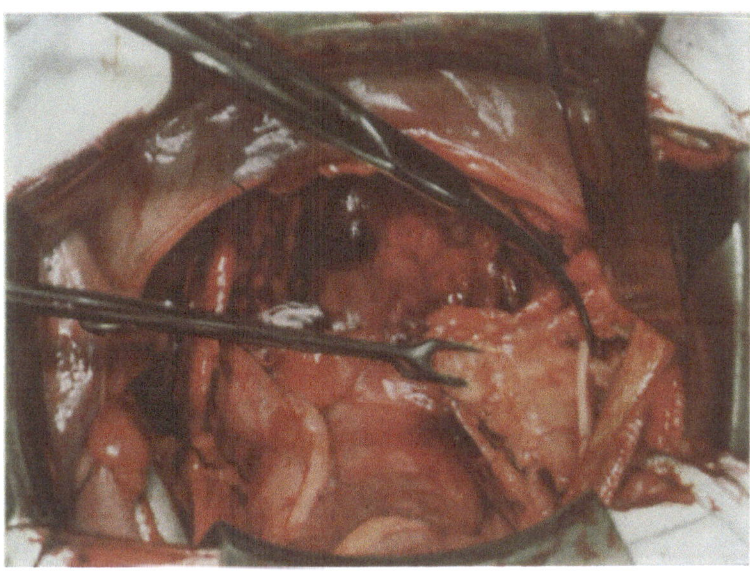

Abb. 123 b. Abdominale Carcinomoperation. Exstirpation des Bindegewebes mit den Drüsen aus dem Gefäßdreieck. Die Schere präpariert soeben das Gewebe von der obliterierten Nabelarterie ab.

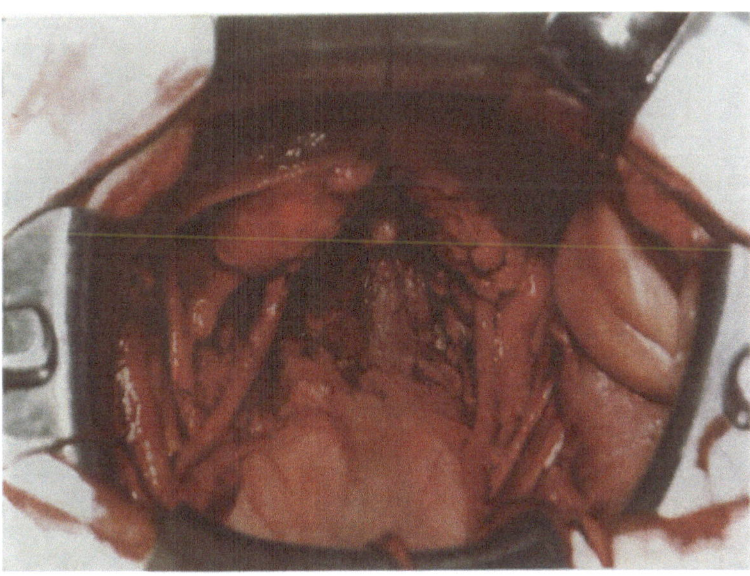

Abb. 124 b. Abdominale Carcinomoperation. Zustandsbild nach Exstirpation des Uterus und Ausräumung des Beckens. Die große Tiefe des Operationsgebietes kommt in der Photographie nicht ganz zum Ausdruck. Sie wäre nur durch eine stereoskopische Aufnahme darzustellen.

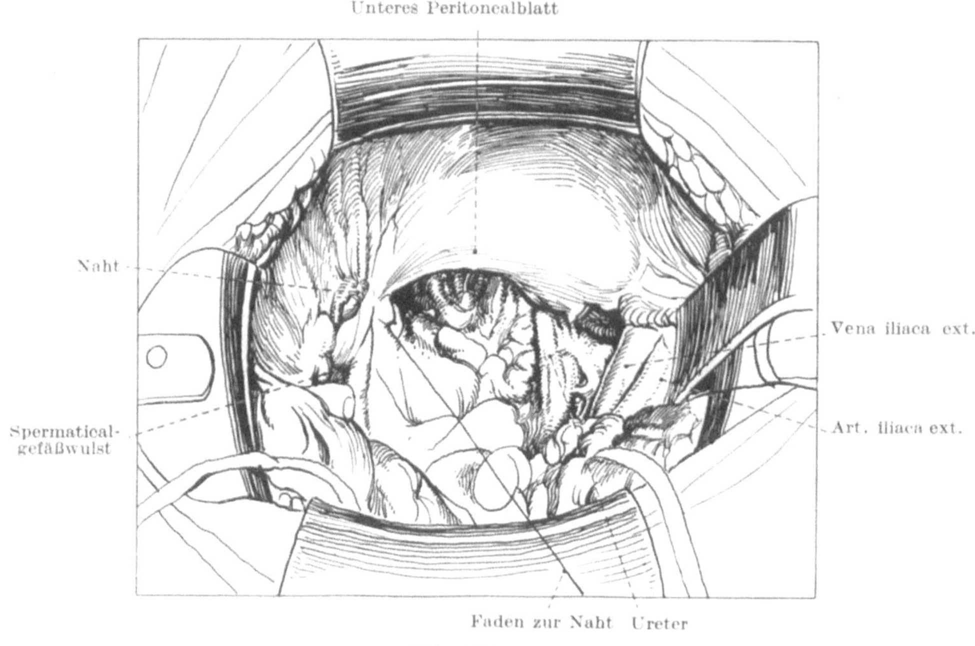


Abb. 125a.

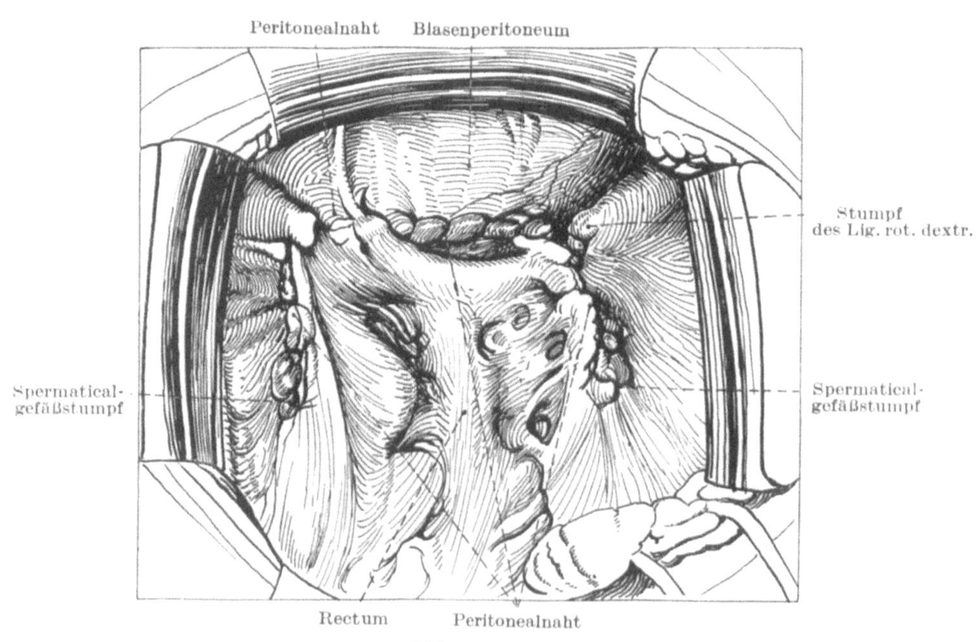


Abb. 126a.

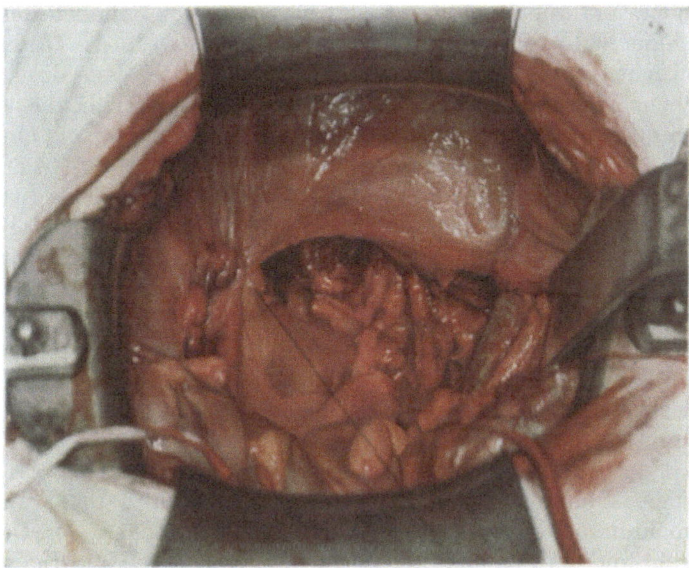

Abb. 125b. Abdominale Carcinomoperation. Die Wundhöhle wird mit Peritoneum zugedeckt. Von dem linken unterbundenen Spermaticalbündel beginnend, wird der untere Peritonealwundrand mit dem oberen durch eine fortlaufende Catgutnaht vereinigt. Zum kleinen Teil ist die Naht fertig, rechts davon ist die Wundhöhle noch offen, mit dem Ureter und den großen Gefäßen.

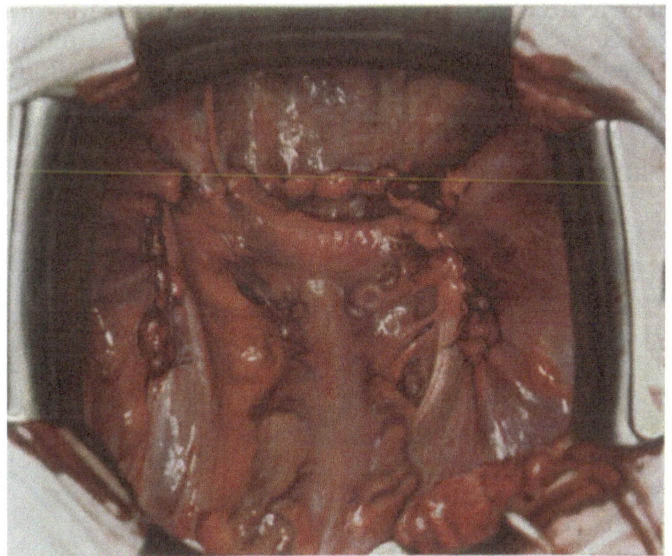

Abb. 126b. Abdominale Carcinomoperation. Die vollendete Peritonealnaht. Die Wundhöhle ist vollständig gedeckt.

Scheidenmanschette verschlossen ist (s. Abb. 119 u. 120). Wird jetzt die zusammengeklemmte Scheide angezogen und der Ureter mit dem Ureterhaken (Abb. 120) zur Seite gehalten, so kommt das ganze Parametrium und Parakolpium zu Gesicht, wie es die Abbildungen veranschaulichen, und es liegt ganz im Belieben des Operateurs, wieviel er wegnehmen will, wieweit seitlich und wie tief nach unten (Abb. 121). Nicht viele Gefäße brauchen dabei durchschnitten zu werden, eine Vene direkt an der seitlichen Scheidenwand, dann eine Vene weiter seitlich, die von der Blase kommt, ein bis zwei Venenäste, die zur Tiefe führen und eine Arterie zur Rectalwand (A. haemorrhoidalis). In der Douglasfalte verläuft meist nur ein ganz kleines Gefäß. Legt man sich die Gefäße durch streichende Bewegungen mit der Schere frei, so kommt man mit 3—4 Klemmen auf jeder Seite aus. Hat man die linke Seite fertig, so wechselt man wieder den Platz und tut das gleiche auf der rechten Seite. Hängt der Uterus nur noch an der Douglasfalte rechts, dann wird stets das Rectum mit in die Höhe gehoben, und man muß aufpassen, daß man nicht in das Rectum hineinschneidet, wenn das Peritoneum an der tiefsten Stelle des DOUGLASschen Raumes durchtrennt wird. Denn jetzt erst soll es durchtrennt werden.

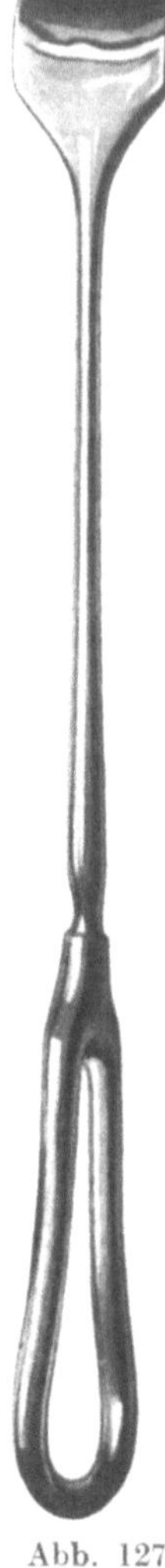
Abb. 127. Ureterhaken.

Alles spielt sich ab, ohne daß der Operateur anders als von obenher ins Becken hineinsieht, er braucht seinen Kopf nicht zu drehen, um von hinten her zu sehen, was er durchschneidet. Der Uterus ist entfernt, und nun bleiben nur noch die Drüsen zur Entfernung übrig. Der Operateur bleibt, da er mit der Operation auf der rechten Seite stehend angefangen hat, links stehen. Zieht er jetzt den Stumpf des Ligamentum rotundum mit einer Klemme an und die Spermaticalgefäße mit dem langgelassenen Unterbindungsfaden, so macht er sich die Gefäßgegend frei. Er faßt mit einer Pinzette das Gewebe über der Arteria iliaca externa und präpariert die großen Gefäße bis zu ihrer Teilungsstelle an der Iliaca communis frei (s. die Abbildungen 122 u. 123) und geht präparatorisch in den Gefäßwinkel, der von den äußeren und inneren Iliacalgefäßen gebildet wird, aus dem er das ganze Gewebe herausholt. Dabei wird der Nervus obturatorius und die obliterierte Nabelarterie frei. All das kann ohne jede Blutung ausgeführt werden. Das gleiche geschieht auf der linken Seite. Das Bindegewebe um die großen Gefäße und im Gefäßdreieck wird in jedem Falle herausgeholt, ganz gleich, ob vergrößerte Drüsen da sind oder nicht.

Wir haben also folgende Operationsphasen hinter uns:

Der Operateur fängt rechts von der Patientin stehend an.

1. Unterbindung der Vasa permatica und des Ligamentum rotundum links, dann rechts.
2. Unterbindung der Uteringefäße links und Freilegung des linken Ureters.

Der Operateur wechselt den Platz.

3. Unterbindung der Uteringefäße und Freilegung des rechten Ureters.
4. Durchtrennung des Peritoneums über der Blase quer und Präparation der Blase von der Cervikalwand nach unten.
5. Vollständige Freilegung des rechten Ureters.

Der Operateur wechselt wieder den Platz.

6. Vollständige Freilegung des linken Ureters.
7. Durchtrennung der vorderen und hinteren Scheidenwand, Abschieben des Rectums und Zusammenklemmung der Scheidenmanschette über der Portio.
8. Resektion des linken Parametriums und Parakolpiums.

Der Operateur wechselt den Platz.

9. Resektion des rechten Parametriums.

10. Entfernung des Gewebes mit den Drüsen von den großen Gefäßen und aus dem Gefäßdreieck rechts.

Der Operateur wechselt den Platz.

11. Entfernung des Gewebes mit den Drüsen von den großen Gefäßen und dem Gefäßdreieck linkerseits.

Es ist klar, daß sich die Reihenfolge der Manipulationen von rechts nach links und von links nach rechts ändert, wenn der Operateur links neben der Patientin stehend anfängt.

Die Wundversorgung ist sehr einfach. Mit einem Instrument (Abb. 128) wird von obenher ein Gazestreifen durch die Scheide nach außen geführt und die Scheide in ihrem oberen Teil locker ausgefüllt (Abb. 129). Die Gaze wird nicht weiter gelegt als bis zum Scheidenende, nicht in die Wundräume des Beckens hinein.

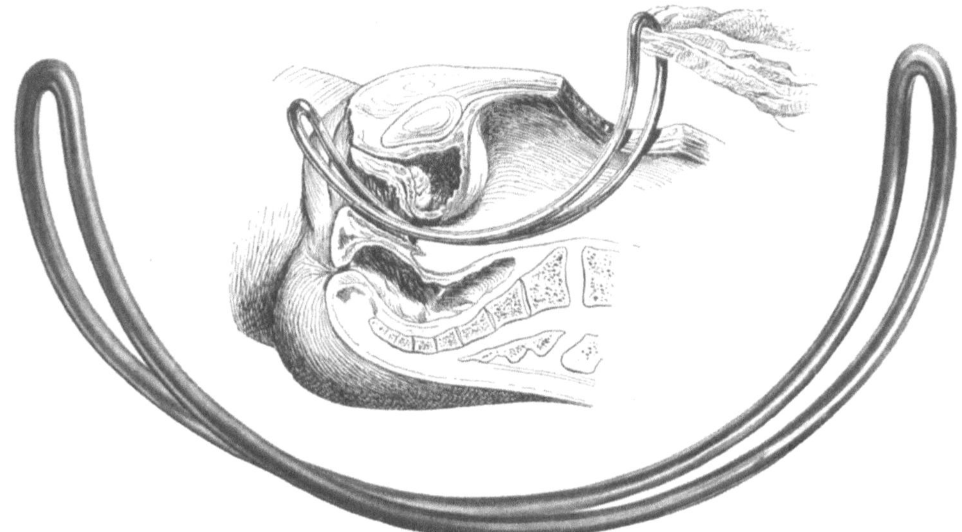

Abb. 128 u. 129. Drainführer und wie mit dem Drainführer die Gaze von oben her in die Scheide geführt wird.

Die Wundräume werden mit Peritoneum zugedeckt, indem das vordere Peritonealblatt mit dem hinteren durch fortlaufende Catgutnaht vereinigt wird (Abb. 125 u. 126).

Diese Operationsmethode steht bei uns seit 12 Jahren fest. Wesentliche Änderungen sind nicht mehr vorgenommen worden, und sie ist so einfach, als die an sich anatomisch und technisch komplizierte Operation überhaupt werden kann, die in 30—50 Minuten mit einem sehr geringen Blutverlust auszuführen ist. Sie ist das Ergebnis mancherlei Versuche, die 5 Jahre gedauert haben. Ich habe anfangs Wert darauf gelegt, rings um den Uterus und die Vagina alles Gewebe, wenn möglich in Zusammenhang mit den Drüsen abzupräparieren, um als letzten Akt der Operation nur noch die Vagina durchschneiden zu müssen, mit dem Gedanken, die keimhaltige Vagina mit dem keimhaltigen Carcinom bis zum Schlusse der Operation geschlossen zu halten und so die Infektionsgefahr von da aus zu vermindern.

Dies Verfahren hat besondere Gefahren, die die erwarteten Vorteile nicht aufgewogen haben. Geht man, wie wir es damals gemacht haben, nach Unterbindung der Uterina und Freilegung des Ureters in die Tiefe, so kommt man auf die gefüllten Venen, die von der Scheide, Blase und dem Uterus aus zur Vena hypogastrica ziehen.

Werden sie verletzt ohne vorherige Abklemmung, was bei aller Sorgfalt häufig geschieht, so kann eine starke venöse Blutung auftreten, die das Operationsfeld überschwemmt und unübersichtlich macht. Sie ist schwer zu stillen, weil die Venen an der seitlichen Beckenwand unbeweglich sind, weiterreißen können, wenn sie mit Klemmen gefaßt werden, weil lose Ligaturen in der Tiefe und Enge des Operationsfeldes schwer anzubringen sind und Umstechungen neue Blutungen machen können, wenn sie durch benachbarte Venen hindurchgehen. Alle diese Gefahren werden vermieden, wenn nach der oben beschriebenen Weise operiert wird.

Auch die Wundversorgung war früher nicht so einfach wie jetzt.

Um die Beckenbindegewebswunde zu verkleinern und um Blasenstörungen vorzubeugen, wurde das Peritoneum der Blase an die vordere Scheidenwand und das hintere Peritoneum an die hintere Scheidenwand angenäht und darüber noch das Peritoneum mit fortlaufendem Catgutfaden geschlossen. Die seitlichen Beckenbindegewebswunden wurden mit Gaze drainiert, die tagelang liegen blieb. All das ist unnötig und kann das Gegenteil von dem, was man wünscht, zur Folge haben, nicht eine raschere und glattere, sondern eine längere und kompliziertere Heilung. Die eingelegte Gaze hält die Wundflächen auseinander, bedingt vermehrte Sekretion und kann Blase und Ureterenwände nekrotisieren. Das Ziel jeder Operation soll möglichste Einfachheit sein, besonders einer Operation, die so wie so schon viel Zeit erfordert, mancherlei technische Schwierigkeiten hat und nicht ungefährlich ist. Das gilt schon für die einfachen Fälle mit Beschränkung des Carcinoms auf den Uterus, mit freien Parametrien, mit beweglichem Uterus. Sind aber die Fälle kompliziert, ist das Carcinom auf die Nachbarschaft übergegangen, ist der Uterus durch pelviperitonitische Verwachsungen oder durch straffe und infiltrierte Parametrien fixiert, dann nehmen die technischen Schwierigkeiten zu und damit die Gefahr des operativen Eingriffs. Nur der wird ihrer Herr werden, der sich schematisch an den Operationsweg hält, den er als den sichersten für die einfachen Fälle gewonnen hat, und der übersichtlich und anatomisch klar mit Schere und Pinzette operiert. Und dazu ist er oft gezwungen, was sich aus der folgenden Zusammenstellung unseres Berliner Materials ergibt, das zunächst nur die überlebenden Fälle betrifft (die Todesfälle werden besonders erwähnt werden[1])).

Von den 619 abdominalen Operationen war die Operation erschwert durch allgemeine Adipositas insbesondere der Bauchdecken in 4%, durch pelviperitonitische Verwachsungen des Uterus in 8,4%, durch entzündliche Adnextumoren in 12,8%, durch Pyometra in 0,8%, durch Ovarialtumoren in 1,4%, durch Myome in 2,1%, durch stark infiltrierte Parametrien in 8%, durch starke Blutungen aus großen Venengeflechten in 4,4%, durch starke Venenentwicklung überhaupt in 13,7%. Vergrößerte Drüsen auf einer oder beiden Seiten wurden in 52,3% gefunden. Die Drüsenausräumung war wegen fester Verwachsungen besonders schwierig in 1,7%, und in 1,3% sind die Drüsen carcinomatös zerfallen gewesen.

Die Blase saß der Cervix fest auf in 6,1%.

Ein Ureter war dilatiert durch Umschnürung des parametranen Gewebes in 2,7% (ein- und doppelseitig). (Hier sei nebenbei bemerkt, daß wir in 10 Fällen eine Verdoppelung eines Ureters gefunden haben.)

In 1,9% war der Uterus fest mit dem Rectum verwachsen und in der gleichen Prozentzahl waren carcinomverdächtige Knoten in der Rectalwand.

Im allgemeinen blutet es bei unseren Carcinomoperationen sehr wenig, weil die meisten Gefäße anatomisch freigelegt und prophylaktisch abgeklemmt werden. Die Blutungsgefahr kommt niemals von arteriellen Gefäßen, sondern stets von den venösen.

---

[1]) Alle die Carcinome des Uterus, der Vulva und der Scheide betreffenden statistischen Zusammenstellungen sind in mühevoller und gewissenhafter Arbeit von dem Assistenzarzt der Klinik, Dr. Wille, gemacht worden. Er hat sich damit meinen besonderen Dank verdient.

Bei aller Sorgfalt lassen sich stärkere Blutungen nicht immer vermeiden. Die Wurzeln der Venae hypogastricae sind in manchen Fällen sehr zahlreich und sie umspinnen Scheide und Blase in dichtem Netz. Es ist dann ganz unmöglich, jede einzelne Vene vor der Durchschneidung abzuklemmen. Ihre dünnen Wände reißen leicht ein, angelegte Klemmen reißen ab. An kurze Venenstümpfe in der Tiefe des Beckens sind freie Ligaturen schwer anzulegen, Umstechungen können in dicht daneben gelegene Venen geraten und neue Blutungen machen. All das macht die Venenblutungen so peinlich und die Blutstillung schwierig, doch sind wir stets mit der Blutstillung fertig geworden, und nur in 4 Fällen war es nicht möglich, einige Klemmen durch Ligaturen zu ersetzen. Sie blieben liegen und sind am zweiten Tage nach der Operation entfernt worden, ohne daß es nachgeblutet hätte.

Um schwerer Blutung Herr zu werden, darf man sich gelegentlich nicht scheuen, große Gefäße zu unterbinden. 6mal ist die Vena hypogastrica unterbunden worden, 3mal eine Arteria hypogastrica, einmal beide Arteriae hypogastricae.

Die Ablösung fest verwachsener Drüsen hat 16mal zur Verletzung der Vena iliaca externa geführt und 2mal zur Verletzung der Arteria iliaca externa. Die verletzte Vene ist entweder durch Naht oder durch wandständige Ligatur geschlossen worden (einmal ist sie unterbunden worden). Die verletzte Arterie ist einmal unterbunden worden und in einem Fall (wandständige Naht), der gestorben ist, hatte sich als Folge eine beginnende Gangrän des Fußes gezeigt. Nehmen wir zu diesen Fällen noch 2 Verletzungen der Vena iliaca externa und 3 Unterbindungen der Vena hypogastrica, die bei den Operationstodesfällen vorgekommen sind, so haben wir 33 Verletzungen und Unterbindungen großer Gefäße auf 619 Operationen = 5,3%. In Jena hatte ich 19 solcher Vorkommnisse auf 181 Operationen, also 10,5%.

Verwachsungen des Uterus mit dem Rectum, Beteiligung der Rectalwand am Carcinom machen Operationen am Rectum notwendig. Bei der Lösung des Uterus von der Rectalwand kommt es leicht zu oberflächlichen Verletzungen der Wand (9 Fälle). Carcinomknoten müssen aus der Wand ausgeschnitten werden (9 Fälle). Sorgfältige Naht der Wunden bringt sie zur Heilung. Einmal ist das Rectum wegen sekundärer, carcinomatöser Erkrankung reseciert und das obere Ende durch den After gezogen worden. Der Fall ist geheilt, 7mal wurde das Rectum unbeabsichtigt eröffnet und in zwei Fällen blieb eine Mastdarmscheidenfistel zurück, die am 7. Tage und 11. Tage aufgetreten ist.

Von den Nachbarorganen des Uterus ist der Harnapparat am meisten durch die Operation bedroht, entweder durch Nekrosen der Blasenwand und der Ureteren oder durch Verletzungen.

## Blase.

Die Blasenmuskulatur ist 10mal verletzt worden. Trotz sorgfältiger Vernähung sind 3mal Blasenscheidenfisteln entstanden, eine in den ersten Tagen, eine am 10., eine am 16. Tage post operationem.

10mal wurde die Blase eröffnet; durch die Naht ist 8mal eine Fistel vermieden worden, 2mal entstand trotz sorgfältiger Naht eine Fistel, eine am 10., eine am 11. Tage.

Ein Teil der Blasenwand wurde 11mal reseziert. Folge: drei Fisteln, eine in den ersten Tagen, eine am 8., eine am 14. Tage post operationem.

Wir haben also 5 Fisteln nach 20 unbeabsichtigten vollständigen und unvollständigen Verletzungen der Blasenwand.

Nehmen wir noch einen Fall von Blaseneröffnung bei den Todesfällen hinzu, so haben wir unter 619 Fällen 21 unbeabsichtigte Verletzungen der Blase, das wären 3,3%.

Bei meinem Jenenser Material ist der Prozentsatz höher, nämlich 14,4% unbeabsichtigte Verletzungen. In diesen beiden Prozentzahlen macht sich die vermehrte operative Erfahrung deutlich bemerkbar.

Im einzelnen verhält sich dieses Material so:

Die Blase wurde 22 mal unfreiwillig eröffnet, einmal wurde zur Schließung des Defekts der zu implantierende Ureter benutzt. Dieser Fall heilte vollkommen. In 11 Fällen hielten die vernähten Öffnungen, 10 mal kam es zu Fisteln. 4 mal wurde die Muskulatur der Blase in größerer Ausdehnung verletzt unter Erhaltung der Schleimhaut. Ein Fall davon starb im Kollaps. Die übrigen heilten ohne Fistelbildung. Die Resektion der carcinomatösen Blasenwand wurde 8 mal ausgeführt mit 3 Todesfällen, 3 Heilungen per primam und 3 Fisteln.

Wir sehen weiter aus dieser Zusammenstellung, daß die Naht von Blasenlöchern niemals sicher ist. Es mag sein, daß in früheren Fällen nicht ganz richtig genäht worden ist. Ich glaube, die Naht wird sicherer, wenn nicht durch die ganze Blasenwand durchgestochen wird, wie es früher geschah, sondern wenn die Blasenwände mit Vermeidung der Schleimhaut genäht werden. Bei den 22 Jenenser Fällen sind 10 Fisteln, bei den 20 Berlinern nur 5 Fisteln aufgetreten. Zum Teil mögen die mangelhaften Heilungen, die sich auch nach Blasenresektionen bemerkbar machen (Jena: 8 Resektionen mit 3 Fisteln. Berlin: 11 Resektionen mit 3 Fisteln) auf Ernährungsstörungen der Blasenwand zu beziehen sein, bedingt durch die ausgedehnte Ablösung der Blase von ihrer Unterlage. Ich bin früher der Meinung gewesen, daß die Blasenfisteln nur dann auftreten, wenn die Ernährung der Blase gefährdet worden sei durch Unterbindung der arteriellen Blasenäste, die von der Arteria uterina oder der Arteria hypogastrica ausgehen. Damit haben die Nekrosen aber gar nichts zu tun. Wir kümmern uns um diese Gefäße nicht und unterbinden sie ohne jede Rücksicht. Zu den Zeiten, wo wir sie sorgfältig geschont haben, sind die Blasennekrosen doch aufgetreten. Nekrosen der Blasenwand und Fisteln entstehen unausbleiblich dann, wenn bei der Ablösung der Blase von der Cervix die Blasenwand, wenn auch nur oberflächlich, verletzt wird. Die Verletzung braucht nicht bemerkt worden zu sein. So erkläre ich mir eine Reihe von Fällen, deren Krankenjournale nichts von einer Blasenwandverletzung aufzeichnen. Wir haben in Berlin 13 solcher Fälle gehabt, das macht auf 619 Fälle 2,1% aus, in Jena hatten wir 13 auf 181, also 7,2%. Auch diese Zahlen sprechen für den Fortschritt der Technik. Es kommt eben alles auf die schonende Präparation an, die auch dann möglich ist, wenn die Blase durch Carcinom oder entzündliche Veränderungen fest mit der Cervikalwand verbunden ist. Allmählich lernt man es, genau die Gewebsschicht zwischen Blase und Cervix zu finden und jede Verletzung der Blasenwand zu vermeiden. In den Berliner Krankengeschichten ist 28 mal ausdrücklich vermerkt, daß die Blase besonders fest mit der Cervix verbunden war, und in keinem einzigen Falle ist eine Fistel aufgetreten.

## Ureteren.

Eine der ersten Erfahrungen, die mit der abdominalen Carcinomoperation gemacht worden sind, war die Gefährdung der Ureteren. Nach typischer Operation sind Ureterfisteln aufgetreten, deren Ursache darin gesucht wurde, daß der auf lange Strecken freigelegte Ureter von seinen Gefäßen getrennt und in seiner Ernährung geschädigt würde. Deshalb ist vorgeschlagen worden, ihn nicht zu weit von seiner Unterlage abzuheben oder ihn nach Vollendung der Operation sorgfältig in Gewebe einzuhüllen. Soll die Operation radikal sein, dann muß der Ureter auf lange Strecken vollständig frei sein. Man braucht sich aber um die Freilegung gar keine Sorgen zu machen. Der Ureter könnte in seinem ganzen Verlauf aus seiner Umgebung gelöst sein und er wird doch nicht fistulös; er wird nur fistulös, wenn er verletzt wird. Treten Ureterfisteln auf, dann treten sie auf tief unten in der Nähe der Einmündungsstelle des Ureters in die Blase, also dort, wo der Ureter aus dem Parametrium und von der seitlichen Cervixwand gelöst werden muß, und wo eine gute Gelegenheit ist, ihn zu verletzen. Eine nur oberflächliche, kaum sichtbare Verletzung seiner Wand

reicht hin, um eine Fistel zu bedingen. Die Wand wird allmählich nekrotisch, und das Loch im Ureter ist da. Darum soll man sorgfältig darauf achten, die Ureterwand zu schonen, und hat man das Mißgeschick gehabt, sie zu verletzen, so soll sie gleich mit feinen Catgutknopfnähten übernäht werden. Aber nicht immer schützt die Naht vor der Fistel.

In jedem Falle einer wandständigen Ureterverletzung soll überlegt werden, ob es nicht besser sei, ihn ganz zu durchtrennen und ihn in der Blase zu implantieren. Das ist immer das sicherste. Die Fälle, für die nur die Durchschneidung und Implantation in Betracht kommt, sind die, wo die Wand bis zur Ureterschleimhaut oder nahe an sie heran verletzt worden ist.

Wie groß die Gefahr der Nebenverletzungen des Ureters ist, mag die folgende Zusammenstellung erweisen:

Berliner Material: Bei 31 Fällen ist eine schwierige Ureterpräparation aus infiltriertem Gewebe vermerkt. Folge: 2 Ureterfisteln. (Behandlung s. Kapitel über Ureterfisteln S. 241.)

14mal ist der Ureter oberflächlich verletzt und gleich genäht worden; von diesen Fällen sind 2 gestorben. Die übrigen haben keine Fistel davongetragen.

7mal wurde der Ureter unbeabsichtigt durchtrennt, davon einmal so, daß der Ureter mit der für die Spermaticalgefäße bestimmten Klemme gefaßt und durchtrennt wurde. Da der Weg vom oberen Ureterstumpfe zur Blase zu weit war, wurde der Wurmfortsatz als Ergänzungsstück zwischen Ureter und Blase eingeschaltet. Am 11. Tage post operationem ist eine Ureterfistel entstanden. Alle anderen Fälle sind durch Implantation des Ureters in die Blase vor Fisteln bewahrt worden.

Zu diesen Nebenverletzungen des Ureters kommen nun noch die Ureterresektionen. Nicht immer gelingt es, den Ureter sauber aus infiltriertem Gewebe herauszupräparieren, liegt er gar in carcinomatösem Gewebe, dann ist es besser, ihn zu durchschneiden. Das ist 13mal geschehen. 3 Fälle davon sind gestorben. Es ist also nichts über das Resultat der Einpflanzung zu sagen. Von den übrigen 10 Fällen sind 8 mit Implantation des Ureters behandelt worden und geheilt. Bei einem Falle wurde der Ureter unterbunden, weil er nur unter sehr starker Spannung hätte in die Blase genäht werden können. Die Unterbindung hat gehalten. In einem Falle ist die Niere exstirpiert worden, weil sie eitrig war.

Weiterhin haben wir noch 9 Ureterfisteln, die im Laufe der Heilung aufgetreten sind, ohne daß in den Krankengeschichten eine besonders schwierige Ureterpräparation oder eine oberflächliche Verletzung aufgeschrieben wäre. Und doch müssen die Ureteren verletzt worden sein. Die Fisteln sind bemerkt worden, 3 in den ersten Tagen post operationem, je ein Fall am 9., 10., 12., 18., 23. und 30. Tage post operationem. (Behandlung s. Kapitel über Ureterfisteln S. 241).

Jenaer Material: Wandläsionen ohne Eröffnung des Lumens ereigneten sich 7mal. Davon wurden 6 sofort mit Catgutknopfnähten übernäht, 4 heilten ohne Fisteln, 2 Kranke starben bald nach der Operation. Beim 7. Falle war der Ureter versehentlich mit einer scharfen Klemme gefaßt worden. Da eine Verletzung nicht zu sehen war, wurde nicht genäht, und hier entstand eine Fistel. Vollkommen wurde der Ureter 19mal durchtrennt, 3mal unbeabsichtigt und 16mal mit Absicht. Bei einem Falle versehentlicher Durchschneidung war der Ureter soweit oben durchtrennt worden, daß er nicht in die Blase genäht werden konnte. Der Ureter wurde zunächst in die Bauchwand genäht und die Niere später exstirpiert. In den übrigen Fällen wurde der Ureter in die Blase genäht, und zwar 2mal doppelseitig. 6 Fälle sind bald nach der Operation gestorben, darunter ein Fall von doppelseitiger Ureterocystanastomose. Bei einem Falle ergab die Sektion, daß der Ureter nicht in der Blase gehalten hatte. In den übrigen Fällen ist der Ureter eingeheilt. Der zweite Fall von doppelseitiger Ureterimplantation ist so interessant, daß ich seine Krankengeschichte im Auszuge mitteilen möchte.

Bei der Operation findet sich das Carcinom an der Einmündungsstelle der Ureteren in die Blase eingebrochen, die linke Ureterpapille ist von Carcinom vollständig verlegt. Carcinom bis zur rechten Papille hinüberreichend. Der linke Ureter auf Kleinfingerdicke dilatiert, der rechte normal. Resektion des Blasenbodens, Durchtrennung und Einpflanzung der beiden Ureteren. Verlauf: Heilung. Reichliche Urinsekretion. Es bildet sich eine Blasenscheidenfistel, die am 31. Tage post operationem geschlossen wird. 16 Tage später wird Patientin kontinent entlassen. 17 Monate später Rezidiv. Operation des Rezidivs; nach weiteren 20 Monaten noch rezidivfrei.

10 mal sind Ureterfisteln entstanden, ohne daß bei der Operation Verletzungen des Ureters bemerkt worden wären.

Vergleichen wir das Jenaer mit dem Berliner Material, so ergibt sich, daß wir in Jena auf 181 Operationen 10 Verletzungen des Ureters gehabt haben gegen 21 auf 619 Fälle im Berliner Material. Die Nebenverletzungen haben sich von 5,5% auf 3,4% vermindert. Das ist der Ausdruck der verbesserten Technik, die auch noch in der Zahl der spontanen Ureterfisteln sich ausdrückt, nämlich 10 : 619 in Berlin, 10 : 181 in Jena, also 1,6% : 5,4%.

## Die Nachkrankheiten der abdominalen Carcinomoperation.

Die Nachkrankheiten am Harnapparat technischer Ursachen sind im vorhergehenden Abschnitt besprochen. Es bleiben also noch die sonstigen Heilungsstörungen zu erörtern.

Häufig sind die Blasenstörungen. Es kommt nie vor, daß eine abdominal operierte Carcinomkranke von selbst Wasser läßt. Sie müssen alle in den ersten Tagen katheterisiert werden.

Wir wissen, daß auch andere Operierte, deren Blase bei der Operation nicht berührt worden ist, nach einfachen Ovariotomien z. B., in den ersten Tagen nach der Operation spontan nicht Wasser lassen können. Die Regelmäßigkeit der Harnverhaltung nach Carcinomoperationen aber ist doch auffallend. Sie muß also einen besonderen Grund haben, und ich sehe ihn in der breiten Ablösung der Blase von ihrer Unterlage und der Durchtrennung ihrer Nervenverbindungen. Dadurch geht das Gefühl und der Zwang zum Urinlassen verloren. Dieser Umstand verlangt die Katheterisation und bringt die Gefahr der Infektion der Blase. Daß Bakterien von der Wundhöhle aus durch die Blasenwand ins Innere gelangen, mag als zweite Infektionsquelle in Betracht kommen. Fangen die Frauen nach einigen Tagen an, spontan Wasser zu lassen, dann entleeren sie die Blase nicht vollständig, es bleibt Residualharn zurück, der eine Cystitis begünstigt und sie erhält. Deshalb haben wir in den letzten Jahren nach dem ersten Stuhlgang am 3. Tag einen Dauerkatheter für etwa eine Woche eingelegt und den Eindruck gewonnen, daß dadurch die Cystitiden vermindert oder doch ihr Charakter wesentlich gemildert worden ist. Wir haben früher einmal gehofft, die Blasenkatarrhe könnten verhütet werden, wenn vor der peritonealen Bedeckung der Wundhöhle das Peritoneum der Blase an die vordere Scheidenwand genäht und so der abgelöste Blasenboden besonders gedeckt würde. Diese Hoffnung hat getrogen.

Wir haben in Berlin 61,2% Cystitiden gehabt, darunter 6 Fälle hämorrhagischer Cystitis und einen Fall, bei dem nekrotische Blasenmuskulatur ausgestoßen worden ist.

In Jena sind 80% Cystitiden beobachtet worden.

Mit den Cystitiden allein ist aber noch nicht die Gefährdung des Harnapparates durch Infektion ausgedrückt. Es kommen auch noch Infektionen des Nierenbeckens und der Niere selbst vor. Es mag dahingestellt sein, ob diese Infektionen dadurch entstehen, daß aus der Blase die Bakterien den Ureter entlang zur Niere aufsteigen oder vielmehr, was ich für wahrscheinlicher halte, so, daß durch die Entzündung der Blasenschleimhaut die Ureterpapillen verschwellen, der Urin gestaut wird, und in dem so vorbereitetem Nierenbecken die Bakterien, auf dem Lymph- oder Blutwege dahin gelangt, eine günstige Stätte finden.

In 10,7 % sind Pyelitiden diagnostiziert worden, in einem Falle eine Pyelonephritis. Die Diagnose Pyelitis wurde dann gestellt, wenn anhaltende Temperatursteigerungen, eitriger Urin, Schmerzhaftigkeit in der Nierengegend vorhanden waren.

Die meisten Fälle sind ausgeheilt; in 5 Fällen hat nur die Nephrektomie die Erkrankung beseitigen können. Sie ist erst ausgeführt worden, als alle anderen Behandlungsverfahren vergebens gewesen waren (5½, 7½, 9 Wochen, ½ Jahr und 11 Monate post operationem).

Nur 20,1 % unserer operierten Fälle verliefen fieberfrei, in Jena 30 %.

In 21,8 % sind die Bauchdecken abscediert, in Jena 30 %. Die Bauchdeckenabscesse zeigen die besondere Infektionsgefährdung der Carcinomkranken an. Laparotomien wegen Myomen, Ovarialtumoren, also ganz aseptische Fälle, haben höchstens in 1—2 % Bauchdeckenabscesse.

Wie in den Bauchdecken können sich auch im Beckenbindegewebe Eiterungen ergeben. Wir haben in 1,81 % parametrane Abscesse mit Durchbruch in die Scheide gehabt, einmal einen Absceß, der in der Glutaealgegend sich bemerkbar machte, gespalten wurde und dann zur Heilung kam. Diese Abscesse im Parametrium werden erst am Ende der ersten und Anfange der zweiten Woche nach der Operation klinisch erkennbar.

In Jena haben wir 7,5 % parametrane Abscesse gesehen, die sich wie meist spontan nach der Scheide entleert haben. Zweimal brach das Exsudat nach der Blase, einmal nach dem Rectum durch, ein Absceß kam in der Glutaealgegend zum Vorschein, wo er gespalten, und einer über dem POUPARTschen Bande, wo er eröffnet wurde.

Von Lungenerkrankungen hatten wir in Berlin in 1,8 % Bronchitiden, in Jena in 2,1 %. Bronchopneumonien in Berlin in 1,5 %, in Jena in 2,7 %.

Thrombosen sind in Berlin in 1,8 %, in Jena in 3,4 % aufgetreten. 2mal kam es in Jena als Folge der Thrombose zur Gangrän des Beins; der eine Fall, der auch noch eine Peritonitis gehabt hat, ist gestorben; der andere Fall hatte eine sehr komplizierte Operation mit Blasen- und Ureterresektion hinter sich; vom 2. Tage an beginnende Gangrän des linken Beins, das am 11. Tage abgesetzt werden mußte (1 Jahr später Tod an Rezidiv).

Von selteneren Nachkrankheiten in Berlin will ich noch erwähnen einen Ileus, der am 16. Tage aufgetreten ist. Eine Dünndarmschlinge war im kleinen Becken verwachsen und abgeknickt. Die Lösung hat die Heilung gebracht.

In 7 Fällen hatten wir Nachblutungen aus der Scheide, die alle durch Tamponade gestillt werden konnten.

## Die Mortalität.

Das betrüblichste Kapitel der abdominalen Carcinomoperationen ist ihre hohe Sterblichkeit.

Wir hatten in Berlin 87 Todesfälle auf 619 Operationen vom 1. 10. 1910 bis 1. 4. 1922. Das ist eine Gesamtmortalität von = 14,1 %.

Sie verteilt sich auf die einzelnen Jahre so:

| | | | | | | |
|---|---|---|---|---|---|---|
| 1911 | 45 | Operationen | mit | 7 | Todesfällen | = 15,5 % |
| 1912 | 45 | „ | „ | 8 | „ | = 17,7 % |
| 1913 | 49 | „ | „ | 9 | „ | = 18,4 % |
| 1914 | 32 | „ | „ | 2 | „ | = 6,2 % |
| 1915 | 61 | „ | „ | 8 | „ | = 13,1 % |
| 1916 | 45 | „ | „ | 5 | „ | = 11,1 % |
| 1917 | 38 | „ | „ | 3 | „ | = 7,9 % |
| 1918 | 84 | „ | „ | 15 | „ | = 17,8 % |
| 1919 | 63 | „ | „ | 9 | „ | = 14,3 % |
| 1920 | 67 | „ | „ | 10 | „ | = 14,9 % |
| 1921 | 67 | „ | „ | 8 | „ | = 11,9 % |

Dazu das letzte Vierteljahr 1910 und das erste Vierteljahr 1922 mit 3 Todesfällen auf 23 Operationen = 13,0%.

In Jena kamen auf 181 Operationen vom 1. 10. 1904 bis 1. 1. 1910 36 Todesfälle, das ist eine Mortalität von 19,9%.

| | | | | | |
|---|---|---|---|---|---|
| 1905 | 6 Todesfälle | auf | 29 | Operationen | = 20,7% |
| 1906 | 9 ,, | ,, | 40 | ,, | = 22,2% |
| 1907 | 3 ,, | ,, | 37 | ,, | = 8,0% |
| 1908 | 8 ,, | ,, | 31 | ,, | = 25,6% |
| 1909 | 6 ,, | ,, | 35 | ,, | = 17,1% |

Im letzten Vierteljahr 1904 sind von 9 Operierten 4 gestorben.

Wir wollen nun die Berliner Todesfälle einer genauen Betrachtung unterziehen.

Während der Operation kamen 3 Patientinnen ad exitum.

1. (28. 4. 1911.) Frau I. L., 55 Jahre alt, starke Adipositas. Befund: Erosion der hinteren Portiolippe, Parametrien frei. Operationsverlauf: Lumbalanästhesie. Während des Abpräparierens der Blase (etwa $^1/_2$ Stunde nach Beginn der Operation) Asphyxie, kurz darauf Exitus. Obduktionsbefund: Hypertrophisches und dilatiertes Fettherz, geringe Coronarsklerose und Sklerateromatose der Aorta. Alveoläres Emphysem der Lungen, Fettleber.

2. (1. 5. 1911.) Frau A. H., 51 Jahre alt. An Stelle der Portio talergroßer ulcerierter Tumor, allseitig auf das Scheidengewölbe übergehend. Linkes Parametrium bis ans Becken infiltriert, rechtes Parametrium weniger weit. Uterus wenig beweglich. Operationsverlauf: Nach Eröffnung der Bauchhöhle preßt Patientin stark. Sie bekommt zur Lumbalanästhesie Äther. Plötzlich ist der Puls nicht mehr zu fühlen. Kurz darauf sistiert er. Exitus. Obduktionsbefund: Hypertrophie und Dilatation beider Herzventrikel. Sklerose und Intimaverfettung der Aorta. Lungenödem. Hydrops, Anasarca. Schrumpfniere beiderseits. Carcinoma cervicis, Metastasen in den regionären Lymphdrüsen und längs der abdominalen Aorta.

3. (5. 8. 1913.) Frau C. G., 64 Jahre alt. Ulcerierter Portiotumor, rings auf Scheidenwand übergehend, linkes Parametrium infiltriert. Operationsverlauf: Patientin preßt, deshalb zur Lumbalanästhesie Narkose. Nach Unterbindung der Uterinae stockt plötzlich der Atem. Exitus. Obduktionsbefund: Allgemeine Adipositas, besonders des Herzens mit Durchwachsung des Muskels bis zum Endocard.

Am Tage der Operation starben 6 Patientinnen.

4. (25. 7. 1911.) Frau A. R., 41 Jahre alt. Befund: Hühnereigroßer, ulcerierter Portiotumor. Linkes Parametrium infiltriert. Operation in Lumbalanästhesie typisch. Gewebe zart. Drüsenpakete beiderseits. Kollaps in Narkose. Kampfer, Adrenalin, Kochsalz. Nach $5^1/_2$ Stunden Exitus. Obduktionsbefund: Anämie des Herzens und der inneren Organe. Vergrößerung beider Schilddrüsenlappen, rotes Knochenmark, Ödeme des rechten Unterlappens der Lunge.

5. (10. 8. 1915.) Frau A. G., 75 Jahre alt. Befund: Walnußgroßer höckeriger Portiotumor. Parametrien frei. Operationsverlauf in Lumbalanästhesie operationstechnisch einfach. Exitus nach Beendigung der Operation. Obduktionsbefund: Braunes atrophisches Herz, Endocarditis, Atherosklerose, Tracheobronchitis, Lungenemphysem, Kachexie.

6. (15. 9. 1914.) Frau I. Sch., 54 Jahre alt. Befund: Ulcus der Portio, auf Scheide übergreifend. Rechtes Parametrium etwas infiltriert. Operationsverlauf: Lumbalanästhesie, Operation erschwert durch Fettreichtum und Unbeweglichkeit des Uterus (Pyometra). Zudem preßt Patientin die Därme vor. Die Lumbalanästhesie ungenügend. Deshalb Äthernarkose (400 g für die ganze Operation). $^3/_4$ Stunden nach Operationsbeginn Atemstillstand. Fünfviertelstündige Unterbrechung der Operation durch künstliche Atmung. Gesamtdauer der Operation 3 Stunden. 12 Stunden post operationem Exitus. Obduktionsbefund: Schlaffes Fettherz, starker Äthergeruch aller Organe.

7. (10. 1. 1920.) Frau B. St., 54 Jahre alt. Portio kraterförmig, Ulcus von links auf Scheidengewölbe übergreifend. Linkes Parametrium verkürzt. Operationsverlauf: Lumbalanästhesie. Dauer 137 Minuten. Starke Blutungen aus Venenplexus. Nachträglich wird noch ein carcinomverdächtiges Stück der vorderen Scheidenwand abgetragen. Links bohnengroße Drüse. Nach Operation ist Patientin fast pulslos. Kampfer, 700 ccm RINGERsche Lösung. 5 Stunden nach Beendigung der Operation Exitus. Obduktionsbefund: Arteriosklerose, braunes Herz.

8. (27. 8. 1920.) Frau L., 30 Jahre alt. Befund: Portio stark zerklüftet, Ulceration teilweise auf Scheide übergehend. Parametrien vom Tumor fast ausgefüllt. Operationsverlauf: Lumbalanästhesie. Rechter Ureter schwer zu präparieren, starke Blutungen. Vollständigkeit

der Carcinomentfernung rechts zweifelhaft. Drüsenpakete rechts. Operationsdauer 85 Minuten. Während der Operation Atmung unregelmäßig, Kampfer, Digipuratum, Kochsalz. Exitus 35 Minuten nach Beendigung der Operation. Obduktionsbefund: Hochgradige Anämie. Verfettung des Myocards, Carcinommetastasen in den retroperitonealen Drüsen, Doppelniere mit Verdoppelung des Nierenbeckens und totale Verdoppelung des Ureters.

9. (1. 10. 1921.) Frau W., 54 Jahre alt. Befund: Ulcerierter Portiotumor, beiderseits auf das Scheidengewölbe übergreifend. Linkes Parametrium infiltriert. Uterus beweglich. Operationsverlauf: Lumbalanästhesie. Dauer 165 Minuten. Linkes Parametrium hart infiltriert. Blase sitzt fest auf. Vaginalwand von Carcinom fast durchsetzt. Rechts dicke Drüsenpakete, mit der Vena iliaca communis untrennbar verwachsen. Die Vene wird unterbunden. Links bleiben die Drüsen größtenteils zurück. Pulsverschlechterung, Kampfer. 9 Stunden post operationem Exitus. Obduktionsbefund: Unterbindung der rechten Vena iliaca, braunes Herz. Thromben- und Venensteine im Plexus vaginalis und einzelnen Beckenvenen. Drüsenmetastasen in den retroperitonealen Drüsen, Verwachsung von Carcinomdrüsen mit linker Arteria und Vena iliaca. Anämie. Beginnende Schrumpfniere.

Bei diesen Fällen hat es sich 7mal um fortgeschrittene Carcinome gehandelt, 2mal um erhebliche Adipositas, Umstände, die die Operationen erschwert haben. In 2 Fällen sind starke Blutungen zu bekämpfen gewesen; 1 Fall hat eine 75jährige Frau betroffen. — Die Sektion aller Fälle hat Erkrankungen des Herzens ergeben, 5mal Fettherz, einmal Hypertrophie und Dilatation, einmal Anämie, einmal braunes atrophisches, einmal braunes Herz mit Arteriosklerose.

In 5 Fällen (1., 2., 3., 4. und 5.) mag die Lumbalanästhesie ihr Teil am tödlichen Ausgang beigetragen haben. Beim 6. Fall ist ein reiner Narkosentod anzunehmen, der wohl mehr der Allgemeinnarkose als der Lumbalanästhesie zur Last zu legen ist.

Von den übrigen 78 Fällen sind gestorben 48 an Infektion, die sich als Peritonitis, Sepsis, Phlegmonen im Beckenbindegewebe geäußert hat, das wären 7,7% Infektionstodesfälle. Da wir bei aseptischen Operationen höchstens 1,0% Infektionstodesfälle haben, drückt sich in dieser Zahl die große Gefahr aus, die den Carcinomkranken durch die Infektion droht. — Es liegt nun nahe anzunehmen, daß die Quelle der Infektion das carcinomatöse Geschwür ist. Daraus ergibt sich dann der Schluß, alles anzuwenden, um diese Gefahr zu beseitigen, das Carcinom also zu desinfizieren. Ich habe schon erwähnt, daß wir es daran nicht haben fehlen lassen, daß wir aber sehr wenig erreicht haben. Es ist eben ganz unmöglich, ein carcinomatöses Geschwür keimfrei zu machen. Wir können allenfalls die Zahl der Bakterien verringern, womit sehr wenig oder nichts gewonnen ist. Je größer meine Erfahrung mit uteruscarcinomkranken Frauen wird, desto mehr befestigt sich in mir die Ansicht, daß ihre Infektionsgefährdung nur zum Teil und wahrscheinlich nur zum kleinen Teil in der Bakterienhaltigkeit des Carcinoms zu suchen ist, sondern vielmehr in der geringen Widerstandsfähigkeit der Kranken gegen die Infektion überhaupt, die weiterhin vermindert wird durch die eingreifenden Operationen. Immer und immer wieder hat mich die Hoffnung geleitet, die Infektionsmortalität herabsetzen zu können durch Vorbehandlung des Carcinoms, und als sich das als unmöglich erwies durch Verbesserung der Technik der Operation. Und die Verbesserung der Technik, bedingt durch die wachsende Erfahrung und Übung, hat in der Tat eine Besserung der Infektionsmortalität gebracht. Das ergibt der Vergleich der Jenaer mit der Berliner Statistik, dort, 9,5% Infektionsmortalität (17 Infektionstodesfälle auf 181 Operationen), hier 7,7%. Viel ist das freilich nicht, aber immerhin etwas.

Von anderen Todesursachen sind zu nennen:

Cystopyelitis (4) und Cystopyelonephritis (11), also sekundäre Infektionen in Berlin zusammen 15, in Jena 1 Fall.

Bronchopneumonien (3), Bronchopneumonien mit Pleuritis (1), in Berlin 4, in Jena 1 Fall.

Embolien in Berlin 4 = 0,6%, in Jena 3 = 1,7%.

Ileus je ein Fall in Berlin und Jena.

Perforiertes Magenulcus mit Peritonitis 1 Fall (Berlin), Schrumpfniere 1 Fall (Berlin), Quecksilbervergiftung 1 Fall (Jena), Allgemeine Carcinose 1 Fall (Jena).

Dann haben wir in Berlin noch 4 Todesfälle, die wir auf eine Erkrankung des Herzens (3mal) und auf eine Herzerkrankung mit parenchymatöser Naphritis zurückführen. Ob wir damit recht haben, soll aus den folgenden Krankengeschichten ersehen werden.

1. M. J., 50 Jahre alt. Befund: Kraterförmiges Ulcus der Portio, rechts auf Scheide übergehend. Rechtes Parametrium etwas straffer. Operation: Lumbalanästhesie, 60 Minuten. Rechts großes Drüsenpaket bis zum Blasenzipfel. Wandständige Ligatur der Vena iliaca externa links. Verlauf: 3. Tag Exitus unter Zeichen der Herzschwäche. Obduktionsbefund: Kleines, braunes, atrophisches Herz. Keine Zeichen von Peritonitis.

2. J. D., 39 Jahre alt. Befund: Krater im Orificium externum. Linkes Parametrium wenig infiltriert. Uterus beweglich. Cystoskopie. Mucosa gerötet, linkes Ureterostium infiltriert. Papillom oberhalb des Trigonum. Operation: Lumbalanästhesie. Resektion der Blase und des linken Ureters. Implantation in linker hinterer Blasenwand. Verlauf: Da am Tage nach der Operation kein Urin, wird rechter Ureter aufgesucht. Dünner Ureterkatheter geht durch. Hierbei Kollaps und Exitus. Obduktionsbefund: Braunes Herz, diffuse parenchymatöse Nephritis. Implantation des linken Ureters hat gehalten.

3. P. K., 59 Jahre alt. Befund: Krater der Portio für Fingerkuppe durchgängig. Linke Adnexe verdickt. Operation: Lumbalanästhesie. 165 Minuten. Rectum-Resektion wegen Übergang des Carcinoms auf das Rectum. Durchziehen des Darmrohres durch den After. Das distale Rectumrohr wird über das proximale genäht. Exitus am Tage nach der Operation. Obduktionsbefund: Braun-atrophisches Herz, pleuritische Verwachsungen, Spitzenschwielen, braune Atrophie der Leber, Durchblutung des Duodenalbindegewebes.

4. A. R., 48 Jahre. Befund: Linkes Scheidengewölbe durch halbtalergroßen ulcerierten Tumor eingenommen. Linkes Parakolpium und Douglasband straff. 11. 3. 1917 und 14. 5. 1917 je 2000 mg-Stunden Radium. Tumor verschwunden. Ulcus bohnengroß. 1. 11. 1917 (inzwischen Röntgen- und Radiumbehandlung anderwärts) Ulcus für Finger eingängig. Cervix breit, linkes Parametrium infiltriert. 3. 1. 1918 markstückgroßes Ulcus der hinteren Scheidenwand. 5. 3. 18. Carcinom der vorderen und hinteren Scheidenwand. Portio fehlt. Linkes hinteres Parametrium bis fast ans Sacrum derb infiltriert. Starke Blutungen. Operation in Lumbalanästhesie (13. 3. 1918) technisch schwierig. Gewebe narbig und straff. Blase sitzt fest auf. Narkosestörung. Drüsen sitzen rechts den Gefäßen fest an. Verlauf: Exitus am folgenden Tage. Obduktionsbefund: Chronische Endocarditis, Myocarditis, Fettdurchwachsung des Herzens. Struma.

Als letzte Gruppe an Todesfällen seien erwähnt 9 Todesfälle an Verblutung und Chok in Jena, denen wir allenfalls unsere 9 Fälle, die als erste der Todesserie S. 206 u. 207 beschrieben worden sind, zum Vergleich entgegenstellen können. Diese lassen sich aber doch nur mit jenen in aller Einschränkung vergleichen. Zu den Jenenser Fällen gehören 6, die sicher an dem großen Blutverlust während der Operation zugrunde gegangen sind. Solche Fälle haben wir in Berlin nicht gehabt; denn die beiden Fälle mit starken Blutungen (Fall 7 und 8 S. 206) sind sicher nicht an der Blutung zugrunde gegangen. — Die anderen 3 Todesfälle in Jena sind sehr langdauernde Operationen jüngerer Assistenten gewesen, und es entspricht wohl den Tatsachen, wenn wir den Chok der Operationen als Todesursache ansehen. Auch solche Fälle sind in Berlin nicht vorgekommen.

Aus diesem Vergleich der Jenaer mit der Berliner Operationserfahrung kann mit Recht geschlossen werden, daß die verbesserte Technik vor manchem Todesfalle schützt. Der Besonderheit wegen sei erwähnt, daß wir in Berlin sowohl als in Jena je einen Todesfall während der Operation bei einer 74- und 75jährigen Greisin gehabt haben. Wir führen den Tod auf die Narkose zurück und haben gelernt, überalte Frauen nicht mehr zu operieren.

Von den in Berlin Verstorbenen hatten nur 18 = 21,4% freie Parametrien, in 55,3% war das Beckenbindegewebe mehr oder weniger stark infiltriert und in 29,4% war das Carcinom auf die Scheide übergegangen. Alles Ursachen schwieriger Operationen. Bedenken wir weiter, daß in 9 Fällen die Operation durch starke Blutungen erschwert war, daß 3mal die Vena hypogastrica hat unterbunden werden müssen, daß in 4 Fällen die Drüsen wegen allzufester Verwachsungen nicht entfernt werden konnten, daß 4mal ein Stück der Blase reseziert, daß 13mal der Ureter durchschnitten werden mußte, daß in 4 Fällen wegen Übergang des Carcinoms auf das Rectum und starker Verwachsungen des Uterus mit dem Rectum die Rectumwand eröffnet und daß 2mal das Rectum entfernt werden mußte, so darf ich darin eine Bestätigung meiner Ansicht sehen, daß die fortgeschrittene Carcinomkrankheit an sich und die schwierigen Operationen die Widerstandsfähigkeit des Organismus schwächen und so die Lebensgefahr der Operation bedingen.

Meine Jenenser Erfahrung soll als weiterer Beweis für meine Anschauung angeführt werden.

Von 70 Fällen mit klinisch freien Parametrien sind 9 = 12,6% an der Operation gestorben, von 82 Fällen mit infiltrierten Parametrien, aber noch beweglichem Uterus 20 = 24,4%. Von 29 Fällen mit Infiltration bis zur Beckenwand und Übergang auf Blase und Rectum 10 = 34,5%.

Besonders gefährlich und auch in den Dauererfolgen sehr schlecht haben sich die Operationen erwiesen, die nach vorhergehender Röntgen- und Radiumbestrahlung gemacht worden sind. Die Operationen waren mit ganz geringen Ausnahmen schwierig, mühsam war infolge derber Infiltrationen und Verhärtungen des Bindegewebes die Präparation, mühselig, die Ureteren und die Blase frei zu bekommen.

Die Operationen sind ausgeführt worden, weil sich sehr bald nach den Bestrahlungen die Carcinome wieder nachweisen ließen.

Wir haben 13 abdominale Operationen nach Radiumbestrahlung gemacht.

Resultat: 2 Todesfälle, beide an Infektion, Rezidive: 1 Fall nach 3 Jahren, 1 Fall nach $2^1/_2$ Jahren, 2 Fälle nach $1^1/_2$ Jahren, 2 Fälle nach 1 Jahr, 3 Fälle nach $^1/_2$ Jahr. — 4 Fälle waren rezidivfrei, 1 Fall nach 2 Jahren, 2 Fälle nach 1 Jahr (einer mit einer Blasenscheidenfistel) und 1 Fall nach $^3/_4$ Jahren.

Mit Ausnahme eines einzigen Falles sind die Fälle von uns mit Radium behandelt worden.

3 Operationen nach Röntgen- und Radiumbehandlung.

Resultat: 2 Todesfälle, einer an Herzerkrankung (oben Nr. 4, S. 208), einer an Infektion.

1 Fall rezidivfrei nach $2^1/_2$ Jahren.

1 Fall ist von uns mit Radium, dann anderwärts mit Radium und Röntgenstrahlen behandelt worden, 1 Fall allein von uns und 1 Fall anderwärts.

5 Operationen nach Röntgenbehandlung.

Resultat: 2 Todesfälle, einer an Infektion, einer an Embolie. Je 1 Fall rezidivfrei nach $1^3/_4$ und 2 Jahren.

3 Fälle sind von uns, 2 Fälle anderwärts vorher bestrahlt worden..

Es sind also 6 von 21 Operierten gestorben, was einer Mortalität von 28,6% entspricht.

Bedenkt man diese hohe Sterblichkeit, die Schwierigkeiten der Operation und die schlechten Dauererfolge, so wird man es sich dreimal überlegen müssen, ob man einen Fall operiert, der schon bestrahlt worden ist, und ganz besonders einen solchen nach Radiumbestrahlung; denn gerade das Radium macht die harten Infiltrationen des Bindegewebes, die die Operation so sehr erschweren.

## Die Dauerresultate der abdominalen Carcinomoperation.

Wer sich die Mühe gegeben hat, den vorstehenden Abschnitt über die Uteruscarcinombehandlung mit der abdominalen Operation nach WERTHEIM durchzulesen, der wird sich jetzt vielleicht die Frage vorlegen, ob diese Art der Behandlung mit ihren vielen Todesfällen, ihren Komplikationen, ihren zahlreichen und ernsten Nachkrankheiten überhaupt gerechtfertigt ist.

Die Dauerresultate sollen die Antwort geben.

Nach allgemeiner Übereinkunft verstehen wir unter Dauerresultat frei sein von Rezidiv nach 5 Jahren.

1. Gruppe.

Vom 1. Oktober 1904 bis 31. März 1907 wurden in der Jenenser Frauenklinik 120 Frauen wegen Collumcarcinoms aufgenommen. Von diesen wurden 87 abdominal operiert, 22 waren inoperabel, der Rest waren vaginale Operationen und Probelaparotomien. Von den 87 Operierten sind 20 an der Operation gestorben = 23% Mortalität. Von den 67 Überlebenden waren im Jahre 1912 noch 33 gesund und rezidivfrei.

Von den Operierten waren also **37,9%** und von der Gesamtzahl der zugegangenen Fälle von Collumcarcinom **27,5%** nach 5 Jahren gesund und rezidivfrei. Diese Zahl würde nach WINTER die absolute Heilungsziffer darstellen.

2. Gruppe.

Vom 15. Oktober 1910 bis 31. Dezember 1912 sind der Frauenklinik der Charité in Berlin 143 Collumcarcinome zugegangen. Von diesen sind 116 operiert worden, und zwar 99 durch die abdominale und 17 durch die erweiterte vaginale Operation. Die Mortalität der abdominal Operierten war 15,2%. Von den 99 Operierten waren nach 5 Jahren noch 40 Frauen am Leben und rezidivfrei. Das sind von der Gesamtzahl der Operierten **40%**.

Mit Ausnahme von 5 Patientinnen, die nicht zu ermitteln waren, konnten alle Operierten nachuntersucht werden. Rechnen wir diese Fälle als Rezidive und auch die vaginal Operierten, von denen wir keine Nachricht haben, ebenfalls als Rezidive, verschlechtern wir also bewußt unsere Statistik —, denn es ist durchaus wahrscheinlich, daß von den vaginal Operierten die eine oder andere Kranke solange wie die abdominal Operierten gesund geblieben ist — so bleiben immer noch von den 143 zugegangenen Collumcarcinomen 40 rezidivfrei = 27,97% oder in runder Zahl **28%** absoluter Heilung.

3. Gruppe.

Vom 1. Januar 1913 bis 31. März 1915 sind in der Charité 98 Patientinnen wegen Collumcarcinom nach WERTHEIM operiert worden. An der Operation gestorben sind 10 Patientinnen, also 10,2% Mortalität. 37 sind im Laufe der nächsten 5 Jahre an Rezidiv gestorben, eine an einer anderen Krankheit.

Nach 5 Jahren waren noch 28 am Leben und rezidivfrei. 22 Fälle sind nicht auffindbar gewesen, wir wissen nur daß 8 bei der letzten Nachuntersuchung innerhalb von 1—3 Jahren nach Operation ein Rezidiv hatten. — Bei dieser Gruppe läßt sich die Prozentzahl der nach 5 Jahren rezidivfreien nach der Gesamtzahl der Operierten und der Überlebenden nicht ausrechnen, da zu viele Fälle verschollen sind und ihr Schicksal unbekannt ist; doch ist bei der großen Ähnlichkeit der Anzahl der innerhalb der ersten 5 Jahre nach der Operation an Rezidiv Verstorbenen in den einzelnen Gruppen (1. Gruppe 50,7% der Überlebenden, 2. Gruppe 45,7%, 3. Gruppe 53,4%, 4. Gruppe 53,4%) anzunehmen, daß die Prozentzahl durch Heilungen auch in der 4. Gruppe die gleiche ist wie in den übrigen.

4. Gruppe.

Vom 1. April 1915 bis 30. März 1917 sind in der Charité 99 Patientinnen wegen Collumcarcinoms nach WERTHEIM operiert worden.

An der Operation gestorben sind 11 Patientinnen, also 11,11% Mortalität. Im Laufe der nächsten 5 Jahre sind an Rezidiven gestorben 47. Nach 5 Jahren waren am Leben und rezidivfrei 41 (kein Fall ist verschollen).

Demnach waren von den Operierten nach 5 Jahren gesund **41,4%**.

Ein wichtiges Ergebnis dieser Nachuntersuchungen scheint mir zu sein, daß trotz Abnahme der Mortalität die Dauerresultate der Überlebenden sich nicht gebessert haben. Sie schwanken zwischen 38%, und 41%, trotzdem die Mortalität der einzelnen Gruppen 23%, 15%, 11% und 10% beträgt.

Ich kann daraus nur den Schluß ziehen, daß eben die Fälle vornehmlich an der Operation sterben, die wegen ihres fortgeschrittenen Carcinoms sowieso einem frühen Carcinomtod geweiht sind.

Ich habe früher die Hoffnung gehabt, daß die Herabsetzung der Mortalität die Dauerresultate günstig beeinflussen würde. Diese Hoffnung hat sich demnach nicht erfüllt.

Nach langer Erfahrung dünkt es mir, als ob die erwähnten, mit der Operation und ihrer Art, abdominal, radikal, mit Entfernung der Lymphdrüsen erzielten Ergebnisse die äußerste Grenze des Erreichbaren sei. Und nun fragt es sich, ob wir außer der Operation etwa noch andere Mittel haben, die Dauerresultate zu verbessern. — Das könnten sein die Rezidivoperationen, die Nachbestrahlung der Operierten und die Bestrahlung der Rezidive.

## Die Rezidivoperationen.

Im Jahre 1905 habe ich angefangen, Rezidive nach Uteruscarcinomoperationen zu operieren und meine Erfahrungen sind von mir im 80. Bande des Archivs für Gynäkologie veröffentlicht worden.

Es bedarf keiner weiteren Auseinandersetzung, daß leicht zugängliche Rezidivknoten an den Bauchdecken, Scheidendammincisionsnarben, Inguinaldrüsen entfernt werden. Etwas anderes sind die Exstirpationen von Rezidivknoten im kleinen Becken. — Die Operabilität wurde angenommen, wenn der Tumor sich nach allen Seiten gut abgrenzen ließ und nur ein kleiner Teil seiner Peripherie mit der Beckenwand zusammenhing. Saß der Tumor breit und unbeweglich der Beckenwand auf, so wurde er als inoperabel angesehen. Der Übergang des Carcinoms auf die Blase hat die Operation nicht kontraindiziert. War ein Rezidivknoten mit einem kleinen Teil seines Umfanges fest mit der Beckenwand verbunden und wurde der Entschluß zur Operation gefaßt, so hatte ich in den ersten Fällen dieser Art wenig Hoffnung, im Gesunden operieren zu können, doch ließ sich dann immer der Knoten im Gesunden und ohne erhebliche Schwierigkeiten auslösen. Die Unbeweglichkeit war stets durch feste bindegewebige Stränge und nicht durch Carcinom bedingt. Es ist also kein Grund, ein Rezidiv für inoperabel zu halten, wenn es unbeweglich an der Beckenwand sitzt.

Die mikroskopische Untersuchung der exstirpierten Rezidivknoten hat später ergeben (Stickel, Arch. f. Gynäkol., Bd. 90), daß in 3 Fällen von 15 die diagnostizierten Rezidivknoten kein Carcinom gewesen sind, sondern nur bindegewebige Verdickungen. Man wird also in zweifelhaften Fällen erst abwarten, ob ein für ein Rezidiv gehaltener Knoten wächst, bevor man operiert.

Im ganzen sind von mir in Jena 12 Fälle von Rezidiven operiert worden, und zwar wurden 16 Rezidivoperationen ausgeführt, an 9 Fällen je eine, an 2 je zwei, an einem Falle sieben. Bei 6 Frauen konnte die Operation ohne besondere Komplikationen durchgeführt werden, einmal mußte ein Teil der Blase und ein Stück eines Ureters reseziert werden, einmal mußte der Blasenboden mit einem Teil beider Ureteren entfernt werden, einmal war bei der zweiten Rezidivoperation die Implantation eines Ureters in die Blase wegen einer Ureterfistel nötig, die nach der vorhergehenden Rezidivoperation entstanden war, einmal mußte ein Stück Dünndarm und einmal das Rectum reseziert werden, zweimal war die Entfernung einer Niere notwendig. — Eine Patientin ist gestorben an einer großen Bindegewebsphlegmone nach rechtsseitiger Nierenexstirpation, die dadurch entstanden war, daß aus dem kranken Ureter eine Menge Eiter in die Operationswunde floß, als der Ureter durchschnitten wurde. Von den übrigen Patientinnen sind 7 beschwerdefrei entlassen worden, 3 mit Blasenscheidenfisteln, eine mit einer Blasenscheiden- und einer Rectumscheidenfistel. Eine Patientin starb $6^1/_2$ Monate und eine 14 Tage nach der Entlassung.

Ich habe damals meine Meinung über die Rezidivoperationen so ausgedrückt, daß man trotz der gelegentlich großen Schwierigkeiten der Rezidivoperationen, trotz häufiger dauernder Schädigungen des Mastdarms und der Blase eine Rezidivoperation in jedem nur möglichen Falle machen solle. Würden die Frauen mit Rezidiv nicht operiert, so sei jede Hoffnung ausgeschlossen. Die Operation gebe aber die Möglichkeit, das Leben noch für einige Zeit zu erhalten. Dazu komme, daß auch in den Fällen, bei denen eine Dauerheilung ausgeschlossen erscheine, die Operation den Nutzen haben könne, daß sie die Patientinnen längere Zeit vor den großen Schmerzen bewahre, die die im Becken wachsenden Carcinome durch Druck auf die Beckenorgane in so hohem Maße hervorzurufen pflegten. Ich habe heute so viele Jahre später keine Veranlassung, von dieser Meinung abzugehen, wenn auch mancherlei äußere und innere Gründe es verhindert haben, dieser Meinung die praktischen Folgen zu geben.

Über die Dauerresultate der oben mitgeteilten Fälle kann ich leider nichts sagen. Mit meinem Fortgang von Jena ist mir das Material entschwunden. Von einem Falle aber weiß ich, daß er 8 Jahre nach der letzten Rezidivoperation, die die 7. gewesen war, darunter drei Laparotomien mit Dünndarmresektion, Ureterimplantation, gesund und rezidivfrei gewesen ist.

Nach meinen späteren Erfahrungen muß ich freilich annehmen, daß das Leben der meisten wegen Rezidiv Operierten nicht lange gedauert hat. — Das ist aber nicht der Grund, warum die Zahl der Rezidivoperationen in Berlin klein gewesen ist. Wer Rezidive operieren will, darf nicht zu spät kommen. Die operierten Fälle müßten regelmäßig nachuntersucht werden, um beginnende Rezidive zu erkennen. All das ist in einer kleinen Universitätsstadt mit einem anhänglichen und treuen Material möglich, aber nicht in einer großen Stadt, wo die Kranken von einem zum anderen Arzt laufen. Daher kommt es, daß die Zahl der operablen Rezidive in Berlin sehr gering gewesen ist. Ich habe in $11^1/_2$ Jahren in Berlin nur 14 Fälle von Rezidiv operiert. Darunter waren 2 Probelaparotomien, da die Rezidive inoperabel waren. An der Operation ist keine gestorben. Bei zwei Fällen hat die mikroskopische Untersuchung ergeben, daß der vermutete Rezidivknoten nur entzündlich verdickte Schwarte gewesen war. 11 Fälle sind innerhalb von 3 Monaten bis 2 Jahren am Carcinom zugrunde gegangen, 1 Fall war 4 Jahre und einer 13 Monate nach der Rezidivoperation noch gesund und rezidivfrei.

Allzuviel Erwartungen sind also an die Rezidivoperation nicht zu knüpfen und eine erhebliche Besserung der Dauerresultate der Carcinomoperierten ist durch sie nicht zu erhoffen. Immerhin bekenne ich mich zu meiner oben erwähnten alten Anschauung.

## Röntgenbestrahlung von Rezidiven.

An dieser Stelle soll einiges über die Nachbestrahlung von Rezidivknoten mitgeteilt werden.

In den Jahren 1920, 1921 und 1922 sind 36 Fälle von Rezidiven bestrahlt worden, und zwar nur mit Röntgenstrahlen mit der gleichen Strahlenmenge wie ein Primärtumor bestrahlt wird. In allen Fällen hat es sich um lokale Rezidive gehandelt und um Knoten zwischen Haselnuß- und Pflaumengröße. Die meisten Knoten sind walnußgroß gewesen. Größere Knoten, diffuse Infiltrationen sind der Bestrahlung nicht zugänglich. Bestrahlungen mit Radium sind nicht empfehlenswert. Die Radiumröhrchen sind schwer im Zentrum des Krankheitsherdes anzubringen. Liegen sie nur auf dem Knoten auf, dann sind Verbrennungen gesunden Gewebes kaum zu vermeiden. Die Dosierung ist schwierig. Zu wenig oder zu viel Strahlung kann einen rapiden Fortschritt des Krankheitsprozesses bedingen, zu wenig insofern, als statt

Vernichtung der Krebszellen der Strahlungsreiz ihre rapide Vermehrung bedingt, insofern zu viel, als das dem Carcinomgewebe benachbarte gesunde Gewebe in seiner Widerstandsfähigkeit gegen das Carcinom geschädigt wird.

Wir haben bei der Bestrahlung der Rezidive mit Röntgenstrahlen den Eindruck gehabt, als ob der Verlauf der Krebserkrankung durch die Strahlen sehr beschleunigt werden könnte. Es mag dahingestellt sein, ob wir in diesen Fällen zu wenig oder zu viel Strahlen haben wirken lassen.

Von unseren 36 Fällen haben sich 10 weiterer Beobachtung entzogen; bei 2 Fällen wurde kurz nach der Bestrahlung eine Verkleinerung des Knotens festgestellt und dann ein rasches Wachstum, von 14 weiteren Fällen sind 4 zwischen 13 und 19 Monaten gestorben, 10 zwischen 2 und 9 Monaten nach Abschluß der Bestrahlung.

Nach dem Verlauf dieser Fälle meinen wir, daß die Bestrahlung den Krankheitsprozeß nicht aufgehalten hat. Beweisen können wir das freilich nicht.

Von 10 bestrahlten Rezidivknoten sind 1 Fall 3 Jahre 8 Monate, 5 Fälle zwischen 2 Jahren 1 Monat und 2 Jahren 10 Monaten, 3 Fälle zwischen 1 Jahr 2 Monaten und 2 Jahren gesund gewesen; 1 Fall ist, wie die Sektion ergab, rezidivfrei nach 1 Jahr an einem perforierten Magengeschwür gestorben.

So ganz unwirksam ist also die Bestrahlung von Rezidiven nicht und mit Recht tritt sie in Konkurrenz mit den Rezidivoperationen. Sie kann in allen Fällen kleiner Rezidivknoten versucht werden.

## Die Nachbestrahlung.

Theoretisch wäre es durchaus denkbar, die Dauerresultate der Operationen zu bessern, wenn jeder operierte Fall nachbestrahlt würde. Für die Nachbestrahlung kommen nur die Röntgenstrahlen in Betracht, da Radium in einer für die Patientinnen erträglichen Zeit nicht genügend in der Tiefe wirkt. Voraussetzung für die Bestrahlung müßte es sein, daß es möglich wäre, zurückgebliebene Carcinomreste durch die Strahlen zu zerstören. Da wir mit Strahlen sichtbares und fühlbares Carcinom zu zerstören vermögen, so ist diese Voraussetzung gegeben. Die zweite Voraussetzung wäre, daß die Strahlen dahin gelenkt werden können, wo die Krebsreste sitzen, und hierbei zeigt sich schon die erste Schwierigkeit.

Nach einer radikalen Carcinomoperation sitzen Krebsreste ganz seitlich an der Beckenwand um das Rectum, die Blase und den Scheidenstumpf, also in nicht unbeträchtlicher Entfernung von der äußeren Haut. Es müßte also, will man diese Krebsreste treffen, das ganze Becken nach allen Richtungen durchstrahlt werden, und zwar mit der gleichen Intensität wie zur Beseitigung eines Primärtumors am Collum, der nur bestrahlt und nicht operiert werden soll. — Jeder Strahlentherapeut weiß, wie schwierig diese Prozedur ist und wie angreifend für die Patientin. Man müßte all das mit in Kauf nehmen, wenn man die Überzeugung haben könnte, daß die Bestrahlung wirklich nützt. Ich habe starke Zweifel. Dies und noch eine andere Überlegung haben mich abgehalten, systematisch die Operierten nachzubestrahlen. Das ist, daß ich kein Mittel sehe, die Wirkung der Nachbestrahlung zu kontrollieren. Die Statistik ist das Mittel, wird man mir erwidern. Gewiß, wenn sich eine Statistik so aufstellen ließe, daß sie zeigt, 100 Fälle abdominaler Operation wegen Carcinom ohne Nachbestrahlung haben 50% Dauerheilung und 100 Fälle mit Nachbestrahlung haben 75%, dann wäre der Wert der Nachbestrahlung erwiesen. Ich bin überzeugt, daß eine so reinliche Statistik beim Collumcarcinom sich nicht geben läßt, einfach wegen der großen klinischen Verschiedenheit der einzelnen Carcinomfälle. — Mag nun meine Auffassung des Wertes der Nachbestrahlung dem Einen oder Anderen zu subjektiv und gefühlsmäßig erscheinen, so wird aber niemand der Behauptung widersprechen können, daß eine Nachbestrahlung niemals eine unvollständige, nicht radikale Operation ersetzen kann. Wer meint, er könne mit einer Operation, die den Uterus ohne

Bindegewebe und Drüsen herausholt, und einer Nachbestrahlung eine radikale Operation ersetzen, ist auf dem Holzwege. Der kommt mir vor wie ein Schneider, der ein Gewand verpfuscht hat und nachträglich alles Mögliche anstellt, um seinen Kunden zufriedenzustellen. Das Gewand ist und bleibt verpfuscht.

In neuerer Zeit ist von Strahlentherapeuten behauptet worden, wahrscheinlich weil sie mit ihren Resultaten intensiver Bestrahlung nicht zufrieden waren, daß es gar nicht darauf ankäme, die Carcinomzellen mit Strahlen zu töten, sondern daß es nur nötig sei, soviel strahlende Energie in den Körper zu bringen, daß die Zellen gereizt und so in ihrer Abwehr gegen das Carcinom gestärkt würden. Man brauche also dann die Operierten nur so ein bischen zu bestrahlen. Es ist nicht abzustreiten, daß das leicht und einfach wäre. Ich tue auch das nicht oder erst dann, wenn aus der Wolke der Phrase ein nasser Regen geworden ist.

## Die erweiterte vaginale Totalexstirpation des Collumcarcinoms (Schauta).

Von jeher haben wir einzelne Fälle von Collumcarcinom mit der erweiterten vaginalen Totalexstirpation behandelt. Diese Operation ist immer nur eine Ausnahme gewesen. In Jena sind auf 181 abdominale Operationen 19 vaginale gekommen, in Berlin auf 619 abdominale 42 vaginale, also 10,5% und 6,8%. Diese Verminderung kommt daher, daß wir in Berlin seit der Bestrahlungszeit manche Fälle, die sonst vaginal operiert worden wären, bestrahlt haben.

Unsere Indikationen der vaginalen Operationen sind hohes Alter über 65 Jahre gewesen und starke Adipositas.

### Technik der Operation.

Um Raum zu gewinnen, ist es in den meisten Fällen nötig, eine tiefe Scheidendammincision (Schuchardtscher Schnitt) zu machen. Die einseitige Dammincision genügt. Je nach der Enge und Weite des Scheidenrohrs wird sie tiefer in die Scheide hinein und weiter nach hinten ins pararektale Fettgewebe geführt um den After herum. Sorgfältige Blutstillung. Die Scheide wird mit breiten Speculis entfaltet, die Portio vorgezogen und rings umschnitten. Je nach der Ausbreitung des Carcinoms muß die an der Portio verbleibende Scheidenmanschette breiter oder schmäler gemacht werden. Eine breite Manschette kann dann über das Carcinom geschlagen und zusammengeklemmt werden, wodurch das Carcinom vollständig abgeschlossen wird. Die Blase wird von der Cervix getrennt, die vordere Peritonealtasche eröffnet und der Uterus vorgestürzt. Läßt der Uterus sich nicht leicht vorstürzen, so wird seine Vorderfläche median gespalten. Dann werden rechts und links die Adnexe und Ligamenta rotunda abgeklemmt und durchschnitten. Bisher verläuft die Operation genau wie eine einfache Totalexstirpation, so wie sie S. 135 u. ff. beschrieben und durch Bilder erläutert worden ist. Nun beginnt der Teil der Operation, der sie zu der erweiterten vaginalen Totalexstirpation macht. Es kommt darauf an, möglichst viel parametranes Gewebe fortzunehmen. Dazu müssen die Ureteren sichtbar gemacht werden, um sie vor Verletzung zu schützen. Das geschieht in folgender Weise. Man sucht sich die Uterina einer Seite auf, indem man den Uterus kräftig nach der entgegengesetzten Seite und etwas gegen den Rücken der Patientin zieht. Dann präpariert man über den Uteringefäßen die Blase möglichst weit seitlich und nach oben zurück. Unter der Art. uterina wird durch Seitwärtsdrängen des Gewebes der Ureter sichtbar. Ist er das, dann ist es ein leichtes, das parametrane Gewebe, nachdem man die Klemmen an die Uterina möglichst seitlich angelegt hat, ohne sonderliche Blutung, soweit es nur erreichbar ist, zu durchschneiden. Auch das Gewebe der Douglasfalten kann in großer Ausdehnung exstirpiert werden ohne Blutung, wenn vor der Durchschneidung eine Klemme möglichst tief nach hinten vor der Durchschneidung angelegt worden ist. Das gleiche geschieht auf der anderen Seite. Ist der Uterus mit seinem Bindegewebe entfernt, dann liegen auf jeder Seite 4 Klemmen, die durch Ligaturen ersetzt werden. Es können dann nachträglich noch die Adnexe entfernt werden, die man mit Klemmen vorzieht, abklemmt und unterbindet. Sind sie schwierig zu entfernen, können sie bleiben, denn die Gefahr ihrer späteren carcinomatösen Erkrankung ist nur sehr gering. Das Peritoneum der Blase wird mit dem Peritoneum des DOUGLASschen Raumes durch Catgutknopfnähte vereinigt, die die Adnexstümpfe seitlich mitfassen, so daß der Peritonealraum ganz abgeschlossen ist, und die wunden Adnexstümpfe extraperitoneal zu liegen kommen. Die Scheidenwunde wird nun seitlich durch Catgutknopfnähte geschlossen. In der Mitte bleibt sie offen, um den subperitonealen Raum mit Gaze zu drainieren.

Mit der vaginalen Totalexstirpation können auch fortgeschrittene Fälle operiert werden.

Unter unseren 42 Fällen sind 18 mit infiltrierten Parametrien gewesen, 6 mit Übergang des Carcinoms auf die Scheide und ein Fall mit Übergang auf die Blase, die übrigen 17 waren einfache Fälle. Entsprechend der Ausbreitung des Carcinoms sind die Operationen vielfach schwierig gewesen, was sich in den Nebenverletzungen ausdrückt.

Einmal sind beide Ureteren unterbunden worden (der Fall wird noch einmal bei Carcinom und Gravidität erwähnt), zweimal ist ein Ureter durchschnitten worden, von denen einer mit Erfolg vaginal in die Blase implantiert, der andere unterbunden worden ist. Die Unterbindung hat nicht gehalten, und eine Ureterscheidenfistel war die Folge. 3 unfreiwillige Blasenverletzungen sind vorgekommen, 2 Rectumverletzungen und einmal hat ein Stück Blase reseziert werden müssen.

Im postoperativen Verlauf haben sich 2mal Nachblutungen gezeigt, die durch Scheidentamponade gestillt werden konnten, 3mal Pyelitis, 4mal Vereiterung des paravaginalen Hilfsschnittes, 4 Blasenscheidenfisteln und eine Ureterscheidenfistel.

Nur 10 Fälle sind fieberfrei verlaufen.

Von den Operierten sind 4 gestorben, 3 an Infektion, eine an der doppelten Ureterunterbindung, das ergibt eine Mortalität von 9,52%.

Die Nachuntersuchungen der überlebenden Fälle haben ergeben, daß 4 Patientinnen über 5 Jahre gesund gewesen sind. Eine von diesen ist 7 Jahre nach der Operation gestorben, wir wissen nicht, ob an einem Rezidiv.

7 hatten bei der letzten Nachuntersuchung zwischen 2 Monaten und $2^1/_2$ Jahren ein Rezidiv. Von 8 Patientinnen haben wir Nachricht, daß sie gestorben sind zwischen 6 und 7 Monaten nach der Operation, wahrscheinlich an einem Rezidiv.

11 Patientinnen sind zwischen 1 und $2^1/_4$ Jahren bei der Nachuntersuchung rezidivfrei gewesen. Von 8 Patientinnen waren keine Nachrichten zu erhalten.

Wir haben die Nachuntersuchungen nicht fortgesetzt, weil der Einwand erhoben werden könnte, daß aus den niedrigen Zahlen doch keine bindenden Schlüsse zu ziehen wären. Das vorliegende Material genügt uns aber zur Behauptung, daß die erweiterte vaginale Totalexstirpation wohl eine geringere primäre Mortalität hat, im übrigen aber genau so gefährlich wie eine abdominale Operation ist und für die Dauer geringere Heilungsaussichten bietet.

## Collumcarcinom und Gravidität.

Das Carcinom in der Schwangerschaft erfordert allein unsere Aufmerksamkeit und unser therapeutisches Handeln. Die Schwangerschaft als solche ist uns gleichgültig. Wir werden also unsere therapeutischen Maßnahmen in jedem Monate der Gravidität so einrichten, als ob keine Schwangerschaft vorhanden wäre. Eine Ausnahme möchte Geltung haben, die wäre, daß ein inoperables Carcinom gegen Ende der Gravidität, etwa von der 34. bis 35. Woche an, aus Rücksicht auf das Kind nicht behandelt würde, um am Ende der Schwangerschaft ein ausgetragenes Kind durch den Kaiserschnitt zu erhalten. Inoperable Carcinome vor der 34. bis 35. Woche müssen behandelt werden. Eine verzögerte Behandlung könnte das Leben der Frau verkürzen, ohne Sicherheit für das Leben des Kindes zu geben; denn der Verlauf des Carcinoms kann sehr rasch sein und die Frau an ihrem Carcinom sterben, bevor das Kind lebensfähig ist. Es ist klar, daß dies um so mehr befürchtet werden muß, je jünger die Schwangerschaft ist.

Gebärende Frauen mit einem operablen Carcinom werden durch abdominalen Kaiserschnitt entbunden, und dann wird der carcinomatöse Uterus entfernt. Es ist falsch, wie ich es vor mehr als 20 Jahren einmal getan habe, befangen in dem Vorurteil, die Operation an einem frisch entbundenen Uterus müsse besonders schwer sein, erst die Frau zu entbinden, und dann im Wochenbett den Uterus abdominal zu entfernen. Der Fall ist damals gestorben. Ich bin überzeugt, daß puerperale Uteri sehr bakterienhaltig und daß Wöchnerinnen sehr empfänglich für die Infektion sind, daß also die Gefahr eines Infektionstodes besonders groß ist.

Gebärende Frauen mit einem inoperablen Carcinom, bei denen sich der Muttermund nicht erweitern kann, werden wohl am besten auch durch den abdominalen Kaiserschnitt entbunden. Sonst müßte man das Kind durch die carcinomatösen, infiltrierten Gewebsschichten hindurchziehen, was bestimmt so gefährlich wie ein Kaiserschnitt ist, und noch dazu das Leben des Kindes kosten könnte. Merkwürdigerweise bin ich in 20 Jahren niemals in die Lage gekommen, in einem solchen Falle eine Entscheidung treffen zu müssen.

Die Operationen in der Schwangerschaft, besonders in den späteren Monaten und gar am Ende der Gravidität sind einfach, weil das ganze Beckenbindegewebe durch die Schwangerschaftsveränderungen locker und deswegen leicht zu präparieren ist. Blutungen brauchen nicht gefürchtet zu werden. All das gilt für vaginale und abdominale Operationen. Ein frisch entbundener, großer Uterus läßt sich leicht durch mediane Spaltung vaginal entfernen. Da wir aber für gewöhnlich keine vaginale Operationen mehr machen, weil wir von der Überlegenheit der abdominalen Operationen überzeugt sind, so werden wir dieses Vorteils kaum mehr teilhaftig werden.

Unser Material von Collumcarcinom und Gravidität umfaßt 14 Fälle. 9 abdominale und 2 vaginale Operationen und 3 Fälle, die mit Radium behandelt worden sind.

### Abdominale Operationen.

Ein Fall im 10. Monat mit Sectio caesarea; zwei Monate später an Pyelonephritis gestorben.

Ein Fall im 8. Monat mit Sectio caesarea, Tod an Peritonitis.

Ein Fall im 6. Monat mit Sectio caesarea; nach 5 Jahren rezidivfrei.

Ein Fall im 5. Monat, nach 5 Jahren rezidivfrei.

3 Fälle im 3. Monat, 2 davon nach 5 Jahren rezidivfrei, einer ein Jahr nach der Operation rezidivfrei.

2 Fälle im 2. Monat, beide an Rezidiv innerhalb eines Jahres post operationem gestorben.

Bei den letzten 5 Fällen ist der Uterus zusammen mit dem Ei entfernt worden.

### Vaginale Operationen.

Ein Fall. 8. Monat. Vaginaler Kaiserschnitt, Unterbindung beider Ureteren. Tod an Urämie.

Ein Fall. 2. Monat. Nach 5 Jahren rezidivfrei.

Von diesen 11 operierten Fällen sind also 3 gestorben, 3 bald rezidivfrei geworden und 5 Fälle rezidivfrei.

### Radiumbestrahlung.

1. Bei einer 27jährigen wurde wegen ihres jugendlichen Alters ein Portiocarcinom mit Radium behandelt (4000 mg Radiumstunden). Einen Tag nach der letzten Bestrahlung wurde das Ei ausgestoßen. Die Frau war nach 5 Jahren (Anfang 1924) noch gesund.

2. Ein inoperables Collumcarcinom mit Schwangerschaft im 3. Monat bei einer 33jährigen Frau erhielt 8000 mg-Radiumstunden; darnach Fieber und Schüttelfröste, spontaner Abort. Ein Monat nach der Behandlung Tod an Peritonitis.

3. 30jährige Frau, Xgravida, kommt mit Wehen. Collumcarcinom. Muttermund zweimarkstückgroß. Derbe Infiltration seiner Ränder, Knoten im linken Scheidengewölbe. An der Grenze der Operabilität. Nach mehrtägiger Wehentätigkeit Erweiterung des Muttermundes auf Fünfmarkstückgröße, Herztöne des Kindes unregelmäßig. Perforation, Cranioklasie. 14 Tage post partum 2000 mg-Stunden Radium in Abständen von je 2 Monaten, nochmals je 2000 mg-Stunden Radium. 3 Monate nach der letzten Bestrahlung, fast 8 Monate nach der Geburt, Carcinom sehr gewachsen.

Alle Zahlen sind zwar klein, ergeben aber doch, daß die Meinung, Carcinome in der Schwangerschaft seien besonders bösartig, nicht richtig ist.

## Die Bestrahlung der Collumcarcinome.

Die Bestrahlung kann mit Radium, mit Radium und Röntgenstrahlen gemeinsam oder mit Röntgenstrahlen allein gemacht werden.

Einzelheiten der Bestrahlungstechnik sollen nicht erörtert, nur einige allgemeine Bemerkungen gemacht werden.

Für die Radiumbestrahlung werden 100 mg Radiumbromid verwandt, eingeschmolzen in Platinröhrchen von $^1/_2$ mm Wanddicke und diese eingeschlossen in Goldkapseln von 1 mm Wanddicke. Die Röhrchen werden in den Cervikalkanal eingelegt.

Anfangs sind die Dosen in 4—8wöchentlichen Zwischenräumen gegeben, und dabei ist vielfach überdosiert worden, bis wir durch Schaden klug geworden sind. In neuerer Zeit wird die gesamte Strahlenmenge in 2 Dosen verabreicht mit einem Zwischenraum von 5—7 Tagen, jede Dosis zu 3500 mg Stunden, d. h. die Kapsel mit 100 mg Radium bleibt 35 Stunden liegen. Mehr als 7000 mg Stunden Radium sind in den letzten Jahren nicht gegeben worden. Während der Bestrahlung und die nächsten Tage nach der Bestrahlung wird die Temperatur gemessen. Nur wenn kein Fieber auftritt, soll die zweite Dosis verabreicht werden. Durch die Radiumanwendung können Infektionen entstehen, die milder verlaufen, wenn nach den ersten Erscheinungen einer Infektion die Bestrahlung abgebrochen wird.

Die Röntgenbestrahlungen des Collumcarcinoms in den Jahren 1915—1919, deren Ergebnisse mitgeteilt werden, sind mit den in dieser Zeit modernsten Apparaten ausgeführt worden. Die Technik war die damals gültige. Es ist versucht worden, eine möglichst harte Strahlung mit der möglichst größten Tiefendosis zu applizieren. Wir wissen jetzt, daß Apparatur und Technik zu verbessern waren und sind der Überzeugung, daß der nach unserer Meinung zur Zeit leistungsfähigste Röntgentiefentherapieapparat, der Stabilivolt der Siemenswerke, mehr Collumcarcinome zur Heilung bringen wird, als bis zum Jahre 1919 Apparate und Technik vermocht haben.

In den folgenden Zusammenstellungen werden operable Fälle, Grenzfälle und inoperable Fälle unterschieden:

Die operablen Fälle sind diejenigen mit klinischer Lokalisation der Erkrankung auf das Collum, also mit weichen Parametrien, ohne irgendeine Verdickung und Verhärtung des Gewebes der Nachbarschaft des Uterus.

Die Grenzfälle würden sämtlich von uns operiert worden sein, sind also vom operativ-technischen Standpunkte aus zu den operablen zu rechnen und nur deshalb als Grenzfälle bezeichnet, weil bei ihnen Infiltrationen, Verhärtungen der Parametrien und der Nachbarschaft festzustellen waren.

Die inoperablen Fälle sind die, die auch bei weitgehender Operationsindikation nicht mehr zu operieren gewesen wären.

## Die Bestrahlung mit Radium.

In den 4 Jahren 1915—1919 sind 105 Fälle von Collumcarcinom mit Radium bestrahlt worden, 43 operable, 17 Grenzfälle, 45 inoperable.

### 1. Operable Fälle.

Von den 43 Fällen sind 2 an den Folgen der Bestrahlung gestorben, und zwar an Peritonitis, ausgehend von eitrigen Entzündungen der Tuben, der eine am 9. Tage nach der Bestrahlung mit 2500 mg/Std. Radium, der andere am 49. Tage nach der Bestrahlung mit 8000 mg/Std. Radium.

12 weitere Frauen sind gestorben, und zwar

| | | |
|---|---|---|
| 2 | $^1/_4$ | Jahr nach der Bestrahlung |
| 2 | $^1/_2$ | ,, ,, ,, ,, |
| 1 | 1 | ,, ,, ,, ,, |
| 1 | $1^1/_2$ | ,, ,, ,, ,, |
| 1 | 4 | ,, ,, ,, ,, |

alle am Carcinom. Die Frau, die 4 Jahre am Leben geblieben ist, hatte nach anfänglicher Besserung im 8. Monate nach der Bestrahlung ein fortgeschrittenes Carcinom und trotzdem hat sie noch über 3 Jahre gelebt.

Von 5 Fällen, die gestorben sind, haben wir nicht erfahren können, wie lange sie gelebt haben.

Das Schicksal von 14 Kranken ist uns nur für eine kurze Zeit bekannt.

Die Beobachtung erstreckt sich

| | | | |
|---|---|---|---|
| bei 2 Patientinnen auf | $^1/_4$ | Jahr nach der Bestrahlung; | bei einer war das Carcinom verschwunden, bei der anderen war es noch da. |
| bei 4 Patientinnen auf | $^1/_2$ | Jahr nach der Bestrahlung | Alle hatten noch das Carcinom. |
| ,, 3 ,, ,, | 1 | ,, ,, ,, ,, | |
| ,, 1 ,, ,, | $2^1/_2$ | ,, ,, ,, ,, | Zu dieser Zeit kein Carcinom mehr. |
| ,, 1 ,, ,, | 3 | ,, ,, ,, ,, | |

3 Patientinnen blieben nach der Bestrahlung fort und sind nicht mehr erschienen.

5 Jahre nach der Bestrahlung waren noch 13 Patientinnen am Leben. (1 Pat. 8 Jahre, 4 Pat. 7 Jahre, 7 Pat. 6 Jahre und 1 Pat. 5 Jahre.) Zu diesen geheilten Fällen können noch 2 hinzugerechnet werden, die 4 Jahre nach der Bestrahlung gesund waren und nachdem nicht mehr zu ermitteln gewesen sind.

#### Bestrahlungsschädigungen.

Nach der Bestrahlung traten bei 5 Patientinnen Fiebersteigerungen auf (11,6%).

Ein Radiumulcus der Scheide stellte sich bei 4 Patientinnen ein (nach 5000, 7000, 7500 und 11000 mg/R.Std.).

Eine Rectumscheidenfistel bei einer Patientin nach einer Überdosierung mit 22000 mg/Std. Radium.

Eine Blasenscheidenfistel bei 2 Patientinnen nach 8000 und 19250 mg/Std. Radium.

Eine Scheidenstriktur bei einer Patientin (11400 mg/Std. Radium).

Eine Rectumstriktur bei einer Patientin (6740 mg/Std. Radium).

### 2. Grenzfälle.

Von 17 bestrahlten Fällen sind 9 gestorben:

| | | |
|---|---|---|
| 1 | $^1/_4$ | Jahr nach der Bestrahlung |
| 3 | $^1/_2$ | ,, ,, ,, ,, |
| 1 | $^1/_4$ | ,, ,, ,, ,, |

1 1 Jahr nach der Bestrahlung
1 $2^1/_2$ Jahre ,, ,, ,,
1 3 ,, ,, ,, ,,
1 nach unbekannter Zeit.

Alle sind am Carcinom gestorben mit Ausnahme einer Frau, die ein Jahr nach der Bestrahlung an Altersschwäche — sie war 79 Jahre alt — gestorben ist.

Von 7 Fällen haben wir nur eine kurze Beobachtungszeit und zwar:

eine von $^1/_4$ Jahr bei 2 Patientinnen
,, ,, $^1/_2$ ,, ,, 1 ,,
,, ,, $^3/_4$ ,, ,, 1 ,, } alle hatten noch das Carcinom.

,, ,, 1 ,, ,, 1 ,,
,, ,, 2 ,, ,, 1 ,, } hier war das Carcinom verschwunden.

Eine Patientin ist nach der Bestrahlung weggeblieben und nicht wieder erschienen.

Über 5 Jahre 2 Monate war eine Patientin am Leben. Sie ist dann gestorben, wir wissen nicht, ob an Carcinom oder an einer anderen Erkrankung.

Nebenschädigungen.

Eine Rectumscheidenfistel nach 8000 mg/Std.Radium
Eine Scheidenstriktur ,, 8500 ,, ,, ,,

In einem Falle Fieber nach der Bestrahlung.

### 3. Inoperable Fälle.

Von diesen Fällen sind 2 an den Folgen der Bestrahlung gestorben, beide an Peritonitis nach 4500 und 8000 mg/Std.Radium.

26 sind gestorben, 15 innerhalb von 3 Wochen und $^3/_4$ Jahren, 4 innerhalb von $1^1/_2$ Jahren, 2 innerhalb von $2-2^1/_4$ Jahren nach der Bestrahlung; 5 nach unbekannter Zeit.

17 Fälle wurden von $^1/_4-1^1/_2$ Jahren beobachtet und dann nicht mehr gesehen, 7 von ihnen zeigten eine anfängliche Besserung, 5 haben sich der Beobachtung nach der Bestrahlung ganz entzogen.

Nebenschädigungen.

3mal Fieber, 1mal eine Rectum- und Blasenscheidenfistel nach 15300 mg/Std. Radium.

Nach der Radiumbestrahlung der 60 Fälle, die Aussicht auf Heilung boten, sind 2 an den Folgen der Bestrahlung gestorben = 3,3 % Mortalität.

Über 5 Jahre gesund blieben 14 Patientinnen = 23,3 %.

Diese Zahl von 23,3 % stellt also die absolute Heilungsziffer dar.

## Die Bestrahlung mit Radium- und Röntgenstrahlen.

Von 1915 bis einschließlich 1919 sind 20 Patientinnen mit Collumcarcinom dieser Bestrahlungsart unterzogen worden, darunter 4 operable, 2 Grenzfälle und 14 inoperable.

Nach den vorliegenden Nachrichten sind von 20 Fällen 13 gestorben.

von den operablen Fällen 1 Pat. nach 2 Monaten
1 ,, ,, unbekannter Zeit,

| | | | |
|---|---|---|---|
| von den Grenzfällen | 1 | Pat. nach | 2 Monaten, |
| | 1 | ,, ,, | nach $1^1/_2$ Jahren, |
| von den inoperablen Fällen | 1 | ,, ,, | 2 Monaten, |
| | 2 | ,, ,, | $^1/_2$ Jahr, |
| | 1 | ,, ,, | 1 ,, |
| | 2 | ,, ,, | $1^3/_4$ Jahren, |
| | 1 | ,, ,, | 3 Jahren, |
| | 1 | ,, ,, | $3^1/_4$ Jahren, |
| | 1 | ,, ,, | unbekannter Zeit. |

Das Schicksal von 5 Patientinnen ist unbekannt; 2 davon waren operable, 3 inoperable Fälle gewesen.

Der eine operable Fall entschwand nach $^1/_2$jähriger Beobachtungszeit mit bestehen gebliebenem Carcinom, der andere nach 3jähriger Beobachtungszeit mit klinisch nicht mehr nachweisbarem Carcinom. Die 3 inoperablen Fälle sind noch carcinomatös nach 2 Monaten, $^1/_2$ Jahr, $^3/_4$ Jahr nicht mehr gesehen worden.

2 Patientinnen, die zu Beginn der Bestrahlung als inoperabel angesehen worden waren, sind über 5 Jahre am Leben geblieben und gesund gewesen.

1. Fall. 58 Jahre. Inoperables Cervixcarcinom mit Infiltration des linken Parametriums bis zur Beckenwand. Pyometra. 2. 7. 1917 2550 mg-Stunden Radium, 11. 8. 1917 2550 mg-Stunden Radium, 10, 9. 1917 2000 mg-Stunden Radium (insgesamt also 7100 mg-Stunden Radium). Nach Abschluß der Bestrahlung Portiokrater verschwunden, Parametrium an linker Beckenwand fixiert. 7. 8. 1918 Cervix und Parametrien normal, jedoch an linker hinterer Scheidenwand bis zum Introitus vaginae Carcinomwucherungen, nochmals 3000 mg-Stunden Radium und am 6. 9. 1918 2500 mg-Stunden Radium. Vom 1. 9. 1918 bis 2. 12. 1918 Röntgenintensivbestrahlung. Im Oktober 1920 nichts mehr von Carcinom zu tasten. 13. 5. 1924 Patientin am Leben und gesund. Nichts von Carinom zu fühlen.

Die Patientin ist also 7 Jahre nach Beginn der Bestrahlungsbehandlung klinisch frei vom Krebs.

2. Fall. 51 Jahre. Oktober 1917 fünfmarkstückgroßes Ulcus an Stelle der Portio, links bis zur Mitte der Scheidenwand sich nach abwärts erstreckend. Das Collum halbmandarinengroß, linkes Parametrium und Paracolpium verdickt. Vom 25. 10. 1917 bis 20. 3. 1918 9000 mg-Stunden Radium. 7. 5. 1918 Carcinomgeschwür verschwunden, derbe gleichmäßige Infiltration beider Parametrien und Douglasbänder. 30. 5. 1919 kein Cervixtumor mehr zu fühlen. Parametrien verkürzt und derb. Vom 3. 5. 1920 bis 28. 10. 1920 Röntgenintensivbestrahlung in mehreren Serien. 10. 12. 1923 kein Carcinom mehr klinisch festzustellen; nirgends eine härtere Resistenz im Becken zu tasten. — Wohlbefinden.

Diese Patientin ist also $6^1/_2$ Jahre nach Beginn der Behandlung klinisch frei von Carcinom.

Die beiden Fälle sind sehr bemerkenswert, und mögen sie auch besondere Ausnahmen sein und bleiben, so zeigen sie doch, was mit einer Bestrahlungsbehandlung beim fortgeschrittenen Collumcarcinom zu erreichen ist. Radium und Röntgenstrahlen zusammen scheinen die wirksamste Strahlenbehandlung zu sein.

### Bestrahlungsschädigungen.

Eine Rectumcervixfistel ist nach Bestrahlung eines operablen Falles mit 8600 mg/-Std.Radium, eine Rektumscheidenfistel nach Bestrahlung eines inoperablen Falles mit 7200 mg/Std. aufgetreten. Beide hatten zu der genannten Radiumdosis die übliche Röntgenintensivbestrahlung erhalten.

## Die Röntgenbestrahlung.

Wollen wir die Ergebnisse der Röntgenbestrahlung unserer Fälle beurteilen, so müssen wir uns vor Augen halten, daß ein sehr ungünstiges Material dieser Behandlung unterworfen worden ist, daß in der Zeit der Behandlung Apparate und

Technik im Vergleich zu Apparaten und Technik der letzten Jahre unvollkommen waren, und daß die Zahl der Fälle gering ist. In den 4 Jahren von 1915 bis 1919 sind 47 Collumcarcinome nur mit Röntgenstrahlen bestrahlt worden, 3 operable, 3 Grenzfälle und 41 inoperable Fälle.

Keine der Patientinnen hat, soweit wir wissen und soweit wir annehmen können, die fünfjährige Beobachtungszeit erreicht.

Von 28 Patientinnen wissen wir, daß sie gestorben sind, von den operablen Fällen 2 von 3, von den Grenzfällen 2 von 3. Es lebten nach der Bestrahlung:

| | | |
|---|---|---|
| 2 Monate | 1 | Patientin, |
| $^1/_4$ Jahr | 6 | ,, |
| $^1/_2$ ,, | 7 | ,, |
| $^3/_4$ ,, | 4 | ,, |
| 1 ,, | 3 | ,, |
| $1^1/_2$ ,, | 2 | ,, |
| $3^1/_2$ ,, | 1 | ,, |
| unbekannte Zeit | 4 | ,, |

Das Schicksal von 14 Patientinnen ist nur für eine beschränkte Zeit bekannt. Die Beobachtung dieser Fälle erstreckte sich bei:

| | | |
|---|---|---|
| 4 Pat. | auf | $^1/_4$ Jahr, |
| 4 ,, | ,, | $^1/_2$ |
| 1 ,, | ,, | 1 ,, |
| 1 ,, | ,, | $1^1/_2$ ,, |
| 4 ,, | ,, | unbekannte Zeit. |

Alle diese Patientinnen hatten bei der letzten Untersuchung noch ihr Carcinom.

5 Patientinnen haben sich nach Beendigung der Behandlung jeder weiteren Beobachtung entzogen und sind nicht mehr aufzufinden gewesen.

### Schädigungen durch die Bestrahlung.

Eine Verbrennung ersten Grades und eine zweiten Grades wurde je einmal gesehen.

Es hatte sich eine Rektumscheidenfistel gebildet einmal bei einem operablen und einmal bei einem inoperablen Falle.

## Vergleich der Bestrahlung mit der Operation.

Ein Vergleich ist bei unserem Material nur gerechtfertigt zwischen der Radiumbestrahlung und der Operation. Die Zahl der mit Radium und Röntgenstrahlen behandelten Fälle ist zu gering, wenn auch die beiden überraschenden Erfolge den Wert der Behandlung erweisen. Was über das Material der Röntgenbestrahlung zu sagen ist, habe ich eben auseinandergesetzt. Nach den Erfahrungen der letzten Jahre darf ich annehmen, daß mit der Röntgenbestrahlung der Collumcarcinome manches zu gewinnen ist, daß aber die Heilwirkung der Operation keineswegs mit Röntgenstrahlen allein zu übertreffen, wenn überhaupt zu erreichen sein wird.

Die oben angegebenen Zahlen der mit Radium erzielten Erfolge sollen nun mit denen der Operation verglichen werden. Um die Radiumbestrahlung möglichst günstig erscheinen zu lassen, wollen wir nur die operablen Fälle berücksichtigen.

Von den 43 Fällen dieser Art sind 2 an den Folgen der Behandlung gestorben. Ziehen wir diese beiden Fälle ab, so sind 13 Fälle nach 5 Jahren rezidivfrei gewesen. Die Heilungsziffer ist also 31,7%. Dem gegenüber stehen die operativ behandelten Fälle. Zu dem Vergleich sind nur die Fälle herangezogen, die ihrem klinischen Verhalten nach mit den radiumbehandelten gleich sind, also die gut operablen Fälle, beschränkt auf das Collum mit weichen Parametrien.

Die Fälle sind aus den angeführten Gruppen (S. 210) genommen.

2. Gruppe 24 Fälle; ein Operationstodesfall; nach 5 Jahren rezidivfrei und gesund 16. Heilungsziffer also 16: 23 = 69,5%. Verschollene 3.

3. Gruppe 25 Fälle; kein Operationstodesfall; nach 5 Jahren rezidivfrei und gesund 11. Heilungsziffer 44,0%. Bei dieser Zahl ist zu bedenken, daß in dieser Gruppe sehr viele Verschollene sind, nämlich 10. Sicher sind unter diesen noch Geheilte.

4. Gruppe 33 Fälle; 2 Operationstodesfälle; nach 5 Jahren rezidivfrei und gesund 19; Heilungsziffer also 19: 31 = 61,3%. Verschollene keine.

Stellen wir nochmals die Ergebnisse zusammen, die die Radiumbestrahlung und die Operation klinisch gleichartiger Fälle gehabt hat, so zeigt sich nach der Radiumbestrahlung eine Heilungsziffer (5jährige Rezidivfreiheit gerechnet) von 31,7%, nach der Operation Heilungsziffern von 44,0%, 61,3% und 69,5%.

Die Überlegenheit der Operationen über die Radiumbehandlung ist also offenbar.

# Das Scheidencarcinom.

Das Scheidencarcinom ist selten. Vom 1. Oktober 1910 bis 31. Dezember 1919 sind 700 Collumcarcinome und 18 Scheidencarcinome behandelt worden. Der Prozentsatz der Scheidencarcinome beträgt also 2,6%. Das Scheidencarcinom kann operiert oder bestrahlt werden. Als Operation ist die abdominale nach Wertheim wie für das Collumcarcinom zu empfehlen, oder es kann auch die Scheide mitsamt dem Uterus vaginal entfernt werden, technisch wie bei einer vaginalen Totalexstirpation des Uterus.

Wir haben 7 Fälle von Scheidencarcinom operiert, davon 5 Fälle abdominal, 2 vaginal, den einen mit Wegnahme des Rectums. 2 Fälle, die abdominal operiert worden waren, sind an Infektion gestorben. Der eine Fall der vaginalen Exstirpation der Scheide mit dem Rectum ist 2 Jahre später an Rezidiv gestorben. Von 2 Fällen wissen wir nichts und ein Fall, der abdominal operiert worden war, hat nach 7 Jahren kein Rezidiv gehabt.

2 inoperable Scheidencarcinome sind symptomatisch behandelt worden. 9 inoperable Fälle, die mit Radium behandelt wurden, sind anfänglich gebessert worden, 2 sind 2 Jahre später an Carcinom gestorben, die übrigen 7 konnten nicht weiter beobachtet werden, da sie nach der Behandlung verschwunden sind.

# Das Corpuscarcinom.

Das Corpuscarcinom, das Carcinom der Schleimhaut des Uteruskörpers, ist diagnostisch und therapeutisch vom Collumcarcinom verschieden. Während das Collumcarcinom in den weitaus meisten Fällen palpatorisch festzustellen ist und zur Diagnose nur ganz selten eine mikroskopische Untersuchung verlangt, ist beim Corpuscarcinom die mikroskopische Untersuchung, von wenigen Ausnahmen vielleicht abgesehen, zur Diagnose unerläßlich. Nur soll nicht der jüngste Assistent die mikroskopische Diagnose stellen, sonst werden sicher zu viele Corpuscarcinome diagnostiziert, und es muß dann ein gänzlich falsches Bild der klinischen Dignität der Corpuscarcinome entstehen. Man liest noch vielfach von der Gutartigkeit der Corpuscarcinome, von 80% Dauerheilung nach vaginaler Totalexstirpation des Uterus. Das ist falsch, wie wir noch zahlenmäßig zeigen können. Diese falsche Meinung kann nicht anders erklärt werden, als so, daß in den mikroskopischen Präparaten Carcinome gesehen worden sind, die keine waren. Wer sich nicht zutraut oder zutrauen darf, mikroskopische Bilder richtig zu deuten, der soll sie zur Begutachtung erfahrenen Pathologen übergeben. Von der richtigen Diagnose hängt es ab, ob man einer Patientin eine Operation zumuten soll, oder ob man mit einfachen und ungefährlichen Mitteln oder überhaupt nicht zu behandeln hat.

Material zur mikroskopischen Untersuchung der Corpusschleimhaut ist nur durch die Ausschabung zu gewinnen, also durch eine, wenn auch leichte und einfache Operation. Auch eine solche soll nicht indikationslos gemacht werden. Man muß klinisch erkennen, wo der Verdacht einer malignen Corpuserkrankung vorliegt. Das ist besonders bei Frauen der Fall, die in der Menopause sind und wieder zu bluten anfangen. Auch länger dauernde Blutungen noch menstruierender Frauen können den Verdacht erwecken, oder wenn blutig seröser Ausfluß vorhanden ist. Daß man in Zweifelsfällen lieber eine Probeausschabung zu viel als zu wenig macht, scheint mir selbstverständlich zu sein.

Das Corpuscarcinom ist eine Erkrankung des höheren Alters. Vom 1. 10. 10 bis 31. 3. 23 sind 136 Frauen mit Corpuscarcinom aufgenommen worden, deren Durchschnittsalter 55,4 Jahre gewesen ist. Die jüngste war 41, die älteste 72 Jahre alt.

Der Tastbefund ist für Corpuscarcinom nicht charakteristisch. In einem Drittel unserer Fälle war der Uterus nicht vergrößert, in den übrigen schien er größer als normal.

## Behandlung.

Für die Behandlung des Corpuscarcinoms haben wir zwei Methoden, die Operation und die Bestrahlung.

## Die Operation.

Die meisten Corpuscarcinome, die der Klinik zugegangen sind, sind operabel gewesen. Von 136 Fällen von Corpuscarcinom waren von vornherein nur 3 inoperabel und 1 Fall ist während der vaginalen Operation als inoperabel erkannt worden. —

## Die vaginale Totalexstirpation.

Die dicke Uteruswand schützt den Körper lange vor einer Ausbreitung des Krebses in den benachbarten Geweben. Der Verlauf der Lymphbahnen, wie es aus der Abb. 108 S. 177 ersichtlich ist, lenkt das Corpuscarcinom nicht in die Parametrien und die hypogastrischen und iliacalen Drüsen wie das Collumcarcinom, vielmehr über die Adnexe hinweg den spermaticalen Gefäßen entlang zu den lumbalen Drüsen an der Cava. Darum brauchen bei der Operation der Corpuscarcinome nicht die Parametrien und die Drüsen im Gefäßdreieck entfernt zu werden. Dagegen ist es notwendig, die Adnexe mitzunehmen, was bei unseren Operationen nur mit wenigen Ausnahmen geschehen ist. In 5 Fällen mußten die Adnexe der einen Seite wegen allzu starker Verwachsung bei vaginalen Operationen zurückgelassen werden. Allzu groß scheint aber die Gefahr der carcinomatösen Erkrankung der Adnexe nicht zu sein. Wir haben einmal ein Carcinom in einer Tube und 3 mal Carcinom in einem Ovarium gefunden. In einem Falle hat ein carcinomatöses Ovarium $1^1/_2$ Jahre nach einer supravaginalen Amputation entfernt werden müssen. Hier war wegen eines Myoms ohne die Diagnose eines Corpuscarcinoms eine abdominale supravaginale Amputation gemacht worden, und erst nachträglich ist das Carcinom des Corpus entdeckt worden. Und trotz Radium- und Röntgennachbestrahlung, die nachher angewandt wurde, ist das Rezidiv im Ovarium aufgetreten, wenn es nicht schon im Ovarium angelegt war und nur weiter gewachsen ist.

Die vaginale Totalexstirpation ist technisch einfach, wenn bestimmte Voraussetzungen gegeben sind. Der Uterus muß beweglich sein, wenigstens soweit, daß er sich an der Portio abwärts ziehen läßt. Er darf nicht zu groß sein, nicht größer als höchstens einem schwangeren Uterus im dritten Monat entsprechend, und die Adnexe sollen nicht geschwollen und fixiert sein.

Läßt sich der Uterus durch die vordere Bauchfelltasche nicht vorziehen, so kann seine Wand vorn oder hinten median gespalten werden (24 mal ist der Uterus vorn und 5 mal hinten gespalten worden). Man braucht sich nicht zu fürchten, das zu tun. Die Gefahr der Wundinfektion oder der Implantation von Carcinomgewebe in den Wunden ist sehr gering. Ein einziges Mal habe ich vor 19 Jahren eine Metastase in einem SCHUCHARDTschen Schnitt gesehen, die man vielleicht auf eine Verimpfung von Carcinomgewebe zurückführen könnte.

## Ergebnisse der vaginalen Totalexstirpation.

Sie ist 76mal von uns ausgeführt worden.

Die Technik ist die gleiche wie bei der vaginalen Entfernung eines nichtcarcinomatösen Uterus und auf S. 135 u. ff. beschrieben. Bei enger und straffer Scheide kann eine Scheidendammincision (SCHUCHARDTscher Schnitt) angelegt werden. 11mal ist das notwendig gewesen. Die Ablösung der Blase ist nur bei 2 Fällen schwierig gewesen, die mit Radium bestrahlt worden waren. In diesen Fällen saß die Blase sehr fest der Collumwand auf. Niemals ist die Blase verletzt worden; nur einmal wurde der rechte Ureter durchschnitten, der im derben chronisch entzündlichen Parametriun verlief. Er ist unterbunden worden und hat keine späteren Störungen bedingt.

Einmal ist das Rectum, mit dem der Uterus fest verwachsen war, eröffnet worden. Es wurde genäht und die Naht hat gehalten. Von den 76 vaginal operierten sind zwei gestorben, das ist eine Mortalität von 2,6 %. Der eine Fall betrifft das Corpuscarcinom, das sich bei der vaginalen Operation als inoperabel herausgestellt hat, und der zweite Todesfall ist ein Embolietodesfall nach 14 Tagen.

## Die abdominale Totalexstirpation.

Alle Fälle von Körpercarcinom, bei denen die obengenannten Voraussetzungen für die vaginale Totalexstirpation nicht gegeben sind, müssen abdominal operiert werden.

Wir haben 15 solcher Fälle gehabt, von denen 2 nur supravaginal wegen Myom operiert und von denen einer bereits erwähnt worden ist. Bei dem zweiten mit der Diagnose Myom operierten Falle wurde das Carcinom bei der Operation gefunden und das Collum nachträglich exstirpiert. 2 Fälle sind vaginal begonnen und abdominal vollendet worden. Die übrigen 12 sind abdominal begonnen und vollendet worden.

Ich halte es aus den angegebenen Gründen beim Corpuscarcinom nicht für nötig, eine radikale Operation wie beim Collumcarcinom zu machen. Der abdominale Weg wird also nicht gewählt, um Parametrien und Drüsen zu entfernen, sondern weil Größe des Uterus, starke Verwachsungen oder Adnextumoren ihn verlangen. Die Operation ist also technisch die gleiche, wie die abdominale Totalexstirpation des Uterus wegen Myom, nur mit dem Unterschiede, daß beim Corpuscarcinom die Adnexe grundsätzlich mitgenommen werden sollen.

Von den abdominal Operierten sind 2 Fälle gestorben. Das drückt aber nicht die besondere Gefährlichkeit der abdominalen Operation aus, sondern zeigt nur, daß es sich bei den abdominal operierten um sehr komplizierte Fälle gehandelt hat.

1. Fall. Weit fortgeschrittenes Carcinom des Corpus mit Carcinom des rechten Ovariums. Am 52. Tage post operationem Tod an zunehmender Kachexie. Obduktionsbefund: Jauchender Carcinomtumor in Rectum und Blase eingewachsen.

2. Fall. Abdominale Totalexstirpation mit den Adnexen. Carcinom im linken Ovarium. Am Uterusfundus Coecum mit angrenzendem Ileum verwachsen und carcinomatös. Resektion des Coecum mit Ileum insgesamt 40 cm. Tod am 5. Tage an Peritonitis.

### Die Bestrahlung.

Eine Zeitlang sind fast alle Corpuscarcinome mit Strahlen behandelt worden, die Mehrzahl mit Radium, weil wir der Meinung waren, die meist flachen und nicht tiefgehenden Corpuscarcinome könnten mit besonderem Erfolge der Strahlentherapie zugewiesen werden und auch deswegen, weil der dicke Uterus einen sicheren Schutz vor Verbrennungen gesunden Gewebes gäbe. Wir haben die Strahlenbehandlung des Corpuscarcinoms wieder verlassen, weil die Nachuntersuchungen ergeben haben, daß die Dauerresultate der bestrahlten Fälle viel schlechter als die der operierten gewesen sind. Die Strahlen werden künftighin nur in solchen Fällen angewandt werden, die wegen ihres allgemeinen schlechten Körperzustandes eine Operation nicht vertragen würden.

### Die Dauerresultate der bestrahlten Fälle.

Bis Ende 1917 sind 15 Patientinnen mit Corpuscarcinom mit Radium behandelt worden. Dazu kommen noch 4 Patientinnen meiner Privatpraxis. Sie haben durchschnittlich 6—7000 mg Radiumstunden erhalten und zwar in der Weise, daß zunächst 100 mg Radium für 24—48 Stunden in den Uterus eingelegt wurden. Waren in den nächsten 2—3 Tagen keine Temperaturen aufgetreten, so ist die Therapie wiederholt worden, solange, bis die 100 mg die notwendige Stundenzahl gewirkt hatten.

Von den 19 Patientinnen sind zwei nachträglich operiert worden, weil Blutung und Ausfluß nicht nachgelassen hatten.

Von den übrigbleibenden 17 sind 13 innerhalb von 5 Jahren an ihrem Carcinom gestorben, eine ist verschollen, und nur 3 sind nach 5 Jahren gesund.

Das ergibt für die Radiumfälle ein Dauerresultat von 15,8%.

Außer diesen Fällen wurden noch 3 mit Röntgenstrahlen allein behandelt. Sie sind alle nachoperiert worden, weil die Symptome der Erkrankung nicht geschwunden sind. Ein Fall wurde mit Röntgen- und Radiumstrahlen behandelt. Dieser war nach 5 Jahren noch gesund.

### Die Dauerresultate der operierten Fälle.

Bis Ende 1917 sind 58 Fälle von Corpuscarcinom operiert worden. 2 sind an der Operation gestorben, 18 während der fünfjährigen Beobachtungszeit an ihrem Carcinom.

12 sind verschollen, von denen 3 bei der letzten Untersuchung ein Rezidiv hatten.

Nach 5 Jahren waren noch 26 Frauen am Leben. Rechnen wir die Verschollenen insgesamt als Rezidive an, so hätten wir doch ein Dauerresultat von 44,8%.

Zählen wir zu den 58 operierten Fällen noch 4 inoperable hinzu, so hätten wir 26 Geheilte auf 62 mit Corpuscarcinom der Klinik zugegangene. Die Prozentzahl der Dauerresultate würde sich dann auf 41,9% ermäßigen, immer noch genug, um die Überlegenheit der Operation über die Bestrahlung zu erweisen.

## Das Vulvacarcinom.

Sie treten an allen Stellen der Vulva auf, am seltensten um die Urethra herum. Von 59 Fällen von Vulvacarcinom, die in der Zeit vom 1. 10. 10 bis 31. 3. 23 in die Klinik gekommen sind, waren nur 6 Urethralcarcinome. In 2 Fällen handelte es sich um Metastasen von Carcinomen anderer Körperstellen.

1. Fall. Mai 1920 supravaginale Amputation des Uterus und Ovariotomia dextra. Klinische Diagnose: Ovarialcyste. Histologische Diagnose: Ovarialcarcinom und Carcinoma corporis uteri (carcinomatöse Polypen im Tubenwinkel). Mai 1921 Carcinomknoten am rechten

Clitorisschenkel und links am Orificium urethra. 3000 mg-Radiumstunden. September 1921 Tumor links verschwunden, rechts nur Infiltration, kein Geschwür mehr. Dagegen hühnereigroßes Rezidiv der Bauchdecken, vom oberen Rand der Symphyse zur Querschnittsnarbe ziehend. Exstirpation mit Abmeißelung eines Stückes der Symphyse. Weiteres Schicksal unbekannt.

2. Fall. September 1916. Exstirpation des Uterus mit beiden Adnexen wegen Ovarialcarcinom. August 1917 Rectumcarcinom. Rectumresektion und Abtragung von carcinomatösen Netzknoten. November 1917 bohnengroßes Carcinom am Hymenalsaum. Exstirpation der Vulva mit den inguinalen Drüsen. März 1918 Carcinomknoten in den Mesenterialdrüsen.

Sowie die Diagnose Vulvacarcinom feststeht, muß behandelt, entweder operiert oder bestrahlt werden.

## Die Operation.

Vulvacarcinome sollen radikal operiert werden, d. h. man soll sich nicht darauf beschränken, den Carcinomknoten zu entfernen, sondern man soll die ganze Vulva mitsamt den Inguinaldrüsen exstirpieren. Die Entfernung der Drüsen ist wichtig. In 21,6% der Operierten (8 Fälle) waren die Drüsen doppelseitig, in 37,8% (14 Fälle) einseitig verdickt. Ich kann leider nicht sagen, wie oft sie carcinomatös gewesen sind. Das aber scheint mit sehr wahrscheinlich, daß die systematische Entfernung der Drüsen wohl der Grund dafür gewesen ist, daß wir bei den Rezidiven nur einmal ein Drüsenrezidiv gesehen haben. Der andere Fall eines Drüsenrezidivs betraf einen Fall, der mit Radium behandelt worden war.

Mit einem Schnitt parallel zum POUPARTschen Bande und etwa einen Zentimeter über ihm wird begonnen, der bis zur Symphyse geführt wird. 10—12 cm soll er lang sein; alles Fettgewebe bis zur Aponeurose, in dem die inguinalen Drüsen sitzen, wird weggenommen. Ein gleicher Schnitt wird auf der anderen Seite gemacht und ebenfalls das Fettgewebe mit den Drüsen entfernt. Die beiden Schnitte treffen sich über der Schoßfuge. Von diesem Punkte aus werden nun die großen und kleinen Labien jeder Seite umschnitten und entfernt.

Sorgfältige Blutstillung. Vereinigung der Schnittränder mit Catgutknopfnähten. Über der Symphyse pflegt ein Hohlraum zu entstehen, der durch die Entfernung des über der Schoßfuge meist reichlichen Fettpolsters entsteht. Dieser Raum wird an der Stelle, wo sich alle Schnitte treffen, mit Gaze drainiert. Die Drainage ist auch deshalb hier empfehlenswert, weil diese Stelle wenig Neigung hat, primär zu heilen.

Für gewöhnlich kann sich die Exstirpation auf das Fettgewebe der Inguinalgegend und der Vulva beschränken. Geht das Carcinom tiefer, kann es nötig werden, einen Teil des Sphincter ani oder des Levator ani zu resezieren.

Bei den Carcinomen um die Urethra herum soll die Urethra möglichst geschont werden. Der Verlust der Urethra ist sehr mißlich, ja auch nur eines Teiles von ihr, weil die damit verbundene Funktionsstörung nur schwer zu bessern ist. Wir haben in einem Fall einen teilweisen Urethralverlust gehabt. Der Defekt wurde sorgfältg vernäht, und doch trat am 14. Tage post operationem eine Urethralscheidenfistel auf.

Unser Material verteilt sich folgendermaßen:

43 Primäroperationen, 5 Operationen nach unvollständigen Operationen anderwärts, 11 Fälle, die mit Radium behandelt worden waren.

Von den 43 primär Operierten sind 2 an Embolie gestorben, eine 51jährige und eine 74jährige Frau, jene am 6., diese am 19. Tage post operationem.

In 37,8% der Fälle verlief die Heilung fieberfrei, in 16,3% vereiterte die Wunde.

An Nachkrankheiten haben wir gehabt eine Cystopyelitis, eine Bronchopneumonie, eine Pleuritis, eine Bronchitis.

Nachuntersuchungen der Operierten:

Von 11 fehlt jede Nachricht. Bei 14 Frauen ergab die Nachuntersuchung Rezidivfreiheit. Da aber die meisten Operationen noch nicht 5 Jahre zurückliegen, so kann kein Dauerresultat angegeben werden. 5 Patientinnen waren über 5 Jahre rezidivfrei.

18 hatten ein Rezidiv, 14 innerhalb von 3 Wochen und 2 Jahren nach der Operation, 2 innerhalb von 2—3 Jahren, eine nach 4 und eine nach 5 Jahren.

Von 3 wissen wir, daß sie an ihrem rezidivierenden Carcinom gestorben sind zwischen $^1/_4$ und $1^3/_4$ Jahren nach der Operation.

Von den Rezidivierten wurden 7 zwischen 3 Monaten und 3 Jahren nach der ersten Operation nachoperiert und 4 zweimal;

| | | | | |
|---|---|---|---|---|
| die erste | 5 | Jahre nach der Primäroperation, | $2^3/_4$ | Jahre nach der ersten Rez.-Op. |
| die zweite | 6 | ,, ,, ,, ,, | 2 | ,, ,, ,, ,, ,, ,, |
| die dritte | $2^1/_4$ | ,, ,, ,, ,, | 1 | ,, ,, ,, ,, ,, ,, |
| die vierte | $3^1/_2$ | ,, ,, ,, ,, | 3 | ,, ,, ,, ,, ,, ,, |

Von allen an Rezidiv Operierten waren 2 Frauen über 5 Jahre nach der primären Operation rezidivfrei.

Daraus ist zu ersehen, daß die operierten Vulvacarcinome vielfach sehr langsam rezidivieren, und daß es sich lohnt, Rezidivknoten zu entfernen. Daher sollen Frauen, die wegen eines Vulvacarcinoms operiert worden sind, immer wieder nachuntersucht werden.

4 Fälle sind mit Röntgenstrahlen nachbehandelt worden, davon lebt eine nach 6 Jahren noch, 2 sind nach $1^1/_2$ und $1^3/_4$ Jahren gestorben und der vierten Schicksal ist unbekannt.

Wer viel Vertrauen zu Nachbestrahlungen hat, mag sie nach Operationen von Vulvacarcinomen anwenden. Sie lassen hier vielleicht mehr Erfolg hoffen als nach Operationen von Collumcarcinomen, weil das Vulvacarcinom oberflächlich sitzt, und die Strahlen einfach zu dosieren und anzuwenden sind.

Zu den 43 primär Operierten kommen noch 5 Fälle radikaler Operationen, denen vorher anderwärts nur der Carcinomknoten ohne Drüsen entfernt worden war.

Die Operationen wurden gemacht in:

| | | | | |
|---|---|---|---|---|
| 1 Falle | 1 Monat | nach der ersten Operation | 3 Jahre | danach rezidivfrei |
| 1 ,, | 1 Jahr | ,, ,, ,, ,, | 1 Jahr | ,, ,, |
| 1 ,, | 2 ,, | ,, ,, ,, ,, | 1 ,, | ,, ,, |
| 2 Fällen | 3 ,, | ,, ,, ,, ,, | beide 1 ,, | ,, ,, |

Auch diese Serie bestätigt wieder die Erfahrung, daß Vulvacarcinome langsam rezidivieren, daß sie also zu den gutartigen Formen der Carcinome zu rechnen sind.

## Die Bestrahlung.

In der Zeit des Strahlenenthusiasmus haben wir auch Vulvacarcinome mit Strahlen behandelt, 9 mit Radium, 2 mit Röntgen. Von diesen Fällen sind 2 nachträglich operiert worden.

Der eine: Carcinom an hinterer Commissur bis zum Anus. Oktober 1916 3000 mg-Stunden Radium. April 1917 Carcinom kleiner geworden, an jeder Glutäalseite der Rima ani tiefes Radiumulcus. Juni 1917 Carcinom größer geworden. Radikaloperation. November 1918 Drüsenrezidiv, an Stelle des primären Carcinoms Infiltration, nochmals 2000 mg-Stunden Radium. Bald darauf Tod.

Der andere: Hühnereigroßer, blumenkohlartiger Tumor um die Urethra. Februar 1919 3000 mg-Stunden Radium. Juli 1920 Urethraltumor verschwunden, dagegen rechte Inguinaldrüsen doppelhühnereigroß. Entfernung, nach 3 Jahren rezidivfrei.

Von den übrigen 7 Radiumfällen ist das Schicksal von zweien unbekannt.

5 sind innerhalb von 4 Monaten und 1 Jahr nach der Radiumbehandlung an ihrem Carcinom gestorben.

Die Ergebnisse der Radiumbestrahlung der Vulvacarcinome sind also sehr schlecht, viel schlechter als die der Operation. Also Vulvacarcinome operieren.

# Die Blasenscheidenfisteln.

Die Blasenscheidenfisteln, entstehen meist durch Verletzungen oder Nekrosen der Blasenwand, seltener dadurch, daß Tumoren in die Blasenwand wachsen, und sie zerfressen, wie das Carcinom des Uterus, der Scheide, der Blase. Langdauernder Druck des kindlichen Schädels bei engem Becken oder Hydrocephalus kann Nekrosen der Blasenwand veranlassen. In diesen Fällen wird die Blase fistulös, wenn etwa eine Woche nach der Geburt des Kindes verstrichen ist. Häufiger sind die Blasenfisteln durch Verletzungen bei geburtshilflichen und gynäkologischen Operationen. Die gynäkologischen Operationen überwiegen als Ursache, besonders die Carcinomoperationen, wie in jenem Kapitel auseinandergesetzt worden ist.

Wir haben unter unseren Fällen von 55 Blasenscheiden- und 2 Blasencervixfisteln in der Zeit vom 1. 10. 10—31. 3. 23 folgende Ursachen festgestellt: 37 gynäkologische Operationen, darunter 15, die von uns ausgeführt worden sind, 2 nach vaginaler Totalexstirpation des Uterus wegen gutartiger Erkrankungen. Die Blase war verletzt und genäht worden. Die Naht hatte aber nicht gehalten. 13 sind nach Carcinomoperationen entstanden, 8 nach abdominaler und 4 nach vaginaler Totalexstirpation des Uterus wegen Collumcarcinom und eine nach einer abdominalen Totalexstirpation des Uterus und der Adnexe wegen Ovarialcarcinom.

9 geburtshilfliche Operationen, von denen keine von uns gemacht worden war (Kaiserschnitt, Hebosteotomie, Zange, Perforation und Kranioklasie).

2mal sind die Fisteln durch Scheidenpessare entstanden, die jahrelang gelegen hatten.

In 9 Fällen ist die Ursache nicht mehr festzustellen.

Je nach dem Orte, wo die Fistel mündet, unterscheidet man Urethralscheidenfisteln, Blasenscheidenfisteln, Blasencervixfisteln, Blasenuterusfisteln und Blasenbauchdeckenfisteln.

Diese Einteilung hat für Prognose und Therapie Bedeutung. Am günstigsten sind die Blasenbauchdeckenfisteln, am ungünstigsten die Urethralscheidenfisteln, insbesondere wenn die Urethra vollständig oder zum größten Teil verloren gegangen ist. Deshalb soll die Behandlung dieser Fisteln besonders erörtert werden. Die übrigen Blasenfisteln sind prognostisch und therapeutisch gleichwertig.

## Behandlung.

Es kommt vor, daß sich Blasenfisteln spontan schließen. Das ist bei den Blasenbauchdeckenfisteln die Regel, von der es wenige Ausnahmen gibt. Man braucht hier nur einen Dauerkatheter einzulegen, um in kurzer Zeit die Fistel sich schließen zu sehen. Bei den anderen Blasenfisteln gehört der spontane Schluß zu den Seltenhe ten. Nur ganz feine, fadenschmale Fisteln schließen sich gelegentlich. Sie tun es aber nur dann, wenn man sie ganz in Ruhe läßt, deshalb soll man ja nicht die Fistelränder ätzen. Dadurch wird es nur schlimmer. Man kann in solchen Fällen einen Dauerkatheter in die Blase legen, aber nur hoffen, damit einen Erfolg zu erzielen, wenn man kurz nach der Entstehung der Fistel zur Behandlung kommt, wenn die Fistel und ihre Ränder frisch sind und sich noch in Granulation befinden. Sobald sie einmal narbig sind, ist alle Hoffnung auf Spontanheilung eitel.

Die allgemein gültige Behandlung ist die operative.

Da die Blasenfisteln nach Größe, Lage und Beschaffenheit sehr verschieden sind, läßt sich eine typische Operationsmethode nicht angeben. Es ist für die Operation ein großer Unterschied, ob wir kleine, nur für eine Sonde durchgängige Fisteln haben oder große Blasenlöcher, ob die Fistel beweglich oder fixiert, ob sie durch Narben verzerrt, ob sie schwer oder leicht zugänglich, ob viel oder wenig gesundes oder krankes plastisches Material vorhanden ist oder nicht. All das muß berücksichtigt werden. Deshalb können nur allgemeine Grundsätze der Operation aufgestellt werden.

Es ist selbstverständlich, daß man die Ränder der Fistel anfrischen muß, bevor man sie näht. Aber mit der Anfrischung allein ist es nicht getan. Erst im Laufe der Jahre nach vielfachen Erfahrungen bin ich dahinter gekommen, auf was es ankommt. Einige Hauptfehler sind früher von mir gemacht worden. Einmal habe ich mich gescheut, bei den Fisteloperationen große Wunden zu setzen und mich stets bemüht, mit

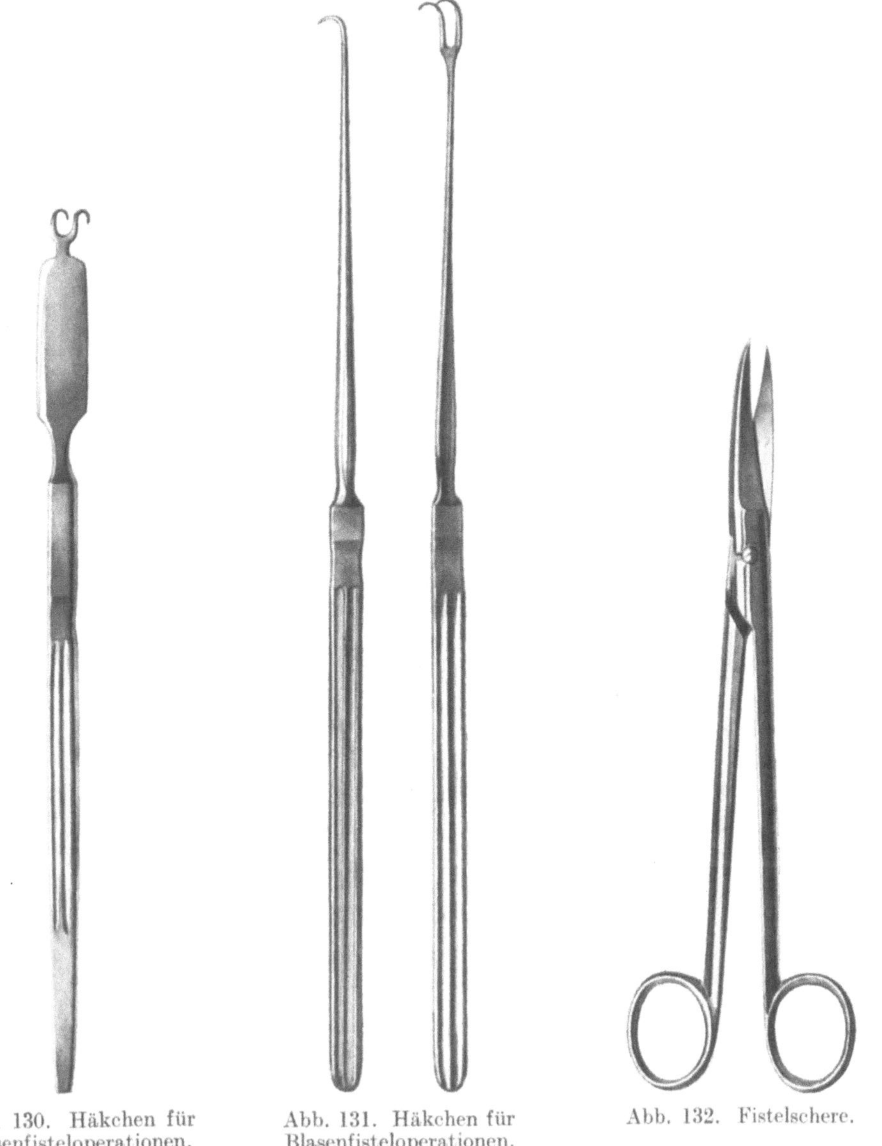

Abb. 130. Häkchen für Blasenfisteloperationen.

Abb. 131. Häkchen für Blasenfisteloperationen.

Abb. 132. Fistelschere.

kleinen Schnitten auszukommen, in der Furcht, neben der Fistel noch die Blasenwand zu verletzen oder das Blasenloch zu vergrößern. Weiterhin schien es mir selbstverständlich, immer nur von der Vagina aus zu operieren, und drittens habe ich lange Zeit durchgreifende Nähte durch die ganze Blasenwand mitsamt der Schleimhaut gelegt. Auch bei der Freilegung der Fisteln habe ich Fehler gemacht, indem sie nicht immer genügend war. Die Freilegung ist aber wichtig. Die Fistel muß gut zugänglich sein. Man muß sich die Fisteln mit Speculis, Kugelzangen, Häkchen (Abb. 130, 131), durch Scheidendammincisionen nahebringen und leicht erreichbar machen.

Das hat bei vaginalen Operationen, narbig fixierten Fisteln seine Grenzen. Versteift man sich auf das vaginale Operieren, so handelt man falsch. Dann muß von den Bauchdecken aus operiert werden, wie die beiden folgenden Fälle erweisen.

1. Fall. Frau B. Blasenscheidenfistel nach langdauernder Geburt und Zangenentbindung. 2 Monate danach von anderer Seite erfolglos operiert. — Bei der Aufnahme Blasenscheidenfistel etwa 1 cm hinter der Harnröhre nach links oben durch derbe Narben verzogen, die die Blase am linken aufsteigenden Schambeinast fixieren. Scheidendammincision, ausgedehnte Mobilisierung der Fistel. Durchtrennung der Narben. Naht der Blasenwand und der Scheidenwände mit Catgutknopfnähten. Dauerkatheter. 10 Tage trocken, dann wieder naß. — 1 Monat später Versuch, die Fistel von oben zu schließen, da sie von unten schwer freizulegen ist. Fascienquerschnitt. Abpräparieren der Blase vom Uterus und Scheidenwand. Die Fistel ist aber von hier aus nicht zu erreichen und man muß sich begnügen, die Blase seitlich möglichst frei zu machen. Dann Schluß der Fistel von der Vagina her. Blasendrainage mit Dauerkatheter durch die Bauchdecken. Nicht geheilt. 7 Wochen später erneute Operation von der Vagina her. Durch die vorausgegangene Operation ist die Fistel vom aufsteigenden Schambeinast frei geworden, jetzt leicht ganz beweglich zu machen und zu nähen. Heilung.

Nachwort: Wenn also auch die Operation von den Bauchdecken her zunächst erfolglos war, so hat sie doch die ausgiebige Mobilisation der Fistel ermöglicht und die Bedingungen für den Erfolg der nächsten Operation geschaffen.

2. Fall. Frau Sp., 36 Jahre. Vor 4 Jahren vaginale Totalexstirpation wegen septischer Entzündung der Gebärmutter auswärts. Dabei Blasenverletzung. Seitdem Blasenscheidenfistel. Im Scheidengrund 2 Fistelöffnungen von $^1/_2$ und 1 cm Breite in derbe Narbenmassen gelagert. Operation: 9. 3. 1917. Wegen der vaginal schwer zugänglichen Lage der Fistel Laparotomie. Fascienquerschnitt. Die Blase wird vom Scheidenstumpf losgetrennt und die Scheide eröffnet. Die Brücke zwischen den beiden Blasenlöchern wird durchschnitten. Die rechte Uretermündung liegt hart am Fistelrand, die linke 2 cm entfernt. Naht der Fistel mit Catgutknopfnähten. Die Scheide bleibt offen. Peritoneale Überdeckung der Wundfläche mit fortlaufenden Catgutfäden. Heilung.

In diesem Falle hatte die Laparotomie mit ihrer guten Übersicht den Vorteil, daß der rechte Ureter bei der Fistelnaht sicher geschont werden konnte.

Ein weiteres Erfordernis der Blasenfisteloperationen ist, daß die Blasenwand um die Fistel herum von ihren Nachbarorganen, von Scheide, Cervix, Uteruswand freigemacht wird und in nicht zu geringer Ausdehnung. Sich nicht vor großen Wunden scheuen, aber sich scheuen vor Opferung von Gewebe! Man soll nur das Narbengewebe um das Fistelloch herum excidieren, sonst ja nichts. Jedes Stückchen Gewebe ist für die Plastik wichtig. Die Blasenränder müssen so beweglich sein, daß die Ränder der Fistelöffnung sich ganz von selbst aneinander legen; denn sie müssen ohne jede Spannung aneinander gebracht werden können. Sowie unter Spannung genäht werden muß, ist der Erfolg schon zweifelhaft.

Gerade diese Forderung ist manchmal schwer zu erfüllen. Die Blasenränder sind mit der Scheide durch Narben stark fixiert oder am aufsteigenden Schambeinast narbig verbunden; dann werden sie am besten von den Bauchdecken her freipräpariert. Ist aber die Spannung auch nur gering, kann der Erfolg ausbleiben, wie folgender Fall beweist.

3. Fall. Frau Gr., 42 Jahre, April 1919. Vaginale supravaginale Amputation. Danach Fistel, vergeblich zweimal operiert. (Die 3 Operationen anderwärts.) Bei der Aufnahme Blasenscheidenfistel in dem Bereich des Blasenhalses an dem Arcus pubis und an der Portio durch straffe, derbe Narben fixiert. Da es nicht möglich erscheint, eine genügende Mobilisation von der Vagina aus allein zu erreichen, wird ein Bauchschnitt gemacht. 17. 9. 1919 Fascienquerschnitt. Beide Adnexe in starken Verwachsungen eingebettet und verdickt. Entfernung. Freilegung beider Ureteren und Ablösung des ganzen Trigonums von der vorderen Cervixwand. So wird die hintere Circumferenz der Fistel frei. Dabei wird die Scheide eröffnet. Überdeckung der Wundflächen mit Peritoneum und Schluß der Bauchhöhle. Von der Vagina her wird nun die vordere Circumferenz der Fistel von der Scheidenwand an Blasenhals und Harnröhrenwulst getrennt und die Fistel und Scheidenwundränder geschlossen, was nicht ohne eine, wenn auch geringe Spannung möglich ist. (Die Operation befriedigt nicht. Es wäre wohl besser gewesen, wenn die Fistel durch Trennung der Narben an Symphyse und Schambeinästen beweglich gemacht und die Spannung ganz beseitigt worden wäre.) Fistel heilt nicht.

2. Operation 25. 11. 1919. Zunächst wird von unten her die Urethra von der Symphyse durch Bogenschnitt abgetrennt, dann Querschnitt über der Symphyse. Retroperitoneal werden

Blasenhals und Urethra von der Symphyse und den Schambeinästen getrennt. Schluß des Querschnittes. Vaginale Fortsetzung der Operation. Umschneidung der Fistel und Trennung von Blasenrand und Scheidenhaut, besonders auch von der narbig gegen die Fistel fixierten Portio. Nach vorn gegen die Urethra zu läßt sich die Scheidenhaut nicht ohne Spannung aneinander bringen. Deshalb wird sie hier nicht vernäht. sondern ein gestielter Lappen aus der Haut der hinteren Scheidenwand, dessen Stiel seitlich sitzt, abpräpariert und damit diese Lücke gedeckt. Der Lappen stößt sich im Laufe der Heilung nekrotisch ab und die Fistel heilt wieder nicht. Vorstellung am 17. 6. 1920. Patientin will sich wieder operieren lassen. Blasenhals und Urethra liegen der Symphyse nicht mehr an. Die untere Hälfte des Blasenhalses und der Urethra fehlen.

3. Operation 11. 10. 1920. Muskelfascienplastik. Urethralrest und Blasenhals werden frei präpariert, die Musc. pyramidales mit Stücken der Recti und der Aponeurose hinter der Symphyse herum nach unten gezogen und um die Blasenöffnung herumgelegt (GOEBELL-STOECKEL). Im Verlauf der Heilung stößt sich ein Muskellappen ab und die Frau ist wieder naß. Nun zeigt sich im Laufe eines Jahres eine höchst merkwürdige Besserung. Durch die Narben wird die Portio immer mehr nach abwärts gezogen und in die Gegend der Blasenöffnung an die anatomische Stelle der Urethra gebracht und die Frau wird für $1-1^1/_2$ Stunden kontinent. Es ist sehr interessant, festzustellen, wie sie die Kontinenz erreicht. Bei klaffender Vulva ist die Portio zu sehen. Fordert man sie auf, die Bewegung zu machen, die sie auszuführen pflegt, wenn sie den Urin zurückhalten will, so kontrahiert sie sehr kräftig ihre Beckenbodenmuskulatur. Dadurch wird die Portio gegen die Blasenöffnung angepreßt und die Blase verschlossen. (Siehe auch die Bemerkung über den Blasenschluß im Kapitel über Urethralersatz S. 239.)

Ist die Blasenwand frei von ihrer Nachbarschaft und gut beweglich, dann ist die Naht eine Leichtigkeit. Man näht die Wand ohne die Schleimhaut mit Knopfnähten. Näht man die Schleimhaut mit, dann kann sie sich zwischen die Wundränder stülpen und die Heilung verhindern. Es darf kein Epithel zwischen den Wundrand kommen. Das ist wichtig. Es soll aber auch kein Nahtmaterial im Blasenlumen liegen, weil die Stichkanäle zu Fistelöffnungen werden können und das Nahtmaterial sich mit Kalksalzen inkrustieren kann. Über die erste Nahtreihe eine zweite Blasenwandnaht zu legen, ist nicht immer nötig. Die Blasennaht wird gedeckt durch die Naht der Scheidenwände. Hierbei ist darauf zu achten, daß zwischen Blasennaht und Scheidennaht kein hohler Raum bleibt, in dem sich Blut und Wundsekret stauen können. Beide Nahtreihen der Blasen- und Scheidenwand müssen dicht aufeinander liegen. Ist das nicht möglich, so kann in der Scheidennaht eine kleine Lücke gelassen werden, in die man für 1—2 Tage einen dünnen Gazestreifen einlegt, der das Wundsekret ableiten soll; aber den Gazestreifen nicht fest gegen die Blasennaht legen, wo er Nekrosen veranlassen und die Heilung stören könnte.

Bei manchen Blasenfisteloperationen muß besonders auf die Ureteren geachtet werden. Liegt die Fistelöffnung so, daß die Nähe der Ureteren anzunehmen ist, dann müssen die Ureterenmündungen cystoskopisch festgestellt werden. Man kann entweder die Blase in Knieellenbogenlage mit Luft füllen oder in Rückenlage mit Wasser, nachdem man die Fistel durch einen in die Scheide gelegten Kolpeurynter abgedichtet hat, um das Ablaufen der Füllflüssigkeit zu hindern. Um die Ureteröffnungen rasch zu finden, spritzt man Indigocarmin ein, damit der Urinstrahl blaugefärbt wird. Liegen die Uretermündungen der Fistel so nahe, daß die Gefahr besteht, sie könnten von der Blasennaht gefaßt werden, operiert man von den Bauchdecken her, um die Ureteren frei zu legen.

Beispiele:

4. Fall. Frau R., 21 Jahre. 1916 Kaiserschnitt anderwärts. Danach Blasenscheidenfistel, dreimal auswärts ohne Erfolg operiert. Vor und links der Portio narbige Einsenkung von $^1/_2$ cm Durchmesser, aus der dauernd Urin fließt. Cystoskopisch linksseitlich zackige, etwa $1^1/_2$ cm breite Öffnung in der Blase, in die die linke Ureterpapille hineinhängt, 1 cm über der Ureterpapille sieht man eine Kerbe im Ureter, die nur eine schmale Brücke des Ureterrohres übrig läßt.

Operation: Wegen des tiefen Sitzes der Fistel in der Scheide, der narbigen Befestigung und der Beteiligung des Ureters Laparotomie 23. 12. 1918. Fascienquerschnitt. 2 Dünndarmschlingen im Douglas adhärent. Lösung. Exstirpation eines linksseitigen Adnextumors (Pyoovarium, Pyosalpinx). Ablösung der Blase von Uterus- und Cervixwand. Gewebe sehr narbig und derb. Das Collum ist durch einen breiten schwieligen Strang an den linken Arcus pubis herangezerrt. Durch diesen Strang verläuft der linke Ureter, der herauspräpariert und dicht an der Blasenwand abgeschnitten wird. Dann wird das Ureterende beiderseits 1 cm weit längsgeschlitzt durch die Blasenwand 2 cm von der Fistelöffnung gesteckt und von der Fistelöffnung aus sichtbar mit 2 Catgutknopfnähten innerhalb der Blase an ihrer Wand fixiert. Doppelte Naht der Fistel. Vollkommener Schluß der Bauchhöhle. Heilung.

5. Fall. Frl. B., 36 Jahre. Seit 15 Jahren in ärztlicher Behandlung. 1906 sind die Ovarien entfernt worden, 1910 die Gebärmutter. (Beide Operationen nicht in unserer Klinik ausgeführt.) Seitdem ist sie naß. 1912 wegen Blasenscheidenfistel anderwärts operiert.

Befund: Uterus fehlt. In der oberen Hälfte des Scheidenrohrs vorne ein für die Fingerkuppe durchgängiges Blasenloch, dessen Ränder starr und unnachgiebig sind.

Cystoskopie: Schluß der Fistel durch einen Kolpeurynter, in die Scheide gelegt. Beide Uretermündungen liegen urethralwärts von der Fistelöffnung, der linke hart am Rand der Fistel. Der rechte Ureter für den Katheter bequem durchgängig, der linke nur bis 3 cm.

Operation: 6. 1. 1919. Fascienquerschnitt. Netz im Douglas adhärent und Dünndarmschlingen. Lösung. Abpräparieren der Blase vom Scheidenstumpf. Aufsuchen des linken Ureters, der im festen Narbengewebe liegt. Da seine Blasenmündung hart an der Fistelöffnung liegt und bei deren Naht mitgefaßt werden müßte, wird er kurz über der Blasenwand durchschnitten, geschlitzt, durch eine urethralwärts geschaffene Öffnung in das Blasenlumen gesteckt und von dem Blasenloche aus mit einer Catgutknopfnaht fixiert. Naht der Blasenöffnung in doppelter Nahtreihe, Überdeckung mit Peritoneum. Schluß der Bauchhöhle. — Dauerkatheter, der am 10. Tag entfernt wird, trocken, auch beim Aufstehen. Am 13. Tage wieder naß. Patientin gibt an, sich mehrmals selbst untersucht zu haben, möglicherweise hat sie mit ihrem Finger die zarte Narbe in der Scheide aufgedrückt. Später nicht wieder erschienen.

6. Fall. Frau G., 50 Jahre. Vor 2 Monaten wegen Blutungen vaginale Totalexstirpation anderwärts. Vom 5. Tage nach der Operation an naß.

Befund: Uterus fehlt. Im linken Winkel der Scheidennarbe eine nur für eine dünne Sonde durchgängige Blasenfistel. Cystoskopisch ergibt sich, daß die Fistel direkt am inneren und hinteren Quadranten der linken Ureterpapille liegt.

Operation: 19. 6. 1918. Fascienquerschnitt. Entfernung beider entzündeten und verwachsenen Adnexe. Die Blase wird von der Scheide abpräpariert. Beide Ureteren kurz vor der Blasenausmündung in derbe Narben gebettet, der rechte ist dilatiert und durch die Narben verengert. Er wird über den Narben durchschnitten, der linke wird ebenfalls oberhalb der Narben durchschnitten und das Blasenstück mit der teilweise zerrissenen Papille reseziert. Schluß des Blasenloches mit zwei Nahtschichten. Implantation beider Ureteren in die Blase. Heilung.

Für die Fälle, wo das Scheidenmaterial zur Blasendeckung nicht ausreicht, ist von Küstner empfohlen worden das Collum uteri zu verwenden. Ich habe diese Operation nie ausgeführt, weil sie mir nie nötig schien.

Von W. A. Freund ist empfohlen worden, den Uteruskörper als Decke zu verwenden. Diese Operation soll später ausführlich beschrieben werden.

Als Nahtmaterial wird von uns nur Catgut verwandt; Seide, Draht, Silkworm hat vor ihm keinen Vorteil, aber den Nachteil, daß es später herausgenommen werden muß.

Jede genähte Blase soll für 10—12 Tage nach der Operation durch einen Dauerkatheter leer gehalten werden. Wir haben früher ausschließlich durch die Harnröhre drainiert, entweder meistens mit dem Skeneschen Pferdefuß oder seltener mit Gummikathetern. Alle inkrustieren sich leicht, und sorgfältig muß darauf geachtet werden, daß der Urin gut und dauernd abläuft, sonst ist der Katheter illusorisch. Allmählich bin ich von der Katheterisation ausschließlich durch die Harnröhre abgekommen. Ich habe manchmal den Eindruck gehabt, daß der Katheter zu nahe an die Nahtstelle zu liegen kommt, dort drückt und die Heilung gefährdet. Deshalb habe ich in letzter Zeit häufiger die Blase durch die Bauchdecken drainiert. Ich habe mich nicht leicht dazu entschlossen, weil ich das Vorurteil hatte, die neue Öffnung könnte langsam oder gar nicht heilen und müßte dann operativ geschlossen werden. Das ist nun gar nicht der Fall. Drainiert man durch die Bauchdecken, dann schließt sich die Öffnung wenige Tage, nachdem der Katheter entfernt worden ist. Diese Dauerdrainage hat den Vorteil, daß der Katheter von der Nahtstelle entfernt liegt und die Heilung nicht stört.

Die Ausführung ist sehr einfach. Nachdem die Fistel genäht ist, führt man ein gebogenes Instrument, am besten einen HEGARschen Dilatator von 6 mm Dicke durch die Harnröhre in die Blase, stülpt die Blase gegen die Bauchwand direkt oberhalb der Symphyse und schneidet auf.

Eine Öffnung von 1—2 cm genügt. Die Blasenschleimhaut an der Haut anzunähen ist nicht nötig. Ein NELATONscher Katheter wird in die Blase eingelegt und mit einem Faden an der Haut des Bauches befestigt.

Auch wenn alle Vorsicht, Umsicht, Erfahrung, Sorgfalt und Geschicklichkeit am Werke waren, so ist doch stets die Heilung einer Blasenfistel unsicher. Das liegt hauptsächlich an der Infektion der Nahtstellen. Man kann bei Fisteln nicht keimfrei operieren. Die Scheide ist voll von Bakterien und noch weniger als die Haut keimfrei zu machen. Die Wunden liegen in der feuchten, der Luft nicht zugänglichen Scheide, alles Umstände, die die Heilung stören können, indem sie die Infektion der Naht bedingen. Noch ein Umstand kommt hinzu. Das Gewebe um die Fisteln ist selten ganz gesund, meist durch Narben verändert und für eine gute Heilung schlecht geeignet.

Deshalb ist bei jeder Fisteloperation damit zu rechnen, daß sie wiederholt werden muß. Viel Ausdauer und Geduld wird von Patientinnen und Arzt verlangt.

Die Operation soll aber nicht zu früh wiederholt werden. Die Narben müssen fest geworden sein. Die Wunden dürfen nicht mehr granulieren. Das ist gewöhnlich in 6—8 Wochen so.

Von unseren 57 Blasenscheiden und Blasencervixfisteln haben wir nur 32 nach der ersten Operation geheilt entlassen können. In 6 Fällen führte die zweite, in einem Falle die dritte und in zwei Fällen erst die vierte Operation zum Ziele, also insgesamt 71,9 % Heilung.

Von den übrigen 16 Ungeheilten sind 9 Fälle nach der ersten erfolglosen Operation nicht mehr erschienen, 3 sind einmal, 3 zweimal und 1 viermal vergeblich operiert worden.

In meiner früheren Tätigkeit in Jena habe ich von 35 Fällen 30 zur Heilung gebracht (85,1 % Heilung), also ein besseres Resultat erzielt als hier in Berlin. Daraus kann ich nur den Schluß ziehen, daß die Heilungsziffer von der Art des Materials abhängen muß. Trotz meiner wachsenden Erfahrung ist die Berliner Serie schlechter als die Jenenser.

Keine Frau, die wegen Blasenscheidenfistel vaginal operiert worden ist, ist an den Folgen der Operation gestorben. Dagegen zwei, die abdominal operiert worden sind.

7. Fall. Frau Ro., Aufnahme 7. 3. 1913. Ist am 2. 10. 1917 wegen Carcinoma ovarii operiert worden: Exstirpatio uteri cum adn. bil. per lap. Dabei wird der rechte Ureter auf eine große Strecke freigelegt. Im postoperativen Verlauf tritt eine Blasenscheidenfistel auf, welche am 8. 3. 1918 operiert wird: SCHUCHARDT-Schnitt links. Ein weiteres Vorgehen erweist sich als unmöglich, da die Scheidennarbe sich nicht herunterholen läßt und völlig unzugänglich bleibt. Daher Laparotomie: Der völlig nach rechts an der knöchernen Beckenwand fixierte Scheidenstumpf ist sehr schwer zugänglich. Die Scheide wird eröffnet. Die Blase wird von der Scheide abpräpariert und die Fistel freigelegt. Der rechte Ureter ist stark dilatiert und mündet innerhalb narbiger Massen in die Blase. — Schluß der Scheide mit Catgutknopfnähten. Schluß der Blasenfistel. Die Wundflächen werden sorgfältig mit Peritoneum gedeckt. Tod am 3. Tage post operationem an Peritonitis.

Sektionsbefund: Diffuse eitrige Peritonitis. Hydronephrose rechts bei mehrfacher Abknickung des Ureters im Narbengewebe des kleinen Beckens, fast völliger Verschluß 2 cm oberhalb der Einmündungsstelle in die Blase.

8. Fall. Frau v. d. L., 55 Jahre, Nullipara. August 1918 wegen Collumcarcinoma abdominal operiert. Nach der Operation Blasenscheidenfistel 2 cm hinter der Urethralmündung. Schluß der Fistel abdominal und Muskelfascienplastik nach GOEBELL-STOECKEL. — Tod am 22. Tage nach der Operation an Bauchdeckenphlegmone. Fistelnaht hat infolge der Infektion nicht gehalten. Sektion verweigert.

# Die Operation der Urethralfisteln und der Harnröhrendefekte.

Die Urethralfisteln ohne Komplikationen scheinen sehr selten zu sein. Wir haben unter unserem Fistelmaterial keinen einzigen Fall. Nur einen Fall haben wir, der als Fistel komplikationslos aber mit einer Dehiscenz des Schambeins verbunden war. Es ist dieser: .

1. Fall. Frau R., 27 Jahre, 2 Geburten. Bei der letzten Entbindung (anderwärts) Zange bei Vorderhauptslage. Dabei Schambeinfraktur. Nach einiger Zeit Harnträufeln und Vorfall der Scheide. — Befund: Hintere Scheidenwand fast vollständig vorgefallen. Harnröhre verläuft verzerrt nach links oben. In der linken Urethralwand eine kleine Öffnung. Große strahlige Narbe in der vorderen Scheidenwand. Links neben der Symphyse zweifingerbreiter Spalt im Schambein.

Operation: 12. 1. 1911. Knochenplastik des Schambeinspaltes durch Einlegen eines Knochenperiostlappens vom horizontalen Schambeinast.

Die Urethra wird von der Mündung bis in die Fistelöffnung gespalten und durch doppelte Naht verschlossen. Kolpoperineorrhaphie. Heilung.

Solche Fisteln der Urethra, die den Sphincter verschonen, sind also leicht operativ zu schließen. Fehlt aber die Harnröhre zum größten Teil oder vollständig, dann gehört es zu den schwierigsten operativen Aufgaben, eine einigermaßen funktionierende Harnröhre plastisch herzustellen. Eine typische Operationsmethode ist nicht anzugeben. Ich teile deshalb einige Krankengeschichten mit, die unsere Bemühungen und die Resultate schildern sollen.

2. Fall. Frau K., 30 Jahre, Ipara. Vor 1 Jahr langdauernde Geburt im Dämmerschlaf anderwärts. Gesichtslage. Danach Blasenscheidenfistel; mehrmals vergeblich operiert worden.

Narbige Fistelöffnung in der vorderen Scheidenwand, keine Harnröhre; an deren Stelle strahliges, narbiges Gewebe; vordere Muttermundslippe fehlt. Uterus anteflektiert, beweglich (?). Adnexe o. B.

Es wird beabsichtigt, die Blase von oben (Laparotomie) zu mobilisieren und den Uterus durch eine Öffnung im vorderen Scheidengewölbe in die Scheide hineinzuziehen und im Sinne der FREUNDschen Operation zur Deckung der Fistel zu benutzen.

Laparotomie. Lumbalanästhesie. Fascienquerschnitt. Die Blase wird vom Uterus leicht abpräpariert und das vordere Scheidengewölbe eröffnet; rechts und links von der Scheide sind so derbe Narben, daß die Öffnung nicht ohne besondere Schwierigkeit so weit gemacht werden kann, daß der Uteruskörper hindurchgebracht werden könnte. Deshalb wird die Bauchhöhle geschlossen und die ursprüngliche FREUNDsche Operation ausgeführt. Von der Scheide aus wird das hintere Scheidengewölbe eröffnet, der Uterus ohne Schwierigkeit herausgestülpt und gegen die mobilisierte Fistel seitlich angenäht. In den Fundus uteri wird eine kleine Öffnung für den Abfluß des Menstrualblutes geschnitten. — Dauerkatheter. Die Heilung verläuft ohne Störung. — Patientin kann nach 3 Wochen etwas Urin willkürlich lassen, einmal hält sie ihn 2 Stunden lang, für gewöhnlich nur $^1/_2$ bis 1 Stunde lang. 4 Wochen post operationem sieht man eine harnröhrenähnliche Öffnung. Man fühlt den Uterus gut anliegend. Man kann die neue Harnröhre katheterisieren, wobei der Urin im Strahl herauskommt (Cystitis).

Im Laufe des nächsten halben Jahres bleibt der Zustand so. Nur treten langdauernde und starke Menstruationsblutungen auf. Es muß deshalb durch das Loch im Fundus der Uterus ausgeschabt werden, worauf die Menstruation ihre frühere Dauer von 3—4 Tagen in mäßiger Stärke gewinnt. — Dann kommt mir die Patientin aus den Augen. Nur höre ich gelegentlich von ihr, daß sie öfter an starken Blasenkatarrhen leide, daß sie am Tage, wenn sie oft Urin durch starken Druck entleere, nur sehr wenig naß sei. In der Nacht sei sie naß.

$6^1/_2$ Jahre nach der Operation erhalte ich von der Patientin folgende Mitteilungen: „Urin kann ich nicht lange halten, spüre auch keinen Drang. Die Blase hält ungefähr 300 g und wenn ich das halbstündige Entleeren einhalten könnte, wäre es ein annehmbarer Zustand, aber das kann man in den seltensten Fällen." Sie hat öfters an Nierenbeckenentzündungen gelitten, an denen sie mehrmals bis $^1/_4$ Jahr gelegen hat. Seit 1 Jahr hat sie die Schmerzen im Nierenbecken verloren.

3. Fall. Frau Bed., 39 Jahre. 1 Abort im 3. Monat vor 4 Jahren. Menstruation regelmäßig vierwöchentlich 1—2 Tage mäßig ohne Schmerzen.

Von Geburt an konnte Patientin den Urin nicht halten. 1890 in ihrem 12. Lebensjahr wurde sie innerhalb eines Vierteljahres viermal ohne Erfolg operiert. 3 Jahre später wieder erfolglose Operation. Nach 1 Jahr Beginn eines 10monatlichen Krankenhausaufenthaltes, während dessen 5 Operationen, 4 von der Scheide aus und eine von oben ausgeführt wurden. Ohne Erfolg. Ein weiteres Jahr später ist eine rechtsseitige Wanderniere fixiert worden. Im Anschluß daran bildete sich in der Narbe eine kleine Geschwulst, die verschwand und wiederkam. 1906 hatte sie eine Nierenvereiterung rechts. Es wurde mehrmals incidiert; es blieben Fisteln zurück, aus denen ständig Eiter abfloß. 1909 wurde ihr die rechte Niere entfernt.

Aus der Blase fließt dauernd der Urin, so daß Patientin ganz wund geworden ist.

Patientin in gutem Ernährungszustande. Innere Genitalien ohne besonderen Befund.

Starke Pigmentierung der Rima ani, des äußeren Genitales und der benachbarten Glutäalhälften. — Aus der klaffenden Vulva ragt die verdickte Portio in Walnußgröße vor. Die Haut der großen Labien ist excoriiert, teilweise von alten Narben bedeckt. Die linke kleine Labie ist durch einen Längsriß vom Ansatz an der großen Labie getrennt.

In der Mittellinie zieht dicht über der Clitoris beginnend eine breite Narbe bis 3 Querfinger über die Symphyse nach oben. Vom unteren Winkel dieser Narbe geht ein Band in der Richtung zur Scheide unter der Clitoris nach abwärts. Dicht unter der Symphyse mündet die Blase in Form einer bohnengroßen, narbigen, wenig nachgiebigen Öffnung.

Operation 21. 4. 1917. Die durch Incisionen in schürzen- und streifenförmige Lappen zerfallene linke kleine Labie sowie ein Teil der rechten wird abgetragen. Die unter einem Vorhang der Clitoris gelegene bohnengroße Öffnung wird zunächst nur umschnitten. Aus der vorderen Scheidenwand wird ein elliptisches Stück reseziert, die Blase in die Höhe geschoben, die vordere Plica eröffnet und der Uterus vorgewälzt, der sehr weich und blutreich ist. Der Uteruskörper wird jetzt so gegen die Blasenöffnung gelegt, daß die Rückwand des Fundus der Öffnung anliegt. Der hintere Rand der Blasenöffnung wird hier fixiert, nachdem das Blasenperitoneum an die hintere Cervixwand geheftet worden ist. Die vordere Circumferenz der Vulva wird rechts und links wund gemacht und der Uterus auf beiden Seiten mit je zwei Catgutknopfnähten angenäht. Dann wird die Scheide über dem Uteruskörper vereinigt. Kolpoperineorrhaphie. Schluß einer Narbenhernie in der Medianlinie.

Patientin wird nach 4 Wochen gebessert entlassen. Jetzt nach 5 Jahren ist ihr Zustand zufriedenstellend. Sie läßt alle 2 Stunden Wasser und ist dann trocken. Nur wenn sie weite Wege machen muß oder sonst nicht zweistündlich verschwinden kann, trägt sie zur Sicherheit ein Urinal. In der Nacht ist sie trocken, wenn sie öfter zum Wasserlassen aufsteht.

4. Fall. Frl. Sch. G., 25 Jahre, hatte vor 4 Jahren plötzlich angefangen, den Urin zu verlieren, anfangs jeden zweiten Tag, später täglich, drei- bis viermal. Daneben sei aber auch ein normales schmerzloses Urinieren möglich gewesen. 7 Wochen bevor sie zu uns gekommen ist, war sie in einer Klinik einer anderen Stadt operiert worden. Der erbetene Bericht von dort lautete: Bei der Aufnahme fast vollständige Incontinentia urinae. Das Orificium urethrae ist so weit, daß man eine Fingerkuppe einlegen kann; nach hinten verengert sich die Urethra so, daß sie mit einem männlichen Katheter eben passierbar ist. Am 1. 10. 1919 Operation: SCHUCHARDTscher Schnitt; horizontaler Schnitt unter dem Orificium urethrae, senkrecht zu ihm ein Längsschnitt bis zur Blase. Abpräparieren der Vaginalschleimhaut zur Freilegung der Urethra. Dabei fand sich 2 cm hinter der Urethralmündung eine Urethravaginalfistel von etwa Linsengröße. Schluß der Fistel durch Catgutnähte. Raffung des Gewebes darüber. — Die Folge der Operation war, daß die Urethra nekrotisch wurde und vollständig verloren ging.

Befund: Kleine, magere, zarte Person. — Das rechte Hüftgelenk ist in Adductions- und leichter Flexionsstellung ankylosiert. Hinter der Symphyse ein für den Zeigefinger durchgängiges Loch in der Blase. Von der Urethra keine Spur mehr. Innere Genitalorgane o. B.

I. Operation 2. 12. 1919. Lagerung zur vaginalen Operation. Das ankylosierte rechte Bein erschwert den Zugang zur Vagina sehr. Es soll der Uterus zur Deckung des Blasenloches und zur Bildung einer Urethra verwandt werden.

Zur Eröffnung der vorderen Excavation wird die hintere Circumferenz des Blasenloches von der Cervix abpräpariert. Die Blase läßt sich nun scharf von der vorderen Cervixwand trennen. Vorwälzen des kleinen Uterus. Annähen der seitlichen Teile der hinteren Uteruswand. Einnähen des Uterusfundus in den Arcus pubis mit mehreren Catgutknopfnähten beiderseits. Zwischen Arcus pubis und Uterushinterwand resultiert eine flache Rille. Dauerkatheter für 14 Tage.

Resultat: Nach Wegnahme des Katheters am 16. 12. liegt Patientin naß. 20. 12. Beim Aufsein und Sitzen ist Patientin heute zum ersten Male auf $^1/_2$ bis $^3/_4$ Stunden trocken. Die Kontinenz bessert sich bis zu 2 Stunden, verschlechtert sich dann und schließlich ist Patientin nur im Sitzen trocken.

II. Operation 5. 7. 1920. Der Uterus hat sich zurückgezogen. Die Blasenöffnung ist sehr weit geworden.

Es wird aus der Scheide um die Fistelöffnung herum eine Harnröhre gebildet. Der Uterus stark nach vorne gezogen und wie das erstemal fixiert.

Resultat: Die Kontinenz hat sich gebessert. Patientin hält wieder bis zu 1 Stunde den Urin. Doch läßt allmählich die Kontinenz wieder nach und 6 Wochen nach der Operation ist sie wieder dauernd naß.

III. Operation. 8. 9. 1920. Es sollen nun nach GOEBELL-STOECKEL Muskelaponeurosenlappen zur Bildung der Harnröhre verwandt werden.

Längsschnitt median oberhalb der Symphyse bis dicht unterhalb des Nabels. Der Schnitt dringt durch die Aponeurose. Es werden zwei Lappen von 3 cm Breite und 10 cm Länge gebildet, bestehend aus dem medialen Rectusrand, den Pyramidales und der daraufliegenden Aponeurose. Zwischen den Rectuslappen wird das prävesicale Fett bis nahe an den unteren Rand der Symphyse abgelöst. Umlagerung zur vaginalen Operation. Freilegen des Blasenhalses. Der Uterus ist so weit zurückgesunken, daß wenige Scherenschläge genügen, um den Blasenboden freizulegen. Schwieriger und blutreicher gestaltet sich die Loslösung der seitlichen Partien des Blasenhalses vom aufsteigenden Schambeinast beiderseits. Allmählich, zum Teil unter stumpfem Vorgehen mit dem Zeigefinger, gelingt es, auf beiden Seiten des Blasenhalses die Verbindung mit der oberen Wunde zu gewinnen. Mit einer von unten durchgeführten, vom Finger geleiteten Kornzange wird jederseits der Muskelaponeurosenlappen gefaßt und nach unten durchgezogen. — Die Lappen erweisen sich als eben ausreichend, um unterhalb des wenig dislozierbaren Blasenhalses gekreuzt und miteinander vernäht zu werden. Schließlich wird jedes Lappenende am aufsteigenden Schambeinaste vernäht und die ganze Wunde mit Scheidenhaut gedeckt. Dauerkatheter für 14 Tage durch die Harnröhre. Schluß der Bauchwunde mit Knopfnähten.

Resultat: Patientin ist, solange der Katheter gelegen hat, vollständig trocken gewesen. Nach Entfernung des Katheters am 22. 9. liegt sie naß. Allmählich fängt sie an, das Wasser halten zu können. Wenn sie nachts öfters aufsteht, so gelingt es ihr, vollständig trocken zu bleiben, schläft sie tief, so liegt sie naß. Sie kann ungefähr 2 Stunden den Urin halten, im Stehen besser als im Liegen. Am 18. 11. 1920 kurz vor ihrer Abreise in die Heimat kommt sie zur Vorstellung und klagt, daß ihr Zustand sich wieder etwas verschlechtert habe. Sie kann höchstens 1 Stunde den Urin halten. Später keine Nachrichten mehr.

5. Fall. Frau R. P., 46 Jahre alt, vor 17 Jahren schwerer Partus; starke Zerreißungen, mehrfach operiert. Seitdem dauernd naß, hält kaum etwas Urin. Menstruation vierwöchentlich von 3—4 Tagen, mittelstark o. S. — Kräftige, etwas fette, blühend und jugendlich aussehende Frau. Die Haut der äußeren Genitalien ist trotz der dauernden Benässung gesund. Zieht man die aneinanderliegenden großen Labien auseinander, so sieht man keinen Scheideneingang, sondern nur ein Narbenfeld. Von der Harnröhre steht vorne als Orificium externum ein schmaler Ring, hinter dem eine linsengroße Öffnung liegt. Der Scheideneingang ist durch derbe Narben geschlossen bis auf eine etwa in der Mitte liegende, nur für die Sonde durchgängige Öffnung, die in die Scheide führt. Der Damm fehlt vollständig. An seiner Stelle eine Längsnarbe, in der zwei, 3 cm voneinander getrennte, stecknadelkopfgroße Stückchen Rectalschleimhaut sichtbar sind, zwei Öffnungen ins Rectum führend. 2 cm von der untersten Stelle beginnt der Analring, aus dem die Rectalschleimhaut walnußgroß vorgepreßt wird. Die inneren Genitalien sind gesund. Der Urin ist klar und die Blase hält 300—350 ccm Flüssigkeit. Also: Urethralfistel, narbiger Scheidenverschluß, kompletter Dammriß.

I. Operation, Ende März 1922. Die Harnröhre wird seitlich und unten (von der liegenden Frau betrachtet) aus dem Narbengewebe herauspräpariert, weit nach hinten bis hinter die Symphyse, die Urethralschleimhaut von der Scheidenhaut im Bereich der Fistel getrennt und das Loch geschlossen. Naht des kompletten Dammrisses. — An eine vollständige Herstellung der Scheide ist wegen der ausgedehnten Narben nicht zu denken. Durch die Dammplastik entsteht wenigstens ein 5 cm langes Scheidenrohr. — Dauerkatheter durch die Harnröhre. — Der Dauerkatheter bleibt 10 Tage liegen. Nach seiner Entfernung kann die Patientin 2 Stunden lang den Urin halten. Hält sie diese Zeit ein, dann ist sie den Tag über trocken, auch in der Nacht, wenn sie alle 2 Stunden Wasser läßt; sonst ist sie naß, wenn auch nicht viel, jedenfalls viel weniger als früher.

Dieser leidlich befriedigende Zustand hält 4 Wochen nach der Operation an. Dann ist alles wieder beim Alten. Die Untersuchung — 5 Wochen post operationem — ergibt das gleiche Urethralloch wie früher. Die Naht hat also nicht gehalten. Wieso die Funktionsstörung erst nach 4 Wochen aufgetreten ist, kann ich nicht erklären und ob die Naht erst so spät aufgegangen ist, weiß ich nicht. Die Naht des kompletten Dammrisses hat nicht ganz gehalten.

II. Operation, Mitte Juni 1922, $2^1/_2$ Monate nach der ersten. — Die Harnröhre wird wieder soweit wie möglich aus den Narben ausgelöst. Dann werden von einem Längsschnitt durch die Bauchhaut auf jeder Seite ein 12 cm langer und 4 cm breiter Aponeurosenmuskellappen aus dem Musc. pyramid. und Musc. rect. abd. herauspräpariert, hinter der Symphyse heruntergezogen und nach Schluß des Urethralloches unter der Naht gekreuzt und seitlich fixiert. Diesmal wird die Blase nicht durch die Urethra, sondern durch die Bauchdecken mit einem Dauerkatheter drainiert. Der Katheter bleibt diesmal 16 Tage liegen. In dieser Zeit ist die Patientin vollständig trocken.

Nachdem der Dauerkatheter entfernt ist, vermag die Patientin spontan Wasser zu lassen, den Urin 2—3 Stunden zu halten und auch in der Nacht bleibt sie trocken, wenn sie ein- oder zweimal aufsteht, um die Blase zu entleeren.

3 Monate nach der Operation ist der Befund so, daß die äußere Harnröhrenöffnung nach hinten gezogen erscheint, also tiefer mündet als eine normal gelagerte Harnröhre. Man hat den

Eindruck, als ob die untergelagerten Muskelaponeurosenstreifen die Harnröhre nach hinten und oben gezogen hätten.

In der folgenden Zeit von $1^1/_2$ Monaten ist der funktionelle Zustand der gleiche, nur gelegentlich einmal schlechter, wenn die Patientin auf ihre Blase vergißt und sie zu voll werden läßt, dann verliert sie etwas Urin und ist naß.

6. Fall. Frau H. M., 33 Jahre, Ipara. Aufnahme 12. 4. 1919. Seit ihrer Entbindung im Jahre 1913 in Rußland durch Forceps besteht eine Symphysenruptur und Incontinentia urinae. Sie ist nach der Geburt zweimal in Moskau ohne Erfolg operiert worden.

Uterus und Adnexe o. B. Scheide in mäßigem Grade descendiert. Die verdickten medianen Symphysenränder stehen 5 cm auseinander.

Die Harnröhre liegt nicht dem Arcus pubis an. Sie hängt in die Vulva herab, so daß das Orificium externum bei Rückenlage nicht nach vorne, sondern nach hinten gerichtet ist. Durch die Harnröhrenmündung kommt der Katheter links seitlich in eine taschenförmige Aussackung, aus der eine Öffnung führt, dicht oberhalb der Urethralmündung.

I. Operation, 28. 6. 1919. Es wird die Urethra und der verbreiterte Blasenhals von der bindegewebigen Symphysennarbe scharf abgelöst. Doch erweist sich die von unten vorgenommene Mobilisation als unzureichend, um die muskulären Elemente um den Blasenhals genügend zu raffen. — Daher suprasymphysärer Querschnitt im Pubesbereich. Experitoneale Ablösung der ganzen Blasenvorderwand von der Symphyse und den aufsteigenden Schambeinästen. Weitere Vervollständigung der Ablösung von der Vulva aus. Mediane Längsspaltung der Harnröhrenvorderwand. Excision der Schleimhaut aus der linksseitigen Aussackung der Harnröhre zur äußeren Fistelöffnung hin und Verengerung des Schleimhautrohres. Doppelte Naht der Fistel. Drainage der retrosymphysären Höhle links neben dem neu aufgebauten Blasenhals. Dauerkatheter, der nach 5 Tagen entfernt wird.

Resultat: Gute Kontinenz.

Am 24. 6. 1920. Wiederaufnahme. 2 Wochen nach der Entlassung stellten sich allmählich wieder die alten Beschwerden ein. Wenn Patientin stand oder sich bewegte, tropfte Urin ab. Diese Inkontinenz hat im Laufe des Jahres noch weiter zugenommen, jedoch ist Patientin beim Liegen trocken und auch beim Stehen und Gehen bleibt im Gegensatz zur Zeit vor der Operation eine kleine Menge Urin in der Blase zurück.

II. Operation, 26. 6. 1920. Die Urethra wird vom Orificium exterum an in ihrer unteren (hinteren) Hälfte seitlich darüber hinaus aus einem narbigen, nicht übermäßig harten Gewebe herausgeschnitten; irgendeine natürliche Grenze oder Schichtbildung besteht nicht mehr. Besonders zum rechten, aber auch zum linken aufsteigenden Schambeinast ziehende Narbenstränge werden durchschnitten. Durch den Längsschnitt in der vorderen Scheidenwand ist auch der Blasenboden bis an die retrahierte Portio freigelegt. Raffung des Gewebes unter der Urethra und Schluß der Scheidenwunde.

Nach 14 Tagen wird Patientin mit guter Kontinenz geheilt entlassen. — Der Zustand verschlechtert sich innerhalb der nächsten $^3/_4$ Jahre. Patientin ist dann im Liegen trocken, im Stehen und Gehen naß. Sie wird nun der chirurgischen Klinik der Charité überwiesen, wo die Symphysenenden durch Bandagen allmählich einander näher gebracht wurden und im Juli 1921 die Symphyse durch Metallklammern und Tibiaspangen festgemacht wird. — Die Folge dieser Operation ist eine vollständige Kontinenz, die jetzt über 1 Jahr hält. Nur nachts muß Patientin öfter aufstehen und Wasser lassen, damit sie trocken bleibt.

Von unseren Fällen haben vier (1., 2., 5., 6.) ihre erste Ursache in Geburtsschädigungen, zwei (3. u. 4.) lediglich in Operationen zur Beseitigung einer wahrscheinlich funktionellen Inkontinenz. Die Anamnesen dieser beiden Fälle sind nicht hinreichend für eine befriedigende Erklärung. Es läßt sich nur vermuten, daß wahrscheinlich in einem Falle (4) Onanie die Inkontinenz bedingt hat. Dafür spräche die für eine Fingerkuppe durchgängige Urethra, die der ärztliche Bericht nennt. Bei dem anderen Falle (3) mag eine in der Jugend angewöhnte Inkontinenz im Spiele sein.

Allen Fällen aber ist gemeinsam, daß sie durch Operationen, die in nichts anderem als einem plastischen Verschlusse mit dem vorhandenen Gewebe bestanden haben können, nicht nur nicht gebessert, sondern verschlechtert worden sind. Durch mißlungene Operationen wird gesundes Gewebe verbraucht, durch Narbengewebe ersetzt und das zur Plastik noch verwendbare Material gemindert und es ist klar, daß jede Wiederholung solcher Operationen diese Schädigungen vermehrt. Unter den 5 Fällen macht nur der 6. eine Ausnahme, bei dem nach den ersten beiden Operationen so viel gesundes Gewebe übrig geblieben war, daß das Loch in der Urethra aufs erstemal zum Verschluß gebracht werden konnte.

Man soll daraus die Lehre ziehen, beim ersten Versuch Urethradefekte plastisch zu schließen, sehr vorsichtig zu sein, die Urethra nicht mehr als nötig freizupräparieren, damit sie nicht nekrotisch wird (s. 4. Fall) und keinesfalls einen ersten mißlungenen Versuch in der gleichen Weise zu wiederholen. Und was dann?

Dann kommen nur zwei Operationsverfahren in Betracht. Die plastische Verwendung des Uterus nach W. A. FREUND und die Muskelfascienplastik (wäre besser Muskelaponeurosenplastik zu nennen) nach GOEBELL-STOECKEL. Ich halte das FREUNDsche Verfahren für das bessere Verfahren. Bei der FREUNDschen Operation wird der Uterusfundus zur Bildung einer Art von Harnröhre verwandt. Man schiebt die Blase nach einem Querschnitt über der Portio von der Cervix ab, eröffnet die Excavatio vesica-uterina und holt den Uterusfundus wie bei einer vaginalen Totalexstirpation durch das Peritonealloch heraus. Ist das wegen starrer Narben im vorderen Scheidengewölbe nicht möglich, so kann der Uterus nach Eröffnung des DOUGLASschen Raumes von einem Querschnitt im hinteren Scheidengewölbe vorgeholt werden, so wie es FREUND bei seiner ersten Operation gemacht hat. Der Uterus muß in jedem Falle soweit als möglich nach vorne gezogen werden und wird seitlich dicht unter dem Arcus pubis an den seitlichen Schambeinästen fixiert. Man kann ihn nicht weit genug vorziehen, denn im Laufe der Heilung zieht er sich immer etwas zurück. Der Uterus wird zwischen Scheide und Blase eingelegt, ähnlich wie bei der SCHAUTA-WERTHEIMschen Prolapsoperation. Ob ein Teil des Fundus vom Scheidenrand unbedeckt bleibt, hängt vom Falle ab. Da, wo er hinten herausgezogen wird, das Orificium externum also in der Tiefe der Wunde ohne Weg nach außen liegen bleibt, muß der Fundus unbedeckt bleiben, denn dann muß in ihn ein Loch geschnitten werden, um dem Uterussekret und dem Menstrualblut einen Weg zu schaffen (2. Fall).

### Die Muskelaponeurosenplastik nach GOEBELL-STOECKEL.

Ich habe bereits im Jahre 1911 an einem Falle eine Muskelplastik der Urethra versucht, wie die folgende Krankengeschichte zeigt.

7. Fall. Frau Tr., 24 Jahre. Vor 4 Jahren mit Hebosteotomie anderwärts entbunden. Dabei soll die Blase verletzt worden sein. Patientin ist mehrmals (nicht von uns) vergeblich operiert worden.

Befund: Introitus vaginae klafft. Harnröhre fehlt, an ihrer Stelle ein bleistiftdickes Loch, aus dem der Urin läuft. Um die Öffnung dicke, harte Narben. Von der Portio bis zur Blasenöffnung eine derbe Längsnarbe. Patientin kann keinen Tropfen Urin halten.

Operation: 18. 2. 1911. Um die Blasenmündung wird die Schleimhaut der Scheide durchschnitten und die Blase (Pseudoharnröhre) röhrenförmig auf 2 cm herauspräpariert. Dann wird das ganze Gewebe über der Symphyse längs durchschnitten, der Schnitt oberhalb der Symphyse 10 cm nach aufwärts geführt, die Aponeurose und die beiden Musculi pyramidales freipräpariert. Das Muskeldreieck wird dann bis zu seinem Ansatz an den horizontalen Schambeinästen vollständig abgehoben. Dann wird der linke Musc. pyramidalis an seiner Ansatzstelle am Knochen abgeschnitten und in Verbindung mit dem anderen Pyramidalis vor der Symphyse hinweg bis an die Harnröhrengegend herangezogen, was ohne Spannung möglich ist. Dann wird sein Ende, das seinem Ansatz am Knochen entspricht, gespalten, und beide Lappen werden um die Blasenöffnung herumgelegt, dort vernäht, und hinter der Öffnung werden die Enden vereinigt, so daß jetzt die Blasenöffnung von einem muskulären Ring umgeben ist. Schließlich werden die Muskeln durch Scheidenhaut gedeckt und die Wunde über und oberhalb der Symphyse vernäht. Dauerkatheter, der nach einer Woche entfernt wird. Zu dieser Zeit wird ein kleines Gewebsstück aus der Harnröhre nekrotisch abgestoßen. Patientin kann im Liegen bis 140 ccm Urin halten. Der Urin tropft nicht mehr kontinuierlich ab. — 14 Tage nach der Operation kann Patientin im Laufe des Tages 650 ccm Urin halten, der in Portionen von 120 bis 140 ccm spontan entleert wird. Ist mehr Urin in der Blase, dann läuft der Urin teilweise und unwillkürlich weg.

Bis zur Entlassung am 55. Tage post operationem (der längere Aufenthalt der Reihe nach durch ein Panaritium, eine Thrombophlebitis und eine Angina bedingt) verschlechterte sich der Zustand funktionell. Patientin kann wohl 130—140 ccm Urin im Liegen und Stehen halten. Bei größeren Mengen ist sie naß. — Später keine Nachricht mehr.

Ich bin von diesem Resultat, das immerhin eine Besserung bedeutete, nicht befriedigt gewesen. Deshalb habe ich die Operation nicht wieder ausgeführt und es mit der GOEBELL-STOECKELschen Methode versucht, die aber kaum bessere Ergebnisse hat.

Sie besteht zum Unterschiede von meinem Verfahren darin, daß die Muskellappen nicht vor, sondern hinter der Symphyse nach unten gezogen und um die Harnröhre gelegt werden. Das Verfahren ist in den Krankengeschichten des 4. und 5. Falles geschildert worden.

Was mir wichtig erscheint, soll besonders hervorgehoben werden. Möglichst breite und lange (nicht unter 3 : 8 cm) Muskelaponeurosenstreifen müssen genommen werden. Die Pyramidales allein genügen nicht, Teile der Recti abdominalis müssen mit verwandt werden.

Zu Beginn der Operation bildet man, so gut es geht, eine Urethra aus den Blasenwänden um die Fistelöffnung, kreuzt die hinter der Symphyse heruntergeholten Muskelfascienstreifen unter der neugebildeten Urethra (Blasenhals) und fixiert ihre Enden seitlich an den aufsteigenden Schambeinästen. GOEBELL-STOECKEL kreuzen die Muskelfascienstreifen nicht unterhalb sondern oberhalb des Blasenhalses gleich unterhalb ihrer Ansätze an der Symphyse und den horizontalen Schambeinästen. So oder so, für das Resultat wohl ohne Bedeutung.

Die Blase muß durch einen Dauerkatheter mindestens eine Woche lang leer gehalten werden.

Damit die Nahtstellen nicht gedrückt werden, ist es besser, durch die Bauchdecken zu drainieren (5. Fall) nicht durch die Harnröhre wie im 4. Falle. (Vgl. die früheren Bemerkungen über die Blasendrainage S. 232.)

Mit den beiden Methoden der Urethralplastik sind aber, soweit unsere Fälle einen Schluß zulassen, nur unvollständige Ergebnisse zu erzielen. Keiner der Fälle, vom 6. abgesehen, der als eine Besonderheit angesehen werden muß, ist so weit hergestellt worden, daß eine ganz normale Miktion möglich gewesen wäre. Ich zweifle auch, ob das überhaupt gelingt, die verlorene Sphincterfunktion vollständig zu ersetzen. Man muß schon froh sein, einen teilweisen Ersatz zu gewinnen. Mehr als 2 Stunden kann keiner der Fälle den Urin halten oder, genauer ausgedrückt, nicht mehr als 200, allerhöchstens 300 ccm. Daß die Blasen wirklich, wenn auch in mäßigen Grenzen, kontinent werden können, sieht man daraus, daß sie sich katheterisieren lassen, was vorher nicht möglich war. Da waren sie immer ganz leer.

Wie ist die Wirkung der beiden plastischen Methoden zu erklären? Ich stelle mir sie so vor: Wird der Uterus vorgelagert und unter den Blasenboden geschoben, so drückt er die Blase nach oben zusammen. Dieser Druck wird vermehrt, sobald die Beckenbodenmuskulatur kontrahiert und der Uterus gehoben wird (s. a. Fall 3 S. 230). Das reicht aber nicht hin, um eine vollgefüllte Blase dicht zu machen. Die Blasenentleerung geschieht bei mäßiger Füllung durch den Druck der Bauchdecken, der den Uterusdruck überwindet. Füllt sich die Blase stärker, dann ist der Blasendruck stärker als der Uterusdruck. Die Blase läuft aus.

In ähnlicher Weise erkläre ich mir die Wirkung der Muskelaponeurosenplastik. Die Muskelaponeurosenstreifen ziehen den vorderen Blasenteil nach oben und machen so einen mechanischen Verschluß. Anders kann ich mir die Wirkung nicht vorstellen. Der Gedanke, der einem kommen könnte, daß die verlagerten Muskelstreifen willkürlich kontrahiert und erschlafft werden, und so einen funktionellen Blasenverschluß erzielten, muß bei gründlicher Überlegung wohl aufgegeben werden. Denn dann müßten ja die innervierenden Nervenfasern mit verlagert werden, die Innervation also ungestört erhalten bleiben. Das ist aber anatomisch undenkbar, denn man trennt ja die Muskeln vollständig von ihrer Nachbarschaft und läßt sie nur an ihren Ansätzen an den horizontalen Schambeinästen.

Von vornherein ist anzunehmen, daß die Uterusplastik bessere und dauerndere Resultate ergeben wird als die Muskelfascienplastik, weil das massige Muskelgebilde des Uterus nicht die Gefahr einer Atrophie in sich birgt, als die aus ihrer Verbindung gelösten Muskel- und Aponeurosenstreifen. Der Fall 4 mit dem besten funktionellen Resultat, das jetzt 5 Jahre anhält, ist mit der FREUNDschen Methode operiert worden.

## Die Incontinenta urinae ohne Fisteln und die sogenannte Blasenschwäche.

Die Blasenschwäche zeigt sich so, daß die Frauen beim Husten und Lachen sich naß machen, daß sie naß werden, wenn sie dem Urindrang nicht sofort nachgeben, und daß sie nicht viel Urin in der Blase halten können. Diese Störungen sind nicht selten und wohl den meisten Ärzten bekannt. Ihre Ursachen sind nicht klar. Es können somatische oder funktionelle sein.

Ich neige mehr dazu, funktionelle Einflüsse anzunehmen. Dafür spricht der Wechsel der Symptome. Frägt man eingehend nach den Erscheinungen, so hört man oft von den Patientinnen, daß sie schlechte Zeiten und gute Zeiten hätten, daß sie besonders unter ihrer Blasenschwäche zu leiden hätten, wenn sie nervös wären. Ich habe mich öfter bei der Untersuchung von der Richtigkeit dieser Angaben überzeugen können. Suggestive Einflüsse sollen möglichst angewandt werden und werden vielfach, wenn auch nur vorübergehend wirksam sein. Diese Erfahrungen sollen uns sehr vorsichtig machen, wenn wir operative Erfolge zu beurteilen haben. STOECKEL hat in mehreren Fällen mit der Muskelaponeurosenplastik angeblich befriedigende Ergebnisse erzielt. Er weist auch darauf hin, daß in manchen Fällen von Blasenschwäche, wenn die Scheidenhaut von der Harnröhre abpräpariert wird, sich Rißchen in der Sphinctermuskulatur fänden, die die Ursache der Incontinenz seien und vernäht werden müßten. Ich habe nie das Glück gehabt, solche Rißchen zu sehen.

Daß Zerrungen und Dehnungen der Schließmuskeln von Schaden sind, zeigt der 6. Fall (S. 237). Hier war es gelungen, das Urethralloch aufs erstemal zu schließen. Solange die Frau nach der Operation im Bette lag und nachher wenig herumging, war sie kontinent. Sobald sie aber ihre gewöhnliche Lebensweise aufnahm, war sie wieder naß. Sie hatte eine Symphysendehiscenz, und man muß sich vorstellen, daß beim Gehen und Stehen die lockeren Symphysenenden auseinanderwichen, die Blasenschließmuskeln zerrten und ihre Funktion störten. Sobald die Symphyse fest gemacht worden war, war die Patientin kontinent.

Hier soll besonders darauf hingewiesen werden, daß man eine funktionelle Blasenschwäche nur diagnostizieren darf, wenn alle somatischen Ursachen ausgeschlossen werden können. „Blasenschwäche" kann durch Harnröhrendivertikel verursacht werden oder durch abnorm mündende Ureteren, die in die Harnröhre vor dem Sphincter oder in der Sphinctergegend münden.

Ich bringe drei Krankengeschichten dieser Art, die auch die operative Technik schildern.

1. Fall. Frau S., 37 Jahre. Vor 6 Jahren Zangengeburt. 14 Tage danach Incontinentia urinae. Wiederholt von verschiedenen Ärzten behandelt, ohne Erfolg. Vor 2 Jahren Incision einer Vaginalcyste, aus der sich reichlich Eiter entleert haben soll. Keine Heilung der Incontinenz.

Befund: Starkes Ekzem der äußeren Genitalien in der vorderen Scheidenwand; bis unter die Urethra reichende hühnereigroße, straff gefüllte Cyste. Cystoskopisch normale Verhältnisse. Mit dem Katheter kommt man nicht in die Cyste hinein. Diagnose: Vaginalcyste. Eröffnung. Abgang stinkenden Eiters. Patientin stellt sich nach einigen Tagen wieder vor und es gelingt nunmehr mühelos, mit einem dünnen Katheter gleich hinter der Urethramündung in die Cyste einzudringen. Die Cyste ist also ein Harnröhrendivertikel und sie enthält stinkenden Urin. Operation: Es wird ein ovaläres Stück der Scheide über dem Divertikel abpräpariert, das ganze Divertikel reseciert, die Öffnung in der Harnröhre und der Scheidenwunde mit Catgutknopfnähten geschlossen. Heilung der Wunde und vollständige Heilung der Incontinenz.

2. Fall. Frau Sch., 25 Jahre. Vor einem Jahr spontaner Partus. Seit dem Wochenbett geht andauernd, besonders am Tage, stinkender Eiter angeblich aus der Vagina ab, meist in großen Mengen. Sie ist vielfach behandelt worden an der Blase, vom Uterus her, ohne Erfolg. Patientin gibt an, es sei öfters von einem überzähligen, falsch mündenden Ureter gesprochen worden.

Bei der ersten Untersuchung kann die Ursache des Eiterabganges nicht gefunden werden. Die Genitalien sind normal. Die Cystoskopie ergibt normale Verhältnisse, auch normale Uretermündungen. Nach wiederholten Untersuchungen wird eine flache, fluktuierende Geschwulst unter der vorderen Scheidenwand, an den Urethralwulst reichend, festgestellt. Die Blase entleert klaren Urin. Beim Katheterismus mit dünnem Katheter, der an der hinteren Urethralwand hingeführt wird, kommt man in eine geräumige Höhle, die 35 ccm eitriger stinkender Flüssigkeit enthält. Diese Flüssigkeit ist zersetzter Urin, also Harnröhrendivertikel. — Da andauernd aus der Urethra unwillkürlich Urin, und zwar stets der zersetzte, abtropft, wird daran gedacht, daß ein Ureter in das Divertikel münden könnte. Cystoskopisch oder auf eine andere Weise war er nicht nachzuweisen. Operation: Ovulärer Schnitt über dem Divertikel, das eröffnet wird. Es zeigt sich, daß ein dritter Ureter rechts in das Divertikel mündet. Das ganze Divertikel wird reseciert. Der Ureter unter der Scheide, nachdem er mit einer Sonde in seinem Verlauf kenntlich gemacht ist, auf 5—6 cm freigelegt, an der Mündungsstelle durchschnitten und von der Vagina aus in die Blase implantiert (nach der später zu beschreibenden Methode). Später Schluß aller Wunden. Vollkommene Heilung.

3. Fall. 22jähriges Mädchen. Seit ihrem 10. Lebensjahre incontinent. Weil sie sich naß macht und die schlechte Gewohnheit nicht ablegen will, ist sie von den Eltern oft gezüchtigt worden. Vor 2 Jahren Geburt. Danach Verschlimmerung der Incontinenz. Patientin ist dauernd naß. Eine Ursache des Leidens ist bisher nicht entdeckt worden. Cystoskopisch hat sich eine Cystitis gefunden und ein normal tätiger rechter Ureter mit normaler Mündungsstelle. Der linke ist lange nicht gefunden worden. Endlich wurde er mit breiter Öffnung im Sphincterbereich mündend entdeckt und die Incontinenz war somit erklärt. Der Ureter ist wie im 2. Falle vaginal unter der Scheidenwand herauspräpariert und vaginal in die Blase — etwa an der normalen Einmündungsstelle — implantiert worden. Vollkommene Heilung.

Wir haben also 3 Fälle, wo die Inkontinenz durch organische Veränderungen bedingt war und die, ursächlich erkannt, ohne Schwierigkeit zur Heilung gebracht werden konnten.

# Die Ureterfisteln und die Ureterverletzungen.

Die Ureterfisteln entstehen dann, wenn der Ureter bei gynäkologischen oder geburtshilflichen Operationen verletzt oder wenn seine Wand nekrotisch wird, sei es, daß er bei Operationen nur oberflächlich ohne Eröffnung seines Lumens verletzt oder bei einer langdauernden Geburt gequetscht worden ist und dann nekrotisch wird.

Wir unterscheiden Ureterscheiden- und Ureterbauchdeckenfisteln. Unsere Ureterscheidenfisteln sind aufgetreten:

1mal nach einer Zangenentbindung anderwärts,
1mal nach einem Abtreibungsversuch (durch direkte Verletzung),
8mal nach Operationen anderwärts, darunter 2 Prolapsoperationen, 6 Laparotomien (1mal mit doppelter Ureterverletzung),
13mal nach Operationen, die wir ausgeführt haben, davon 11mal nach der abdominalen, 1mal nach der vaginalen Carcinomoperation durch nachträgliche Nekrosen und eine mitsamt einer Blasenverletzung durch direkte Läsion bei einem vaginalen Kaiserschnitt.

3 Ureterbauchdeckenfisteln sind nach drei Laparotomien, die nicht von uns gemacht worden waren, entstanden.

## Ureterfisteln.

Die Diagnose der Ureterfisteln ist leicht. Verliert eine Frau dauernd Urin durch die Scheide oder durch die Bauchdecken, dann wird die Blase die eingelassene

Füllflüssigkeit vollständig halten. Es wird also kein Tropfen von dieser Flüssigkeit durch die Fistel ablaufen. Um die Füllflüssigkeit deutlicher zu machen, kann man sie färben mit Milch oder mit Methylenblau. Zudem soll noch cystoskopiert werden. Die Ureterpapille des fistulösen Ureters liegt leer. Katheterisiert man den wahrscheinlich fistulösen Ureter, so findet der Katheter an der Fistelstelle einen Widerstand und ist nicht tiefer einzuschieben. Die Wahrscheinlichkeit wird dann zur Gewißheit; doch habe ich auch 2 Fälle gesehen, wo trotz einer wandständigen Fistel des Ureters der fistulöse Ureter für den Katheter durchgängig gewesen ist.

## Behandlung.

Ureterfisteln mögen sich manchmal spontan schließen. Ich habe keinen Fall einer spontanen Heilung beobachtet, glaube aber, daß die spontane Heilung durch Ätzen der Fistel, wie sie empfohlen worden ist, wohl kaum gefördert wird. Durch die Operation aber kann man die Ureterfisteln mit größter Sicherheit zur Heilung bringen. Warum sich also mit unzulänglichen Maßnahmen aufhalten?

Es sind vielfach operative Methoden angegeben worden, eine Ureterscheidenfistel von der Vagina her zu schließen. Mögen sie nun heißen wie sie wollen, und angegeben sein, von wem sie wollen, sie sind schlecht, weil es etwas Besseres gibt. Und das Bessere besteht in der Einfachheit und Sicherheit der Ureterimplantation in die Blase, und zwar vom Abdomen her mit Eröffnung der Bauchhöhle nach einer von mir angegebenen Methode. Der extraperitoneale Weg ist komplizierter und hat keine Vorteile.

Es mögen Fälle vorkommen, wo eine vaginale Implantation angezeigt ist, und ich verweise auf die Fälle S. 241 Fall 2 u. 3. Das sollen aber Ausnahmen bleiben, schon deshalb, weil bei den Ureterscheidenfisteln der Ureter von unten her gar nicht weit genug frei präpariert werden kann.

Nachdem der Leib eröffnet und das kleine Becken übersichtlich ist, wird der fistulöse Ureter aufgesucht. Je nach den vorausgegangenen Schädigungen wird er leicht oder schwer zu finden sein. Sind die Fisteln nach geburtshilflichen Traumen entstanden, also keine Operationen vorausgegangen, dann liegt der Ureter ohne Narben in seinem Bett und ist leicht zu finden. Sind aber die Fisteln die Folgen von Operationen, dann liegen die Ureteren in derben Narben und sind oft schwer zu finden und ebenso schwer herauszupräparieren. Das Peritoneum wird nach dem vermutlichen Verlauf des Ureters längs gespalten und im so offenen Beckenbindegewebe mit Pinzette und Schere gesucht und schließlich freipräpariert. Er muß ringsum frei sein, denn davon hängt es ab, daß er später ohne Spannung in die Blase genäht werden kann. Dazu muß er auch weit genug nach oben frei sein. Wie weit, wird sich dann ergeben, wenn der Ureter an der Fistelstelle, wo er immer stark fixiert ist — in den weitaus meisten Fällen hart an der Blase — durchschnitten worden ist.

Gar oft ist der fistulöse Ureter dilatiert. Dann schimmert er deutlich durchs Peritoneum hindurch, und es macht gar keine Schwierigkeiten, ihn aufzufinden.

Um das Blasenstück des Ureters braucht man sich nicht zu kümmern, wenn der Ureter losgeschnitten ist.

Die Wand des freien und beweglichen Ureterrohres wird an seinem Ende auf $^1/_2$—1 cm längs gespalten, so daß zwei kleine Läppchen entstehen (Abb. 135). Das hat seinen besonderen Grund. Die spätere Fixationsnaht soll nicht direkt am Lumen liegen, damit da kein Ödem entsteht und das Lumen verlegt (Abb. 137). Ist das Ureterrohr dilatiert, braucht es nicht gespalten zu werden, dann ist das Lumen weit genug.

Damit der Ureter in die Blase implantiert werden kann, muß ein Loch in die Blase geschnitten werden. Man wählt dazu die Stelle so, daß die Öffnung der normalen Ureteröffnung möglichst nahe liegt, also seitlich und nach unten zu. Dann liegt der Ureter nach seiner Einpflanzung der Beckenwand nahe, ist gut mit Peritoneum zu überdecken, und ohne Spannung legt er sich auf das wunde Beckenbindegewebe auf.

Die Eröffnung der Blasenwand hat gelegentlich Schwierigkeiten gemacht und die Operation verzögert. Man drängt die Blasenwand an die Stelle, wo incidiert werden soll, mit einer Sonde oder einem dicken Katheter vor und schneidet auf dem Instrument ein. Die durchschnittene Schleimhaut zieht sich zurück; sie muß aber

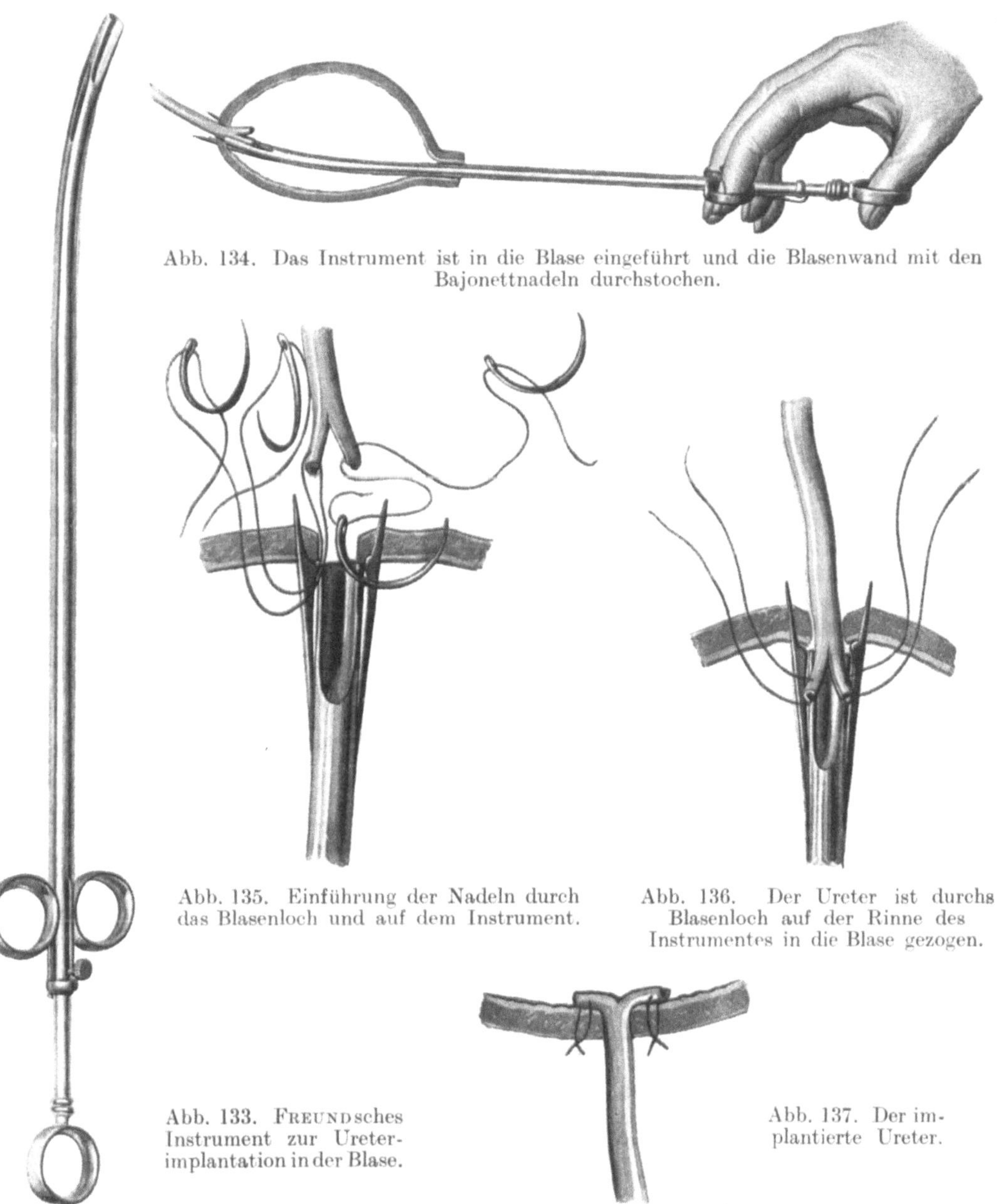

Abb. 134. Das Instrument ist in die Blase eingeführt und die Blasenwand mit den Bajonettnadeln durchstochen.

Abb. 135. Einführung der Nadeln durch das Blasenloch und auf dem Instrument.

Abb. 136. Der Ureter ist durchs Blasenloch auf der Rinne des Instrumentes in die Blase gezogen.

Abb. 133. FREUNDsches Instrument zur Ureterimplantation in der Blase.

Abb. 137. Der implantierte Ureter.

gefaßt und durchs Blasenloch vorgezogen werden, und rings um die Blasenöffnung muß sie gut sichtbar sein. Davon hängt der Erfolg der Operation wesentlich ab. Ist die Schleimhaut nicht gut vorgezogen, so ist es möglich, daß das Ureterende nach der Implantation nicht völlig ins Blasenlumen hineinragt, sondern in der Wand mündet. Folge: Verlegung des Lumens, Stauung, Hydronephrose oder vollständiger Verschluß des Ureters und Ausschaltung der Niere. Mein erster Fall vor 22 Jahren war so. Das

Fassen der zurückgeschlüpften Blasenschleimhaut ist manchmal recht zeitraubend und störend gewesen. Dieser Mißstand wird durch ein von R. FREUND konstruiertes Instrument vermieden (s. Abb. 133). Es fixiert die Blasenschleimhaut vom Blaseninneren her und hat den weiteren Vorteil, daß es bis zur Vollendung der Implantation liegen bleiben kann. Das katheterförmig gebogene Instrument hat einen zentralen Führungsstab, der in 2 Bajonettnadeln ausläuft, die beim Vorschieben des Führungsstabes aus 2 seitlichen Öffnungen an der Spitze des Instrumentes hervorspringen. Nachdem das Instrument durch die Harnröhre an die zur Einpflanzung gewählte Stelle herangeführt ist, überzeugt man sich, daß es richtig, d. h. mit der Konkavität nach oben liegt, was leicht erkennbar ist an der gleichen Richtung der der Konkavseite angehörenden Stellschraube des Führungsstabes. Jetzt erst wird der Führungsstab in der auf Abb. 134 angegebenen Weise vorgeschoben, wobei die bis dahin verborgen liegenden Bajonettnadeln die Blasenwand durchstoßen. Ragen die Nadelspitzen

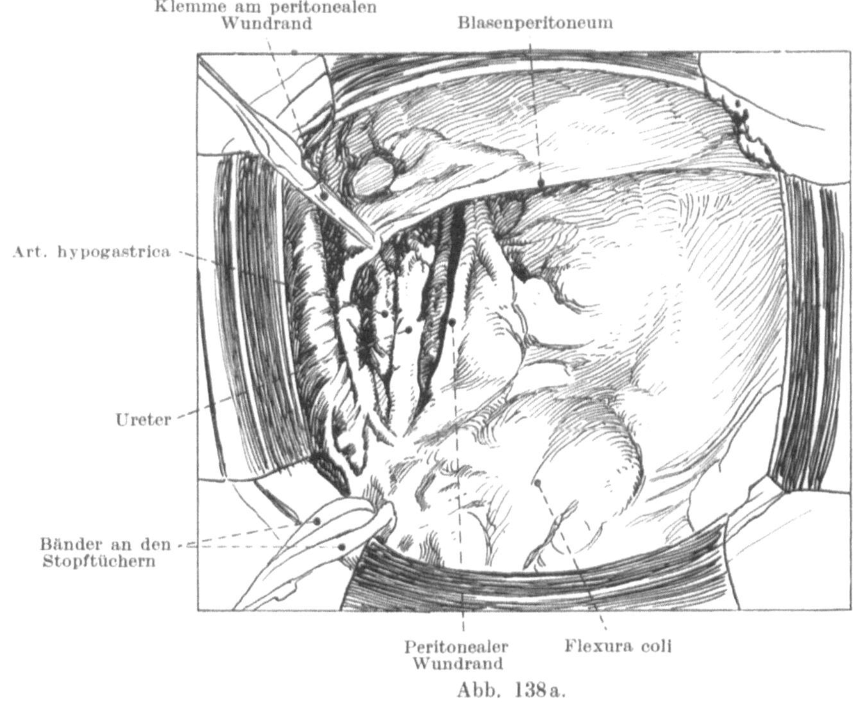


Abb. 138a.

nicht genügend über die Außenwand der Blase hervor, so drückt man die Blasenwand mittels einer anatomischen Pinzette den Nadelspitzen etwas entgegen, während der Griff des Instrumentes von einer assistierenden Hand festgehalten wird. Die Blasenschleimhaut ist jetzt fest fixiert und kann sich bei der nun folgenden Incision der Blasenwand zwischen den beiden Nadelspitzen nicht zurückziehen. Man faßt sie mit je einer feinen Klemme seitlich und zieht sie im Blasenloch etwas vor oder durch das Blasenloch hindurch.

Ein weiterer Vorteil des Instrumentes ist der, daß das Instrument während der sich jetzt anschließenden Akte der Implantation nicht entfernt zu werden braucht, sondern bis zur Beendigung der Operation liegen bleiben kann, denn es ist oben an seiner Konkavseite halbrinnenförmig ausgekehlt. Dadurch läßt sich die Einführung und Fixation des Ureters in die Blase ohne weiteres bequem ausführen (vgl. Abb. 135).

Ist der Uterus mit seinen Ligamenten noch vorhanden, so wird der Ureter durch eine Öffnung im Ligamentum latum durchgesteckt, bevor er in die Blase implantiert wird. Die beiden Läppchen sind mit je einem Faden gefaßt, der an beiden Enden in einer gebogenen Nadel eingefädelt ist. Wenn man will, kann man auch nur ein Läppchen fassen, aber doppelt genäht, hält besser. Die beiden Nadeln werden durchs Blasenloch geführt und 2 cm etwa vom Lochrand entfernt durch die Blasenwand durchgestochen. Die beiden anderen Nadeln genau so. Die Fäden werden angezogen, der Ureter schlüpft durchs Blasenloch hinein, die Fäden werden geknüpft, und der Ureter ist fixiert. Jede weitere Fixation ist unnötig. Schließlich wird der Ureter durch eine Peritonealnaht überdeckt (s. Abb. 138—144).

Diese Methode ist einfach und gut.

Wir haben 21 Ureterscheidenfisteln mit dieser Operation behandelt, darunter 2 Fälle mit Implantation beider Ureteren. Alle sind geheilt. Keine Patientin ist gestorben. Daß die Methode auch gute Dauerresultate ergibt, ist durch vielfache Nachuntersuchungen erwiesen. Der eingepflanzte Ureter arbeitet wie ein normaler.

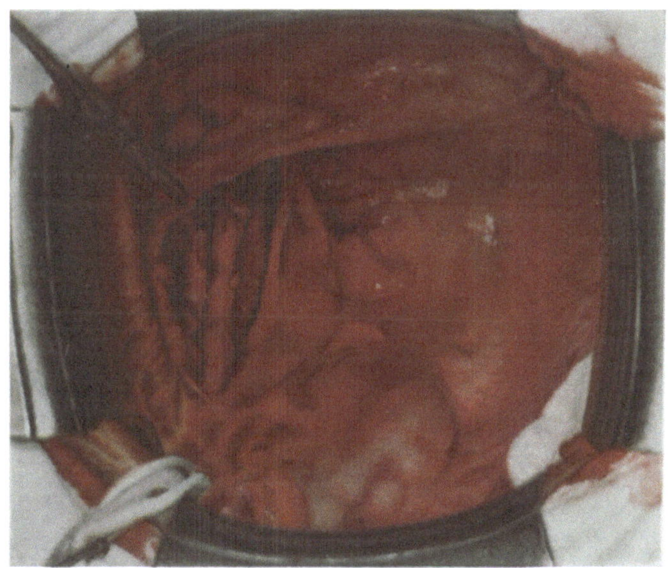

Abb. 138b. Ureterimplantation. Der Uterus und die Adnexe fehlen. Das Peritoneum über dem linken fistulösen Ureter ist gespalten, der Ureter ist freigelegt und an der Fistelstelle abgeschnitten.

Daß die Ureterimplantation sicherer ist als die Naht einer Blasenscheidenfistel, beweist der Fall einer Blasenscheiden- und Ureterscheidenfistel, den ich kurz anführe.

Frau W., 29 Jahre. Aufnahme: Juni 1922. Vor 2 Jahren hohe Zange, Scheidenzerreißungen, jetzt Schwangerschaft in der 30. bis 37. Woche. Gestationstoxikose mit den Symptomen des Ödems. Albuminurie, Blutdrucksteigerung, Veränderung des Augenhintergrundes. Da der Zustand sich verschlechtert, vaginaler Kaiserschnitt. Ringförmige Narbenstriktur um die Portio. — Narben im vorderen Scheidengewölbe. Abschieben der Blase von der vorderen Cervixwand schwierig. Entwicklung des Kindes. Bei der Naht der Cervix zeigt sich ein kleiner Blasenriß, der genäht wird. Dauerkatheter. Nach Entfernung des Katheters am 8. Tage Incontinenz. Blasennaht hat nicht gehalten. — Wiederaufnahme. Im vorderen Scheidengewölbe 2 Fistelöffnungen, die linke führt in die Blase, die rechte dicht anliegend in den rechten Ureter. Cystoskopisch: Linke Uretermündung nahe am Fistelrand. Bei der Indigokarminprobe spritzt der linke Ureter normal, die rechte Ureterpapille liegt tot. Aus der Tiefe der Fistel kommt von rechts ein gefärbter Urinstrahl in die Blase, also vom rechten Ureter, der sich außerhalb der Blase öffnet.

10. 10. Operation, Fascienquerschnitt. Die Blase wird von der Cervix abpräpariert, das vordere Scheidengewölbe eröffnet, das Blasenloch genäht, der rechte fistulöse Ureter

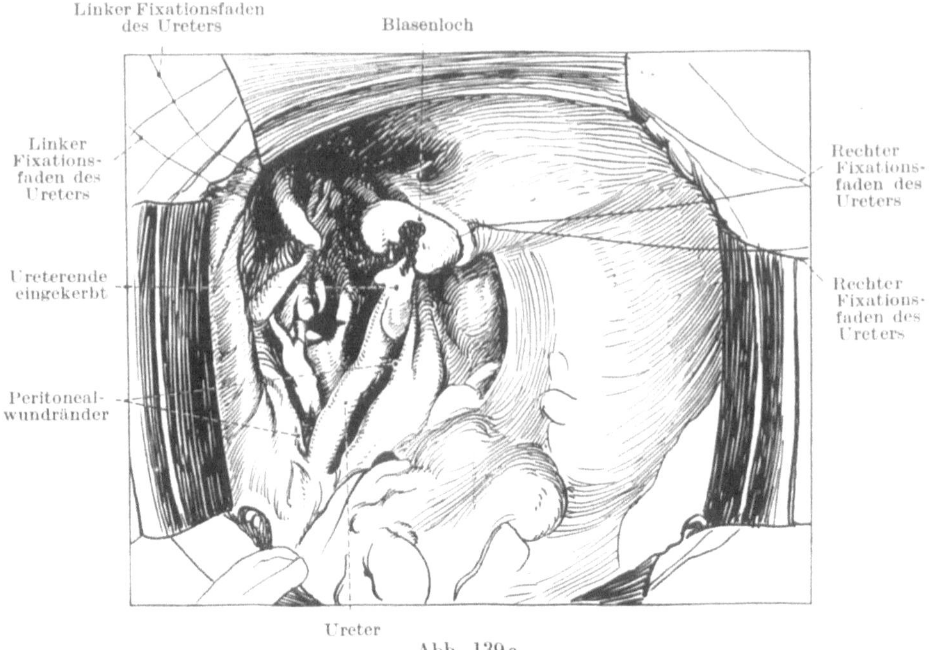


Abb. 139a.

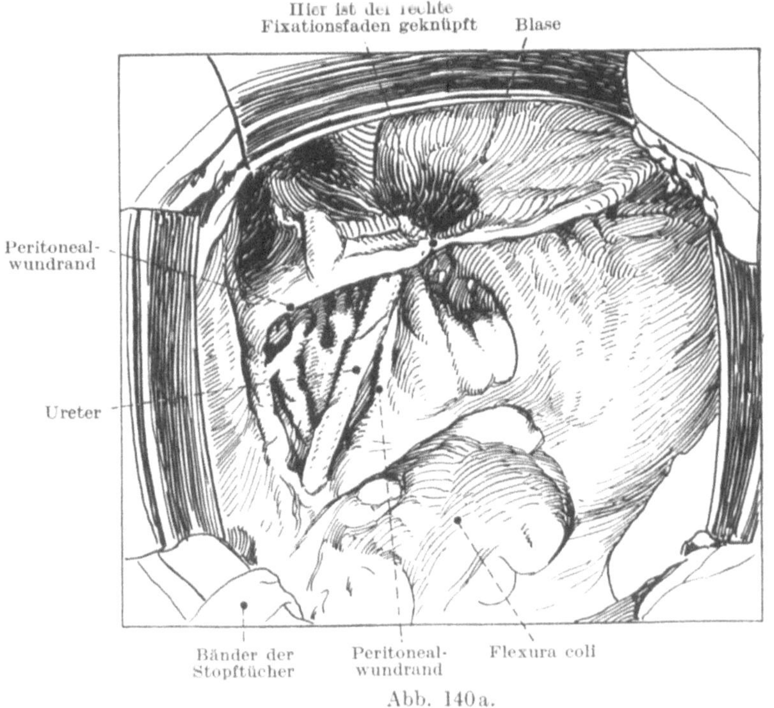


Abb. 140a.

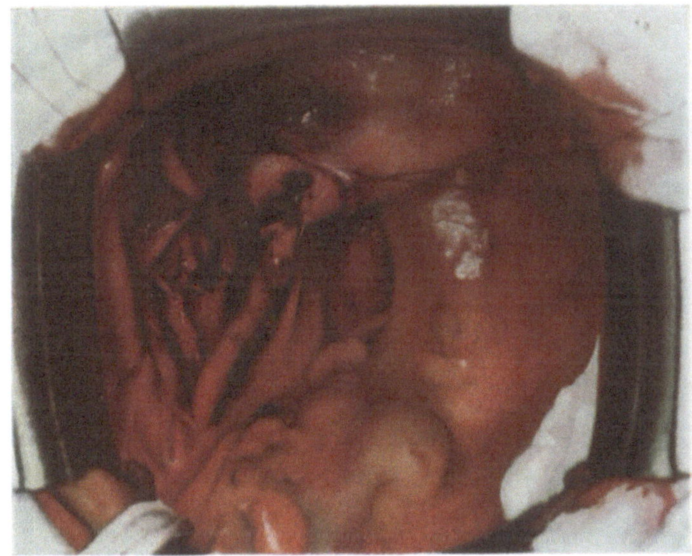

Abb. 139 b. Ureterimplantation. Das Ureterende ist etwas eingekerbt, die beiden Läppchen sind mit je einem Fixationsfaden gefaßt, der durch die Blasenwand hindurchgeführt worden ist. Die Blase ist mit dem FREUNDschen Instrumente vorgedrängt. Eine Spitze des Instruments ist rechts vom Ureter sichtbar.

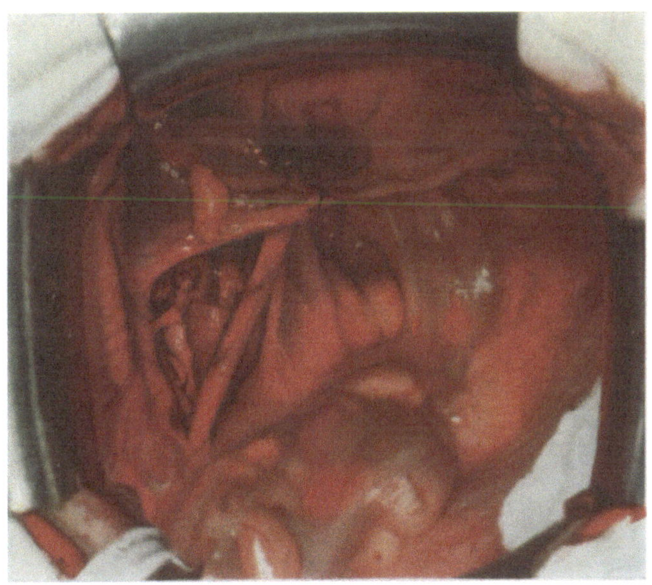

Abb. 140 b. Ureterimplantation. Der Ureter steckt fest in der Blase. Die Implantation ist fertig, die Verbindung zwischen Blase und Ureter hergestellt.

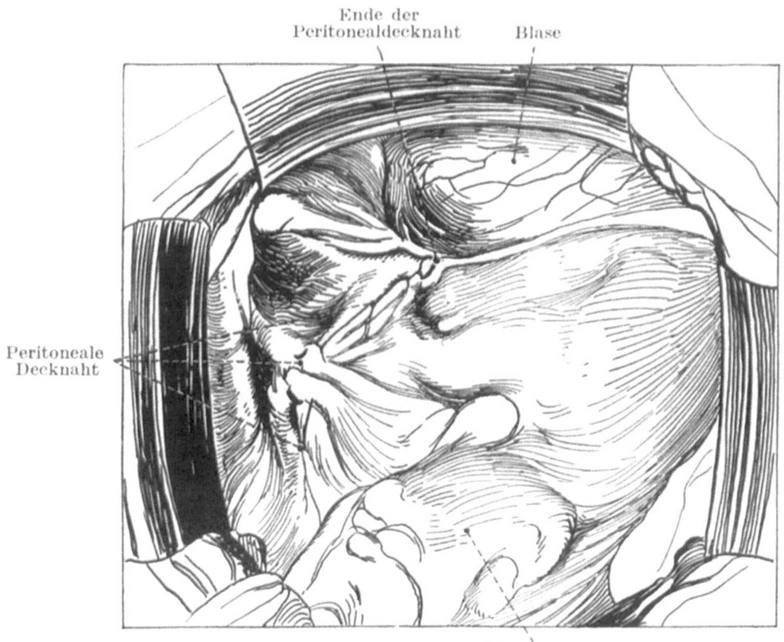


Abb. 141a.

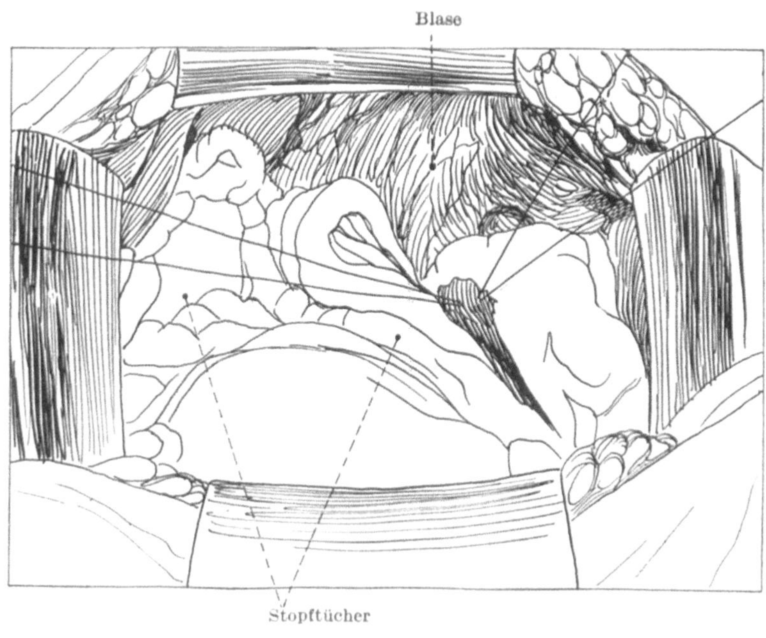


Abb. 142a.

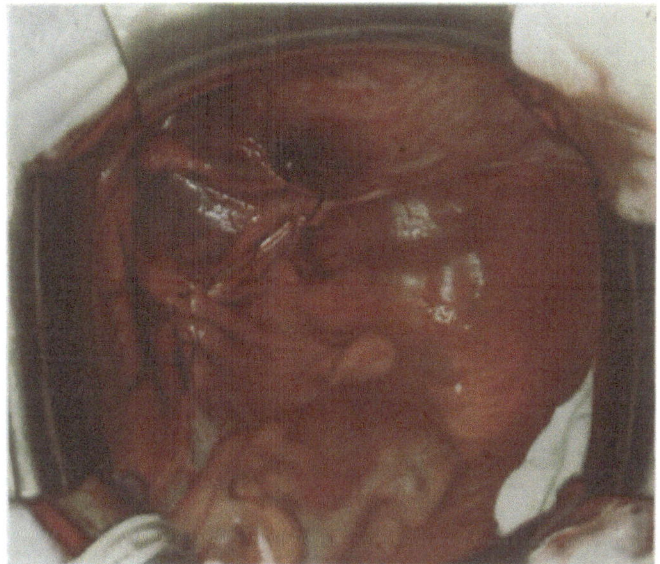

Abb. 141 b. Ureterimplantation. Der Ureter ist durch fortlaufende Naht der peritonealen Wundränder gedeckt.

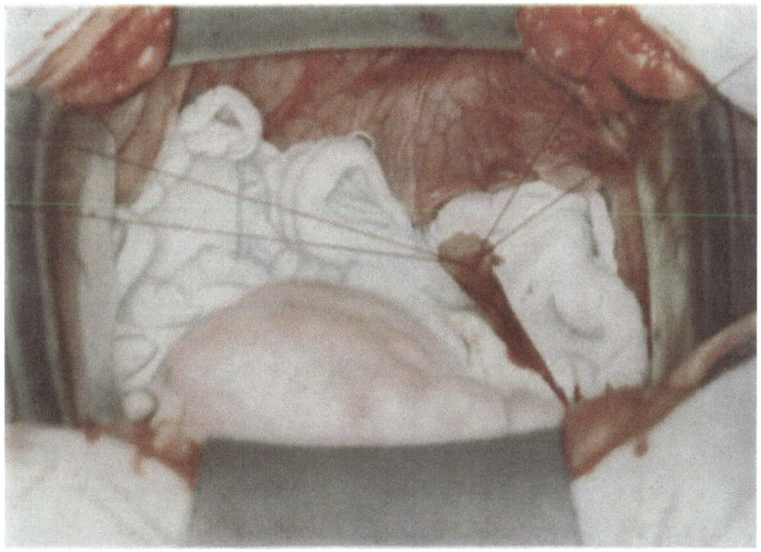

Abb. 142 b. Ureterimplantation. In dieser und den beiden folgenden Abbildungen liegen Stopftücher im Becken, die eingelegt worden sind, um die Operationsvorgänge am Ureter und der Blase recht deutlich zu machen. Uterus und Adnexe fehlen, der Ureter ist weithin lospräpariert und von der Fistelstelle abgeschnitten, sein Ende eingekerbt und mit je einem Faden gefaßt. Die Blase ist mit dem FREUNDschen Instrument vorgedrängt. Man sieht die feinen Bajonettspitzchen durch die Blasenwand ragen.

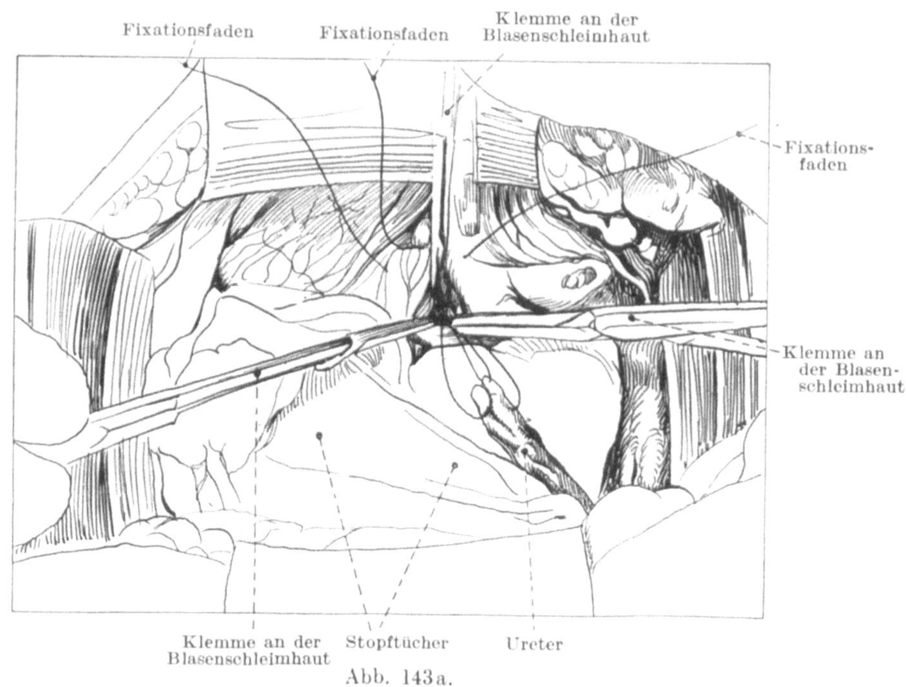


Abb. 143a.

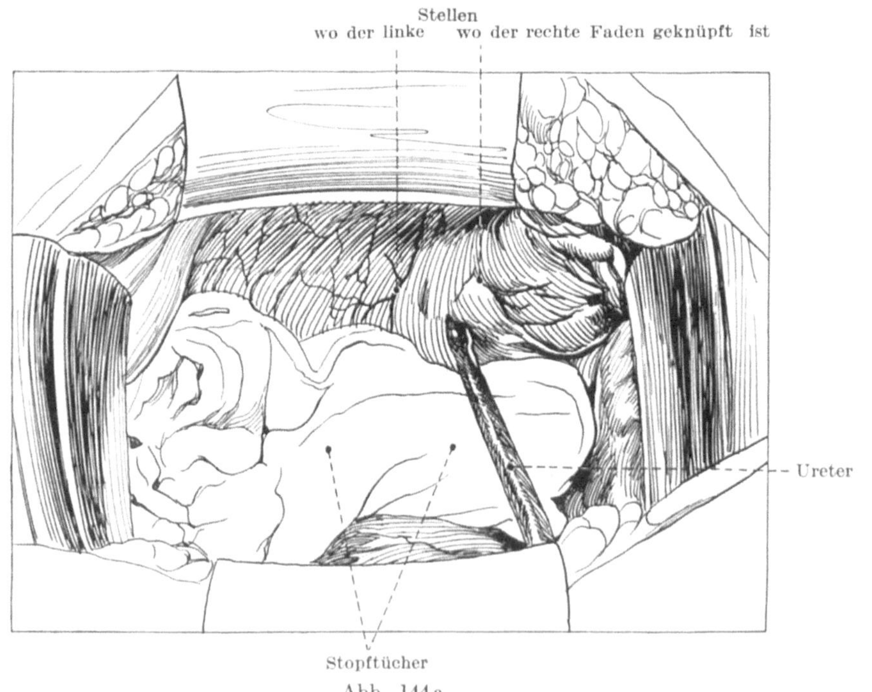


Abb. 144a.

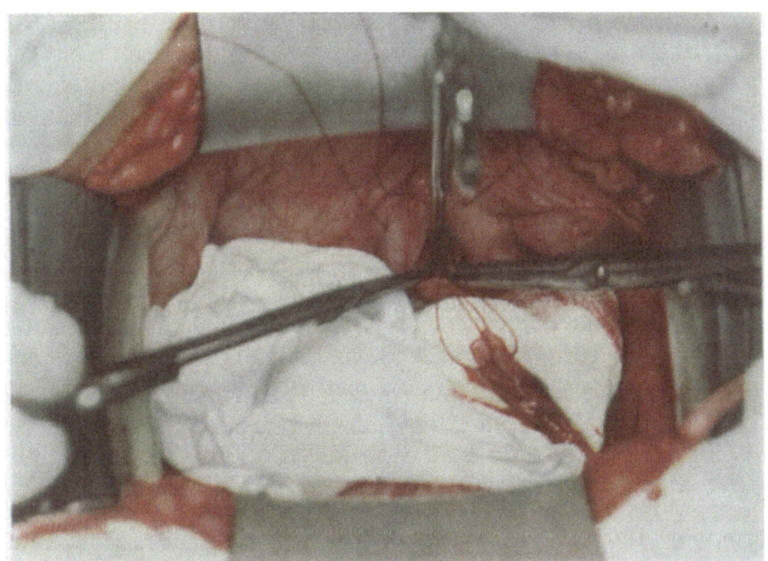

Abb. 143b. Ureterimplantation. Die Blasenschleimhaut im Blasenloch ist zur Demonstration mit drei Klemmen gefaßt und vorgezogen. Die beiden Fixationsfäden des Ureters sind durch die Blasenwand hindurchgeführt.

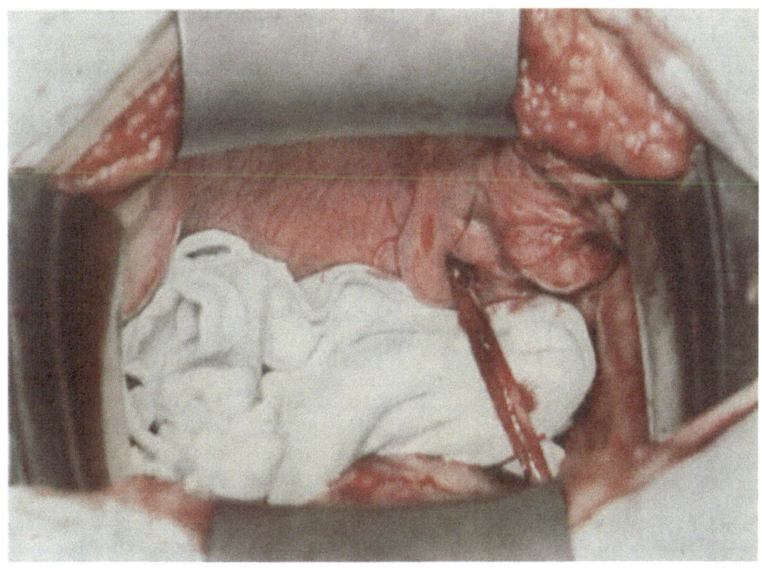

Abb. 144b. Ureterimplantation. Der Ureter ist in der Blase fixiert rechts und links über der Stelle, wo der Ureter in die Blase mündet, sind die Enden der geknüpften und abgeschnittenen Fixationsfäden zu sehen.

freigelegt, an der Fistelstelle abgeschnitten, durchs Ligamentum latum durchgesteckt und in die Blase implantiert. Die Implantation hält, die Blasennaht nicht. Wird mit kleiner Blasenscheidenfistel entlassen, soll zur Wiederholung der Scheidenfisteloperation wiederkommen, erscheint aber nicht mehr.

Wenn auch die Implantation des Ureters in den meisten Fällen zur Beseitigung einer Ureterfistel ausgeführt werden kann, so ist sie doch nicht für alle Fälle passend. Unter unseren 26 Ureterfisteln haben wir 5, wo die Implantation nicht möglich gewesen ist. Dann kommen andere Operationsmethoden in Betracht:

Die Unterbindung des Ureters und die Nephrektomie.

Wann **kann** der Ureter nicht implantiert werden, und wann **soll** er nicht implantiert werden?

Er kann nicht implantiert werden, wenn das Ende des Nierenstückes des Ureters nach seiner Durchschneidung von der Blase zu weit entfernt ist, sei es, daß die Fistel sehr hoch gesessen hatte oder daß das Nierenstück in starren Verwachsungen sitzt und nicht genügend beweglich gemacht werden kann, um ohne Spannung in die Blase hineingezogen werden zu können. Denn gespannt darf der Ureter nicht sein, wenn er in der Blase festgenäht ist. In solchen Fällen hat man wohl versucht, ein Ersatzstück zu schaffen. Ich habe einmal einen Wurmfortsatz dazu verwandt. Er ist aber nicht eingeheilt. R. FREUND hat experimentell an Hündinnen mit Erfolg die Tuben dazu benutzt. Der Versuch wäre wert, auch beim Menschen gemacht zu werden, nur fehlen meist gesunde Tuben da, wo man sie brauchte. Die Anastomose der Ureterenden in Form der Invagination nach seitlicher Schlitzung seiner Enden könnte erwogen werden. Wo man solche Kunststückchen versuchen könnte, sind aber die an der Fistel liegenden Ureterstücke meist narbig sehr verändert, und außerdem ist es höchst wahrscheinlich, daß invaginierte Ureteren stenosieren.

Also bleibt nichts anderes übrig, als in den Fällen, bei denen das Ureterende nicht an die Blase herangebracht werden kann, die Niere auszuschalten.

Das kann geschehen einmal durch die Unterbindung des Ureters und dann durch die Nephrektomie. In der Wirkung ist die Unterbindung der Nierenexstirpation gleich zu setzen. Man soll aber die Unterbindung ja nicht machen, wenn die Niere infiziert ist. Dann läßt man ja einen Infektionsherd im Körper zurück, der gefährlich werden kann.

Auch die doppelte und dreifache Unterbindung ist nicht zuverlässig, wie folgender Fall beweist.

Frau Schl., 1919. Vor 3 Monaten vaginale Totalexstirpation (anderwärts) angeblich wegen bösartiger Geschwulst. Vom 5. Tage post operationem an naß. Rechtsseitige Ureterfistel. Implantation beabsichtigt. Fascienquerschnitt, der Ureter in ganz derben Narben, schwer zu isolieren; da er nierenwärts hoch hinauf in den Narben fixiert ist, läßt er sich nicht so beweglich machen, um ihn ohne Spannung in die Blase einzunähen. Deshalb wird von der Implantation abgesehen und der Ureter doppelt unterbunden (die linke Niere ist funktionell gesund). — Überdeckung mit Peritoneum. Drainage der Scheide mit Gaze, die von oben her eröffnet wird, damit das Sekret aus der Beckenbindegewebswunde abfließen kann.

Am 3. Tage nach der Operation wieder naß (die Unterbindungen des Ureters haben nicht gehalten). Deshalb nach weiteren $3^1/_2$ Wochen Nephrektomie. Vollkommene Heilung.

Der folgende Fall zeigt, daß die Unterbindung des Ureters einer Nierenexstirpation in ihrer Wirkung gleichzusetzen ist, möglicherweise sogar gefährlicher ist.

Frau Kl., 38 Jahre (1912). Vor 5 Wochen wurde auswärts durch Laparotomie ein Gewächs entfernt. Seitdem entleert sich Urin aus der Bauchwunde. Ureterbauchdeckenfistel.

Befund bei der Aufnahme: Längsnarbe bis über den Nabel. Im untersten Teil eine granulierende 1 cm breite Fistel, aus der Urin läuft. Im bräunlich blutigen Urin $2^0/_{00}$ Albumen, im Sediment granulierte Zylinder, rote und weiße Blutkörperchen, Nierenepithelien. Cystoskopie: Blasenschleimhaut gesund, linkes Ureterostium o. B., aus ihm entleert sich bräunlich gefärbter Urin, rechtes Ureterostium tot. Der eingeführte Ureter bleibt 8 cm oberhalb stecken und wirft sich.

Es soll eine Ureterimplantation versucht werden.

Laparotomie. Man kommt unter der Haut in eine mit Granulationen ausgekleidete Absceßhöhle, von der aus ein Fistelgang dicht hinter der Blase in die Tiefe führt. Das Peritoneum wird links davon eröffnet und nun läßt sich der Fistelgang weiter in die Tiefe verfolgen. Er führt zu einer Absceßhöhle, die den großen Gefäßen dicht anliegt. Der Ureter wird freipräpariert, die Fistel liegt 6—8 cm von der Blase entfernt. Resektion des distalen Ureterstückes, das proximale Ende wird doppelt unterbunden und sein Ende zudem mit Knopfnähten geschlossen, da der Weg zur Blase für die Implantation zu weit ist. Tamponade der ganzen Wunde mit Mikuliczbeutel. In den nächsten 5 Tagen sehr schlechtes Befinden. Kein Fieber, aber Benommenheit und sehr geringe Urinsekretion. Kaum einige Kubikzentimeter blutig gefärbten Urins. Erbrechen. Also fast völlige Anurie. Deshalb am 6. Tage post operationem Eröffnung des rechten Ureters. Flankenschnitt, extraperitoneales Aufsuchen des Ureters, der durchschnitten wird, er entleert wenig trüben Urin. Niere sehr groß. Der durchschnittene Ureter wird in die Bauchdecken genäht. Hinterher starke Benommenheit. Nur einige Kubikzentimeter blutigen Urins werden in den nächsten Stunden ausgeschieden. Tod 17 Stunden post operationem.

Sektion: Peritonitis. Endocarditis verrucosa mitralis. Parenchymatöse Degeneration der Nieren und Pyelitis links. Schwere, jauchig eitrige Pyelonephritis rechts.

Nachwort: Bei der schweren doppelseitigen Nierenerkrankung war bei diesem Falle jede Art der operativen Behandlung aussichtslos und es wäre besser gewesen, man hätte jede operative Behandlung unterlassen.

Vielleicht kann der Ureter nach STOECKELS Vorschlag mit Nutzen so verschlossen werden, daß er geknotet wird. Dazu braucht man aber ein langes Stück. Ich meine, man sollte, wenn doch einmal die Nierenfunktion geopfert werden muß, grundsätzlich die Nierenexstirpation machen und keine Ureterunterbindung, gleichviel nach welcher Methode nur immer.

Wann darf eine Implantation nicht gemacht werden? Antwort: Wenn der fistulöse Ureter oder seine Niere oder sie beide infiziert sind.

1. Fall. Frau Sch., 35 Jahre. 1913. Nach einer abdominalen Carcinomoperation anderwärts, bei der der rechte Ureter verletzt und in die Blase eingenäht worden war, tritt eine Ureterscheidenfistel auf. 6 Wochen danach soll die Fistel operiert werden. Funktion der Niere normal. Aus der Fistelöffnung in der Scheide kommt eitriger Urin. Da die Infektion der rechten (Fistelseite) Niere nicht ausgeschlossen werden kann, vielmehr wahrscheinlich ist, wird der Ureter nicht implantiert, sondern die rechte Niere entfernt. Heilung und späteres Wohlbefinden.

2. Fall. Frl. K., 31 Jahre (1919), kommt wegen einer Entzündung im Leib. Rechtsseitiger verwachsener Ovarialtumor. Laparotomie. Fascienquerschnitt. Stark verwachsene, zum größten Teil intraligamentäre Cyste. Entfernung. — Das Beckenbindegewebe weit offen, die Wunde nur mit Hilfe des Sigmoideums vollständig zu decken. Im Verlaufe der Heilung bildet sich ohne Fieber im Leib rechts eine fast genau so große Geschwulst wie die entfernte wieder. Es wird ein Hämatom angenommen und 12 Tage nach der ersten Operation nochmals laparotomiert. Der Fascienquerschnitt wird wieder eröffnet, gibt aber wegen starker Verwachsungen von Dünndarmschlingen mit dem Geschwulstsack nicht genügend Raum. Deshalb noch 10 cm langer Längsschnitt. Nun läßt sich die cystische Geschwulst freilegen. Dabei platzt sie und entleert viel gelbliche, leicht flockige, seröse, geruchlose Flüssigkeit. Die Cyste wird für eine akut entstandene Peritonealcyste gehalten. Sie wird nach außen mit Gaze drainiert. Die Gaze bleibt 5 Tage, während deren sie täglich verkürzt wird, liegen. Die Höhle secerniert in den nächsten Tagen stark. Die Sekretion nimmt zu und am 20. Tage post operationem wird die wässerig gewordene Flüssigkeit als Urin erkannt. Die Cystoskopie ergibt, daß die rechte Ureterpapille tot liegt. Der Ureterkatheter findet 2 cm oberhalb der Papille ein unüberwindliches Hindernis.

Also muß es sich um eine Ureterbauchdeckenfistel rechts handeln. Eine Implantation ist nicht angezeigt, einmal wegen der starken Darmverwachsungen, die sich bei der zweiten Operation gezeigt haben und weil man den Ureter nach seiner Implantation in einer stark secernierenden, nicht peritonisierbaren und kaum aseptischen Höhle liegen lassen müßte.

Da die linke Niere gesund ist, Exstirpation der rechten Niere zur Beseitigung der Ureterfistel. Vollkommene Heilung.

3. Fall. Frau Fr., 33 Jahre (1912). September 1910 ist anderwärts angeblich rechtes Ovarium und Blinddarm entfernt worden. 4 Monate danach Aufnahme in die Klinik. Schmerzhafte Geschwulst in der rechten Bauchseite mit Temperatursteigerungen. Incision der Geschwulst ergibt trübseröse Flüssigkeit. Die Incisionswunde heilt. Die Geschwulst kommt wieder, ist schmerzhaft und macht Fieber. 3 Monate nach der letzten Incision nochmalige Incision. Nun schließt sich die Incisionswunde nicht mehr vollständig. Es bleibt eine dauernd secernierende Fistel übrig, die die Patientin nach weiteren 11 Monaten wieder zur Klinik führt. Befund: Im Unterbauch

rechts im Bereich der Narben der Incisionswunde eine kleine Fistelöffnung, aus der sich milchige trübe Flüssigkeit entleert. In der rechten Nierengegend eine kindskopfgroße fluktuierende Geschwulst zu fühlen. Wird sie gedrückt, entleert sich aus der Fistel Flüssigkeit. — Cystoskopisch: Blasenschleimhaut gesund, linker Ureter normal funktionierend, rechter Ureter geht leer. Mit dem Ureterkatheter kommt man durch die rechte Ureterpapille nur 8 cm weit, hier Hindernis. 8 Minuten nach Indigocarmininjektion kommt aus der linken Ureterpapille blauer Urin, aus der rechten nichts. Am folgenden Tage hat die aus der Fistel kommende Flüssigkeit den Verband leicht blau gefärbt. Also Ureterbauchdeckenfistel, wahrscheinlich dadurch entstanden, daß bei der ersten Operation der Ureter oberflächlich verletzt worden ist. Da die Fistel 8 cm von der Blase entfernt ist, die Infektion der rechten Niere höchstwahrscheinlich, keine Implantation, sondern Entfernung der rechten Niere, die pyonephrotisch ist. Heilung.

## Ureterverletzungen.

Für die Behandlung der Ureterverletzungen gelten die gleichen Grundsätze wie für die Behandlung der Ureterfisteln.

Weitaus die meisten Verletzungen des Ureters werden wohl bei gynäkologischen Operationen vorkommen. Ist der Ureter verletzt worden, so gilt auch hier als beste und sicherste Operation die Implantation in die Blase.

Sollte der Ureter weit oben angeschnitten oder durchgeschnitten worden sein, so daß er nicht in die Blase hineingebracht werden kann, dann kommt die Unterbindung oder die Nephrektomie in Frage. Ich habe oben meine Meinung über den Wert der beiden Verfahren geäußert und wiederhole, daß ich die Nephrektomie für das bessere Verfahren halte. Doch kann ich mir wohl denken, daß im gegebenen Falle es bedenklich sein könnte, noch eine Nephrektomie auszuführen. In diesen Fällen mag die Unterbindung oder die Ureterknotung angebracht sein. Nephrektomie und Unterbindung aber sind nur erlaubt, wenn die andere Niere sicher gesund ist. Wenn diese Sicherheit nicht besteht, dann muß der durchschnittene Ureter provisorisch in die Bauchdecken eingenäht werden, um dann erst die Verfahren zur vollständigen Heilung anzuwenden, wann die Gesundheit der anderen Niere festgestellt ist.

Das Hauptmaterial der Behandlung der Ureterverletzungen kommt von den Carcinomoperationen her. Ich führe es nochmals im Zusammenhang an und zähle die Berliner und Jenenser Fälle zusammen. —

36 abdominale Ureterimplantationen, davon sind 9 an den Folgen der Carcinomoperation gestorben, alle anderen sind ohne Fisteln geheilt.

1 vaginale Implantation geheilt.

3 Unterbindungen des Ureters, 2 geheilt, eine Fistel.

1 Nierenexstirpation, wegen Nierenvereiterung geheilt.

1 Einnähung des Ureters in die Bauchdecken und später Nierenexstirpation, geheilt.

# Darmfisteln.

Wir haben vom 1. 10. 1910 bis 31. 3. 1923 23 Fälle von Darmfisteln zu behandeln gehabt. Zu diesen Fällen sind nicht diejenigen hinzugezählt worden, die durch unvollständige Heilung genähter kompletter Dammrisse entstanden sind. Diese sind in einem besonderen Kapitel erwähnt worden. Unsere Fälle betreffen 16 Fisteln des unteren Rectalsabschnittes nach der Scheide, eine Fistel des oberen Rectalabschnittes nach der Scheide, eine Flexurscheidenfistel und 5 Fisteln des Flexur oder des oberen Rectumteils nach den Bauchdecken.

Die Ursachen der Fisteln sind mannigfacher Art.

Die 16 Rectumscheidenfisteln sind entstanden durch Verletzungen bei gynäkologischen Operationen. 5mal, (davon 3 nach Operationen, die wir gemacht haben, eine nach einer abdominalen Operation eines Scheidencarcinoms, eine nach einer abdominalen Operation entzündlicher Adnextumoren mit Entfernung des

Uterus, eine nach einer Prolapsoperation, 2 nach gynäkologischen Operationen anderwärts, die eine nach einer Prolapsoperation, die andere nach einer Ovariotomie.

Nach Rectumexstirpation wegen Carcinoms . . . . . 1 mal
durch periproctitische Abscesse . . . . . . . . . . 3 mal
durch ein Darmgeschwür . . . . . . . . . . . . . 1 mal
durch Ulcus rodens vulvae . . . . . . . . . . . . 2 mal
durch ein Pessar . . . . . . . . . . . . . . . . . . 1 mal
durch einen Partus . . . . . . . . . . . . . . . . . 1 mal
bei Enteritis membranacea operativ angelegt . . . . 1 mal
aus unbekannter Ursache . . . . . . . . . . . . . 1 mal.

Eine Fistel des oberen Rectumabschnittes nach der Scheide ist entstanden nach einer vaginalen Totalexstirpation wegen Entzündung, die nicht von uns ausgeführt worden ist.

Eine Flexurscheidenfistel ist angeblich nach einer Coitusverletzung entstanden.

Von 5 Rectum- und Flexurbauchdeckenfisteln sind entstanden:

nach einer von uns ausgeführten abdominalen Adnexoperation . . . . . 1 mal
nach Incision der Bauchhöhle wegen Peritonitis . . . . . . . . . . . . . 1 mal
nach Incision eines Beckenabscesses anderwärts ausgeführt . . . . . . . . 1 mal
durch Seidenfadeneiterungen (beide Fälle unten ausführlich beschrieben) . . 2 mal.

Wir sehen also, daß außer einigen seltenen oben erwähnten Ursachen es zwei sind, die Darmfisteln veranlassen, Darmverletzungen und Eiterungen um den Darm. Darmverletzungen bei einer gynäkologischen Operation pflegen sofort genäht zu werden. Wird die Naht nicht infiziert, dann heilt der Darm, wird sie infiziert, dann entsteht eine Fistel. Seidennähte sind besonders tückisch. Sie unterhalten die Eiterung durch die Fistel und machen jede Spontanheilung unmöglich, solange noch ein einziger Faden zurückbleibt (s. Fälle 3 u. 4 S. 257).

Auf eine Spontanheilung einer Darmfistel ist nur sehr selten zu rechnen, auf die Spontanheilung einer Dünndarmfistel schon gar nicht. Ich habe gelegentlich gesehen, daß eine Dickdarmscheidenfistel sich spontan geschlossen hat, aber nur, wenn es sich um eine hochsitzende Rectumscheidenfistel oder Flexurscheidenfistel gehandelt hat. Tief sitzende Rectumscheidenfisteln schließen sich nicht spontan. Häufiger schon schließen sich Dickdarmbauchdeckenfisteln von selbst, wenn der Darm nahe den Bauchdecken liegt, also kein langer Fistelgang besteht. Lange Fistelgänge verhüten die Spontanheilung. Da also bei Dickdarmfisteln, die tiefsitzenden Rectumscheidenfisteln ausgenommen, immerhin die Möglichkeit besteht, daß sie von selbst heilen, so soll man nach Entstehung einer Fistel eine Zeit lang abwarten, aber nicht die Zeit ausfüllen mit lokaler Behandlung der Fistel, mit Ätzungen, Tamponaden u. dgl. Das nützt gar nichts und kann schaden. Gut sind Dauerbäder mit Kamillen aber nur für die Bauchdeckenfisteln, für die Scheidenfisteln sind sie nutzlos, weil das Kamillenwasser an die Fisteln nicht herankommt. Von Badespeculis halte ich nichts.

Heilen die Fisteln nicht von selbst, so müssen sie operiert werden. Das Auskratzen der Fisteln, das noch beliebt zu sein scheint, ist keine zweckmäßige Operation.

Wir haben nur in einem Falle eines kurzen Fistelganges bei einer Flexurbauchdeckenfistel ausgekratzt und nichts erreicht.

Am einfachsten sind die tiefsitzenden Mastdarmscheidenfisteln zu operieren, und dabei ist die beste Methode die, von der Fistel aus den ganzen Darm zu spalten, also einen Zustand zu schaffen, der einem kompletten Dammriß gleicht. Dann wird der Mastdarm an der Stelle der Fistel von der Scheidenwand, mit der er immer narbig verbunden ist, getrennt, so daß das Mastdarmrohr beweglich wird und die Schnittränder ohne Spannung aneinander gebracht werden können. Mastdarm, Scheide, Damm werden genäht wie beim kompletten Dammriß, so wie es in dem

Kapitel über komplette Dammrisse geschildert worden ist. Von 6 Fällen, die wir so operiert haben, sind 5 geheilt, und eine ist gestorben. Dieser Mißerfolg ist aber nicht der Methode zuzuschreiben, sondern dem septischen Zustande des Leidens, wie die folgende Krankengeschichte zeigt.

Frau D., 39 Jahre. März 1917. Großes Geschwür in der vorderen Rectalwand (keine Lues, kein Carcinom) mit Scheidenfistel 4 cm oberhalb des Introitus.

Das Geschwür wird aus dem Rectum geschnitten und dann der ganze Darm durchtrennt, so daß das Bild eines kompletten Dammrisses entsteht. Naht in der üblichen Weise. — Tod am 14. Tage post operationem an Infektion. Sektion: Septische Thrombophlebitis fast sämtlicher Beckenvenen. Septische Infarkte in den Lungen, Nekrose der Rectumschleimhaut. Septische Milz, Vereiterung des Beckenbindegewebes.

Wir haben auch Mastdarmscheidenfisteln isoliert genäht in den Fällen, wo die Fistel etwa in der Mitte des Scheidenrohrs gesessen hat, also weiter oben als bei den anderen. Man macht das dann so, daß man entweder die Fistel umschneidet oder einen Längsschnitt über die Fistel führt und dann den Mastdarm von der Scheide abpräpariert, nicht zu knapp, sondern weit genug, um die Mastdarmwände um das Fistelloch herum möglichst beweglich zu machen, um sie ohne Spannung aneinander zu bringen. Man näht mit Catgutknopfnähten, sticht aber nicht durch die ganze Wand hindurch, sondern läßt die Schleimhaut undurchstochen, damit der Faden nicht ins Darmlumen zu liegen kommt, und sich sicher keine Schleimhaut in die Nahtlinie einstülpt, die die Heilung verhindern könnte. Es sind 8 solcher Fälle operiert worden, davon sind nur 2 primär geheilt, ein Fall nach Wiederholung der gleichen Operation, ein Fall nach Scheidendammspaltung, also der Anwendung der besseren Methode, ein Fall nach Naht durch Laparotomie, und 3 Fälle sind ungeheilt geblieben, weil sie zur Weiterbehandlung nicht mehr erschienen sind.

Lassen sich die Darmfisteln vaginal nicht schließen, oder sitzen sie hoch in der Scheide, sind sie von Narben umgeben, dann ist es nicht möglich, sie genügend frei zu präparieren, und dann müssen sie abdominal angegangen werden. Daß Darmbauchdeckenfisteln abdominal operiert werden müssen, ist selbstverständlich.

Als allgemeine Operationsregeln haben zu gelten, daß die Fistelgänge vollständig reseziert werden müssen, daß das Loch im Darm klar und sauber herauspräpariert wird, und daß die Darmwand um die Fistel so beweglich sein muß, daß die Wundränder ohne Spannung aneinander gebracht, und ohne Spannung über die erste Naht, die die Schleimhaut nicht mitfassen soll, noch eine zweite Naht gelegt werden kann. Ob man die Bauchwunde vollständig schließt, oder sie mit Gaze drainiert, hängt von der Ausdehnung der peritonealen Wunden ab, und davon, ob sie vollständig mit Peritoneum gedeckt werden können. Ist es möglich, sie vollständig zu decken, dann kann die Bauchhöhle geschlossen werden. Wie kompliziert solche Operationen sein können, mögen einige Krankengeschichten zeigen, die ich anführe.

1. Frau Kr., 30 Jahre (1917). Nullipara, gibt an, seit einem halben Jahre Kot und Winde durch die Scheide zu verlieren. Sie leugnet entschieden jeden Abtreibungsversuch, gibt nur an, nach einer Cohabitation einmal stark geblutet zu haben. Möglicherweise ist also die Fistel durch eine Cohabitationsverletzung entstanden.

In der Mitte der vorderen Scheidenwand eine hirsekorngroße Öffnung, aus der Dünndarminhalt quillt. Die Sonde gelangt durch die Fistelöffnung sofort in einen weiten Raum (Darmlumen). Die Umgebung der Fistel ist diffus infiltriert, eine Geschwulstbildung besteht nicht.

Fascienquerschnitt. Im Bauch keine Verwachsungen, keine entzündlichen Veränderungen. Nur das Sigmoideum liegt der vorderen und linken seitlichen Beckenwand an, und zwar vor dem retroflektierten Uterus. Hier wird das Darmrohr freipräpariert, wobei zwei kleine Öffnungen freigelegt werden, die zur Scheide hinführen. Bei der Untersuchung des kranken Flexurteiles fällt auf, daß die beiden kleinen Löcher, die hintereinander in der Längsrichtung des Darmes gelegen sind, nicht zu einem gemeinsamen Raum führen, sondern daß zwischen ihnen eine Art Klappenbildung als Wand gelegen ist. Da es unmöglich ist, im Augenblick zu entscheiden, wie weit die Durchgängigkeit des Darmes hinunter besteht, so wird die Resektion des ganzen kranken Darmteiles beschlossen, die auf 12 cm Länge geschieht. End-zu-End-Vereinigung der gut beweglichen und gut ernährten Darmstücke. Schluß des Schlitzes im Mesosigmoideum. Glatte Heilung. Entlassung nach 3 Wochen.

2. Frl. Sch., 25 Jahre (1920). Hat vor 1 Jahr einen Absceß im Unterleib gehabt, der von der Scheide und den Bauchdecken her eröffnet worden ist. Es soll nach unten und oben drainiert worden sein. — Auf dem Unterbauch strahlige Narbe längs und von der Mitte quer nach rechts, in die 4 cm über der Symphyse ein tief ins Becken führender Fistelgang mündet, durch den Winde und Darminhalt in geringer Menge abgeht.

Operation: Ein Querschnitt geht durch derbe Schwarten und den Fistelgang durch die ganzen Bauchdecken hindurch; der Fistelgang führt hinter der Blase über den Uterus hinweg in den DOUGLASschen Raum. Überall starke Verwachsungen. Im Douglas ist das Sigmoideum adhärent, an das der Fistelgang heranführt. Der Darm wird gelöst und es zeigt sich, daß die Fistel in das Sigmoideum mündet. Doppelte Vernähung des Loches im Darm. — Der Darm heilt. Der Bauchdeckenschnitt vereitert und es dauert 8 Wochen, bis er vollständig vernarbt ist.

3. Frau R., 28 Jahre (1921 und 1922). Vor 4 Monaten Kaiserschnitt anderwärts. Danach Bauchdeckeneiterung. Dauerndes Fieber. Aus der eiternden Bauchwunde kommen von Zeit zu Zeit dicke Seidenfäden heraus.

Befund: Im unteren Teil eines 15 cm langen Längsschnittes eiternde Fistel, Uterusfundus 2 Querfinger über der Symphyse; links, neben dem Uterus parametranes Exsudat, das 2 Querfinger über das POUPARTsche Band hinaufreicht. Fieber bis 39,5°. Elender Allgemeinzustand.

Die Kaiserschnittsnarbe wird gespalten und die Bauchdecke nach links und rechts über der Symphyse auf je 5 cm. Es entleert sich viel Eiter, außerdem werden mehrere dicke Seidenfäden aus der vorderen Uteruswand entfernt.

Fieber fällt allmählich ab. Es bildet sich in den nächsten Wochen eine Blasenbauchdecken- und eine Dickdarmbauchdeckenfistel. Ein Vierteljahr später werden beide Fisteln geschlossen. Eröffnung des Abdomens durch die strahlige Längsnarbe hindurch.

a) Freilegung der Harnblase, die mit Uterus, Cavum Retzii und Adnexen fest verwachsen ist. Es bestehen zwei dicht nebeneinander liegende Fisteln im Vertex, die in zweifacher Lage mit Catgutknopfnähten geschlossen werden.

b) Exstirpation des Wurmfortsatzes, der aus derben und festen Adhäsionen mit den rechten Adnexen und Dünndarmschlingen gelöst werden mußte.

c) Exstirpation der rechten Adnexe (Pyoovarium und Pyosalpinx), dann Schluß der Fistelöffnung in der Flexur und einer feinen Dünndarmfistelöffnung mit Catgutknopfnähten. Lockere Tamponade der Bauchhöhle für drei Tage. Sechswöchentliche Wundsekretion, dann Heilung. Die Fisteln des Darms und der Blase sind alle geheilt. Nun bildet sich ein Bauchbruch und links unten im Narbenbereich bleibt eine eiterabsondernde 10 cm lange Fistel bestehen.

11 Monate nach der Fisteloperation wird der Bauchbruch geschlossen. Der eiternde Fistelgang führt in eine Pyosalpinx links, die entfernt wird. Vollkommene Heilung.

4. Frau R., 32 Jahre (1923). Gibt an, drei Monate vorher wegen einer extrauterinen Schwangerschaft operiert worden zu sein. Die Bauchwunde hätte lange geeitert und immer noch käme Eiter durch eine kleine Öffnung heraus und gelegentlich ein Faden. Längsnarbe. Im unteren Teil ein eiternder 12 cm langer Fistelgang. Es wird ihr vorgeschlagen, sich die Fistel ausschneiden zu lassen. Sie geht aber zunächst zu einem Chirurgen, der die Fistel auslöffelt, was gar nichts nützt. 6 Wochen später kommt sie wieder und wird operiert.

Eröffnung des alten Längsschnittes unter Umschneidung der Fistelöffnung. Netz und Sigmoideum haben Uterus und einen faustgroßen rechtsseitigen Ovarialtumor überlagert. Isolierung. Exstirpation der rechten Adnexe. Fistelgang führt ins Sigmoideum. Um die Fistelöffnung lockere Seidenfäden. Schluß der Öffnung mit Catgutknopfnähten. Linke Tube fehlt. Schluß der Bauchhöhle. Heilung.

In diesem Falle ist wahrscheinlich bei der Operation der Extrauteringravidität die Flexur verletzt und mit Seide genäht worden. Die Nahtstelle wurde infiziert und die Seidenfäden sind teilweise herausgeeitert.

5. Frau St., Ipara, 36 Jahre. Aufnahme: Oktober 1920. 1914 Enteritis membranacea; im Anschluß daran 8 Operationen. Darmresektion. Anus praeternaturalis links, dann rechts, die sich von selber schlossen. 1915 Lösung von Verwachsungen, 1916 Darmresektion. erneuter Anus praeternaturalis links. Am Ende 1916 Fistelanlage zur Vagina. Dann Versuch, die Fistel vaginal zu schließen, ohne Erfolg. 1917 Wiederholung des Versuchs, wieder ohne Erfolg. Alle diese Operationen sind nicht von uns ausgeführt worden.

Befund: Längsschnittnarbe, oberhalb des Nabels beginnend, bis zur Symphyse. Im rechten Hypogastricum Schrägschnittnarbe breit herniös. Därme nur von dünner Haut bedeckt. Im linken Hypogastricum an typischer Stelle Anus praeternaturalis, oben außen mündet der obere, innen unten der untere Schenkel des Sigmoideum. Öffnung weit. Das hintere Scheidengewölbe ist trichterförmig nach oben gezogen und geht in Form eines kanalartigen Fistelganges in das Rectum über. Der Gang ist vom Rectum und der Vagina aus für den Zeigefinger bequem durchgängig. Uterus dextroponiert, anteflektiert. Beweglichkeit etwas eingeschränkt. Adnexe beiderseits stark verdickt.

1. Operation 28. Oktober 1920. Rechts tiefe Scheidendammincision. Der Zugang zur Scheidenfistelöffnung ist sehr schwer. Es gelingt endlich, Scheiden- und Rectalwand präparatorisch voneinander zu trennen. Die Rectalöffnung wird quer vernäht, desgleichen die Vaginalwand mit Knopfnähten, die die hintere Portiolippe mitfassen und sie so zur Deckung mitverwenden. Alles nicht ohne Spannung möglich. Die Fistel heilt nicht.

2. Operation 25. 11. 1920. Die alte Längsnarbe wird von der Symphyse bis zum Nabel eröffnet. Netz adhärent. Links liegt das Colon descendens, in seiner Wand recht dünn, den Bauchdecken nicht weit von der Mittellinie breit an. Es bleibt liegen. Beiderseits mandarinengroße Adnextumoren werden befreit; sie bestehen aus daumendicken Hydrosalpingen und cystischen Ovarien. Die rechten Adnexe werden vollständig entfernt, ebenso die linke Tube und ein kleiner Teil des linken Ovariums. Die Adhäsionsblutung erfordert eine komplizierte Blutstillung besonders an der hinteren Cervixwand. Jetzt wird das Rectum von der hinteren oberen Vaginalwand abpräpariert und die Fistel dabei seitlich eröffnet. Die gut freigelegten Ränder des in der halben Circumferenz eröffneten Rectums werden eingestülpt mit Catgutknopfnähten geschlossen. Die narbige Wand mit einer zweiten Nahtreihe darüber gedeckt. Die Scheidenöffnung wird mit Catgut geschlossen. Alle peritonealen Wunden können mit Peritoneum gedeckt werden, teilweise mit Hilfe des Uteruskörpers. Schluß der Bauchhöhle. Keine Tamponade. Der Anus praeternaturalis bleibt. — Glatte Heilung. Entlassung 4 Wochen nach der Operation.

Weil die abdominalen Operationen kompliziert sind, so sind sie nicht ungefährlich. Wir haben von 10 solchen Operationen 2 verloren, deren Krankengeschichten folgen.

6. Frau Sch., 31 Jahre alt. Aufgenommen 25. 7. 1914. Gestorben am 31. 7. 1914. Diagnose: Rectum-Bauchdeckenfistel nach Adnexe-Exstirpation per laparotomiam am 23. 1. 1914 bei uns.

Operationsverlauf: Längsschnitt bis zum Nabel, senkrecht auf die Narbe. Nach Eröffnung des Peritoneums und Lösung der Verwachsungen zeigt sich hinter der Symphyse eine kleine, mit Granulationen ausgekleidete Absceßhöhle, welche mit der Fistel kommuniziert, ihre obere Wand wird gebildet durch ein Stück Dünndarm, das abgeknickt und mit einer Fibrinschwarte bedeckt ist. Bei der Lösung wird der Dünndarm von seiner Serosa und Muskularis an einer 5 cm langen Stelle entblößt. Diese Stelle wird zunächst durch fortlaufende Naht gedeckt. Nunmehr wird die zu dem Absceßboden führende Dickdarmschlinge abgeklemmt und reseziert; desgleichen die abführende. Die Absceßmembran wird durch Abkratzen entfernt.

End-zu-End-Vereinigungen des Dünndarms nach Resektion einer etwa 15 cm langen, schwer veränderten Partie. Nunmehr wird das zentrale Dickdarmende mit zwei dicken Catgutfäden durchstochen und mit diesen durch das Analende geführt und, soweit ohne Spannung möglich, invaginiert. Zirkuläre Knopfnähte an der Übergangsstelle. 31. 7. 1914 Exitus. Sektionsbefund: Eitrige Peritonitis.

7. Frau H., Aufnahme Mai 1918. Am 1. 6. 1918 wegen Rectumcarcinom operiert. Exstirpatio uteri cum adn. dextr. et exstirpatio recti. Danach Auftreten einer Mastdarmscheidenfistel, welche am 30. 11. 1918 operiert wird: Die Recto-Vaginalfistel ist auf vaginalem Wege gar nicht anzugehen, da der Narbengrund durch derbe schwielige Narben fest an der rechten hinteren Beckenwand fixiert ist. Daher Wiedereröffnung des alten Laparotomieschnittes: Sigmoideum wird von Blase und Scheidenstumpf gelöst, desgleichen die linken Adnexe. Beim Versuch, das Rectum an der vermeintlichen Stelle der Fistel von der Vaginalwand abzulösen, fällt die Schere auch alsbald in die Fistelöffnung hinein; das Loch im Rectum wird bei weiterem Vorgehen immer größer; jetzt zeigt sich, daß nur mehr eine vordere Rectalwand bestanden hat; die hintere wird gebildet durch die Sakralwand, die mit einem glänzenden Belag — dünne Schleimhaut — überzogen ist. Da das Rectum bis an diese sakrale Wand heran durchtrennt ist, so ist auf einen Verschluß durch Naht nicht mehr zu rechnen. Es wird vielmehr durch Ausschaltung dieses Rectumteiles ein unterer Stumpf herausgeschnitten und mobilisiert, und durch diesen hindurch das obere mobilisierte Rectum hindurchgezogen. Der untere Stumpf wird zirkulär mit Knopfnähten an die Serosa der oberen geheftet. Das trockene Wundbett wird in mehreren Schichten geschlossen, darüber noch Blase und Sigmoideum vereinigt. Die Scheide war vorher verschlossen worden. Exitus am 3. 12. 1918 an Peritonitis.

Von den übrigen 8 Darmfisteln, die abdominal operiert worden sind, ist eine nicht geheilt, die sieben anderen sind geheilt.

# Der Kaiserschnitt.

Auf die Indikationen des Kaiserschnittes will ich mich nicht einlassen. Das ist eine geburtshilfliche Angelegenheit. Nur Technik und Resultate sollen erörtert werden.

Die Technik des Kaiserschnittes hat eine andere Richtung bekommen, als FRANK und SELLHEIM den extraperitonealen Kaiserschnitt ausgeführt und vorgeschlagen haben. Es war ein überraschender Gedanke und ein interessantes technisches Problem zur Ausführung gekommen, von den Bauchdecken her, ohne die Peritonealhöhle zu eröffnen, den Uterus aufzuschneiden und das Kind herauszuziehen. Dieser Art der Operation hat man, weil sie extraperitoneal ausgeführt wurde, eine erhöhte Sicherheit vor Infektion zugeschrieben und sie für geeignet gehalten, auch infizierte Fälle damit zu behandeln. Viele Geburtshelfer haben die neue Operation aufgenommen, manche haben sie, wie es nicht anders zu erwarten ist, in Kleinigkeiten modifiziert, üben sie jetzt noch und halten sie allen anderen Methoden überlegen. Auch ich habe den extraperitonealen Kaiserschnitt gemacht, mich aber bald überzeugt, daß das extraperitoneale Operieren ein technisch falscher Weg ist und seine Vorteile nur in der Vorstellung vorhanden sind. Außerhalb der Bauchhöhle zu bleiben, ist nicht leicht. Nach den Angaben in der Literatur ist in 30% der Fälle das Peritoneum eingerissen, die Operation also nicht extraperitoneal geblieben, manchmal ist dies unmöglich, in den Fällen besonders, wo die Wehen noch nicht lange gewirkt haben, und die gedehnte Cervikalwand noch nicht die Blase mit ihrer peritonealen Umschlagsstelle in die Höhe genommen hat. Wird, um diesen Schwierigkeiten zu begegnen, mehr seitlich zwischen Blase und Peritoneum zur Uteruswand vorgegangen, dann sind Blutungen und Nebenverletzungen zu fürchten, von denen die Literatur erzählt. Und wie verhält es sich mit der Sicherheit vor der Infektion? Soll wirklich das dünne Peritonealblatt, das zwischen Operationswunde und Bauchhöhle stehen bleibt, ein Schutzwall der peritonealen Infektion sein? Ist nicht vielmehr nach allen operativen Erfahrungen das Bindegewebe viel empfindlicher gegen Infektion als das Peritoneum? Ist es nicht ein gefährliches Unterfangen, im Vertrauen auf den illusionären Schutz des Peritoneums auch infizierte fiebernde Fälle so zu operieren? Und ist nicht einer komplizierten Operation eine einfache vorzuziehen, die von jedem Arzt, der eine leidliche chirurgische Ausbildung hat, ausgeführt werden kann, und noch dazu, wenn diese einfache Operation gute Resultate gibt?

Der extraperitoneale Kaiserschnitt hat im Laufe der Jahre an Boden verloren, und ich habe den Eindruck, als ob eine nicht geringe Zahl von Geburtshelfern ihn zugunsten des intraperitonealen aufgegeben hätte.

Das, was am extraperitonealen Kaiserschnitt gut ist, der Schnitt in den tiefen Teil des Uterus, soll bleiben, aber es ist nicht nötig, daß der Schnitt nur in die Cervikalwand gelegt wird, was der vielfach gebrauchte Name „cervikaler" Kaiserschnitt andeutet. Dazu müßte die Blase von der Cervikalwand abgelöst werden. Das kompliziert die Operation und ist zwecklos. Höchste Einfachheit soll das Prinzip der Operation sein, und wir meinen, daß wir sie mit der Art, wie wir operieren, erreicht haben.

## Der intraperitoneale tiefe Kaiserschnitt.

Die Operation wird in ganz geringer Beckenhochlagerung oder in horizontaler Lage der Gebärenden ausgeführt, damit der Uterus nicht nach oben fällt, sondern mit seiner vorderen Wand der Bauchwand anliegend bleibt. Die Bauchdecken werden in der Medianlinie durchtrennt, beginnend 2 cm über der Symphyse. Der Schnitt braucht nicht länger als 10—12 cm zu sein. Der Fascienquerscnitt ist von uns nur in den ersten Fällen, im ganzen 6mal gemacht worden. Er ist für den Kaiserschnitt nicht zu empfehlen, weil er mehr Zeit als der Längsschnitt erfordert und nicht so rasch erweitert werden kann wie der Längsschnitt, wenn der Fall es erfordert. Nach Eröffnung der Bauchhöhle wird der Schnitt durch Specula auseinandergehalten, wie die Abbildung 145 es zeigt. Im Schnitt ist der Uterus sichtbar. Man legt den Uterus

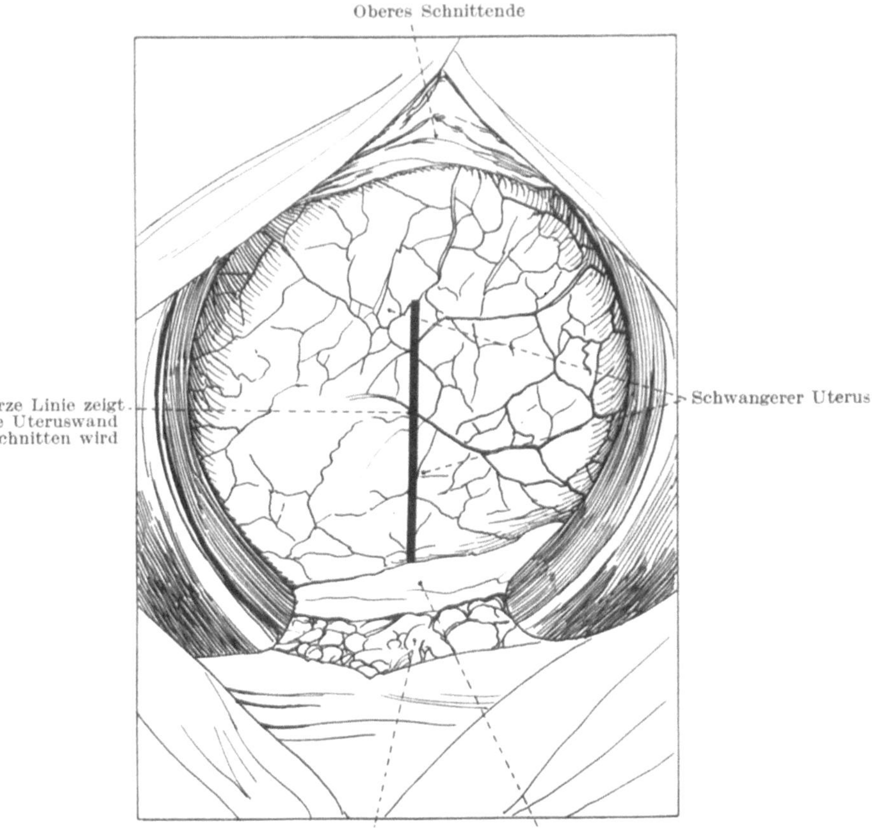


Abb. 145a.

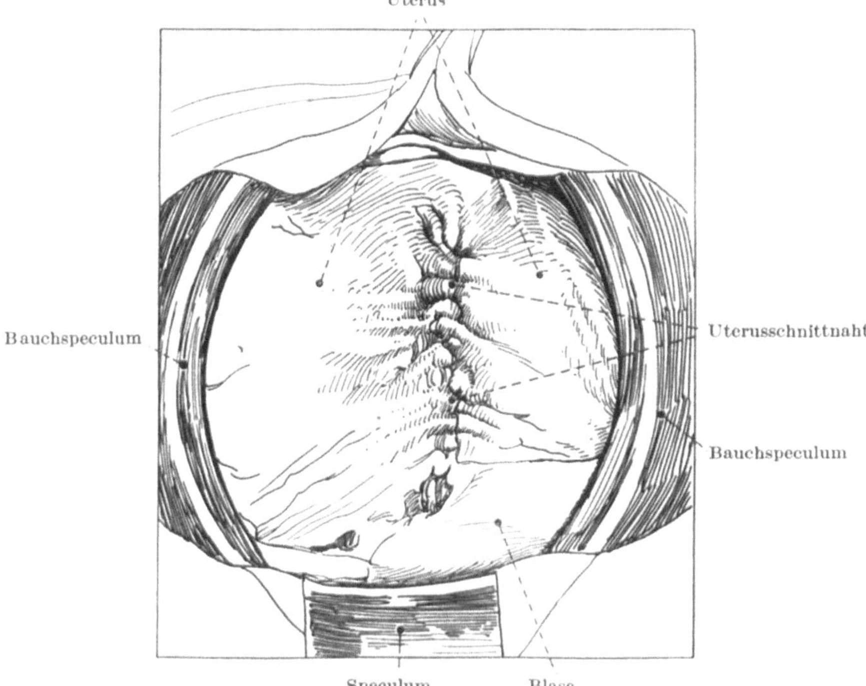


Abb. 146a.

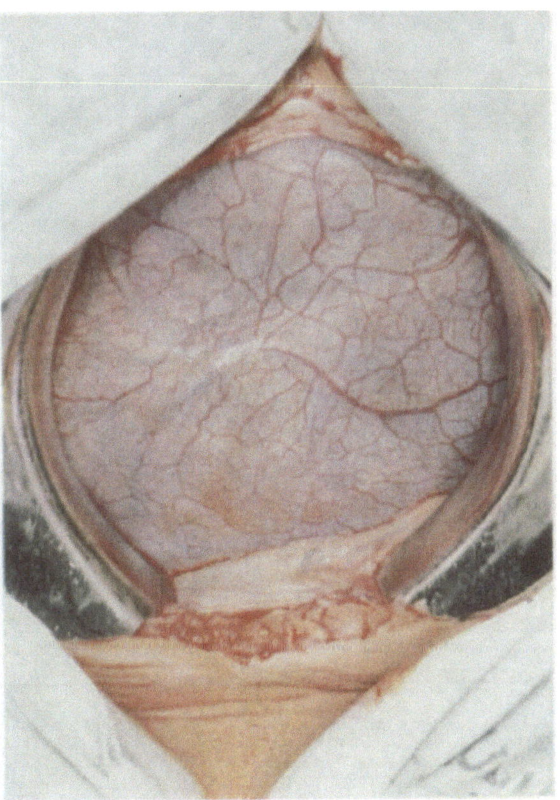

Abb. 145 b. Intraperitonealer tiefer Kaiserschnitt. Der Leib ist durch einen Längsschnitt eröffnet, der durch Speculis auseinander gehalten wird. In der klaffenden Öffnung ist der schwangere Uterus sichtbar. Gegen die Symphyse zu die Blase als ein schräg verlaufender Wulst.

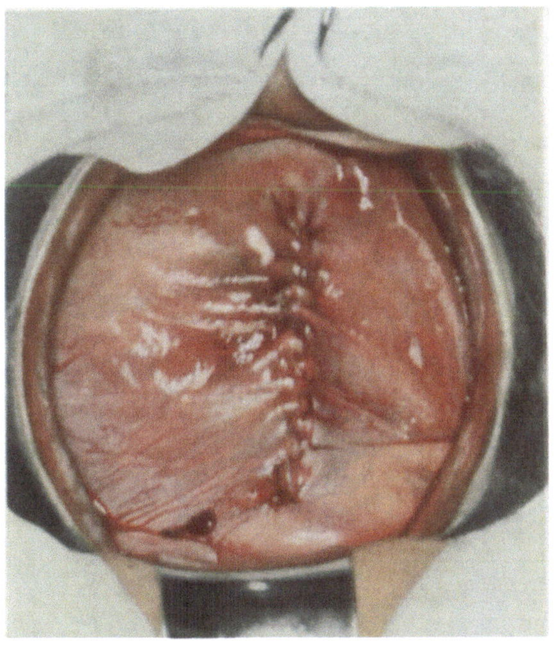

Abb. 146 b. Intraperitonealer tiefer Kaiserschnitt. Derselbe Fall wie Abb. 145. Der Uterusschnitt ist genäht. Auffallend ist die verschiedene Färbung der Uteruswand vor und nach Entleerung des Uterus. Vor der Entleerung blau, wie gestaut, mit zahlreichen kleinen Gefäßen, nachher rot, Stauung geschwunden, Gefäßchen kaum mehr sichtbar.

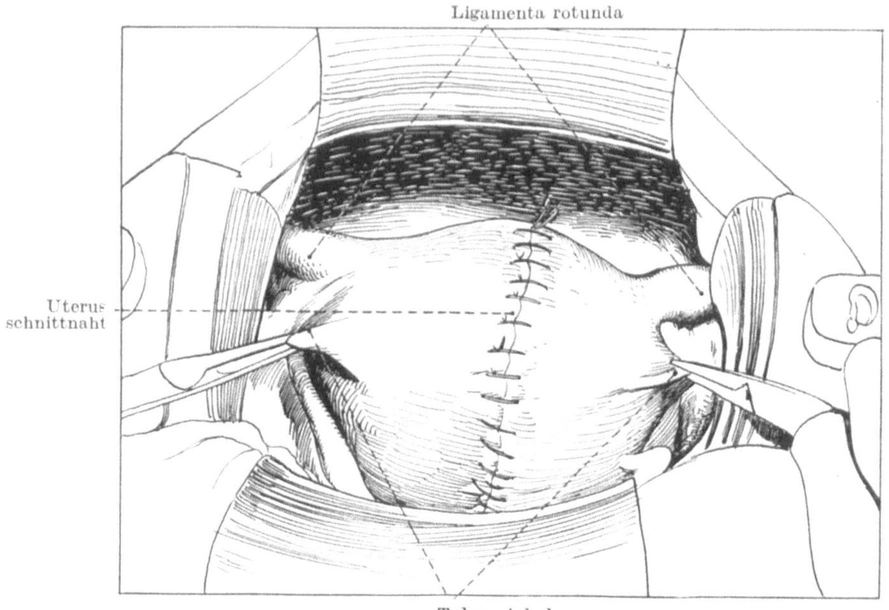


Abb. 147a.

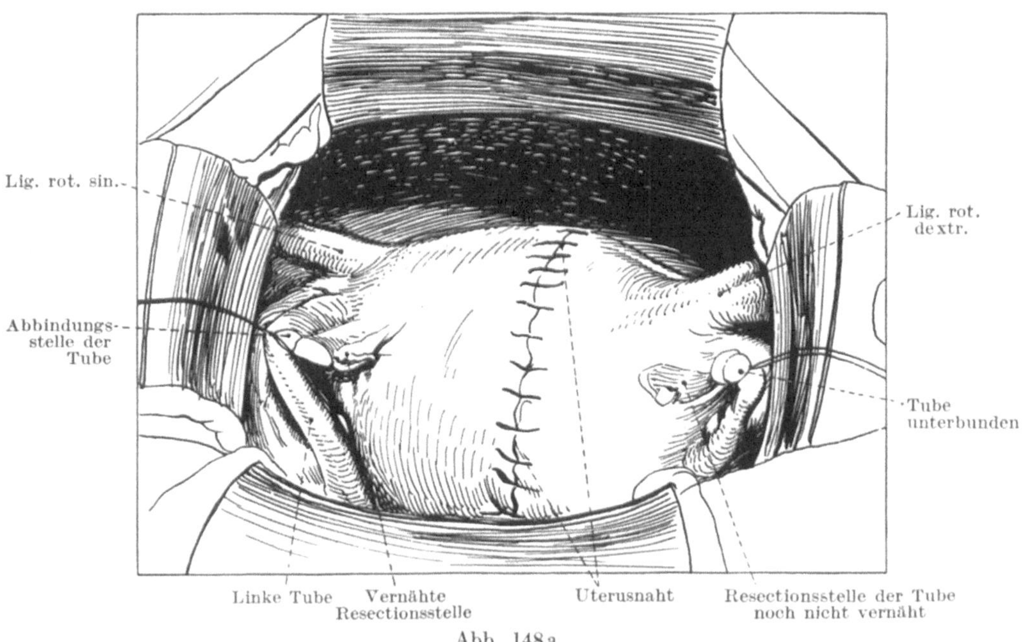


Abb. 148a.

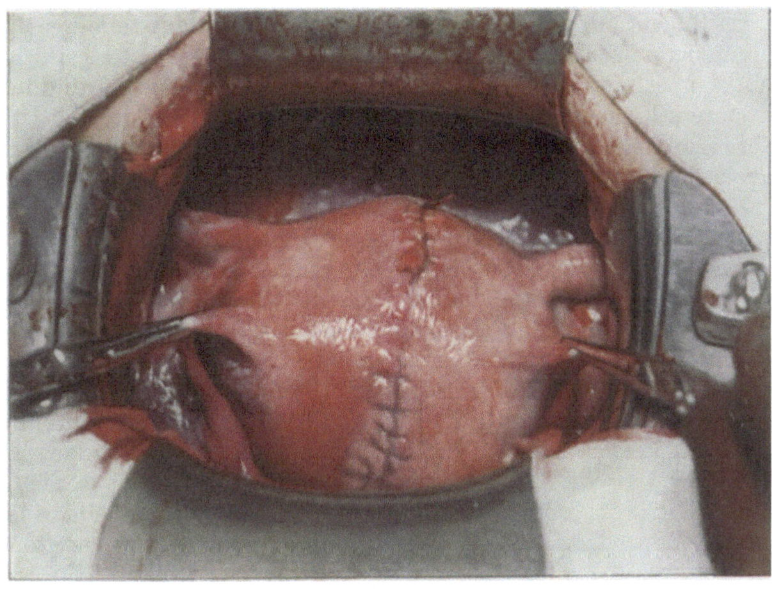

Abb. 147 b. Tubensterilisation. Zustand nach einem „kleinen Kaiserschnitt“. Ein 4 monatliches Ei ist durch einen Schnitt über den Fundus uteri entfernt worden. Der Schnitt ist vernäht. Vorbereitung zur Tubensterilisation. Die Tuben sind am Uteruswinkel gefaßt und angezogen.

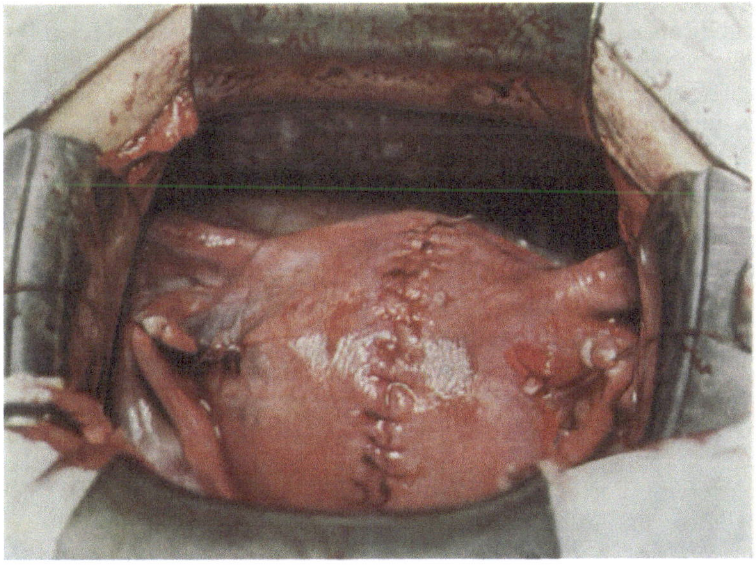

Abb. 148 b. Tubensterilisation. Das Bild des gleichen Falles von Abb. 147. Links ist der Tubenwinkel reseziert, die Tube abgebunden, ihr Ende ragt frei in die Bauchhöhle, die Resectionsstelle ist vernäht. Rechts ist die Tube ebenfalls abgebunden, die Resectionsstelle aber noch nicht vernäht.

durch äußere Handgriffe median, damit der Uterusschnitt in die Medianlinie des Bauches fällt. Median geschnitten blutet die Uteruswand weniger als seitlich geschnitten. Der Schnitt in den Uterus wird in den tiefsten Teil des Uterus gelegt, der im Bauchschnitt sichtbar ist, von der Umschlagsstelle des Peritoneums auf die Blase angefangen nach oben etwa 10—12 cm lang. Es ist ganz gleichgültig, wohin der Schnitt fällt, ob mehr oder weniger in den verdünnten Teil des Uterus, das untere Uterinsegment und die Cervikalwand oder in den Uteruskörper. Hat der Uterus lange gekreißt, so wird mehr der verdünnte Teil des Uterus eröffnet werden, hat er kaum mit den Wehen begonnen, dann mehr seine Körperwand. Die schwarze Linie in der Abbildung 145a zeigt die Schnittführung. Um Blutungen aus der Uteruswunde, auch wenn sie aus weiten Venen kommen, kümmert man sich nicht. Die stehen nach der Geburt des Kindes und der Placenta von selbst. Sie sind sehr stark, wenn wegen Placenta praevia operiert wird. Auch hierbei ist nichts zu tun. Liegt der Kopf des Kindes vor, so wird die Zange angelegt. Dazu ist eine Zange ohne Beckenkrümmung nötig, also eine gerade Zange. Auch die KIELLANDsche Zange ist gut zu gebrauchen. Die Zangenlöffel werden nicht unter Leitung der Finger, wie bei der gewohnten Zangenanlegung eingeführt, sondern nur unter Leitung des Auges. Es braucht kein Finger in die Uterushöhle gebracht zu werden. Die Zangenextraktion hat den Vorteil, daß der Uterusschnitt kurz gehalten werden kann, und daß die Uterushöhle von jeder Berührung mit der Hand frei bleibt und vor jeder Gefahr einer Infektion durch die Hand. Ist der Schnitt zu kurz geraten, und geht der Kopf nicht durch, dann soll man ihn mit der Schere erweitern. Es ist nicht gut, wenn er reißt, wie wir später noch begründen werden. Liegt das Kind nicht in Schädellage, dann bleibt nichts anderes übrig, als mit der Hand in den Uterus zu gehen, einen Fuß des Kindes zu fassen, und es so zu extrahieren.

Sofort nach der Geburt des Kindes wird ein schmales Bauchdeckenspeculum in den oberen Wundwinkel des Uterusschnittes eingehakt und angezogen. Dadurch wird erreicht, daß die Uteruswand gegen die Bauchdecken fest angelegt und der übrige Bauchraum mit Hilfe des Uterus abgeschlossen wird, und es wird verhütet, daß viel Blut oder Fruchtwasser in die Bauchhöhle fließt, und daß Netz oder Därme in der Bauchwunde erscheinen. Bei unseren Kaiserschnitten wird selten ein Darm sichtbar.

Die Placenta wird durch äußeren Druck auf den Uterus durch die Bauchdecken hindurch entfernt. In die Uteruswand wird 1 ccm eines Hypophysenpräparates eingespritzt, um kräftige Kontraktionen anzuregen.

Die Naht des Uterusschnittes: An den unteren Wundwinkel wird eine Klemme gelegt, um den Beginn des Schnittes deutlich zu machen. Das ist empfehlenswert, weil über den unteren Teil des Schnittes dauernd Blut läuft und ihn verdeckt. Man näht mit einem fortlaufenden Catgutfaden die Uteruswand zusammen, in der ersten Reihe die Muskulatur, in der zweiten Reihe Muskulatur und Peritoneum, alles mit demselben Faden. Die Schleimhaut des Uterus darf nicht mitgefaßt werden, sie könnte sich zwischen die Muskelwände legen und die spätere Narbe schwächen. Über die letzte Nahtreihe kommt noch eine seroso-seröse (LEMBERTsche) Naht, auch mit einem fortlaufenden Catgutfaden ausgeführt. Dann wird der Bauchraum von Blut und Flüssigkeit, die sich bei Horizontallage der Frau seitlich vom Uterus in den Buchten vor dem Ligamentum latum ansammeln, gereinigt und die Bauchwunde geschlossen. Fortlaufende Catgutnaht des Peritoneums, der Muskulatur, der Fascie, des Fettes und Klammern der Haut.

So ausgeführt, ist der Kaiserschnitt denkbar einfach und in 15 Minuten zu erledigen.

## Sterilisierung.

Da, wo eine Sterilisierung der Frau gelegentlich des Kaiserschnittes angezeigt ist, läßt sie sich leicht ausführen, ohne daß der Leibschnitt länger oder höher hinauf angelegt wird. Es wird ein Tubenwinkel vorgezogen, die Tube am Uterusabgang flach keilförmig excidiert, die Tube mit einem Catgutfaden unterbunden und der Keilschnitt im Tubenwinkel mit 2—3 Catgutknopfnähten geschlossen, das unterbundene Tubenende aber nicht mitgefaßt, damit dieses Ende in die freie Bauchhöhle ragt. Das gleiche geschieht auf der anderen Seite. Diese Art der Sterilisierung ist absolut sicher. Die Abb. 147 u. 148 veranschaulicht den technischen Vorgang. Sie ist aufgenommen bei einem Falle, bei dem im vierten Monate der Gravidität die Schwangerschaft hat unterbrochen werden müssen. In solchen Fällen junger Schwangerschaften mit der Indikation einer Schwangerschaftsunterbrechung und der Sterilisierung, ist es das einfachste, den Leib zu eröffnen, den Uterus über dem Fundus in der Medianlinie aufzuschneiden, das Ei zu entfernen, den Uterus wieder zu nähen und dann durch Keilresektion der Tube am Tubenwinkel zu sterilisieren. Man hat die Entfernung des Eies in den frühen Monaten durch einen Uterusschnitt „kleinen Kaiserschnitt" genannt.

Muß der Kaiserschnitt wegen Carcinom oder Myom gemacht werden, dann kann sofort nach der Extraktion des Kindes der Uterus abdominal entfernt werden. Ein Porroscher Kaiserschnitt ist von uns nie ausgeführt worden.

## Ergebnisse.

Vom 1. 10. 1910 bis 31. 3. 1923 ist der intraperitoneale tiefe Kaiserschnitt 300mal ausgeführt worden. (Die Carcinom- und Myomkaiserschnitte sind in diese Zahl nicht miteinbezogen.)

281mal ist das Kind mit der Zange, 19mal an den Füßen extrahiert worden. 297 Kinder sind lebend aus der Klinik entlassen worden.

Der Heilungsverlauf war ohne jede Störung in 213 Fällen = 71%, die übrigen Fälle haben gefiebert und verschiedene Heilungsstörungen gehabt.

45mal leichtere Wundstörungen am Bauchschnitt in Form von Sekretion oder Stichkanaleiterung.

38mal Bauchdeckenabscesse.

Diese hohe Zahl von Bauchdeckenwundstörungen, die 27,7% ausmachen, sind damit zu erklären, daß sehr viele Fälle bei der Operation nicht mehr aseptisch gewesen sind. Entweder hatten sie lange gekreißt, oder sie sind vielfach untersucht worden, oder die Blase war lange vor der Entbindung gesprungen.

Der dritte Teil der Frauen hatte über 20 Stunden gekreißt, 89 Fälle zwischen 20 und 50 Stunden, 16 zwischen 50 und 100, 4 über 100 Stunden.

Bei mehr als der Hälfte der Fälle war die Blase mehrere Stunden vor der Operation gesprungen, 22mal 20—30, 15mal 31—72 und 5mal über 72 Stunden vorher. Mit wenigen Ausnahmen sind alle Frauen innerlich untersucht worden, viele mehrmals. Die Frauen mit Bauchdeckeneiterungen haben mit wenigen Ausnahmen keine peritonealen Symptome gehabt, ein Beweis, wie viel empfindlicher das Bindegewebe gegen Infektion ist als das Peritoneum; denn die Keime, die die Bauchdeckeneiterung verursacht haben, sind sicher auch auf dem Peritoneum und hier völlig schadlos gewesen.

Der intraperitoneale Kaiserschnitt wird auch dadurch als wohlbegründet bewiesen.

18mal hatten wir im Wochenbett Bronchitiden, 2mal eine Bronchopneumonie, 6mal Thrombophlebitiden eines Beines, 9mal sind Adnexschwellungen getastet worden.

Ein Fall von Ileus ist unter den Ileusfällen verzeichnet. (Fall 4 S. 36.) 2 Fälle von Peritonitis sind durch Eröffnung der Bauchhöhle geheilt worden.

1. 6 Tage nach dem Kaiserschnitt Eröffnung des Leibes an beiden Seiten und im Längsschnitt wegen Peritonitis. Entleerung von stinkendem Eiter, der unter Druck steht. Anus praeternaturalis. 12 Wochen später nach operativem Schluß des Anus geheilt entlassen.

2. 11 Tage nach dem Kaiserschnitt Eröffnung des Leibes an beiden Seiten und in der Mitte wegen Peritonitis, freier Eiter. Nach 8 Wochen geheilt entlassen.

In einem Falle ist im Wochenbett eine Blasenscheiden- und Blasenbauchdeckenfistel entstanden. Der Kaiserschnitt wurde wegen engen Beckens nach 16stündiger Wehentätigkeit gemacht. Der Katheterurin vor der Operation war stark blutig, das untere Uterinsegment stark ausgezogen und wegen seiner Dünne schwer zu nähen. Die Blasenbauchdeckenfistel ist spontan geheilt, die Frau mit Blasenscheidenfistel entlassen worden.

4 Frauen sind am Kaiserschnitt gestorben = 1,3% Mortalität.

1. Fall. 39jährige VIpara. Plattes Becken 8 cm vera. Draußen vergeblicher Zangenversuch. Kind lebt. Muttermund vollständig. Blase gesprungen, Kopf beweglich oberhalb des Beckens. Temperatur 38,5°, Puls 110, Leib etwas aufgetrieben. Unter der Bauchhaut Pergamentknittern, das den Verdacht einer inkompletten Ruptur mit Eindringen von Luft ins Gewebe erweckt. — Es wird der Porrosche Kaiserschnitt wegen der offenbaren Infektion (Temperatur, Zangenversuch) beabsichtigt und nicht die Perforation des Kindsschädels wegen des Verdachts einer Uteruszerreißung. Typischer Kaiserschnitt, da schließlich doch darauf verzichtet wird, den Uterus nach Porro wegzunehmen. Und das war falsch und die Ursache für den Tod der Frau. — Es entwickelte sich ein Bauchdeckenabsceß, ein Absceß im Douglasschen Raum und eine Peritonitis. Am 14. Tage post operationem Eröffnung des Bauchs durch den Leibschnitt, viel Eiter, am 4. Tage danach Tod.

2. Fall. 36jährige VIpara. Plattes Becken. 8 cm vera. Kopf tritt nicht ins Becken. Typischer Kaiserschnitt, geringe Blutung. Kurz nach der Operation Cyanose, schneller Puls. Trotz aller Herzmittel 8 Stunden post operationem Exitus. Sektion ergibt angeborenen Defekt in der Ventrikelscheidenwand des Herzens.

3. Fall. 21jährige Ipara. Allgemein gleichmäßig verengtes Becken. Conj. vera $7^1/_2$. Die ganze Vulva voll von spitzen Condylomen, die in dicken Haufen zusammenstehen und geschwürig belegt sind. Aus der Scheide kommt stinkiges Sekret. Gonorrhöe. Kopf beweglich oberhalb des Beckens. Kind lebt. Kaiserschnitt. — Vom 4. Tage an Erscheinungen einer Peritonitis, die am nächsten Tage zum Exitus führt.

Man könnte bei diesem dritten Falle fragen, ob der Kaiserschnitt überhaupt angezeigt gewesen ist, ob es nicht besser gewesen wäre, auf natürlichem Wege zu entbinden mit der Extraktion des Kindes am perforierten Schädel, oder den Porroschen Kaiserschnitt zu machen. Wir haben uns das alles genau überlegt und sind doch zum typischen intraperitonealen Kaiserschnitt gekommen. Die Entbindung hätte auf dem natürlichen Wege an den verschmierten und infizierten Condylomen vorbei genau so viel Gefahren gebracht wie der Kaiserschnitt, und der Porrosche Kaiserschnitt ist wegen des jugendlichen Alters der Kreißenden von uns abgelehnt worden.

4. Fall. 29jährige Ipara. Allgemein verengtes Becken. Conj. vera $8^1/_2$ cm. Kopf beweglich oberhalb des Beckens. Geburtsdauer 53 Stunden. Blase vor 28 Stunden gesprungen. Muttermund fünfmarkstückgroß. Meconiumabgang. Temperatur 39,3°. Trotz der Temperatur und der wahrscheinlichen Infektion der Uterushöhle haben wir den Kaiserschnitt gemacht. Das Kind wird lebend entwickelt, stirbt aber nach $1^1/_2$ Stunden. Kurz nach der Operation Schüttelfrost, schlechtes Befinden. In den nächsten Stunden Meteorismus, Zeichen der Peritonitis und Sepsis. Am 3. Tage post operationem Eröffnung des Leibes, Anus praeter. am Colon ascendens, stinkendes Exsudat im Bauch. Tod am 4. Tage post operationem.

Bei diesem Falle ist sicher eine falsche Indikation gestellt worden. Hier war der Kaiserschnitt nicht angezeigt. Die Entbindung hätte mit Perforation und Cranioklasie vorgenommen werden müssen.

Schließlich sei noch einer Gefahr des Kaiserschnitts Erwähnung getan, der Ruptur der Kaiserschnittsnarbe bei wiederholter Geburt.

Wir haben vier solcher Fälle gesehen.

a) spontane Rupturen.

1. 30jährige Zweitgebärende. Vor einem Jahre wegen engen Beckens Kaiserschnitt bei uns. (Der Kaiserschnitt war von einem ungeschickten Operateur gemacht worden. Dabei ist der Uterusschnitt zerrissen und die Naht war schwierig gewesen. Die Untersuchung der Uterusnarbe ergab, daß die Decidua in die Muskulatur eingewachsen und die Narbe dünn und bindegewebig war.) Jetzt nach 33stündiger Wehentätigkeit plötzlich Ruptur. Laparotomie: Freies Blut in der Bauchhöhle. Kaiserschnittsnarbe in ganzer Länge aufgeplatzt, Schulter des Kindes

ausgetreten, Totalexstirpation mit Zurücklassung eines Ovariums, Scheidentampon, fortlaufende Peritonealnaht. Verlauf fieberhaft, am 19. Tage wegen akuten Deliriums zur Nervenklinik verlegt. Später von da geheilt entlassen.

2. 22jährige Zweitgebärende. Vor einem Jahre Kaiserschnitt bei uns. Damals beim Herausziehen des Kindes Weiterreißen des Uterusschnittes. Wochenbett leicht fieberhaft. Jetzt wird trotz des engen Beckens die Spontangeburt abgewartet, da die Frucht nicht ausgetragen ist. Nach 36 Stunden Spontanruptur. Laparotomie: Über 2 Liter Blut im Bauch. Kaiserschnittsnarbe in ganzer Länge aufgeplatzt, großes subseröses Hämatom im rechten Ligamentum latum. Exstirpation des Uterus mit rechten Adnexen, Scheidentampon, fortlaufende Peritonealnaht. Nach 15 Tagen geheilt entlassen.

b) violente Rupturen.

3. 28 Jahre alt. Vor 3 Jahren Kaiserschnitt anderwärts. Jetzt im 7. Monat. Placenta praevia centralis. Intraamniale Metreuryse, Belastung mit 2 Pfund, nach 2 Stunden plötzlich Aufhören der Wehen. Schmerzen im Bauch, Collaps. Laparotomie: In der Bauchhöhle 2 Liter frischen Blutes, Uterus in der Kaiserschnittsnarbe völlig aufgeplatzt, Foetus in der erhaltenen Fruchtblase in die Bauchhöhle ausgetreten, Placenta sitzt noch im Uterus, zum Teil im Bereich der Rupturstelle, so daß die Utero-Placentargefäße breit eröffnet sind. Totalexstirpation des Uterus, Scheidentamponade. Nach 2 Stunden Tod. Bei der Sektion wieder $^3/_4$ Liter Blut in der Bauchhöhle.

4. Viertgebärende. 38 Jahre. Vor 10 Jahren vaginaler, vor 8 Jahren abdominaler Kaiserschnitt anderwärts. Enges Becken, Querlage, Wendung, Ruptur; nach $1^1/_2$ Stunden Laparotomie: In der Bauchhöhle $1^1/_2$ Liter Blut, Uterus in der Kaiserschnittsnarbe aufgeplatzt, vom Fundus bis zur Scheide. Durch den Riß ist die Placenta in die Bauchhöhle ausgetreten. Totalexstirpation mit linken Adnexen. Scheidentampon, fortlaufende Peritonealnaht. Am 19. Tag geheilt entlassen.

Ein gut genähter Kaiserschnitt bringt keine Rupturgefahr, aber ein schlecht genähter. Die beiden spontanen Rupturfälle sind die einzigen geblieben, die sich nach Kaiserschnitten ereignet haben, die von uns angeführt worden sind. Die Naht ist bei beiden infolge der zerrissenen Ränder mangelhaft gewesen. Wir haben oft Kaiserschnitte zu wiederholten Malen gemacht und die Narben gut gefunden, ja wir haben die Narben am Uterus gar nicht gesehen, so gut waren die Wände zusammengeheilt. Wir haben auch nach langdauernden Geburten keine Spur einer abnormen Dehnung an der Stelle des alten Kaiserschnittes gesehen.

Unsere Erfahrungen sind nicht gering. 42mal ist ein zweiter Kaiserschnitt, 16mal ein dritter und einmal ein vierter gemacht worden.

## Uterusrupturen.

Im Anschluß an die eben erwähnten Fälle von Ruptur einer alten Kaiserschnittsnarbe soll noch einiges über Uterusrupturen bemerkt werden.

Uterusrupturen, komplette sowohl als inkomplette verlangen eine chirurgische Behandlung, die allein die Gefahren der Ruptur, die Blutung und die Infektion beseitigen oder mildern kann. Es ist immer falsch, nichts zu tun und eine Ruptur sich selbst zu überlassen, wozu die Versuchung dann naheliegt, wenn keinerlei bedenkliche klinische Symptome da sind. Ich habe einen solchen Fall erlebt. Eine Frau wird entbunden mit einer Uterusruptur in der Klinik eingeliefert. Hier wird ohne Schwierigkeit die Placenta exprimiert. Da der Zustand der Frau befriedigend ist, wird nichts getan. Nach 5 Tagen stirbt die Patientin an Sepsis.

Die Uterusrupturen werden am besten radikal behandelt. Das heißt, der zerrissene Uterus wird entfernt. Dies schafft einfache Wundverhältnisse, stillt am sichersten die Blutung, verhütet Nachblutungen und vermindert die Infektionsgefahr, was die Naht der Uterusrisse nicht tut. Ich mache keinen Unterschied in der Behandlung zwischen kompletten und inkompletten Rupturen. Geht der Gebärmutterriß nicht in die Bauchhöhle hinein, ist das Peritoneum erhalten, handelt es sich also um eine inkomplette Ruptur, dann ist das Beckenbindegewebe häufig durch retroperitoneale Blutungen aufgewühlt, und die Hämatome können sich bis zur Niere hinauf erstrecken. Wird in solchen Fällen der Uterus weggenommen, das

Peritoneum über den Blutergüssen gespalten, dann lassen sich die zerrissenen Gefäße, die Vasa spermatica oder die uterina fassen und unterbinden. Die Bauchhöhle kann gegen die Wundhöhle vollständig abgeschlossen werden, indem das Peritoneum über ihm vernäht wird. Die Wundhöhle selbst wird nach der Scheide drainiert.

Ein rupturierter Uterus kann vaginal und abdominal entfernt werden. Ich war eine Zeitlang der Meinung, daß die vaginale Exstirpation einen Vorteil vor der abdominalen hätte, weil sie einfacher und ungefährlicher sei. Ich habe zwei Fälle so operiert und beide sind geheilt, doch ziehe ich jetzt den abdominalen Weg vor, weil er für alle Fälle paßt, mehr Übersicht gibt und nicht gefährlicher als der vaginale ist. Vaginal kann nur operiert werden, wenn Kind und Placenta geboren sind. Sowie das Kind in die Bauchhöhle gelangt ist, sowie nicht sicher ist, ob

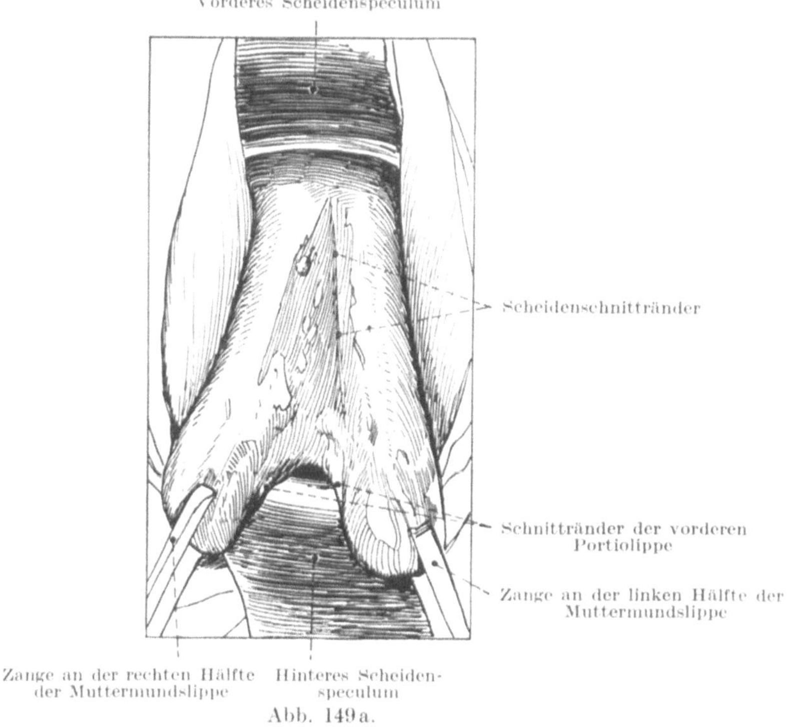


Abb. 149a.

die Placenta sich noch im Uterus befindet oder in die Bauchhöhle getreten ist, muß der Leib eröffnet werden, denn es wäre höchst gefährlich, ein Kind oder eine Placenta aus der Bauchhöhle durch den Uterusriß nach außen zu ziehen; dadurch könnte der Riß vergrößert, neue Blutungen veranlaßt werden, und man würde die Infektionsgefahr vermehren.

Die Exstirpation des zerrissenen puerperalen Uterus macht keine Schwierigkeiten. Sie ist leicht, weil das Gewebe seiner Umgebung locker und bequem zu präparieren ist. Die Gefahr der Uterusrupturen wird nicht durch die Operation vermehrt, sie liegt hauptsächlich in der akuten Blutungsgefahr. Die Operation kommt oft zu spät und dadurch ist die hohe Mortalität der Uterusrupturen bedingt.

Von 11 kompletten Uterusrupturen sind 4 gestorben, eine, die nicht operiert und oben erwähnt worden ist, eine nach der Naht des Risses mit Erhaltung des Uterus; 9 sind mit Totalexstirpation des Uterus behandelt worden, davon 2 vaginal, 7 abdominal. Von den 7 abdominal Operierten sind 2 innerhalb von 2 Stunden nach der Operation an ihren Blutungen gestorben, die beiden vaginal Operierten sind gesund geworden.

Von 7 inkompletten Uterusrupturen sind 6 mit abdominaler Totalexstirpation behandelt worden, davon 3 gestorben, 2 eine halbe Stunde und eine zwei Stunden nach der Operation. Bei einem Falle wurde ein großes Hämatom im linken Parametrium durch Flankenschnitt gespalten. Dieser Fall ist gleich nach Beendigung der Operation zugrundegegangen.

Stehen wir bei der Behandlung der Gebärmutterzerreißungen in den letzten Monaten der Schwangerschaft auf einem radikalen Standpunkte, zu dem wir durch unsere Erfahrungen gelangt sind, so haben uns unsere Erfahrungen bei der Behandlung der Gebärmutterzerreißungen in den früheren Monaten der Gravidität zu einem konservativen Verfahren gebracht. Die Verletzungen des Uterus in den frühen Schwangerschaftsmonaten kommen durch die operierende Hand oder in weitaus den meisten

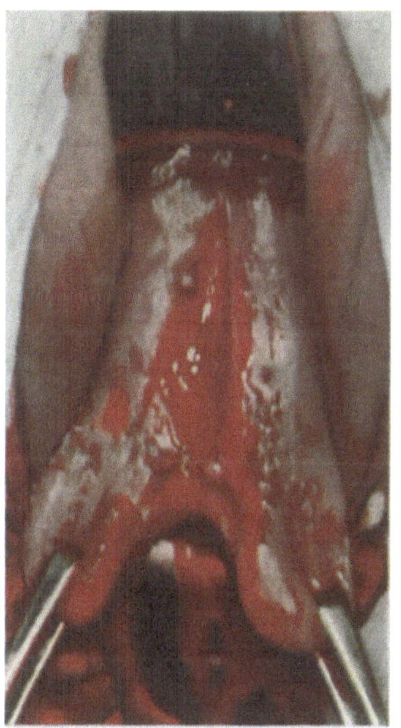

Abb. 149b. Vaginaler Kaiserschnitt. Die vordere Scheidenwand ist längs durchschnitten und die vordere Muttermundslippe gespalten. Zwei Zangen ziehen das Collum herunter.

Fällen durch Instrumente zustande, wenn das Ei oder Reste des Eies aus dem Uterus entfernt werden sollen.

Gewaltsame Erweiterung des Cervikalkanals mit Metalldilatatoren zerreißen die Cervikalwände, oder es werden Kornzangen, Abortzangen, Kuretten in den Uterus eingeführt, um Eiteile zu fassen und herauszuziehen. Dabei werden die Uteruswände durchstoßen, und gar oft ist es vorgekommen, daß statt der Eiteile Darmschlingen vorgezogen, eingerissen oder abgerissen worden sind.

Auch Uteruszerreißungen und Uterusperforationen dieser Art sollen chirurgisch behandelt werden. Im allgemeinen nicht nötig und nicht angebracht ist die chirurgische Behandlung, wenn die Perforation der Uteruswand mit einer Sonde und einer Kurette gelegentlich einer Ausschabung geschehen und sie gleich bemerkt worden ist. Dann handelt es sich nur um kleine Löcher in der Uteruswand, die durch die Kontraktion der Wandmuskeln sofort geschlossen werden.

Wir haben 18 Fälle von Uterusperforationen und Uteruszerreißungen in den ersten Schwangerschaftsmonaten zu behandeln gehabt. Mit Ausnahme eines einzigen Falles, bei dem die vaginale Totalexstirpation zur Genesung der Frau geführt hat, sind alle Fälle abdominal operiert worden. Der abdominale Weg ist der empfehlenswerte. Er gibt die beste Übersicht und erlaubt, die Bauchhöhle nach Eiteilen abzusuchen, die durch die Öffnung der Gebärmutter in die Bauchhöhle getreten sein können. Von den 18 Fällen sind 10 mit Exstirpation des Uterus oder supravaginaler Amputation des Uterus operiert worden, darunter ein Fall, bei dem ein Netzzipfel nach außen gezogen, ein Fall, bei dem die Tube abgerissen und zwei Fälle, bei denen Dünndarmschlingen vorgezogen und vom Mesenterium abgerissen worden waren. 2 Fälle sind an Peritonitis gestorben, darunter einer, bei dem der Operateur 1,20 m Dünndarm vom Mesenterium abgerissen und vor die Vulva gezerrt hatte. Daß abgerissener Darm reseziert werden muß, ist selbstverständlich. In den letzten Jahren ist die Exstirpation des Uterus nur ausnahmsweise gemacht worden, nur dann, wenn die Uteruswände stark zerfetzt waren, sonst wurden die Ränder der Perforationsöffnung geglättet und das Loch wurde vernäht. Von 8 so behandelten Fällen ist einer an Peritonitis gestorben. Die Resultate der konservativen Behandlung sind also nicht schlechter als die der radikalen. Da es sich bei allen Fällen um jugendliche Frauen gehandelt hat, so ist die Erhaltung des Uterus von besonderer Bedeutung.

## Der vaginale Kaiserschnitt.

Hysterotomia vaginalis anterior.

Verlangt eine Schwangerschafts- oder eine Geburtskomplikation die rasche Entleerung des Uterus, so kommt der vaginale Kaiserschnitt in Betracht und zwar vom 4. Monat der Gravidität an bis etwa zur 36. Woche.

Bei lebenden und ausgetragenen oder nahezu ausgetragenen Kindern von der 36. Schwangerschaftswoche an ist er nicht empfehlenswert. In diesen Fällen ist der abdominale Kaiserschnitt vorzuziehen, der einfacher ist, für das Kind sicherer und für die Mutter nicht gefährlicher. Wird der Kopf eines ausgetragenen Kindes durch den aufgeschnittenen Cervikalkanal hindurchgezogen, so kann der Cervixschnitt weiterreißen, oder der Kopf ist schwierig hindurchzuziehen, und das Kind stirbt ab. Bei toten Kindern fallen diese Bedenken gegen den vaginalen Kaiserschnitt weg, weil der Kindsschädel perforiert werden und verkleinert dem Cervixschnitt keinen Schaden mehr tun kann.

Ein enges Becken verbietet den vaginalen Kaiserschnitt, der ja nur den weichen Geburtskanal eröffnet und niemals die Geburtsschwierigkeiten eines engen Beckens beseitigt oder mildert.

## Technik.

Die Scheide wird mit Speculis entfaltet, die vordere Muttermundslippe mit zwei Hakenzangen gefaßt und gegen den Scheideneingang gezogen. Dann wird die vordere Scheidenwand durch einen Längsschnitt gespalten, der die vordere Muttermundslippe durchtrennt (Abb. 149). Der Schnitt klafft nun, und jetzt wird die Blase von der vorderen Cervikalwand abgeschoben, was bei der lockeren Beschaffenheit des Gewebes in der Gravidität leicht gelingt. Man hält die hochgeschobene Blase mit einem kurzen Speculum nach oben, um sie aus dem Schnittbereich der Cervixwand zu bringen und spaltet median die vordere Cervikalwand bis zur Umschlagsstelle des Peritoneums in der Excavatio vesicouterina (Abb. 150). Dann kann die Entbindung vorgenommen werden, die meist durch Wendung und Extraktion des Kindes zu geschehen hat.

Nach der Geburt des Kindes und Expression der Placenta, die durchaus nicht beeilt zu werden braucht, werden die Schnitte in der Cervikalwand und der Scheide mit Catgutknopfnähten genäht. Man faßt zunächst die Schnittränder der Cervikalwand mit Zangen oder Klemmen (Abb. 151) und zieht sie so weit an, daß der obere Wundwinkel deutlich sichtbar wird, und näht von oben nach unten. Nach der Naht der Cervikalwand werden die Scheidenwundränder auch von oben nach unten mit Catgutknopfnähten vollständig vereinigt. Die ganze Operation ist sehr einfach und ohne nennenswerten Blutverlust auszuführen.

## Statistik.

Vom 1. 4. 1910 bis 31. 3. 1922 ist die Hysterotomia anterior bei 24255 Geburten 84mal ausgeführt worden. Wir sind also mit ihrer Indikation sehr zurückhaltend gewesen.

Die Indikationen waren:

Gestationstoxikose 65mal, darunter 58 Eklampsien, 4 Schwangerschaftsalbuminurien und drohende Eklampsie, 2 Fälle von Retinitis albuminurica, 1 toxischer Ikterus.

Von den Müttern sind 10 gestorben, 9 an der Gestationstoxikose, eine 14 Tage post partum an einer Bronchopneumonie nach überstandener Eklampsie. Das ist eine Mortalität von 18,4%.

Von den Kindern sind 32 tot geboren oder gleich nach der Geburt gestorben, ein Kind der 37. Schwangerschaftswoche an Lebensschwäche am 14. Tage in dem Falle eines toxischen Ikterus. Kindermortalität 50,8%.

Sonstige Indikationen waren:

Vorzeitige Lösung der normalsitzenden Placenta 6 Fälle: 1 Mutter tot, 5 Kinder tot geboren.

Dekompensierte Herzfehler: 5 Fälle. — Keine Mutter gestorben, 1 Kind tot geboren.

Lues cerebrospinalis: 1 Fall. Mutter und Kind tot.

Apoplexie: 1 Fall. — Mutter tot, Kind lebend entlassen.

Psychische Erkrankung mit Illusionen und Halluzinationen 1 Fall, Kind tot geboren, Mutter nach langer Krankheit gesund geworden.

Nabelschnurvorfall: 1 Fall, Mutter und Kind gesund entlassen.

Fortgeschrittene Lungentuberkulose 1 Fall, Mutter und Kind lebend entlassen.

Akute Nephritis: 1 Fall, Kind tot geboren, Mutter gebessert.

Sarkom der Tonsille mit Metastasen in den Halslymphdrüsen und im Leib: Mutter lebend entlassen, Kind tot geboren.

Die Gesamtmortalität der Mütter beträgt: 14 : 84 = 16,7%.
,, ,, ,, Kinder ,, 43 : 84 = 51,1%.

Die hohe Mortalität der Mütter drückt nicht die Gefahr der Operation aus. Keine einzige Frau ist an den Folgen der Operation gestorben, keine an Infektion. Alle, die gestorben sind, sind an ihren schweren Erkrankungen, die die Operation indiziert haben, zugrunde gegangen.

Die hohe Mortalität der Früchte ist dadurch bedingt, daß es sich in 34 Fällen um Fehlgeburten zwischen der 17. und 28. Woche der Schwangerschaft gehandelt hat und in den übrigen Fällen um Frühgeburten bis zur 38. Woche. Die Durchschnittsdauer der Schwangerschaft aller Fälle ist die 24. Schwangerschaftswoche gewesen.

Bei den 84 Operationen ist einmal eine Nebenverletzung vorgekommen. Nach Entleerung des Uterus und vor der Naht der Schnittwunden ist die Blase mit einem Speculum angerissen worden. Die Verletzung wurde genäht und ist geheilt.

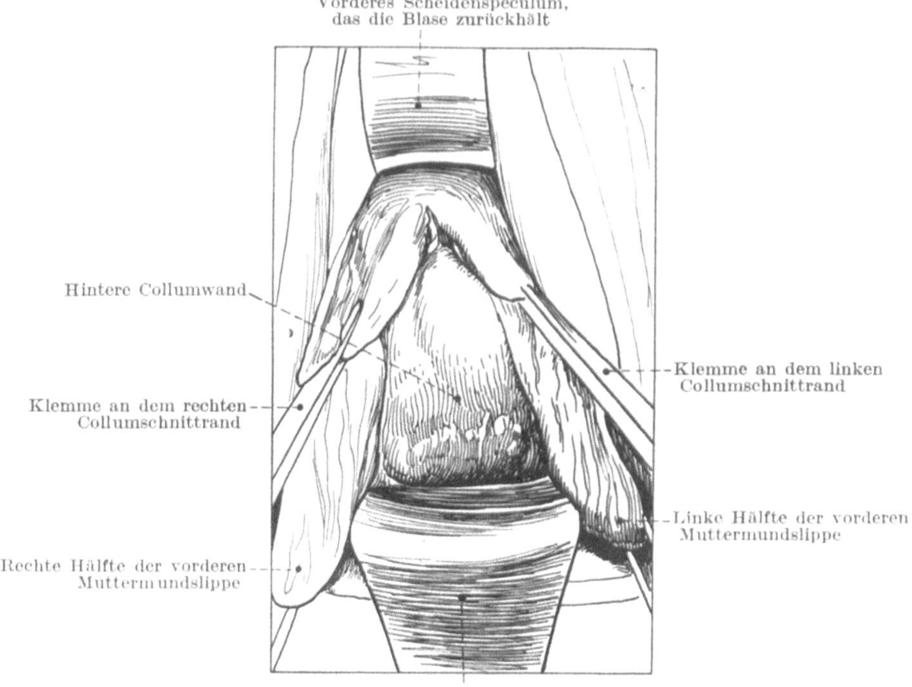


Abb. 150a.

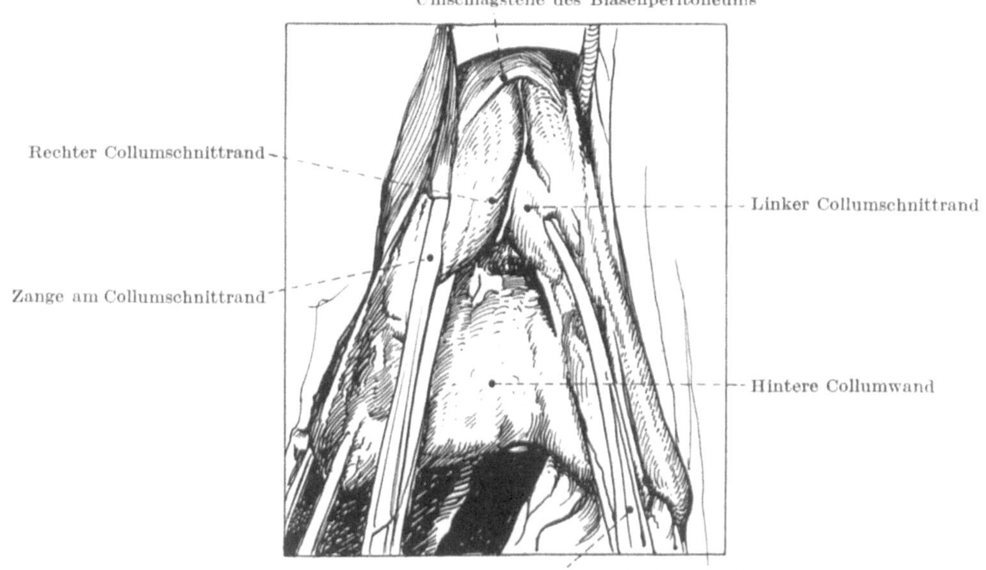


Abb. 151a.

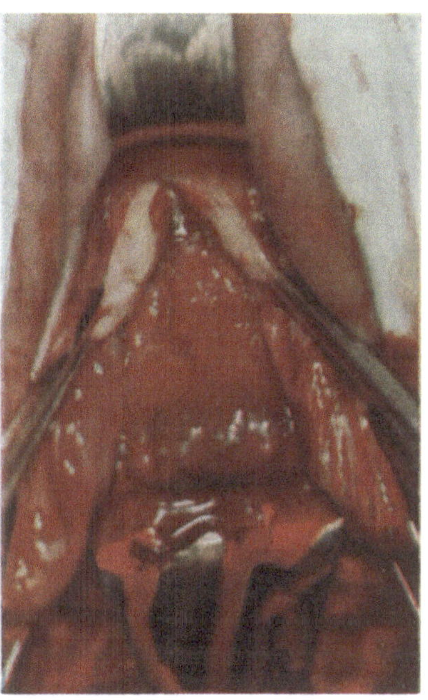

Abb. 150b. Vaginaler Kaiserschnitt. Die vordere Collumwand ist durchgespalten.

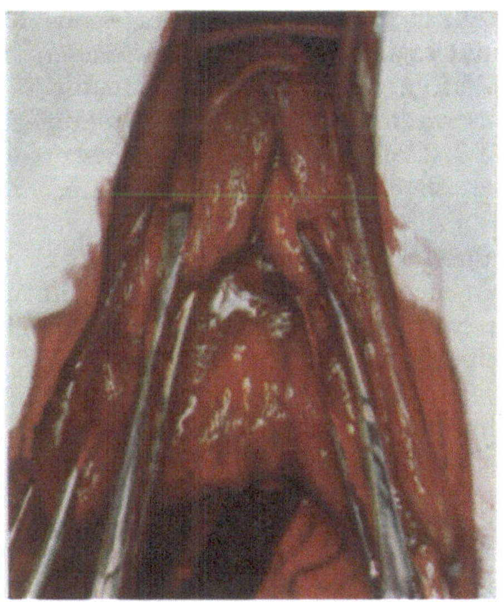

Abb. 151b. Vaginaler Kaiserschnitt. Vorbereitung zur Naht des Collumschnittes. Der Uterus ist entleert. Zwei Zangen ziehen die Collumschnittränder an und bringen sie aneinander. Die Umschlagstelle des Blasenperitoneums auf die vordere Uteruswand ist sichtbar.

Anhang.

# Verfahren zur Aufnahme von Operationen in natürlichen Farben.

Als Aufnahmematerial dienten Agfa-Farbenplatten (Aktiengesellschaft für Anilinfabrikation Berlin S.O. 36), eine Rasterplatte, auf demselben Prinzip aufgebaut wie die Lumière-Platte, aber mit gewissen Vorzügen in der Struktur des Rasters, indem die Farbelemente polygonal ohne Zwischenräume aneinander liegen, während beim Lumière-Raster die Zwischenräume zwischen den kugeligen Farbelementen durch Ruß ausgefüllt sind, wodurch im ganzen ein Verlust an Licht für die dahinterliegende Emulsion eintritt. Die Agfa-Farbenplatten erwiesen sich beim Verbrauch von mehreren Hundert Stück als vollkommen gleichmäßig; nicht eine Aufnahme ist durch die Schuld einer mangelhaften Beschaffenheit der Platte mißlungen. Das Entwicklungsverfahren der Agfa-Farbenplatten ist äußerst einfach und bietet eine besondere Annehmlichkeit dadurch, daß man auch sehr bedeutende Belichtungsfehler durch eine Vorentwicklung erkennen und in der unmittelbar sich anschließenden Hauptentwicklung in sehr weitem Ausmaß ausgleichen kann.

Als Lichtquelle, die bei den lichthungrigen Farbenplatten, bei der zur Erreichung genügender Tiefenschärfe notwendigen starken Abblendung und bei den abzubildenden tiefen Hohlräumen von vorwiegend dunkler Farbe sehr stark sein mußte, bewährte sich eine Osram-Nitra-Projektions-Glühlampe in Verbindung mit einem besonderen Beleuchtungssystem. Von der Verwendung von Kohlenbogenlicht wurde grundsätzlich abgesehen, weil das Nitralicht in seiner spektralen Zusammensetzung ohne jedes Filter unmittelbar für Agfa-Farbenplatten richtig abgestimmt, weil ein Glühlicht frei von Schwankungen der Intensität und spektralen Zusammensetzung ist, weil es in Verbindung mit einem Voltmeter immer auf dem genau gleichen Wert gehalten werden kann und endlich weil ein Glühlicht keine Feuersgefahr mit sich bringt, die bei offenem Bogenlicht und Äthernarkosen nicht unbeträchtlich wäre. Schließlich sprachen konstruktive Gründe mit und der Umstand, daß das Glühlicht die Luft nicht verschlechtert.

Die Osramgesellschaft Berlin O. 17 hat eigens für diesen Zweck 5000-Wattlampen angefertigt; im allgemeinen genügten aber auch Lampen von 3000 Watt, die zur Steigerung ihrer Wirkung während der Aufnahmen, welche ja nur wenige Sekunden dauerten, durch Herausnehmen von Widerständen etwa 30% überlastet wurden, so daß z. B. eine für 110 Volt gebaute Lampe vorübergehend mit 140—150 Volt gespeist wurde. Die Lampen haben diese Überanstrengung, für die sie nicht gebaut waren, in einer der Güte des Materials entsprechenden Weise ausgehalten. Man soll aber die Überlastung aus einem anderen Grunde nicht zu weit treiben: durch die mit der Überlastung einhergehende Steigerung der Temperatur des Glühfadens verschiebt sich das Spektrum der ausgesandten Strahlung nach dem blauen Ende hin und man bekommt schließlich grünstichige Platten als Ergebnis.

Als photographische Ausrüstung diente eine 13 × 18 Reisekamera, für gewöhnlich mit Einlagen für 9 × 12 Platten, mit Verwendung der verschiedensten Objektive, unter denen dank dem Entgegenkommen der Firma Emil Busch A.G., Optische Industrie, Rathenow, Dutzende ausprobiert werden konnten. Da diese Firma nicht nur alle vorrätigen Größen jahrelang zur Verfügung stellte, sondern auch Objektive von besonderer Brennweite eigens für unsere Zwecke anfertigte, da die sämtliche Optik von vorzüglicher Beschaffenheit war, so wurden dadurch erst unsere Arbeiten ermöglicht. Als Endergebnis zahlreicher, in jeder Richtung angestellter Versuche erwies sich ein Objektiv mittlerer Brennweite, von etwa 40—50 cm, als das zweckmäßigste. Es zeigte sich, daß in der Plattengröße, dem Abbildungsmaßstab, dem Abstand vom Wundgebiet und in der Abblendung gewisse Mittelwerte am brauchbarsten sind. Was das Format anlangt, so war es ohne weiteres möglich, auch 13 × 18 Platten herzustellen. Der sich ergebende Abbildungsmaßstab von natürlicher oder mehr als natürlicher Größe erwies sich aber als ästhetisch unerwünscht und unnötig, zumal die Schwierigkeiten bezüglich der Tiefenschärfe mit dem Abbildungsmaßstab und der dazu nötigen längeren Objektivbrennweite sehr bedeutend wachsen. Als geeigneter Abstand des Objektivs vom Wundgebiet ergab sich etwa die Entfernung von 90—130 cm. Geht man wesentlich näher heran, so bekommt man perspek-

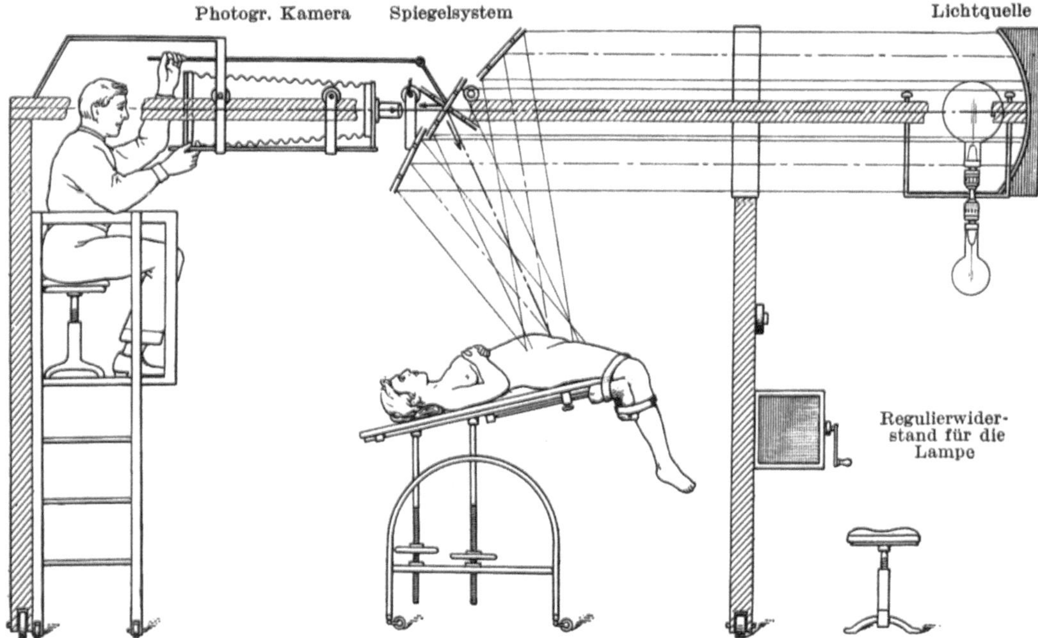

Abb. 152. Anordnung für photographische Aufnahmen von Operationsvorgängen.

tivische Verzeichnung und die näher gelegenen Teile sehen dann unverhältnismäßig groß aus. Geht man unter Verwendung größerer Brennweiten oder von Teleobjektiven wesentlich weiter ab, etwa 200—300 cm, so ergeben sich Bilder ohne plastische Wirkung, wie man sie etwa am Boden eines Brunnenschachts von oben her sehen würde. Was endlich die Abblendung angeht, ergab sich auch hierfür ein Optimum bei mittleren Werten. Während für die Einstellung die volle Öffnung der Objektive von etwa f : 7 benutzt wurde, kam bei der Aufnahme eine Blende von f : 12 bis höchstens f : 18 zur Verwendung. Wesentlich mehr abzublenden ist nicht zweckmäßig, weil die Tiefenschärfe nicht mehr viel zunimmt und durch die dann notwendige Belichtungszeit die Bilder durch unvermeidliche Bewegungen der Patientin und der Ärzte unscharf werden. Weniger wie f : 12 abzublenden, ist bei den beträchtlichen Tiefenunterschieden der meisten Wundgebiete nicht zweckmäßig. Unter diesen Umständen genügten Belichtungszeiten von 2—4 Sekunden, welche mit der Stoppuhr gemessen wurden.

Diese Grundelemente: Platte, Licht und Optik nun in eine einfache, die Asepsis und den Verlauf der Operation nicht störende Verbindung zu bringen, war die Aufgabe, zu deren Lösung eine besondere Einrichtung gebaut wurde. Als Beleuchtungsapparat dient eine verstärkte und modifizierte Ausführung des auf S. 12—13 geschilderten Beleuchtungssystems, in welche die photographische Einrichtung gleich mit eingebaut wurde (Abb. 152). Als mechanische Grundlage der ganzen Anlage dient ein etwa 4 m langer, in sich geschlossener horizontaler Rahmen aus schwerem Profileisen, welcher auf zwei schweren fahrbaren Fußgestellen ruht, so daß die ganze Einrichtung als geschlossenes Ganzes von der Stelle bewegt und über den Operationstisch, parallel mit dessen Längsrichtung, gefahren werden kann. An dem einen Ende des Rahmens befindet sich ein großer Parabolhohlspiegel aus geschliffenem Glase, in dessen Brennpunkt eine 3000-Wattlampe in der Weise angeordnet ist, daß sie durch eine hinter dem Hohlspiegel stehende Person durch Schwenkung um eine horizontale Achse gegen eine zweite Glühlampe von nur 500 Watt ausgetauscht werden kann, welche so lange benutzt wird, als keine Aufnahme gemacht werden soll, während die große Lampe erst in Stellung und zum Glühen gebracht wird, wenn die Aufnahme unmittelbar bevorsteht. Die hinter dem Hohlspiegel stehende Person hat zu diesem Zweck einen dort angebrachten Widerstand zu bedienen, durch den die große Lampe auf die gewünschte Voltspannung gebracht wird. Das Voltmeter befindet sich beim Widerstand. Das von dem Hohlspiegel ausgehende parallele Lichtbündel verläuft nun nach vorne in der Längsrichtung des Rahmens und muß zunächst einen großen Wasserkasten von 60 Liter Fassung durchdringen, durch welche ihm die lästigen Wärmestrahlen entzogen werden. Dieser Wasserkasten wird von dem einen Fußgestell der Gesamtanlage getragen, welches nach vorne von einer bis dicht an den Fußboden reichenden Schutzwand bekleidet ist, so daß die ganzen bisher beschriebenen Teile, Hohlspiegel, Lampen, Widerstand und Bedienungsperson von dem eigentlichen Operationsgebiet streng abgeschlossen sind. Innerhalb dieses Gebietes sind nun auf dem Rahmen zwei große Schlitten angeordnet, welche die optische Einrichtung tragen. Der erste Schlitten trägt 7 Planspiegel, und zwar 6 davon, zu 3 Paaren angeordnet zur Reflexion des vom Hohlspiegel kommenden Lichtes auf das Wundgebiet, der 7., in der Mitte angebrachte, zur Brechung des vom Wundgebiet herkommenden Lichtes in die optische Achse der Kamera, welche auf dem zweiten Schlitten liegt. Die Kamera hat einen sehr langen Auszug, bis zu 100 cm, und gestattet einem hinter ihr auf einem Hochsitz postierten Photographen, das Bild auf der Mattscheibe genau einzustellen, ohne den Gang der Operation im mindesten zu stören. Dadurch, daß das mittlere Paar der Beleuchtungsspiegel auf der Ebene des in der Mitte angeordneten (7.) Photographiespiegels senkrecht steht, ergibt sich die einfache Beziehung, daß automatisch das Bild des Wundgebietes in die Achse der Kamera gelenkt wird, sowie es durch die mittleren Beleuchtungsspiegel beleuchtet wird. Die Vorteile der getroffenen Einrichtung bestehen darin, daß die Person des Photographen gänzlich aus dem Wundgebiet entfernt wird, daß daher die größten Kameraauszugslängen nicht nur möglich, sondern angenehm sind, daß die Aufnahmen unter jedem beliebigen spitzen, rechten oder stumpfen Winkel gemacht werden können, daß die stets mehr oder weniger schwankenden Stative für die Kamera durch die breite Auflagerung auf dem schweren Rahmen ersetzt sind, der durch seine Höhe und seine weit auseinanderliegenden Fußpunkte niemandem im Wege steht, daß der Photograph in größter Bequemlichkeit und im Sitzen unter einem, mit der Kamera gleich festverbundenem Lichtschutzkasten an Stelle des lästigen Einstelltuches arbeitet, und daß durch die zwangsläufige Anordnung aller Teile auf einer gemeinsamen starren optischen Achse, welche von der gedachten Mittellinie des langen Rahmens gebildet wird, alle langwierigen Einstellungen überflüssig werden. Rein optisch sind zwei Vorzüge darin zu sehen, daß erstens der photographische Strahl aus der Mitte der 6 Beleuchtungsstrahlen herkommt, wodurch sehr günstige Reflexionswinkel für das von der Lampe stammende Licht sich ergeben; zweitens darin, daß bei einer gegebenen Stellung des ersten Schlittens durch einfaches Verschieben des zweiten Schlittens das in der Richtung vollkommen unveränderte Bild in jeder gewünschten Größe zur Aufnahme gebracht werden kann. Die Drehung des mittleren Spiegelpaares zusammen mit dem Photographierspiegel um ihre gemeinsame Achse kann mit Hilfe einer Lenkstange von weitem von dem Photographen bewirkt werden, welcher sich also das Bild auf der Mattscheibe einstellt, ohne seinen Platz zu verlassen.

Es erübrigt sich, darauf hinzuweisen, daß mit dieser Anlage nach geringen Änderungen ebensogut auch stereoskopische und kinematographische Aufnahmen in Schwarz-Weiß oder in natürlichen Farben gemacht werden können, deren Ergebnisse sich für den Buchdruck nicht eignen.

Die Einrichtung ist von dem Assistenzarzte der Klinik Dr. von SCHUBERT ersonnen worden und ist patentiert in Deutschland, Italien, England, Frankreich und den Vereinigten Staaten.

# Sachverzeichnis.